材料科学与工程系列

普通高等教育"十一五"国家级规划教材

Introduction of Biomaterials

生物材料概论

冯庆玲　编著

清华大学出版社
北　京

内 容 简 介

本书主要阐述生物材料学的基本内容及原理,包括天然生物材料的组成单元(生物大分子、生物矿物),人体的基本组织和器官,细胞与材料作用的过程,各类生物医用材料,医用材料的生物相容性,以及生物材料检测与评价等。

本书的特点是涉及的面很广,可供材料科学、生物医学工程、化学、医学、环境科学等相关专业的本科学生选作教材,或供科技人员以及高等院校相关专业的师生参考。

本书是普通高等教育"十一五"国家级规划教材。

版权所有,侵权必究。举报: 010-62782989,beiqinquan@tup.tsinghua.edu.cn。

图书在版编目(CIP)数据

生物材料概论 / 冯庆玲编著. —北京: 清华大学出版社,2009.9(2022.9重印)
(材料科学与工程系列)
ISBN 978-7-302-20759-7

Ⅰ. 生… Ⅱ. 冯… Ⅲ. 生物材料 Ⅳ. R318.08

中国版本图书馆 CIP 数据核字(2009)第 151087 号

责任编辑: 宋成斌
责任校对: 王淑云
责任印制: 杨 艳

出版发行: 清华大学出版社
网　　址: http://www.tup.com.cn, http://www.wqbook.com
地　　址: 北京清华大学学研大厦 A 座　　　邮　编: 100084
社 总 机: 010-83470000　　　　　　　　　　邮　购: 010-62786544
投稿与读者服务: 010-62776969, c-service@tup.tsinghua.edu.cn
质 量 反 馈: 010-62772015, zhiliang@tup.tsinghua.edu.cn

印 装 者: 北京九州迅驰传媒文化有限公司
经　　销: 全国新华书店
开　　本: 175mm×245mm　　印　张: 26　　字　数: 537 千字
版　　次: 2009 年 9 月第 1 版　　　　　　印　次: 2022 年 9 月第 10 次印刷
定　　价: 73.00 元

产品编号: 024192-04

前 言

本书是"普通高等教育'十一五'国家级规划教材"之一。

材料科学被称为三大科学支柱之一,也是人类技术进步的标志。而生物材料学又是近年来诸多材料学中脱颖而出的一个灿烂奇葩,开辟了一个崭新的学科领域。

利用受生物启发的合成路径和源于自然的仿生原理设计形貌、结构可控的功能材料,研究其所具有的独特性能,已成为生命、化学、材料和物理等学科中一个活跃的前沿领域。生物材料学研究的主要目的是在分析天然生物材料自组装、生物功能及形成机制基础上,发展新型医用材料以用于人体组织器官的修复与替代,并且发展仿生高性能工程材料。生物材料学涉及生物材料的组成结构、性能与制备相互关系和规律,其研究开发正以空前的规模飞速发展。之所以如此,原因在于其强大的推动力,一是挽救成千上万人最宝贵的生命,二是大大提高人的生活质量。从这个意义上来说,生物材料是直接造福于人类生命和健康的一门科学。

生物材料学的内容丰富多彩,所涉及的学科也繁多广阔。学科相互渗透、交叉、融合已是现代科学发展的一个重要特点,也是科学技术蓬勃发展的生命力之所在。生物材料学已成为生命科学和材料科学的交叉前沿科学。生物材料学与化学、生物、医学、药学、物理、纳米技术以及其他学科还有密切的关系。生物材料是多个新兴的研究方向的基础,如组织工程、再生医学、药物缓释、生物传感器和人工器官等。

实际使用的生物医用材料种类繁多。一种新型生物医用材料从需求到开发、制造和植入的过程,要涉及诸多学科如材料科学、医学、力学、生物学、生物工程学、管理科学等。因此,生物材料专家应对设计生物材料的基本原理有很好的掌握和理解。这不但包括传统的材料科学的理论与实践,还包括材料被植入人体后所发生的复杂相互作用的机制和成功经验。因此,本书旨在为具有工程学科背景的读者补充涉及生物材料的生物学基础知识,同时为具有生物医学学科背景的读者补充涉及生物材料的材料学基础知识。在此基础上,介绍生物材料学特有的学科知识。

生物材料学已经形成自己独特的研究对象、研究方法和学科体系。这些是任何其他学科都不能包容的。本书主要阐述生物材料学的基本内容及原理。重点为材料科学专业人员补充生物学基础知识,包括天然生物材料的组成单元(生物大分子、生物矿物)、人体的基本组织和器官、细胞与材料作用的过程等,具备上述生物学基础知识才可能设计、制备新一代生物相容材料。本书对生物材料学科主要内容,如生物过程形成的分级结构、自组装和生物矿化原理、细胞与材料的相互作用,材料的生物相容性机制,生物医用材料的设计,组织修复愈合原理等,都做了较详尽的论述,各章节除了有学术上的内涵联系外,还有重要的实用价值。本书在总结大量国内外本领域研究现状的同时,也介绍了作者所在的研究组近年来在生物材料方面的研究成果。本书的特点是涉及的面比较广,可供材料科学、生物医学工程、化学、医学等相关专业的本科生和研究生选作教材或供科技人员以及高等院校相关专业的师生参考。

作为一门新兴学科,相关教材还比较少,本书愿意为生物材料领域的师生提供一个选择。本书不仅可作为生物材料专业的研究生和大学本科高年级学生的教学用书,亦可作为从事该领域研究者的参考书。广大读者启迪智慧灵感,开阔视野知识,激发求知欲望,探索创新精神,推动生物材料学科的发展,从而造福于人类的健康。著书若能如此,作者堪以欣慰。

本书引用了几百篇参考文献。相当一部分文献还来不及与各位作者联系,特别是国外学者、期刊和出版社,本书已经在各章中清楚标注。在此,作者亦向他们表示深深的感谢。在全书的编写过程中,谭荣伟、高永华、牛旭锋、黄智、王明波参加了本书的文献收集、图表制作以及文字校对等大量工作,在此表示衷心的感谢。

本书是作者在多年本科生和研究生教学以及科研实践基础上的积累,愿意与生物材料领域的同行共享,也敬请同行专家和本书的读者批评指正。

作 者

2009 年 9 月

目 录

第 1 章	绪论	1
1.1	生物材料的定义	1
1.2	生物材料的发展历程	1
1.3	生物材料学的学科特点	4
1.4	生物材料中水的作用	5
	1.4.1 水的溶解性质	5
	1.4.2 疏水效应	7
	1.4.3 亲水效应	8
	1.4.4 表面浸润效应	9
	1.4.5 水和生物对于材料的反应	11
1.5	生物材料相关学科	12
	1.5.1 组织工程与再生医学	12
	1.5.2 生物材料与人工器官	14
1.6	生物材料的应用现状	14
	参考文献	17

第 2 章	生物大分子	20
2.1	概述	20
2.2	蛋白质的成分和结构	21
	2.2.1 蛋白质的成分	21
	2.2.2 蛋白质的结构	23
2.3	几种蛋白质	26
	2.3.1 胶原	26
	2.3.2 丝素蛋白	29
	2.3.3 弹性蛋白	33
2.4	多糖	34
	2.4.1 纤维素及其衍生物	34
	2.4.2 几丁质	35
	2.4.3 卡拉胶	36

2.4.4　海藻酸钠 ………………………………………………………… 37
　　2.4.5　氨基聚糖与蛋白聚糖 ………………………………………… 39
2.5　糖蛋白 ……………………………………………………………………… 42
参考文献 …………………………………………………………………………… 43

第3章　生物矿化作用及生物矿化机制 …………………………………… 47
3.1　生物矿化概述 ……………………………………………………………… 47
3.2　天然生物矿物的种类 ……………………………………………………… 49
　　3.2.1　碳酸钙 …………………………………………………………… 50
　　3.2.2　磷酸钙 …………………………………………………………… 58
3.3　几种天然生物矿物 ………………………………………………………… 61
　　3.3.1　贝壳 ……………………………………………………………… 61
　　3.3.2　珍珠 ……………………………………………………………… 71
　　3.3.3　鱼耳石 …………………………………………………………… 74
　　3.3.4　鸵鸟蛋壳 ………………………………………………………… 76
　　3.3.5　骨 ………………………………………………………………… 77
　　3.3.6　牙 ………………………………………………………………… 83
3.4　异常生物矿化 ……………………………………………………………… 84
　　3.4.1　泌尿系结石 ……………………………………………………… 84
　　3.4.2　心血管系统异常钙化 …………………………………………… 85
　　3.4.3　牙的病理矿化 …………………………………………………… 88
3.5　生物矿化的基本原理和过程 ……………………………………………… 89
3.6　有机基质在矿物形核及生长中的作用 …………………………………… 90
参考文献 …………………………………………………………………………… 93

第4章　组织和器官 ……………………………………………………………… 99
4.1　组织 ………………………………………………………………………… 99
　　4.1.1　组织的构成 ……………………………………………………… 99
　　4.1.2　基本组织 ………………………………………………………… 102
　　4.1.3　结缔组织——骨 ………………………………………………… 104
4.2　器官 ………………………………………………………………………… 113
　　4.2.1　器官的构成 ……………………………………………………… 113
　　4.2.2　器官中的细胞再生 ……………………………………………… 115
　　4.2.3　器官中的细胞通讯 ……………………………………………… 116
　　4.2.4　器官的病理学 …………………………………………………… 116
　　4.2.5　肝脏器官 ………………………………………………………… 117

参考文献 ·· 118

第 5 章 细胞与材料的相互作用 ·· 120
5.1 蛋白质在生物材料表面的吸附 ··· 120
5.1.1 与吸附相关的蛋白质的结构和性能 ··· 121
5.1.2 材料表面性质对蛋白质吸附的影响 ··· 122
5.1.3 蛋白质吸附过程 ··· 123
5.1.4 蛋白质吸附研究方法 ·· 124
5.1.5 蛋白质吸附的 Vroman 效应 ·· 124
5.1.6 蛋白质脱附 ·· 126
5.2 细胞与材料的相互作用 ·· 126
5.2.1 细胞表面与粘附分子 ·· 127
5.2.2 细胞与材料的界面反应 ··· 128
5.2.3 细胞迁移 ··· 132
5.2.4 细胞繁殖 ··· 134
5.2.5 生长因子 ··· 135

参考文献 ·· 140

第 6 章 生物医用材料 ·· 143
6.1 金属 ·· 143
6.1.1 金属植入物的制备过程 ··· 143
6.1.2 金属植入物的微观结构与性质 ··· 146
6.2 聚合物 ·· 155
6.2.1 均聚物 ·· 155
6.2.2 共聚物 ·· 158
6.3 智能高分子 ·· 159
6.3.1 溶液中的智能高分子 ·· 161
6.3.2 溶液中的智能高分子-蛋白质结合物 ·· 162
6.3.3 材料表面上的智能高分子 ··· 163
6.3.4 与蛋白质特定位点生物配对的智能高分子材料 ··· 164
6.3.5 智能高分子凝胶 ··· 165
6.3.6 对生物刺激敏感的智能凝胶 ·· 167
6.4 水凝胶 ·· 167
6.4.1 水凝胶的分类与基本结构 ··· 168
6.4.2 一些重要生物医用和药用水凝胶的性质 ·· 170
6.5 生物可吸收与生物可侵蚀材料 ··· 171

6.5.1 种类 ·········· 171
6.5.2 目前可用的可降解聚合物 ·········· 172
6.5.3 可降解材料的储存、消毒和包装 ·········· 177
6.6 陶瓷、玻璃、玻璃-陶瓷 ·········· 177
6.6.1 陶瓷材料-生物组织界面 ·········· 177
6.6.2 可吸收磷酸钙 ·········· 180
6.7 医用纤维和纺织品 ·········· 181
6.7.1 生物医用纤维 ·········· 182
6.7.2 电纺丝方法制备生物医用纤维 ·········· 184
6.7.3 其他方法制备生物纤维 ·········· 187
6.7.4 织物的检测和评价 ·········· 189
6.7.5 纤维和织物的应用 ·········· 189
6.8 复合材料 ·········· 192
6.8.1 增强材料 ·········· 193
6.8.2 基体材料 ·········· 194
参考文献 ·········· 196

第7章 生物医用材料表面性质与改性 ·········· 200
7.1 材料表面性能 ·········· 200
7.1.1 表面的基本概念 ·········· 200
7.1.2 表面不规则性 ·········· 201
7.1.3 表面多孔性 ·········· 202
7.1.4 表面参数 ·········· 202
7.2 材料表面分析技术 ·········· 203
7.2.1 表面分析技术概述 ·········· 204
7.2.2 接触角测定 ·········· 205
7.2.3 电子能谱化学分析 ·········· 206
7.2.4 二次离子质谱分析(SIMS) ·········· 208
7.2.5 扫描电子显微镜 ·········· 211
7.2.6 红外光谱学 ·········· 212
7.2.7 扫描隧道显微学、原子力显微学和扫描探针显微学 ·········· 213
7.2.8 表面分析新方法 ·········· 217
7.3 生物医用材料表面改性 ·········· 219
7.3.1 生物医用材料表面改性的基本原理 ·········· 222
7.3.2 生物材料表面改性方法 ·········· 223
7.3.3 材料表面的等离子体处理 ·········· 226

7.4 常用生物材料表面改性方法 ... 227
7.4.1 仿生法化学改性 ... 227
7.4.2 硅烷化 ... 231
7.4.3 离子注入 ... 232
7.4.4 Langmuir-Blodgett(LB)膜沉积 ... 233
7.4.5 自组装单层膜(SAM) ... 233
7.4.6 表面改性添加剂(SMA) ... 235
7.4.7 钝化处理 ... 236
7.4.8 帕利灵(聚对二甲苯)涂层 ... 236
7.4.9 激光涂覆 ... 237
7.5 材料表面固定生物分子 ... 237
7.5.1 表面修饰图案 ... 238
7.5.2 固定化生物分子及应用 ... 238
7.5.3 固定细胞配位体 ... 240
7.5.4 材料表面固定分子的方法 ... 240
参考文献 ... 245

第8章 材料的生物相容性 ... 248
8.1 概述 ... 248
8.2 生物相容性概念和分类 ... 249
8.2.1 血液相容性 ... 250
8.2.2 组织相容性 ... 257
8.3 材料反应 ... 263
8.3.1 膨胀与浸析 ... 264
8.3.2 腐蚀与溶解 ... 266
8.3.3 蛋白质吸附与生物相容性 ... 270
8.4 宿主反应 ... 272
8.4.1 免疫反应 ... 273
8.4.2 全身反应 ... 280
参考文献 ... 284

第9章 生物材料的检测与评价 ... 288
9.1 概述 ... 288
9.2 生物相容性的评价指标和方法 ... 289
9.2.1 生物安全性原则 ... 289
9.2.2 生物功能性原则 ... 291

9.3 生物相容性的体外评估 ………………………………………………………… 292
9.3.1 基本概念 ……………………………………………………………… 292
9.3.2 细胞培养方法 ………………………………………………………… 293
9.3.3 细胞和组织分析技术 ………………………………………………… 297
9.3.4 临床应用 ……………………………………………………………… 301
9.3.5 新的研究方向 ………………………………………………………… 301
9.4 生物相容性的体内评价 ……………………………………………………… 301
9.4.1 体内评价的必要性 …………………………………………………… 301
9.4.2 移植场所 ……………………………………………………………… 303
9.4.3 结缔组织——骨和骨骼肌软组织 …………………………………… 304
9.4.4 结缔组织——皮下组织 ……………………………………………… 305
9.4.5 肌肉 …………………………………………………………………… 305
9.4.6 上皮组织 ……………………………………………………………… 305
9.4.7 神经 …………………………………………………………………… 306
9.4.8 外科手术方案和植入物的选择 ……………………………………… 306
9.4.9 组织反应的控制 ……………………………………………………… 307
9.4.10 组织反应的评价 ……………………………………………………… 307
9.4.11 组织学与组织化学 …………………………………………………… 308
9.4.12 免疫组织化学 ………………………………………………………… 309
9.4.13 透射电子显微术 ……………………………………………………… 310
9.4.14 扫描电子显微术 ……………………………………………………… 311
9.4.15 生物化学 ……………………………………………………………… 311
9.4.16 机械性能测试 ………………………………………………………… 311
9.4.17 组织反应可接受性的评价标准 ……………………………………… 312
9.5 血液-材料相互作用的测试 …………………………………………………… 312
9.5.1 凝血过程与凝血途径 ………………………………………………… 312
9.5.2 血栓形成 ……………………………………………………………… 315
9.5.3 血液-材料相互作用评价 ……………………………………………… 317
9.5.4 装置的体内实验评价 ………………………………………………… 319
参考文献 …………………………………………………………………………… 321

第10章 材料在生物环境中的降解 ………………………………………………… 325
10.1 概述 …………………………………………………………………………… 325
10.2 聚合物材料在生物环境中的降解 …………………………………………… 325
10.2.1 影响聚合物降解的因素 ……………………………………………… 325
10.2.2 聚合物在生物环境中降解机理的探讨 ……………………………… 330

10.3	金属材料在生物环境中的降解	337
	10.3.1 金属材料在生物环境中的腐蚀	339
10.4	陶瓷材料在生物环境中的降解	344

参考文献 ····· 345

第 11 章 组织工程 ····· 348
- 11.1 组织工程概述 ····· 348
- 11.2 骨组织工程 ····· 351
- 11.3 肝组织工程 ····· 360
  - 11.3.1 肝组织工程支架材料 ····· 361
  - 11.3.2 肝组织工程的种子细胞 ····· 362
  - 11.3.3 生长和分化因子 ····· 363
- 11.4 组织工程在其他方面的临床实践 ····· 364
  - 11.4.1 皮肤 ····· 364
  - 11.4.2 角膜 ····· 366
  - 11.4.3 神经系统 ····· 366
  - 11.4.4 胰腺 ····· 367
  - 11.4.5 血管 ····· 368
  - 11.4.6 心脏瓣膜 ····· 369

参考文献 ····· 370

第 12 章 仿生制备生物材料 ····· 373
- 12.1 仿生制备的基本原理 ····· 374
  - 12.1.1 成分和结构仿生 ····· 374
  - 12.1.2 过程和加工仿生 ····· 374
  - 12.1.3 功能和性能仿生 ····· 375
- 12.2 生物矿化材料的自组装分级结构 ····· 375
  - 12.2.1 珍珠的自组装分级结构 ····· 376
  - 12.2.2 斑马鱼脊椎骨的自组装分级结构 ····· 376
  - 12.2.3 象牙的自组装分级结构 ····· 378
  - 12.2.4 人牙釉的自组装分级结构 ····· 379
  - 12.2.5 鱼耳石的自组装分级结构 ····· 380
- 12.3 合成碳酸钙晶体的晶型及形貌控制 ····· 383
  - 12.3.1 Mg 离子作为添加剂 ····· 384
  - 12.3.2 有机小分子作为添加剂 ····· 385
  - 12.3.3 生物大分子作为添加剂 ····· 386

12.3.4　贝壳中提取蛋白质的体外模拟矿化……………………388
　　12.3.5　耳石中提取蛋白质的体外模拟矿化……………………391
12.4　微印法(micro-printing)实现结晶位点控制 ………………398
12.5　采用过程仿生方法制备磷酸钙涂层………………………399
参考文献………………………………………………………………400

第1章 绪 论

1.1 生物材料的定义

目前生物材料有两种定义[1,2]。一种是指天然生物材料(Biological Materials),即在生命过程中形成的材料,如结构蛋白(胶原纤维、蚕丝等)和生物矿物(骨、牙、贝壳等)。这种定义的内涵非常明确。另一种是指生物医用材料(Biomedical Materials),其定义随着医用材料的快速发展而演变。20世纪80年代末曾定义为"与活体结合的人工非生命材料"。这一定义规定了生物材料是指置换或恢复活组织及其功能、对机体惰性的植入材料。随着人体植入材料发展到包括活组织如细胞体外繁殖长出的组织等,这种狭义定义已趋淘汰。1992年美国Black教授在《材料的生物学性能》[3]教科书中,定义生物材料为"用于取代、修复活组织的天然或人造材料"。不仅是植入材料,还包括在介入治疗中应用,需要与体液和血液直接接触的医用导管(如心导管、脏器显影导管等)材料,医疗器械中需要进入人体内的探头和电极材料,齿科材料、药物缓释材料、缝合线、皮肤创面保护膜等。

可以预见,随着组织工程的发展,这种生物材料的定义将逐渐增大生物生命过程形成材料的成分。这样,两种定义就会有越来越多的重叠。1997年,美国Stupp教授在其发表在《科学》杂志上的论文中,把生物材料定义为活组织中的天然材料和用于修复人体的材料[4]。本书涉及这两种定义的生物材料。这种处理方法既有学术上的内涵联系,又有重要的应用价值。

1.2 生物材料的发展历程

生物材料学是一个崭新的领域,不过生物材料本身却有古老的历史,只是它在当代才取得了快速的发展。生物材料的开发和利用可追溯到3500年前,那时的古埃及人就开始用棉花纤维、马鬃缝合伤口。2000年前的古罗马人、中国人就曾用黄金修补牙齿。众多历史记载也表明,玻璃义眼和木制的假牙也曾被普遍应用。20世纪初,高分子材料开始得到应用,许多人尝试用它做人体植入试验,但由于现在我们所熟知的材料毒理反应,这些试验都失败了。1937年,牙科医学开始应用聚甲基丙烯酸甲酯(PMMA)。"二战"期间,偶然发现嵌入飞行员眼睛内的PMMA碎片不会引起较强的排异反应,导致PMMA在人工晶体中广泛应用。随后,有人开始试验用聚乙烯塑料制造血管替代材料。1958年外科医生尝试用涤纶仿造动脉血管。20世纪60年代初,用超高分子量聚乙烯和不锈钢制成的人工髋关节植入人体取得了成功。然而这些有记载的合成材料在医学上的应用,尚未使用生物材料(biomaterial)一词。

20世纪60年代末和70年代初在美国Clemson大学举行的生物材料讨论会上,"biomaterial"一词开始被普遍采用。富于想象力的外科医生试图通过各种移植试验以发现有价值的材料,但常常发现植入的材料会危及生命。通过Clemson讨论会也知道,外科手术技术本身已不是移植主要的影响因素,需要研究的是植入材料的生物相容性。于是,由工程师按医生的要求设计材料,再由科学家研究生物相容性的本质,开始了多学科间对生物材料的共同研究。同时,以生物材料为基础,还衍生出药物释放、生物传感器和人工器官的研究方向。至此,围绕生物材料,产生了一个新的学科[1]。20世纪90年代以来,我国有关生物材料的研究也取得了快速的发展。

近年来对生物材料学有重要影响的是组织工程的蓬勃发展[5,6]。生物医用材料的传统概念是希望植入材料能在体内长期稳定地保持其替代组织的功能。而组织工程的思路是在人体组织缺损处植入可吸收的框架材料。组织细胞在支架内增殖逐渐生长出该组织,同时支架材料逐渐降解,最后缺损处长出人体自身的组织。因此对支架材料提出的要求是需要给细胞及生长因子提供一个载体,而且要具有与组织生长相匹配的降解速率。因此,组织工程对所需的材料提出了不同于传统植入材料的要求,这也就给予生物材料以新的发展空间。组织工程实用化关键之一在于开发出适宜的组织工程支架材料。软骨、骨组织工程有望最先实现实用化[6]。

现代生物材料科学和工程的形成和发展仅50余年,其发展可分为三个阶段:分别是:生物惰性材料、生物活性材料、可降解的细胞/基因活化的生物材料,即三代生物材料。

第一代生物材料

20世纪60~70年代,在对工业化的材料进行生物相容性研究的基础上,开发了第一代生物材料及产品在临床的应用,例如体内固定用的骨钉和骨板、人工关节、人工心脏瓣膜、人工血管、人工晶体和人工肾等。自20世纪80年代以来,以医疗、保健及增进生活质量等为目的的生物材料取得了快速的发展,分别由40余种不同材料制成的植入器械(假体)中,已经有超过50种植入器械被应用于临床。上述生物材料具有一个共性:生物惰性,即生物材料发展所遵循的原则是尽量将受体对植入器械的异物反应降到最低。这个原则维持了几十年。在此期间,数以千万计的患者植入了由惰性材料制成的器械,他们的生活质量也在植入后的5~25年内有了明显的改善。第一代生物材料制备的各种医疗器械至今仍在临床大量使用,世界年销量达500多亿美元。

第二代生物材料

从第二代生物材料开始,生物材料领域的研究重点逐渐由生物惰性材料转向生物活性材料。这种具有活性的材料能够在生理条件下发生可控的反应,并作用于人体。以生物活性玻璃为例,它与组织的作用机制包含了一系列反应步骤。其中,最初的反应发生于材料表面。首先,Na^+ 与 H^+ 和 H_3O^+ 发生快速的离子交换反应,紧接着表面硅醇发生缩聚反应,生成高表面积的硅胶。为具有生物活性的碳酸羟基磷灰石层(相当于骨的无机矿物层)的非均匀形核和结晶化提供了大量的反应位点。碳酸羟基磷灰石层的生长也为随后的细胞反应提供了理想的反应条件。这些反应包含了成骨细胞的增殖与分化,并最终在新生骨上形成一个具有足够机械强度的表面。

20世纪80年代中期,生物活性玻璃、生物陶瓷、玻璃-陶瓷及其复合物等多种生物活性材料开始应用于整形外科和牙科。其中,羟基磷灰石(HA)的化学成分、晶体结构与人体骨骼中的无机盐十分相似。与惰性材料相比,HA 在体内不存在免疫和干扰免疫系统的问题,材料本身无毒,耐腐蚀性能好,表面带有极性,能与细胞膜表层的多糖和糖蛋白等通过氢键相结合,并具有高度的生物相容性。合成的 HA 通常作为多孔植入物、粉状以及金属植入物的涂层,从而达到生物活性固定的目的。特别是作为人工骨,HA 具有极好的骨结合性能,骨组织可以沿着 HA 涂层生长并形成强韧的表面,具有骨传导的作用。生物活性玻璃和玻璃-陶瓷则可制成中耳假体,用于听骨链修复和治疗传导性听力丧失,除此之外,它们也是一种良好的牙槽骨保持材料,能有效地延缓牙槽骨吸收并保护牙槽。在脊椎肿瘤的治疗上,具有足够机械强度和韧性的生物活性玻璃-陶瓷也可用作脊椎骨的替代物。到20世纪90年代时,生物活性材料,如聚乙烯基质加入羟基磷灰石颗粒在中耳的修复与骨组织替代上发挥了重要的作用。

除具有活性外,第二代生物材料的另一个优势在于材料具有可控的降解性。随着机体组织的逐渐生长,植入的材料不断被降解,并最终完全被新生组织所替代,在植入位置和宿主组织间将不再有明显的界面区分。以可吸收缝合线为例,它由聚乳酸和聚羟基乙酸合成的生物可降解材料制成,最终能够水解成 CO_2 和水。到1984年,采用可降解聚合物作为缝合材料已经成为常规的临床治疗手段之一。在整形外科领域及给药系统中,使用可降解材料制成的骨折固定板和螺钉,及其在缓释给药中的应用已经初步发展起来。

现今人口快速老龄化,生物惰性、生物活性及可降解植入物在临床的成功应用具有非常重要的意义。然而,对于人工关节及人工心脏瓣膜存活时间的分析显示,有 1/3~1/2 的假体在植入后 10~25 年间丧失功能,患者需要重新接受修复手术。对于植入失败率的改善在近几十年的研究中进展极小,而继续重复这条道路将需要进行更多的动物及人体试验,以及更多的资金。在失败率方面,第一代和第二代生物材料所取得的进展有限,因为任何用于修复和恢复机体的人工生物材料只能作为暂时性的替代品。活的组织可以对生理负荷的改变或生物化学刺激产生应答,而合成的材料则不具备这种功能,也正是合成材料的缺陷,限制了人工器官的使用寿命,促使人们在以后的研究中,将工作重心转移到基于生物学方法进行组织修复和再生上来。

第三代生物材料

20世纪90年代后期,开始研究能在分子水平上刺激细胞产生特殊应答反应的第三代生物材料。这类生物材料将生物活性材料与可降解材料这两个独立的概念结合起来,在可降解材料上进行分子修饰,与细胞整合素结合,诱导细胞增殖、分化,以及细胞外基质的合成与组装,从而启动机体的再生系统,也属于再生医学的范畴。基于细胞、分子水平的第三代生物材料将在产生最小损伤的前提下,为原位组织再生和修复提供科学基础。第三代生物材料的研究正在兴起,例如组织工程支架材料、原位组织再生材料、可降解复合细胞和/或生长因子材料等。

1.3 生物材料学的学科特点

生物材料学是生命科学和材料科学的交叉前沿领域。实际上,它与化学、生物、医学、物理、纳米技术以及其他学科也有密切的关系。生物材料学是涉及生物材料的组成结构、性能与制备相互关系和规律的科学。其主要目的是在分析天然生物材料微组装、生物功能及形成机制的基础上,发展新型医用材料以用于人体器官组织修复与替代,发展仿生高性能工程材料[7-9]。

实际使用的生物医用材料种类繁多。一种新型生物医用材料从需求到开发、制造和植入应用的过程,要涉及诸多学科如材料科学、医学、生物学、生物工程学、管理科学等。因此,生物材料专家应对设计生物材料的基本原理有很好的掌握和理解。这包括传统的材料科学的理论与实践,还包括材料被植入人体后所发生的复杂相互作用的机制和成功经验。

起初将生物材料按用途分为两类:硬组织替代材料和软组织替代材料。前者如金属和陶瓷,主要用于整形外科和牙科材料;后者如各种高聚物,主要应用于心血管和一些柔软的外科材料。实际上,这种划分并不严格,如心脏瓣膜材料可以是聚合物、金属或碳材料;髋关节可以是金属和聚合物的复合材料,将其植入人体后其界面又要由聚合物骨水泥粘合。

生物材料最基本的科学问题是生物相容性。即对材料与机体间相互作用的认识,当代生物相容性的研究已不仅要求材料对机体不产生毒副作用,更要求材料能与机体永久协调,其研究已推进到分子水平。一方面要求从分子生物学观点研究材料与机体间相互作用,探索评价材料生物安全性和可靠性的分子标记,通过体外和体内短期试验评价材料的生物安全性和可靠性,预测其长期寿命,这对组织工程的发展尤为重要;另一方面要求在分子水平上研究材料表面/界面及其三维结构与体内蛋白、酶和细胞的相互作用,指导材料的分子设计。例如,传统生物材料除自身理化性能外,生物相容性的主要问题,可归结为材料植入体内后对蛋白等生物分子和细胞的非特异吸附/粘附,其结果导致在材料表面包裹一层纤维组织,形成感染,发生异体反应,导致植入失败。在分子水平上研究和设计对蛋白、细胞等能特异性识别、选择性吸附/粘附的表面/界面,成为解决材料生物相容性和设计新型生物材料的一个关键科学问题。20世纪末出现的分子相容性概念,正是此方面研究的一个集中反应。

生物材料学已经形成自己独特的研究对象、研究方法和学科体系[7-13]。其学科主要内容,如生物过程形成的分级结构、自组装和生物矿化原理,细胞与材料的相互作用,材料的生物相容性机制,生物医用材料设计,组织修复愈合原理等,是任何其他学科都不能包容的。

1.4 生物材料中水的作用[1]

水在生物材料中扮演的主要角色类似一个溶剂系统。水是"全能醚"[14],它能溶解无机盐和诸如蛋白质和糖类等有机高分子。在血液中,水是活体细胞的主要成分,水还是组织间隙液的主要成分。但是,水并不仅仅是生物过程中没有刺激的中性载体。水还是生物体中积极的参与者,没有水的特殊媒介特性,生物体完全不能运转。此外,人们普遍相信,在任何临床实验中,水是自体组织中最先与生物材料作用的分子[15]。这是因为水是任何生物体中的主要分子,在活的生物体中水的含量占70%以上;同时因为水是非常小而灵活的分子,尺度上也只有 0.25 nm 左右。因此,材料表面附近水的行为和水在生物体中的角色是生物材料科学中非常重要的一个领域。

1.4.1 水的溶解性质

图 1.1(a)~(d)是不同的水分子形态和结构图,说明了类似的原子结构和这种排布如何导致分子通过氢键形成网状自缔合分子的趋势。自缔合使水产生了许多独特性质,虽然水的研究已有二百多年的历史,但很多与水有关的性质仍然是化学和生理学研究中的活跃领域[16]。

水中的氢键相对较弱,结合能为 3~5 kcal/mol①,氢键的强度近似等于室温下由碰撞导致的从一个分子转移到另一个分子的能量。氢键在水中的存在是非常短暂的,仅仅持续数十皮秒。然而,现代分子模型表明,超过 75% 的液态水分子在任何情况下都与最近邻的三个或四个分子缔合成三维网状。这个通过重复图 1.1(d)中结构单元形成的水分子自缔合的网络非常稳定,所以早期称作"水结构"。这个略微陈旧的水结构概念在此不做更多的讨论,只是提醒,氢键的暂时性极大地削弱了"水结构"的概念。

一种非常重要的水自缔合倾向对水的溶解性质有显著的影响。自缔合概念来自路易斯酸碱理论。路易斯酸是能够得到电子的分子,或者更普遍来说,路易斯酸是从施主分子的电子轨道得到电子密度的分子。提供电子密度的施主分子的学术名称是

---

① 1 kcal/mol=4.1868 kJ

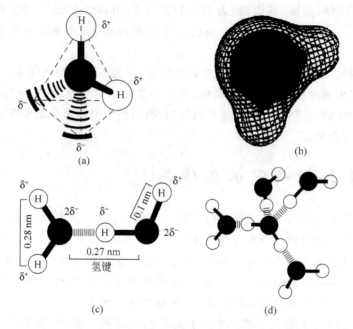

图 1.1 水分子结构说明图[1]

(a) 四面体键结构,其中氢原子(H,淡色的球)是路易斯酸的中心,氧(O,深色的球)的两个孤对电子为路易斯碱的中心,允许四个紧邻的水分子以氢键连接;(b) 更形象真实的原子半径尺度的水分子电子云密度模型图;(c) 近似的分子尺寸;(d) 五个水分子组成的局部氢键网络

路易斯碱。在这种概念中水是两性的,正如图 1.1(a)和 1.1(d)中所示,它能同时得到或提供电子密度。一个水分子上的氢原子(路易斯酸)能够接受来自另一个水分子的氧原子(路易斯碱)的未共用电子对的电子密度。水通过路易斯酸-碱的自缔合作用形成了一种三维网状结构。

如果自缔合的网状结构比某个任意的参考态更加完善,那么相比参考态,一定会有更少的未配对路易斯酸碱对。相反,在弱缔合水中,网状结构相对不完善,相比参考态有更多的未配对酸碱对。在弱缔合水中这些未配对的电子可以很容易地参与其他化学反应过程,例如溶解溶质分子或水合,生成能够与水相连的表面。因此,一般可以推断,弱缔合水是比强缔合水更强的溶剂,因为除了自缔合反应,它具有更强的参与反应的能力。用化学专业术语来说,弱缔合作用的水的化学势比强缔合作用的水的化学势高。有趣的是,具有更加完善的三维氢键网状结构的强自缔合水一定具有比弱自缔合水更低的密度,由此具有更大的偏摩尔体积,因为线性有方向的氢键占据了一定空间(图 1.1(c)),增加了液体的自由体积。这就解释了为什么晶态的冰密度比液态水小,以及冰能漂浮在水上的现象,这种现象对环境有巨大影响。综上所述,缔合作用弱的水不仅更活泼,而且密度更大。这些与水结构相关的性质见表 1.1。

表 1.1 水结构与溶解性的关系

自缔合作用	密度	偏摩尔体积	化学势(可结合的氢键数)
强	低	大	低
弱	高	小	高

从分子模拟仿真到多孔介质中溶剂水的性质等一系列实验研究结果显示,由于溶质及表面的影响,水的摩尔体积的膨胀和收缩会与化学势的变化相适应。这里强调溶质(如离子或高分子)或表面(如生物材料的外表面)必然会影响水的自缔合作用。简单说来,由于溶质或表面的阻碍,水分子必须重新取向,以保证与临近水分子有尽可能多的氢键连接。在一些特殊情况下,水分子有可能无法保持一个连续的氢键网络,这将对水的溶解力产生重要而显著的影响。下面几节对溶质分子以及生物材料表面的亲水性和疏水性进行讨论。

1.4.2 疏水效应

这里的疏水效应指碳氢化合物在水中的不溶性,是众所周知的生命基础——磷脂双分子的理论基础。很明显,疏水效应是生命的基本特性之一。碳水化合物在水中的难溶性是因为水的强自缔合作用,而并非曾经认为的碳水化合物的强自缔合作用。所以水结构与溶解性质紧密相关。

因为一定温度压力下疏水性水化自由能(ΔG)起主导作用,有关"疏水性水化熵"(ΔS)引起了分子模拟研究人员的很多关注。相当小(绝对值较大的负值)的小分子碳水化合物的疏水性水化熵($\Delta S \approx -20$ e.u.)是由水分子取向及其在溶质分子附近保持氢键连接的表现形式的约束作用引起的。很明显,曾经认为促进小分子碳水化合物附近水分子自缔合作用,与 ΔS 值密切相关的"冰山"(iceberg)结构并不存在。取而代之的是水分子包围如甲烷和乙烷这样的小分子溶质的"溶质跨越"(solute-straddling)模型,它使溶质周围的氢键尽可能多地结合,降低了取向任意性。有趣的是,当这些对水分子取向的约束不能明显促进自缔合作用时,取向规整性便会减弱相邻水分子之间的排斥力,影响非氢键的相互作用,从而使小分子量碳水化合物分子的疏水性水化焓(ΔH)达到 -2 kcal/mol[①]。对温度敏感的水化焓与对水化熵的影响相互补偿,从而使整体的自由能($\Delta G = \Delta H - T\Delta S$)对温度变化不敏感。升高温度增大了水的自缔合作用,增加了疏水性溶质占据的空间,促使 ΔS 变大($-T\Delta S$ 变小)。另一方面,随着温度升高,水分子间的非氢键(排斥力)作用引起 ΔH 值变大。

我们很容易猜想,高疏水性溶质周围没有合适的取向能避免相邻水分子的分离,即维持一个氢键网络的难度增大。在这种情况下,涉及一个水驱动机制(water-driven mechanism),溶质上的疏水或亲水基团,例如一种蛋白质吸收或排斥水分子,

---

① 1 kcal/mol=4.1868 kJ

以"疏水键"(hydrophobic bonding)的形式参与其中。这方面的疏水效应的研究对生物材料非常重要,因为它控制着通过肽链折叠而参与材料表面与蛋白质的反应,还有由非折叠反应(unfolding reactions)引起的吸附在材料表面的蛋白质的变性。

1.4.3 亲水效应

目前还没有与前面讨论过的众人皆知的疏水效应相对应的被广泛认可的"亲水效应"的科学定义。一般来说,疏水溶质附近的水分子特征与亲水溶质附近的截然不同,不妨把亲水效应区别看待。"疏水性"和"亲水性"在生物材料和界面科学中的定义很模糊,需要进行澄清以区别两者。目前,溶质的亲水性是指可以从水分子夺取氢键的能力。也就说,与水相比,亲水性溶质呈现出路易斯酸或碱的特性,因而对于水来说,容易从亲水溶质处俘获电子云或被亲水溶质吸引电子云。在此没有给出像水分子与疏水性溶质的氢键连接那样的化学或其他能量相关的理论。总体来说,由于路易斯酸碱化学能要比前面讨论的非键"疏水"反应化学能要高,且其未对自由能作出主要贡献,所以亲水水化的自由能要比疏水水化的自由能高得多。

我们比较熟悉的与生物医学相关的亲水性溶质有阳离子 Na^+、K^+、Ca^{2+} 和 Mg^{2+},以及阴离子 Cl^-、HCO_3^- 和 HPO_4^{2-}。这些离子被水合的水分子球面包围,其中氧原子朝向阳离子而氢原子朝向阴离子。离子附近的水结构由很强的包围电场诱发产生,该电场能引起水分子偶极极化,且极化程度随着离子尺寸和水化程度的变化而变化。某些离子有利于"结构改进",其他一些离子则促使"结构破坏"。"结构改进"离子能促进附近水分子的有序化,而远离"结构改进"离子的"结构破坏"离子则加剧附近水分子的无序性和流动性。离子对生物材料非常重要的另一个意义是某些离子,如 Ca^{2+} 和 Mg^{2+},要比 K^+ 和 Na^+ 离子更能水化(被更多的水分子包覆),而被称为霍夫迈斯特离子系或离子促变序列(hofmeister or lyotropic series)。这也就意味着,与缔合作用强、氢键少的水相比,水化程度大的离子在缔合作用弱、氢键多的水中更容易分离(参见表1.1)。由于 Ca^{2+} 和 Mg^{2+} 离子具有很强的酶反应中的别构效应,该离子分离效应对生物表面产生很大的影响。

在疏水效应中,溶剂中的疏水离子的粒径起了很重要的作用。正如前面讨论的,小粒径的无机离子能够完全电离成为分散的水化离子。由于有抗衡离子的"氛围"(a counterion"atmosphere")包覆在溶解的电解质周围,像透明质酸或DNA链那样的电解质的水化就要复杂得多。这种抗衡电荷(countercharge)在空间分布上并不是一致的,是随着距离电解质中心的距离增大而减小。这就是说,在离电解质较近的处于假设隔室(hypothetical compartment)的水抗衡电荷密度要高(离子强度高,水化学势低);与此相对应,远离电解质的水抗衡电荷密度要低(离子强度低,水化学势高)。既然离子浓度梯度(化学势)不能维持平衡,就会存在维持溶液化学势一致的途径。Wiggins认为,在恒定的温度、压力和一定成分(包括水)的电解质系统内,唯一可行的方法便是与之适应地调整水密度,确切地说,是调整偏摩尔体积。也就是说,为了减少电解质附近的化学势,水密度必须增大。从表1.1可以看出,分子密度的增大可以提高化学势。同时,为了降低距离电解质相对较远处的水的化学势,必须降低水的密度。从表1.1可以看出,分子密度的减少可以降低化学势。这种观点加强了电解质溶液中水密度不一致的概念。很明显,由于大溶质分子的存在而产生的相应的水的化学势的调整,是我们平时观察的水化现象的主要机制。在1.4.4节中将阐述同样的机制如何影响表面浸润效应。

1.4.4 表面浸润效应

平时我们观察到,有些浸润表面上的水滴不是完全展开,而是与表面形成一个浸润角。这种现象早在300年前就引起了科学家们的关注。目前浸润效应的分子机制仍是一个重要的研究领域。这种研究的意义在于浸润现象探究了与我们日常生活息息相关的物理化学中的各种分子间作用力及相互影响。

尽管我们通常把水滴可以完全铺展在表面的性质称为亲水性,把在表面形成小液滴的现象归结为疏水性,但是我们仍要借用前面涉及的能与水形成氢键的路易斯酸碱体系的概念,对生物材料的亲水、疏水性进行更为准确的分类。因此,我们把是否拥有与水作用的路易斯酸或碱体系作为判别疏水性的重要依据。

疏水表面的水分子,与前面简要介绍的大疏水溶质分子的水化过程中的水分子相似,都没有合适的构型与近邻水分子进行氢键连接。因此这些与疏水表面接触的水分子处于一个弱自缔合状态,通过表1.1的第2行得知,它们必须暂时处在比其他水分子较高的化学势状态。这里关键词是"暂时",因为平衡状况下的化学势梯度不能稳定存在。在一定的温度和压力下,唯一能使系统稳定的方法就是减小局部水分子密度,以增大其自缔合作用的程度。所以与疏水表面接触的水密度要比远离表面的水分子密度小。

最近这种理论才通过疏水表面水分子的模拟[17,18]及精密振动光谱实验[19,20]得以证明。尽管研究人员使用了各式各样的计算和实验方法,缺乏统一的规范,但是已经获知在疏水表面5 nm的距离,也就是20个水分子层厚度范围内的水分子密度分布。

至少有两类亲水表面需要分别介绍一下,因为这关系到生物材料的分类。一类包括通过表面路易斯酸碱基团的相互反应而吸水的表面。这些水-表面的相互反应局限于表面层之内,约有1 nm的尺度。这类生物材料包括进行过气体放电,火焰喷涂或者经过表面氧化处理的聚合物、陶瓷、金属和玻璃。另一类亲水表面主要指具有显著吸水性的表面。例如一些水凝胶聚合物:聚乙烯醇(PVA)、聚氧化乙烯(PEO),或者甲基丙烯酸羟乙酯(HEMA),根据分子量和交联程度的不同,可以明显地吸水膨胀甚至溶于水中。现代表面工程能够应用自组装技术沉积薄膜,等离子气体反应沉积或辐射接枝,制造出介于表面吸附水和表面吸收水之间的材料。然而从宏观尺度来说,低聚物溶解于水会形成一个薄膜表面而不能正常膨胀。但是,在所提及的例子中,功能团的水氢键都是由路易斯酸或碱决定的。由于表面酸性或碱性有限,水能够通过质子或羟基的缺失进行电离。

同疏水表面相比,亲水表面的水的结构要更为复杂。首先,每个亲水表面都是水与路易斯酸或者一些基本官能团(胺、羧基、醚、羟基等)的具有不同浓度的独特组合。其次,亲水表面与水的交互作用可以通过色散力和路易斯酸基交互作用两种方式进行。相比之下,疏水表面只能通过色散力与水相互作用。色散力是一种瞬间偶极矩之间的分子间作用力,瞬间偶极矩由分子轨道中电子密度的迅速波动产生。再有,作为这两个特点的直接结果,可能发生的水交互作用的数量非常大,特别是亲水表面在微观尺度上是非均匀的情况。这些特点使我们研究亲水表面的水行为遇到麻烦,在计算和实验两方面都富有挑战性。

除了上述的复杂性,根据大分子聚合物电解质的基本原理和推论,以一种近似方式应用于更大范围的亲水表面,特别是微粒水可湿性类型的表面,其酸基与水的相互作用超过较弱的色散相互作用而占主导地位。这表明,接近亲水表面的水由于自缔合网络范围较小(表 1.1 第 2 行),比体环境中的水更密集。简化分子模型对这一结论提供了支持[18,21]。

这一假定密水层的厚度必然在某种程度上依赖于路易斯酸/基团位点的表面浓度,以及两者谁在表面占主导地位,但是这些关系还不能详细地计算出来。一系列的实验数据表明,在水可湿性表面附近的水化层可以相当厚。文献[22]报道了一个惊人的发现:通过水蒸气在水可湿性石英表面可以形成 150 nm 厚的水薄膜。这些所谓的冷凝水薄膜每层包含大约 600 个水分子,其机制尚不清楚。或许这些冷凝水薄膜是由有交替导向偶极子的水分子层形成的,类似于前面简要讨论过的离子周围的水层。注意这种关于冷凝薄膜层的假设战胜了水的自缔合理论,这从某种方式上与亲水表面附近的水自缔合较弱、密度高的推断相符。

回顾这里所有关于表面润湿行为的讨论,显然,表面附近的水的溶解性质可以看作一种连续状或者说频谱状。在频谱的一端,是完美的疏水表面,表面没有常驻路易斯酸和基团位点。水和这些疏水表面的相互作用只能通过色散力。在频谱的另外一端的表面,具有充足表面浓度的路易斯位点,通过与氢键竞争,在表面附近完全打乱了体环境中水的结构,导致完全的水浸润。频谱上介于两端之间的表面,与它们接触的水,其结构和溶解性质必然表现出某种梯度性能,并且由接触角也可观察到其梯度浸润性。如果表面区域由易于与水化合的分子组成,比如水凝胶材料,那么这个表面会吸附水然后膨胀或者分解。在水和表面相互作用的极端情况,表面酸或者基团会从水中分别提取羟基或者质子,导致水在表面离子化。

关于表面附近水的性质,一些研究者用假设表面进行计算模拟和采用原子尺度平滑的云母、高度抛光的半导体硅片进行实验得到了一些结果。这些结果尽管提供了重要的科学见解,却缺乏直接的生物医学相关性。通常实际应用的生物材料,其表面相对于水的尺度是非常粗糙的(图 1.1(c))。举例来说,在 0.25 nm 的尺度,在疏水聚合物(如聚乙烯)附近的水的结构,可以设想为在水化的分子级尺寸范围内,该处甲基和亚甲基从"分形"的表面助溶剂伸出,而不是分子模型中假设的情况——在无限平坦的平面上垂直于密排集团构成的海洋。功能高分子的表面,如聚对苯二甲酸乙二醇酯(PET),情况会更加复杂。表面形貌和表面成分都对决定表面附近的水的结构起重要的作用。

1.4.5 水和生物对于材料的反应

长久以来,我们假设观察到的材料的生物反应由位于表面 1 nm 厚度之内的材料的相互作用所引发或者催化,同时这一表面薄区也是影响水的润湿性的区域。我们通常假设生物反应起始于蛋白质吸附。这些假设主要基于以下观察结果:细胞和蛋白质只在一种材料的水性界面相互作用,这种相互作用表现得不依赖于刚性材料的宏观厚度,对于很多材料(除了吸水材料)来说,水分子不会深度渗透进其体环境。因此,我们可以推断,生物体不能"感觉到"或者"看到"接触自己的材料的体性质,而只能"感觉到"或者"看到"位于最外面的分子集团。在过去的十年中,这个假设的正确性已经通过众多对自组装单层膜(SAMs)的研究而被证实。这些SAMs的衬底涉及了玻璃、金和硅,最外层表面的不同官能团,暴露于血浆、纯化蛋白质和细胞,这的确导致了不同的结果[23-26]。但是,表面具体如何对一种材料的生物相容性产生影响,仍未得到充分认识。

解释表面在生物反应中所担任的角色,可以归为两种基本类别。一种认为表面能是主要的相关性质[27-29],另一种认为表面附近的水溶性是主要的因素[15,30,31]。前者与表面能因素相关,例如临界表面能量 σ_c 或者界面张力;而后者涉及水接触角 θ 或者与其相关的变量,例如水粘附张力 $\tau = \sigma_{lv} \cdot \cos\theta$,其中 σ_{lv} 是水的界面张力。这两种方法都在尝试推断表面能/润湿和一些生物反应量化之间的结构-性能关系。如果水的结构和溶解性能与表面能以简单方式(比如线性)直接相关,则这两种想法在功能上等价。但事实并非如此,原因如前所述,水结构的构建要与表面吸附热力学相适应。

表面能和水溶性理论取得一致的地方是,促进界面事件的原理是吸附和粘附。蛋白质吸附和/或细胞/组织粘附被认为是参与了生物体和材料的主要相互作用。因此,有理由预测表面通过吸收和/或粘附机制引发生物反应。由于表面能是吸收和粘附动力来源,上述关系既符合表面能理论,也符合水溶性理论,不过是从一个完全不同的角度:水溶性理论断言表面热力学是吸收水分的动力来源,而在随后步骤中,蛋白质和细胞与这个含水的界面相互作用,通过或者置换一个所谓的邻水层。邻水层或多或少被表面束缚,束缚程度取决于最初的水-表面相互作用的热力学条件。此外,水溶性理论提出邻近表面的水的离子成分可能与体环境中水的离子成分不同,邻近表面的水包含高度水合离子,例如 Ca^{2+} 和 Mg^{2+} 优先聚集于亲水表面附近,而水合度较低的离子比如 Na^+ 和 K^+ 优先聚集于疏水表面附近。材料表面附近水层的离子成分不同可以进一步说明亲水和疏水材料表面的生物反应是不同的,其机制是基于二价离子对酶反应有变构效应(allosteric effects),以及二价离子参与粘附。

水分子虽小,但是很特别。作为通用生物溶剂、我们所认识的生命的本质媒介,水的性质在现代科学中比那些有特殊原子成分的媒介拥有更多的神秘性。水通过氢键的自缔合是水溶性质的基本机制,理解表面附近的自缔合效应是理解接触生物材料的水的性质的关键。可以确定,没有一个解释材料生物反应的理论可以完全不涉及表面附近的水的性质。这也是生物材料表面科学中的一个关键研究课题。

1.5 生物材料相关学科

近年来,随着生物材料学的发展,出现了许多新学科、新领域和新名词,如组织工程(Tissue Engineering)、再生医学(Regenerative Medicine)、再生工程(Regenerative Engineering)等,其相互之间的关系众说纷纭。在此提供一些说法,仅供读者参考。

1.5.1 组织工程与再生医学

组织工程学是一门将细胞生物学和材料学相结合进行体外或体内构建组织或器官的新兴学科。组织工程是近年来随着生命科学、材料科学及相关物理、化学学科的发展兴起的一门学科。这一概念最早在1987年美国科学基金会在华盛顿举办的生物工程小组会上提出,1988年正式定义为:应用生命科学与工程学的原理与技术,在正确认识哺乳动物的正常及病理两种状态下的组织结构与功能关系的基础上,研究、开发并用于修复、维护、促进人体各种组织或器官损伤后的功能和形态的生物替代物的一门新兴学科。其核心是建立细胞与生物材料的三维空间复合体,即具有生命力的活体组织,用以对病损组织进行形态结构和功能的重建并达到永久性替代。此三维空间结构为细胞提供了获取营养、气体交换、排泄废物和生长代谢的场所,也是形成新的具有形态和功能的组织器官的物质基础。

组织工程的基本原理和方法是,将体外培养扩增的正常组织细胞吸附于一种具有优良细胞相容性并可被机体降解吸收的生物材料,形成复合物,然后将细胞-生物材料复合物植入人体组织、器官的病损部位,在作为细胞生长支架的生物材料逐渐被机体降解吸收的同时,细胞不断增殖、分化,形成新的形态、功能与相应组织、器官一致的组织,达到修复创伤和重建功能的目的。

现在的组织工程医疗产品将能适应生理环境,并可能在较长的一个时期内发挥功能。虽然这种修复组织仍然有待于进一步的改进,但已应用于临床治疗,如关节软骨、皮肤以及血管系统的修复等。组织工程学作为一门多学科交叉的边缘学科,融合了工程学和生命科学的基本原理、理论和方法。组织工程将带动和促进相关高技术领域的交叉渗透和发展,并逐步发展成为21世纪具有巨大潜力的高技术产业,必将产生极大的社会和经济效益[32]。

再生医学是从 20 世纪 80 年代后期逐步兴起并发展起来的,但一直缺乏一个明确的定义。有人认为,再生医学是通过研究机体的正常组织特征与功能、创伤修复与再生机制及干细胞分化机制,寻找有效的生物治疗方法,促进机体自我修复与再生,或构建新的组织与器官,以改善或恢复损伤组织和器官的功能的科学。也有人认为,再生医学是指利用生物学及工程学的理论方法创造丢失或功能损害的组织和器官,使其具备正常组织和器官的机构和功能。一般认为,再生医学的概念有广义和狭义之分。广义上讲,再生医学可以认为是一门研究如何促进创伤与组织器官缺损生理性修复以及如何进行组织器官再生与功能重建的新兴学科。狭义上讲,是指利用生命科学、材料科学、计算机科学和工程学等学科的原理与方法,研究和开发用于替代、修复、改善或再生人体各种组织器官的定义和信息技术,其技术和产品可用于因疾病、创伤、衰老或遗传因素所造成的组织器官缺损或功能障碍的再生治疗。总之,再生医学是以利用人类的自然治愈能力,使受到巨大创伤的机体组织或器官获得自己再生能力为目的的医学[33]。

有研究认为[33],再生医学所包含的内容主要包括以下四大模块:干细胞与克隆技术、组织工程、组织器官代用品、异种器官移植。该领域已经成为一个多学科交叉并迅速发展的领域。动物能够进行胚胎发育,但再生能力差异很大,这反映了胚胎后发育能力的广泛进化现象。已有的研究结果显示,发育调控基因在后生动物胚胎建立总体和局部区域起着重要作用,并且在再生过程中也有表达。发育过程通常是新基因的首次表达,是一种有性过程,再生起始在已分化环境中已分化的细胞或未分化的细胞(如干细胞),是一种无性过程。再生的过程中,细胞是在已建立的环境中发育,而发育的过程细胞通过分裂来建立细胞环境。再生过程中新结构的形成是新细胞分裂、重排和已有细胞重新分化的结果。细胞、组织和器官具有天然的再生能力,其中,肝脏和皮肤是再生能力最强的器官。现在已对肝组织再生的机制有了深入的研究。例如,肝组织再生的细胞来源包括原位肝细胞、肝内干/祖细胞(oval cells)和骨髓干细胞;肝组织再生过程中肝脏非实质细胞的作用以及实质细胞的相互作用;肝内产生的各种细胞因子对细胞再生、组织修饰与重构的影响以及细胞外基质的作用;肝脏血管网的发育与再生等。对于肝脏在生理限度内及病理条件下再生机制的了解为组织工程肝脏的制造提供了依据。肝脏突出的再生能力使我们相信,肝组织工程研究可能为肝移植开辟新的供肝来源。通过应用组织工程及相应的综合技术研究构建组织工程化肝脏的方法,在新的视角下,干细胞的培养、扩增与移植及整体肝脏的体外构建,已成为当前再生医学中的热点,但由于肝脏的结构和功能上的复杂性,仍然是首推的难点。

再生医学有着悠久的历史,随着组织工程学的出现,使得再生医学进入了一个新时代,组织工程已成为再生医学的主体和核心。到 20 世纪 90 年代后期,由于干细胞技术的突破,目前已经将干细胞、组织工程、组织器官代用品等纳入了再生医学。组织工程是再生医学研究领域中的重要内容之一,从某种意义上来说,组织工程与再生医学的发展相辅相成。组织工程的发展提供了一种组织再生的技术手段,将改变外科传统的"以创伤修复创伤"的治疗模式,迈入无创修复的新阶段[34]。同时,组织工程的发展也将改变传统的医学模式,使得再生医学得以进一步发展并最终用于疾病的临床治疗[35]。在今后相当长的时间内,再生医学(组织工程)将和替代外科平行发展,相互补充。再生医学是一个具有发展前景的重要学科。随着组织工程、干细胞、材料学、光学和化学等各学科的交叉发展,它的发展前景将十分宽广。组织工程学为再生医学的崛起开辟了崭新的道路,它的意义不仅在于为解除患者痛苦提供了一种新的治疗方法,更主要的是提出了复制"组织"、"器官"的新思想,标志着"生物科技人体时代"的到来,是"再生医学的新时代",是一场"意义深远的医学革命"。

1.5.2 生物材料与人工器官

生物材料是人工器官的基础。近年来,生物材料的迅速发展使得各种各样的人工器官的制备成为可能。用生物材料开发出来的医疗器械和人工器官产品很多,如人工心脏或心脏辅助装置、人工心脏瓣膜、人工肝、人工肾、人工血管、人造皮肤、人工乳房、人工肌腱、人工假肢、人工种植牙、人工阴道、人工阴茎、人工眼球、人工鼻、人工耳等。而这些人工器官的研究和开发均离不开生物材料。可以肯定地说,没有生物材料,就没有人工器官。生物材料的开发和研究已成为推动人工器官发展的重要领域之一[36]。

1.6 生物材料的应用现状[37]

生物医用材料是保障人类健康的必需品,对当代医疗技术和保健系统的革新和发展具有引导作用。

2000年全球医疗保健费用按美元计算已超过20 000亿元,其中用于器官及组织修复或替换约占一半;医疗器械约占10%。全球医疗器械与药品市场之比已达1:1.9,医疗器械市场中生物相容性材料及其终端产品在2002年已达27%,约500亿元。

生物医用材料的应用挽救了千万计危重病人的生命,降低了心血管、肿瘤及其他严重疾病患者的死亡率。例如,仅1997—2001年五年间,美国植入心脏起搏器已达864 527套,即已有百万计美国人依靠心脏起搏器维持生命。由于心血管系统修复材料和器械的使用和医疗技术的提高,美国心脏病死亡率已从1950年每100 000人的586.8人,降至2001年的247.8人,下降近60%;又如,由于造影剂及造影技术的发展,美国70%的40岁以上妇女做了乳房造影术检查,使乳房恶性肿瘤得以早期发现和治疗,死亡率已从1990年每10万人的33.3人降低到2000年的27.1人。生物医用材料的应用还提高了生命质量,降低了残疾人的数量。2003年全球人工髋关节和膝关节的年植入量已分别超过100万套,仅1990—2001年的十二年间,美国植入人工髋关节和膝关节的患者即达440万人,全球上千万人依靠植入人工关节恢复了行动功能;1999—2001年的三年间,美国因白内障植入眼内镜复明的患者达775万人,全球每年已逾1000万;1982—1999年美国65岁以上人口从2690万增加到3530万,如残疾患者发生率保持1982年水平不变,残疾人将从640万增加到950万,由于生物材料的应用和医疗技术的发展,实际仅增加到710万。此外,整形、美容外科亦大量使用生物材料,仅植入人工乳房的妇女即已达数百万。据2000年4月资料显示,美国矫形外科植入体、人造皮肤、输液及介入导管、软组织修复体、人造血管、体外循环装置、牙科及颌面外科植入体等28种生物医用材料及植入体年耗量即达3892万余件。随着中、青年创伤的增加,人口老龄化和经济的发展,生物医用材料和制品的用量正在大幅度增加。

生物医用材料的发展,对当代医疗技术及保健系统的革新正在发挥重要的引导作用。基于分子和基因等的临床诊断材料和器械的发展,正在革新临床诊断技术,使疾病得以早日发现,并得到有效的治疗。血管支架、介入导管、控释系统等介入治疗材料和器械的研发,促进了介入治疗和微创伤治疗技术的形成和发展;药物、肽、蛋白、基因、疫苗等靶向控释载体和系统的发展,不仅使生物医用材料的应用从外科进入内科,还将导致传统的给药方式发生革命性变革,不仅可节约常规给药方式的用药量,更好地发挥药效,节约医疗费用,而且将为先天性基因缺陷、老年病、肿瘤等难治愈疾病的治疗开拓新的途径,并对突发性疾病的防治起重大作用。此外,适应人口老龄化的家用透析、给氧等器械的发展,大大降低了病人的住院率及诊治费用。生物医用材料的发展对医疗技术及医疗保健系统的革新和发展正在发挥日益重大的作用,不仅使威胁人类生命的肿瘤、心脏病及其他疾病得以更早发现和得到有效的治疗,人类生活得更健康,寿命更长,而且医疗费用可大幅度降低。生物医用材料,包括临床诊断材料和器械的应用和发展,已使美国手术住院患者从1980年的83.7%降低为2001年的37%,住院手术的住院时间从平均7.3天降低为4.9天。

生物医用材料及制品产业是整个医疗器械(生物医学工程)产业的基础,是最有生气的朝阳产业,并且正在成长为世界经济的一个支柱性产业。

生物医用材料是医疗器械产业的基础,整个生物医用材料及其终端产品估计达医疗器械市场的40%~50%。北美医疗器械市场产品类别分布中与生物医用材料最为密切的是外科器械及用品、牙科材料、眼科器械、介入器械,其他部分亦与生物医用材料相关。

2002年全球医疗器械市场按美元统计已达1833亿元,按2000—2004年增长率9%估算,2004年产值可达2100亿元左右(表1.2、表1.3)。在美国,即使是经济衰退,医疗器械产业增长势头仍保持不衰,是美国出口增长最快的产业之一。生物医用材料也是高技术材料市场中技术附加值最高的材料,平均每公斤售价高达1200~150 000元,远高于宇航材料的100~12 000元。其中生物相容性材料和制品市场从2000年的230亿元,已增长至2002年的500亿元,即三年内增长了一倍多,远高于医疗器械市场的增长率,具有十分重大的经济意义。2001年几类主要心血管器械的世界市场分布如表1.3所示。

表1.2　生物相容性材料市场中各类材料和制品的市场份额(2002年)[37]　(美元)

	矫形外科骨、软骨、肌腱/韧带	心血管系统	皮肤	其他
市场(10亿)	18.5	14	10.95	6.55
市场份额/%	37	28	21.9	13.1
年增长率/%	13	14	42	250

表1.3　几类主要心血管器械的世界市场分布(2001年)[37]　(美元)

产　品	销售额(100万)
心脏起搏器及附件	2874
冠脉支架	2300
血管成形器械	2000
植入式去纤颤器	1900
心脏瓣膜	832
外周血管支架	590
其他	433
血管封接器械	255
诊断用电生理导管	231
血管内支架	200
摘除导管	155
动脉清淤导管	130
近距治疗系统	115
心室辅助设备	114
栓塞保护系统	70
合计	12 199

我国医疗器械市场近10年来以高达20%～27%的年增长率持续增长,远高于国际市场的7%～10%,但对比2004年市场销售额与进口额,可以看出,国内医疗器械市场的25%为进口品。本土产品市场中,高端产品市场外资和中外合资企业占垄断地位。2003年国内销售收入排名前10位企业中,外资、中外合资企业有7家;前50名企业中,外资、合资企业销售收入达50%以上。外资、合资企业已成为国内企业的主力军,中资企业实际所占世界市场份额不足3%。产业年增长率虽高达15%～18%,但低于市场增长率20%～27%,远不能满足13亿人口的需求。

但是,我国医疗器械潜在市场巨大。以人均医疗器械年消耗额计,我国人均按国际市场统计的美元计算仅7元左右,美国则达人均300元以上,为我国的40倍左右。就医疗机构来看,据卫生部网站统计,2003年我国有各级医院17 764家,乡镇卫生院45 204家,门诊部、诊所和急救中心(站)及其他站、所213 000余家,总计医疗机构

293 323 家,拥有病床 300 余万张。就疾病患者来看,我国癌症年发病率已达200 万人,心脑血管病年死亡近 300 万人,残疾人达 7000 万人,乙肝带菌者 1.2 亿人,糖尿病患者约 3000 万人,老年痴呆症患者 50 万人。随着国民经济的发展,人民生活水平的提高,以及人口老龄化的发展趋势(2003 年 65 岁以上老龄人口已超过一亿人),对医疗器械的需求将越来越大。

综上所述,国内生物医用材料和产业虽和整个医疗器械产业一样,近 10 年来得到高速发展。一些生物相容性产品如生物粘合剂、磷酸钙生物陶瓷和涂层制品,可吸收缝合线,生物蛋白胶,医用透明质酸钠,可吸收明胶海绵、血液透析器、医用导管、血管支架、人工晶体、人工心瓣膜、人工关节等陆续投放市场。但是我国现代生物医用材料及制品产业体系还不完善,远不能满足社会需求。必须注入新技术、新产品,更新企业技术,发展新的企业和产品,调整产业技术结构,才有可能改变我国生物材料和制品产业的落后状况,满足社会和经济发展的需求。

参考文献

[1] Ratner B D, Hoffman A S, Schoen F J, Lemons J E. Biomaterials Science: An Introduction to Materials in Medicine, Second Edition, Academic Press. 2004
[2] Wise D L, Trantolo D J, Altobelli D E, Yaszemske M J, Gresser J D, Schwartz E R. Encyclopekic. Handbook of Biomaterials and Bioengineering. Marcel Dekker, Inc. , New York, 1991
[3] Black J. Biological Performance of Materials. New York: Marcel Dekker, Inc. , 1992
[4] Stupp S I, Baun P V. Molecular manipulation of microstructures: biomaterials, ceramics, and semiconductors. Science, 1997, 277: 1242-1247
[5] Langer R, Vacanti J P. Tissue engineering. Science, 1993, 260: 920-926
[6] Robert F. Tissue engineers build new bone. Science, 2000, 289: 1498-1500
[7] Park J B, Bronzino J D. Biomaterials: Principle and Application. CRC Press, 2003
[8] Silver F H, Biomaterials, Medical Devices and Tissue Engineering: An Integrated Approach. Chapmap & Hall, 1994
[9] Byrom D, Biomaterials: Novel Materials From Biological Sources. New York: Stockton Press, 1991
[10] Aksay I A, Baer E, Sarikaya M, Tirrell D. Hierarchically Structured Materials. Mater. Res. Soc. Pittsburgy, 1992, 255
[11] Siycher M. High Performance Biomaterials: A Guide to Material/Pharmaceutical Applications. U. S. A. Technomic Press, 1990
[12] 崔福斋,冯庆玲. 生物材料学. 北京:科学出版社,1996
[13] 威廉姆斯 D F 主编,朱鹤孙等译. 医用与口腔材料. 北京:科学出版社,1999
[14] Baier R E, Meyer A E. Physics of solid surfaces, Interfacial Phenomena and Bioproducts, Brash J L and Wojciechowski P W, eds. New York: Marcel Dekker, 1996:85-121

[15] Andrade J D, Gregonis D E, Smith L M. Polymer/water interface dynamics, in Physicochemical aspects of polymer surfaces. New York: Plenum Press,1981:911-922

[16] Franks F. Introduction-water, the unique chemical, in Water: A Comprehensive Treatise, New York: Plenum Publishers, 1972:1-17

[17] Lum K, Chandler D, Weeks J D. Hydrophobicity at small and large length scales. J Phys Chem B, 1999, 103:4570-4577

[18] Silverstein K A T, Haymet A D J, Kill K A. A simple model of water and the hydrophobic effect. J Am Chem Soc, 1998,120:3166-3175

[19] Du Q, Freysz E, Shen Y R. Surface vibrational spec-troscopic studies of hydrogen bonding and hydrophobicity. Science,1994,264: 826-828

[20] Gragson D E, Richmond G L. Comparisons of the structure of water at near oil/water and air/water interfaces as determined by vibrational sum frequency generation. Langmuir. 1997, 13: 4804-4806

[21] Besseling N A M. Theory of hydration forces between surfaces. Langmuir, 1997, 13: 2113-2122

[22] Pashley R M, Kitchener J A. Surface forces in adsorbed multilayers of water on quartz. J Colloid Interface Sci, 1979,71:491-500

[23] Fragneto G, Thomas R K, Rennie A R, Penfold J. Neutron reflection study of bovine casein adsorbed on OTS self-assembled monolayers. Science, 1995,267: 657-660

[24] Liebmann-Vinson A, Lander L M, Foster M D, Brittain W J, Vogler E A, Majkrak C F, Satija S. A neuron reflectometry study of human serum albumin adsorption in Situ. Langmuir, 1996,12:2256-2262

[25] Margel S, Vogler E A, Firment L, Watt T, Haynie S, Sogah D Y. Peptide, protein, and cellular interactions with self-assembled monolayer model surfaces. J Biomed Mater Res, 1993,27:1463-1476

[26] Mooney J F, Hunt A J, McIntosh J R, Leberko C A, Walba D M, Rogers C T. Patterning of functional antibodies and other proteins by photolithograpy of silane monolayers. Proc Natl Acad Sci USA , 1996,93:12287-12291

[27] Akers C K, Dardik I, Datdik H, Wodka M. Computational methods comparing the surface properties of the inner walls of isolated human veins and synthetic biomaterials. J Colloid Interface Sci, 1977,59: 461-467

[28] Baier R E. The role of surface energy in thrombogenesis. Bull N Y Acad Med, 1972,48: 257-272

[29] Baier R E, Dutton R C, Gott V L. Surface chemical features of blood vessel walls and of synthetic materials exhibiting thromboresistance. In: Surface Chemistry of Biological Systems. New York: Plenum Publishers, 1969,235-260

[30] Andrade J D, Hlady V. Protein adsorption and materials biocompatibility: a tutorial review and suggested mechanisms. Adv Polym Sci, 1986,79:3-63

[31] Vogler E A. Structure and reactivity of water at biomaterial surfaces. Adv Colloid Interface

Sci,1998,74:69-117
- [32] Saha S, Saha P. Bioethics and Applied Biomaterials. J Biomed Mater Res: Appl Biomat, 1987,21:181-190
- [33] 孙雪,奚廷斐.生物材料和再生医学的进展.中国修复重建外科,2006,20(2):189
- [34] Hench L L, Polak J M. Third—generation biomedical materials. Science,2002,295(5557): 1014-1017
- [35] 曹谊林.组织工程学的建立与发展.组织工程与重建外科.2005,1(1)
- [36] 杨志勇,樊庆福.生物材料与人工器官.上海生物医学工程.2005,26(4)
- [37] 国家自然科学基金委员会工程与材料科学部,无机非金属材料科学(2006—2010年)-学科发展战略研究报告.北京:科学出版社,2006

第 2 章　生物大分子

2.1　概述

生物大分子是生物体的重要组成成分,是一类具有生物功能、分子量较大、结构也比较复杂的天然高分子,同时也是一类非常重要的生物材料来源。生物大分子主要是指蛋白质、核酸、高分子多糖及其复合物。与合成高分子生物材料相比,生物大分子在生物相容性、细胞粘附和生长性能方面具有无与伦比的优势,在生物医用领域,特别是组织工程领域得到广泛的重视。生物大分子还具有容易被生态环境识别与代谢的优点。相对于合成高分子,生物大分子毒性小,不会诱发慢性炎症反应。更重要的是,生物大分子经历了一个自然形成的过程,因而具有分子水平上的生物功能,而不仅仅是宏观上的生物功能。但是,绝大部分天然高分子材料都存在价格昂贵、力学性能差、来源有限、降解性能难以控制等缺点,而且生物大分子容易在体内产生免疫排斥反应。由于其结构比合成高分子要复杂得多,制备工艺也要复杂精巧得多。由于以上特性,近年来生物大分子及其改性后的产物被广泛地用作生物材料,为生物医用材料开辟了新领域。表 2.1 列出了体内存在的一些天然高分子及相关特性。

表 2.1　体内存在的一些天然高分子的一般特性

项　目	天然高分子	体内位置	生理功能
蛋白质	丝蛋白 角蛋白 胶原质 白明胶 纤维蛋白原 弹性蛋白 肌动蛋白 肌球蛋白	节肢动物合成 头发 结缔组织(腱、皮肤等) 部分无定型胶原质 血液 结缔组织(颈韧带、肌肉) 肌肉 肌肉	保护茧 热绝缘 机械支撑 (工业产品) 血液凝结 机械支撑 收缩、运动 收缩、运动
聚核苷酸	脱氧核糖核酸(DNA) 核糖核酸(RNA)	细胞核 细胞核	遗传物质 指导蛋白质合成
聚糖	纤维素 多糖 右旋糖苷 壳质 粘多糖	植物 植物 细菌合成 昆虫、甲壳类 结缔组织	机械支撑 能量储蓄 有机体生长基质 提供形状 协助机械支撑

值得一提的是,大多数生物大分子能够被天然酶降解,其植入物在体内会逐渐降解,被人体代谢掉。生物大分子的降解性能不利于保持植入物的持久性。但是在一些用途中,需要生物材料在保持一段时间以后,植入物完全降解或者被人体大部分吸收,生物大分子的降解性能在这方面具有独特优势。而且通过化学交联或其他的化学方法可以控制生物大分子的降解速率,从而可以控制植入物在体内的寿命。

蛋白质用作生物材料时的一个缺点是容易发生免疫排斥反应。宿主对植入物的免疫反应定向于蛋白质分子中的特定区域。体液中的一些分子(如免疫球蛋白)能够调节免疫反应。单个这样的分子(抗体)可以与一个或多个抗原上的决定簇键合,同样与免疫细胞(如淋巴细胞)表面紧密结合的分子也能够调节免疫反应。通过化学方法改进蛋白质分子中的抗原决定簇可以消除免疫反应。多糖的免疫性远小于蛋白质。在蛋白质中,通常胶原的免疫性较小。蛋白质的另一缺点是,低于熔点时容易分解或变性,因此不能使用高温热塑工艺对其进行加工,如熔融挤出等。

生物大分子的另一缺点是化学性质因来源的不同相差很大。不仅来源于不同物种的生物大分子不一样,而且来源于同一物种不同组织的生物大分子也不一样。也就是说生物大分子具有种属特异性和组织专一性。用作生物材料的生物大分子大多来源于肌腱、韧带、皮肤、血管、骨等结缔组织的细胞外基质(ECM)。这些组织都可变形,是具有分级结构的纤维增强复合材料,其功能是保持器官和组织的自身形状。生物大分子通过分子间化学键合联结起来,使得这些组织不溶解于水,因此无法用稀释溶液的方法对其进行表征。可以先将这些组织化学、物理降解,稀释溶解,然后依次萃取。萃取后通过生物化学和物理化学修饰进行表征。在细胞外基质的多种组分中,最常见的是胶原。从组织中提取高分子时的物理化学处理和后来的改性修饰都会改变其天然结构,这是不可避免的,有时候还很严重。本章主要介绍一些典型的生物大分子。

2.2 蛋白质的成分和结构[1,2]

2.2.1 蛋白质的成分

蛋白质(protein)是生命活动中最重要的基本物质。生物界中存在的蛋白质种类超过百万种,具有各种各样的结构和功能,是构成生物体的主要原料。其化学成分(质量分数)含碳 50%~55%,氢 20%~23%,氮 5%~18%,硫 0~4%。有的蛋白质还含有磷、碘,少数含铁、铜、锌、锰、钴、钼等金属元素。天然蛋白质都是由简单的 20 种氨基酸通过氨基和羧基的缩合作用形成肽键,连接而成为长链大分子。氨基酸分子有一个直接连接氨基和羧基的 α-碳原子,碳原子上还连有一个侧链,称为 R 基团,分子结构为 NH_2-CHR-COOH。这 20 种氨基酸按照 R 基的极性可以分为四类,见表 2.2,氨基酸的结构见图 2.1。由于连接碳原子的四个部分在空间呈四面体排列,因此氨基酸具有手性。从氢原子向 α-碳原子方向看去,氨基、羧基、R 基呈现顺时针排列的称为左旋(L)氨基酸,呈现逆时针排列的称为右旋(D)氨基酸。自然界中的氨基酸都是左旋的。

表 2.2　20 种天然氨基酸按照 R 基极性的分类和特点

类　别	R 基的特点	包含的氨基酸
非极性氨基酸	R 基团不带电荷,极性极微弱,R 基团疏水	丙氨酸(alanine, Ala)、缬氨酸(valine, Val)、亮氨酸(leucine, Leu)、异亮氨酸(isoleucine, Ile)、蛋氨酸(methionine, Met)、苯丙氨酸(phenylalanine, Phe)、色氨酸(tryptophan, Trp)、脯氨酸(proline, Pro)
极性氨基酸	R 基团有极性,但不解离,或仅极弱的解离,R 基团亲水	甘氨酸(glycine, Gly)、丝氨酸(serine, Ser)、苏氨酸(threonine, Thr)、半胱氨酸(cysteine, Cys)、酪氨酸(tyrosine, Tyr)、组氨酸(histidine, His)、谷氨酰胺(glutamine, Gln)、天门冬酰胺(asparagines, Asn)
酸性氨基酸	R 基团有极性,且解离,在中性溶液中显酸性,亲水性强	天冬氨酸(aspartic acid, Asp)、谷氨酸(glutamic acid, Glu)
碱性氨基酸	R 基团有极性,且解离,在中性溶液中显碱性,亲水性强	赖氨酸(lysine, Lys)、精氨酸(arginine, Arg)

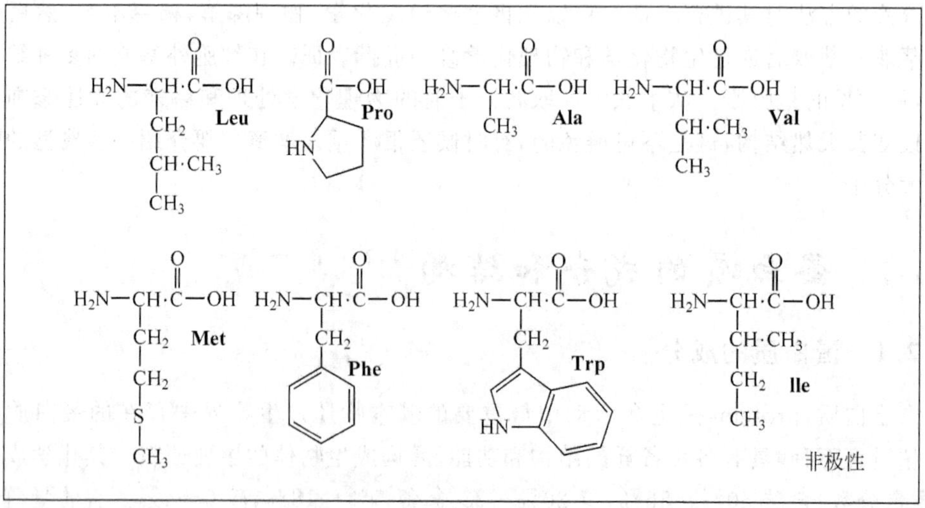

图 2.1　自然界存在的 20 种基本氨基酸的分类和结构[3]

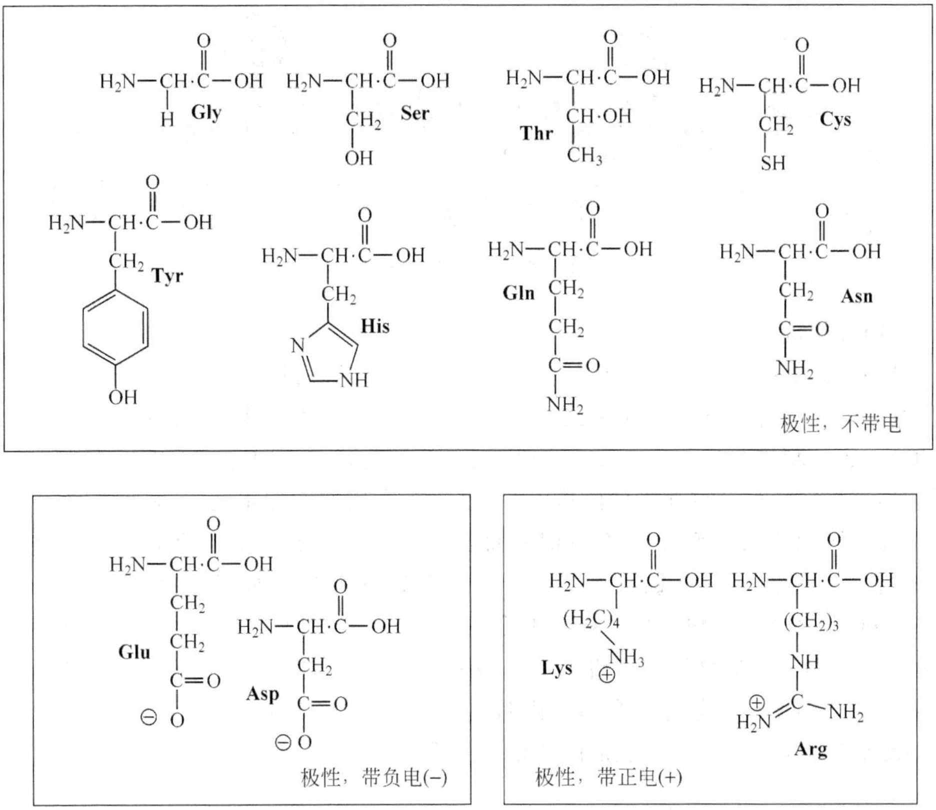

图 2.1(续)

2.2.2 蛋白质的结构

蛋白质多肽链中氨基酸残基的排列顺序就是蛋白质的一级结构,也是蛋白质最基本的结构。它是由基因上遗传密码的排列顺序所决定的。各种氨基酸按遗传密码的顺序,通过肽键连接起来,成为多肽链,故肽键是蛋白质结构中的主键,一般书写序列时从 N 端(氨基端)到 C 端(羧基端)。肽键中的 C—N 键长 0.132 nm,比相邻的 N—C 单键(0.147 nm)短,而较一般 C=N 双键(0.128 nm)长。可见,肽键中 C—N 键的性质介于单、双键之间,具有部分双键的性质,因此不能旋转而固定在一个平面之内,也就是说,6 个原子(—C_α—CO—NH—C_α—)基本上同处于一个平面,C=O 和 NH 处于反位,这就是肽键平面,见图 2.2。肽链中能够旋转的只有 α-碳原子所形成的单键,此单键的旋转决定两个肽键平面的位置关系,N—C_α 键的旋转角度称为 φ,C_α-C 键的旋转角度称为 ψ,于是肽键平面成为肽链盘曲折叠的基本单位。

蛋白质的二级结构就是指多肽链本身的折叠和盘绕方式,不涉及侧链部分的构象。也就是由于 φ 和 ψ 角度的不确定构成的主链形态,这些构象具有周期性的结构。天然蛋白质一般都含有 α 螺旋、β 折叠、β 转角等二级结构。

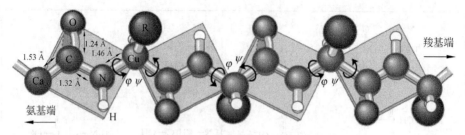

图 2.2 多肽链中的肽键平面[4]

(1) α螺旋

1951年,Pauling等人[5]对羊毛、马鬃、猪毛、鸟毛等进行了研究,提出α螺旋模型,他们对这些蛋白质进行X射线衍射分析,从衍射图中看到有 0.5~0.55 nm 的重复单位,故推测蛋白质分子中有重复性结构,并认为这种重复性结构为α螺旋。α螺旋结构是蛋白质的一种典型的结构方式,由于蛋白质的结构不同,α螺旋含量也有差别。其结构如图 2.3 所示,多个肽键平面通过α碳原子旋转,相互之间紧密盘曲成稳固的右手螺旋。主链呈螺旋上升,每3.6个氨基酸残基螺旋上升一圈,相当于 0.54 nm,即每个氨基酸残基沿轴线上升 0.15 nm。螺旋上升时,每个残基沿轴旋转 100°。相邻两圈螺旋之间借肽键中 C=O 和 H—N 形成许多链内氢键,氢键的取向几乎与中心轴平行。即每一个氨基酸残基中的 NH 和前面相隔三个残基的 C=O 之间形成氢键,这是稳定α螺旋的主要结合键。

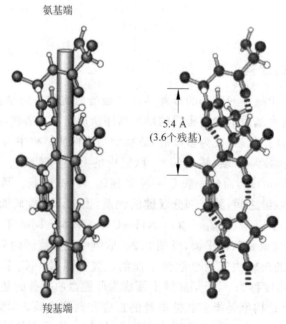

图 2.3 α螺旋的结构[4]

(2) β折叠

两段以上的折叠成锯齿状的肽链,通过氢键相连而平行成片层状的结构称为β折叠。β折叠可以是平行β折叠或反平行β折叠。其结构如图2.4所示,肽链平面之间折叠成锯齿状,相邻肽键平面间呈110°角。氨基酸残基的R侧链伸出在锯齿的上方或下方。两条肽链或一条肽链内的两段肽链间的C═O与H—N形成氢键,使构象稳定。这两段肽链可以是平行的,也可以是反平行的。即前者的两条链从"N端"到"C端"是同方向的,后者是反方向的。平行的β片层结构中,两个残基的间距为0.65 nm左右;反平行的β片层结构,则间距为0.7 nm左右。富含β折叠的蛋白质稳定性较差而易变,常与蛋白质的生物功能相关。

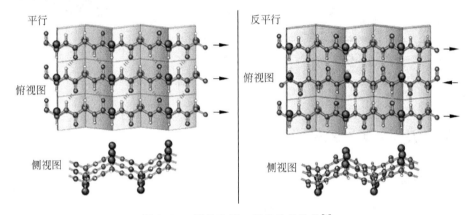

图2.4 β折叠和反β折叠片的结构[6]

(3) β转角

蛋白质分子中,肽链经常会出现180°的回折,在这种回折角处的构象就是β转角。球状蛋白质的紧密球形在于肽链走向的多次逆转,主要就是通过β转角来实现的,因此β转角是球状蛋白质的重要二级结构,在其他各种二级结构之间起着连接作用。它可以出现在α螺旋之间、α螺旋与β折叠之间,或者反平行β折叠的片层之间连接两段肽链。球蛋白的含量很高,并常位于分子表面,这与亲水性氨基酸残基形成β转角的倾向强度有关。在β转角中,第一个氨基酸残基的C═O与第四个残基的HN形成氢键,从而使结构稳定。此外,甘氨酸和脯氨酸由于其结构的特点也常常出现在β转角中,在β转角中间的两个残基中几乎有2/3是脯-天冬-NH$_2$或脯-甘残基对。

(4) 无规卷曲

没有确定规律性的部分肽链构象,肽链中肽键平面不规则排列,属于松散的无规卷曲,但仍然是紧密有序的稳定结构,可以通过主链间氢键,甚至是主链和侧链间形成的氢键而维持其构象。

此外,蛋白质还具有更为高级的结构,称为超二级结构,主要有三种:α螺旋组合(αα)、β折叠组合(βββ)和α螺旋β折叠组合(βαβ)。

三级结构是指在各种二级结构的基础上再进一步盘曲或折叠形成的具有一定规律的三维空间结构。四级结构是指具有两条或两条以上独立三级结构的多肽链组成的蛋白质,其多肽链间通过次级键相互组合而形成的空间结构,见图2.5。

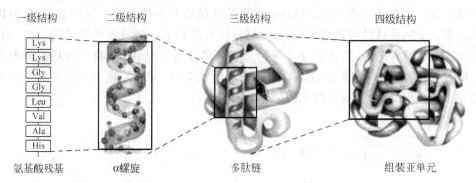

图2.5　蛋白质的一级结构、二级结构、三级结构和四级结构[4]

2.3　几种蛋白质

2.3.1　胶原

目前在生物材料领域研究最多的是胶原、丝素蛋白、弹性蛋白、纤维蛋白等。

胶原不同程度地存在于一切生物器官中。所有多细胞生物都含有胶原,哺乳动物所含蛋白质中约30%都是胶原蛋白。胶原是皮肤、骨、腱、软骨、血管和牙齿的主要纤维成分,而且也是细胞骨架的重要成分。因此,除了在成熟的组织中起结构作用外,胶原对发育中的组织有定向作用。胶原的独特性质是能形成高强度的不溶性纤维。此外,胶原的分子结构可被修饰以适应特定组织的功能需求。

胶原具有以下一些特点:耐湿热、生物相容性良好、生物可降解、经过处理可消除抗原性、能促进组织恢复、无异物反应。Ⅰ型胶原在动物体内含量最多,研究最清楚,并已被提纯而广泛用于生物医用材料及生化试剂。表2.3列出了一些胶原基生物材料的应用。

与其他蛋白质一样,胶原具有复杂的分级结构。迄今为止,脊椎动物的组织中已经发现二十几种不同形式的胶原,某一组织中所含胶原以一种形式的胶原为主。主要有四种形态:

Ⅰ型胶原蛋白:主要存在于成人皮肤、腱和骨组织;
Ⅱ型胶原蛋白:主要存在于软骨组织;
Ⅲ型胶原蛋白:主要存在于婴幼儿皮肤或血管壁、肠胃;
Ⅳ型胶原蛋白:主要存在于各组织器官的基底膜、胎盘、晶状体。

表 2.3 一些胶原基生物材料的应用[7-8]

应 用	物 理 状 态
缝合线	压延带状
止血物	粉末、海绵状、羊毛状
血管	挤压出的胶原管道,处理过的人类或动物血管
心脏阀	处理过的猪心脏阀
腱,韧带	处理过的腱
烧伤处理(皮肤再生)	多孔渗水的胶原粘多糖(GAG)聚合物
外围神经再生	多孔渗水的胶原-GAG 聚合物
半月板再生	多孔渗水的胶原-GAG 聚合物
内皮层增加	可注射的胶原粒子悬浮物
妇产科医学应用	海绵状物
药物输送系统	各种形式

Ⅰ型、Ⅱ型和Ⅲ型胶原都会形成不同长度周期的微纤维,Ⅳ型胶原则不会形成微纤维。

已知的胶原蛋白具有两种构象,即三股螺旋和球形。成纤维胶原中基本结构单元即是三股螺旋的原胶原。原胶原的质量约为 285 000 道尔顿,由两条 α_1 和一条 α_2 链共三条多肽链组成,每股多肽链中都有约 1000 个氨基酸残基。所有胶原分子的多肽链中,三个一组,共 338 组排列。每个第三残基总是甘氨酸,另两个残基中脯氨酸和羟基脯氨酸出现的频率也很大,即经常出现-gly-X-pro-和-gly-X-hypro-的顺序,其中 X 代表其他氨基酸残基,图 2.6(a)为Ⅰ型原胶原结构示意图,2.6(b)为胶原扫描电镜图。

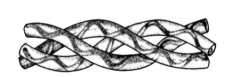
(a)

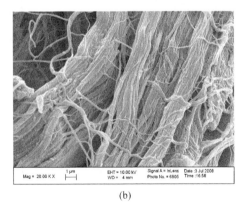
(b)

图 2.6
(a) Ⅰ型原胶原分子三股螺旋模型;(b) 老鼠胫骨中的胶原 SEM

图 2.7 显示了一条胶原多肽链。图 2.8 显示了原胶原纤维的螺旋结构。每个单独的链卷成一个互相略有不同的轴,以使得三个一组的螺旋包含的三个不共轴的螺旋多肽沿着一个共同的方向。从端面看,可以明显看出谷氨酸残基是一个充满的圆

环。由于其尺寸小和紧密排列而位于螺旋的中心。与此相反,脯氨酸和羟基脯氨酸残基的吡咯啉环谷氨酸残基在谷氨酸残基的两侧,因而位于纤维的外侧。螺旋的每一圈中残基的数量是3.3,因为每三个残基中需要一个甘氨酸,螺旋的每个螺距是0.3 nm,所以,三股螺旋长280 nm,宽1.5 nm,分子量大约为285 000。这种排列更进一步由一些链内的相互作用来保持稳定。这些相互作用共同产生了具有均匀尺寸、组成和结构的三股螺旋,它们可以在含水的盐溶液中形成稳定的纤维晶体。

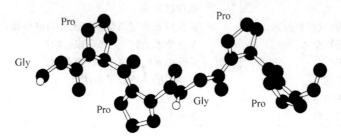

图2.7 胶原多肽链[1]

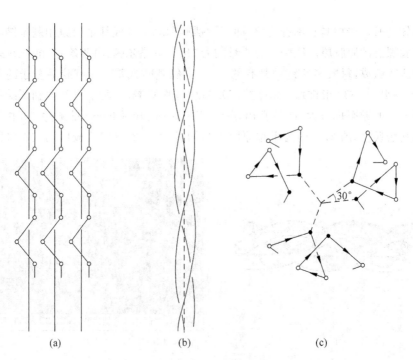

图2.8 原胶原纤维的三股螺旋结构
(a) 螺旋多肽链;(b) 三股螺旋;(c) 端面视图[1]

胶原的一级结构由天然氨基酸顺次联结而成。由于每种氨基酸都有其独特的化学性质,因此胶原的多肽链骨架上共有20种化学特性不同的氨基酸侧基。例如,羧基基团(谷氨酸和天冬氨酸残基)、氨基基团(赖氨酸、羟赖氨酸和精氨酸残基)和羟基基团(酪氨酸和羟赖氨酸)。因此,胶原分子能够被很多化学试剂改性。这同时也给胶原化学改性带来一定困难,用一种试剂对胶原进行改性,必须确定这种试剂只对分子中的特定氨基酸残基进行了化学修饰。也就是说,要证明反应只在所要求的局部区域进行。此外还要通过化学分析证明反应试剂只攻击特定氨基酸的侧基。

通常,胶原基植入物因为天然胶原酶(collagenase)攻击其三股螺旋分子的特定位置而逐步降解。两种特征产物为占分子总数三分之二的N-端片段和占分子总数四分之一的C-端片段。这些片段在生理温度下通过螺旋-卷曲转变自发地变性形成明胶,成明胶后的片段由于蛋白酶的作用进一步断裂降解。

设计胶原植入物时常常需要通过化学修饰改变胶原的降解速率。一种有效降低胶原酶解速率的方法就是化学交联。另一种简单的交联方法就是诱发肽链间形成肽键,降低胶原和或明胶的溶解性,称为脱水交联。通过对化学修饰的明胶的研究可以推断所形成的交联的性质。通过羧基酯化或氨基乙酰化后的明胶暴露在高温后,仍然能溶于水溶液。而未经过化学修饰的明胶暴露于高温后,则不溶于水。高温脱水后的胶原或明胶不溶解的原因在于,肽链之间在缩合反应中丢失了很多亲水基团。化学滴定结果表明,高温处理后的胶原或明胶中的自由羧基基团和自由氨基基团的数目明显减少。

事实上,将明胶置于25℃的高真空条件下,就发现明胶发生了交联。高真空环境使得明胶脱水而引发了明胶的交联。前面已经提到,将含水的胶原置于高于37℃的环境下,胶原的三股螺旋结构可逆性地"溶解"。三股螺旋结构的"熔点"随胶原含水量减少而升高,胶原的无限稀释溶液,其熔点为37℃;胶原溶解在质量分数为10%的溶液中时,其熔点为120℃;而无水胶原的熔点为210℃。因此,可以先对胶原进行脱水处理,然后进行交联,以防止其丧失三股螺旋结构。在高温处理前,通过快速脱水调节胶原的含水量。

临床应用中,胶原的免疫原性很小,甚至可以忽略。很久前已经大量运用的胶原基缝合线就证明了这一点。Ⅰ型胶原的抗原性很小,是因为Ⅰ型胶原的物种差异性很小。胶原特定的三股螺旋结构使得胶原分子中氨基酸基团不能像其他蛋白质一样被其他基团替代。不同物种的胶原具有同样的三股螺旋结构,因此人们有时从进化的角度也把胶原称为"成功"的蛋白质。

通过确定胶原中抗原分子的位置并采用生物学方法予以处理,可以降低胶原的免疫原性,例如被宿主排斥的特定化学基团。人们已经设计出多种酶处理方法,将胶原的端肽区域与三股螺旋断开,三股螺旋保持不变。用戊二醛处理后胶原不仅降解速率下降,抗原性也会降低,但其中的机制尚不清楚。

2.3.2 丝素蛋白

节肢动物中的蜘蛛和鳞翅目中的蓑蛾科、天蚕蛾科、蚕蛾科昆虫,以及海洋生物中的部分软体动物均能够通过丝腺分泌丝蛋白,其中人们研究最多的是桑蚕丝

(Bombyx mori silk)、金色蜘蛛(Nephila Clavipes)的牵引丝(Dragline)和捕获丝(Capture tread)[9-12]。桑蚕是人类最早驯化饲养的昆虫，蚕丝也是人类利用最早、目前产量最大的天然纤维之一，以前主要被用作纺织材料。随着分子生物学和生物技术的进步，研究人员能够从分子水平上对丝蛋白进行研究，逐渐认识到不同丝蛋白的结构组成规律及性质和功能上的巨大差异，并逐渐发现丝蛋白在食用、医用、材料等领域的重要用途。

2.3.2.1 丝素蛋白的组成与结构

蚕丝由丝素蛋白(Fibroin)和丝胶蛋白(Sericin)两部分组成，丝胶蛋白包覆在丝素蛋白的外面，约占质量的25%，丝素蛋白是蚕丝中的主要成分，占质量的70%左右，此外还有5%左右的蜡质、灰分等杂质。一般认为蚕丝优异的力学性能归功于丝素蛋白所形成的分级结构(图2.9)，其以反平行折叠链构象(β-sheet)为基础，形成直径约为10 nm的微纤维，无数微纤维组成直径大约是1 μm的细纤维，再由大约100根细纤维沿纵轴排列构成直径10～18 μm的单纤维即丝素蛋白纤维[15]。

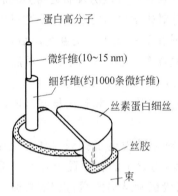

图 2.9 蚕丝的分级结构示意图[13]

丝素蛋白中包含有18种氨基酸，其中侧基是较为简单的甘氨酸(Gly)、丙氨酸(Ala)和丝氨酸(Ser)，约占总组成的85%，这三种氨基酸的摩尔比大约为4:3:1，并按照一定的序列结构排列成较为规整的链段，这些链段大多位于丝素蛋白的结晶区；而带有较大侧基的苯丙氨酸(Phe)、酪氨酸(Tyr)、色氨酸(Try)等主要位于非晶区[14,15]。丝素蛋白一般由两种不同分子量的亚单元组成，其中重链的分子量为$(3.6\sim3.7)\times10^5$左右，轻链的分子量为2.5×10^4左右，由于丝素品种之间的差异，有时亚单元的数目有所差别，其氨基酸序列尚需进一步的深入研究。

丝素蛋白的聚集态结构被认为由结晶态和无定形态两部分组成，结晶度为50%～60%。疏水的有序结晶部分同规整性较差的亲水部分相互作用，从而使丝素蛋白具有优异的弹性和强度。其结晶构象主要可以分为两种类型：Silk I 和 Silk II 结构[16]。Silk II 结构以反平行β折叠的形式存在，丝素纤维与聚合物主轴的方向平行，在反平行链之间存在氢键，见图2.10。早在1955年Marsh等人就提出了丝素蛋白的反平行氢键牵引β折叠模型[17]，随后研究者不断对模型进行修订和完善[18,19]。在 Silk II 结构中晶胞参数为：a: 0.94 nm; b: 0.697 nm; c: 0.92 nm。羧基与氨基之间的氢键方向垂直于主链，结晶区内占多数的短侧链氨基酸如Gly、Ala、Ser等之间的范德华力稳固链段之间的相互作用。Silk I 具有向 Silk II 转变的倾向性，在溶剂、温度、剪切力等作用下容易转变为 Silk II，对于它的研究十分困难[20,21]。Asakura通过对丝素蛋白溶液中析出的层状晶体进行 X 射线衍射分析，得知该晶体属于正交晶系,晶胞参数分别为 a:0.459 nm;b:0.720 nm;c:0.908 nm,并将这种构象归为α态,即 Silk Ⅰ [21]。另外,Valluzzi 等通过分析水和空气的界面得到的晶体中发现了一种构象为 3_2-螺旋的六角型堆积晶体,并称为 Silk Ⅲ 的晶体[23,24]。Valluzzi 认为这可能是 Silk Ⅰ 向 Silk Ⅱ 转变的一种中间体,在蚕吐丝过程中丝素蛋白分子链由无规线团或螺旋态的 Silk Ⅰ 结构首先形成 Silk Ⅲ 结构,然后再形成 β-折叠的 Silk Ⅱ。

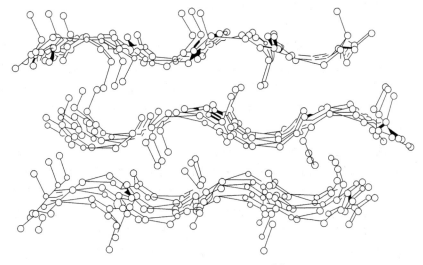

图 2.10　丝素蛋白的构象[1]

2.3.2.2　丝素蛋白的性质

(1) 来源广泛、生物相容性良好

丝素蛋白是自然界最丰富易得且廉价的纤维材料之一,它可以通过人工喂养家蚕得到。另外,随着基因工程的发展,丝素蛋白的来源将会更加广泛。在植入实验中,由丝素所导致的炎症反应并不比可吸收缝合线所引起的炎症反应大。而在体内实验中,丝素蛋白在 28 天就可以完全被内皮细胞化[25,27],表明丝素蛋白具有优异的促细胞生长能力,是合适的组织工程支架材料。

(2) 力学性能优良

由于丝素蛋白中存在大量的氢键和结晶区,具有较强的疏水性,同球蛋白相比,丝素蛋白具有良好的稳定性。它对于绝大多数溶剂包括水、稀酸和稀碱等都是不溶的。对丝素蛋白结构的精细研究表明丝素蛋白中存在数量众多的取向 β-折叠结晶区,即使在结晶性较差的区域分子链也有高度的取向性[9,11]。在丝素成形过程中,液晶态和无规线团结构相互混杂使材料具有特殊的结构特征。丝素纳米尺度的微观形态包括数目众多的小取向 β-折叠结晶区、结晶区和非结晶区域的中间模糊状态和高度一致性的链段等,这是丝素蛋白特有综合性能的结构基础。研究表明,丝素蛋白的拉伸强度为 500 MPa，模量为 5～12 GPa，断裂伸长率为 19%[27]，同时具有良好的强度和韧性，完全可以满足组织工程支架材料的各种需要。

蜘蛛网由丝蛋白构成，它所表现出的材料和能量的高效利用令人叹服。180 μg 的丝蛋白能张开 100 cm² 的网络以捕捉飞虫。蜘蛛网通过其刚度、强度和延伸能力的巧妙平衡，把飞虫的冲击能分散到大片的面积上。作用于蜘蛛网上的约 70% 的冲击能通过粘弹性拉伸过程发热耗散掉，从而避免了网破或将捕获物反弹回去。蜘蛛网的力学性能受温度、湿度和变形率的影响。

(3) 血液相容性相对较好

丝素蛋白放入流动血液中会立即引起凝血，这可能是因为丝素材料表面易于同凝血级联反应中的蛋白质键和而引发凝血，然而同聚苯乙烯和聚羟乙基甲基丙烯酸甲酯相比，丝素蛋白具有更好的抗凝血性[28]。另外，可以通过某些氨基酸的氨基和侧链的化学修饰较容易地改变表面性能，可以极大地降低材料开始时的强凝血反应。

(4) 可以缓慢降解

根据美国药典定义，可降解材料是指植入体内 6 个月降解达到 50% 的生物材料。根据此定义，丝素蛋白是不降解生物材料，但根据相关文献，丝素蛋白在植入体内 1 年后会失去它主要的拉伸性能[29]。体外实验表明蛋白质酶可以切断丝素蛋白非晶区域链段，使其分解为多肽从而被细胞进一步代谢[31, 34]。丝素蛋白的吸收速率取决于植入位置、机械环境和病人健康状况、丝素类型、丝素直径大小等[32-35]。进一步说，改变丝素蛋白的形成过程，可以改变丝素蛋白的构象，从而改变丝素蛋白的降解性质。

(5) 溶解性

丝素蛋白可以在 80℃ 左右溶于氯化钙[36]、溴化锂[37]、硝酸钙[38] 等浓的中性盐溶液中，并能够通过透析膜透析后获得丝素蛋白的水溶液。随后通过改变铺展-干燥速度可以得到不同形态的丝素蛋白，如丝素蛋白粉末、凝胶以及丝素蛋白薄膜等。一般来说，将丝素蛋白溶液干燥后获得的再生丝素是溶于水的，把溶于水的丝素蛋白浸泡在甲醇溶液中，可以改变再生丝素蛋白的结构，使其重新不溶于水，这种方法为丝素蛋白改变形态以适应不同的使用条件提供了有力的保障。

2.3.2.3 丝素蛋白的应用

丝素蛋白在生物相关材料方面具有广阔的应用前景，近年来对丝素蛋白形态和结构的研究日益增多。丝素蛋白同人体活组织相容性良好，很久以来就被用作缝合线材料，其作为生物感应器酶固化基体的研究也获得成功。另外，对丝素蛋白结构的更加深入的了解使丝素蛋白的应用范围扩展到氧渗透材料、不同医学用途的生物相容性材料、血液接触类材料等。丝素蛋白已在手术缝合线、隐形眼镜、人造皮肤、酶固化基体、疾病检测感应器基质、药物释放载体等方面得到应用。在组织工程中，丝素蛋白作为组织工程的基质，因其良好的机械和生物性能可以有效地满足不同组织工程用途的需要，其中包括骨骼、韧带、关节、血管等。根据需要，丝素蛋白还可以制备为薄膜、纤维、泡沫状物或多孔状物,从而满足不同的应用要求。

尽管同其他材料相比,丝素蛋白基材料具有诸多优异的性能,但丝素结构性能的研究才仅仅是开始,丝素蛋白基材料也存在一些缺陷,如丝素蛋白溶解再生形成薄膜或者支架材料后,由于分子二级结构以及分级结构的改变,通常会在干态下变脆,从而增加丝素基材料进行加工的难度;丝素蛋白易于同凝血因子粘附,而引发凝血的级联反应,造成凝血,丝素蛋白不能用于同血液直接接触的材料;不同的构象使得丝素蛋白表现出截然不同的性质,但是对于如何控制丝素蛋白的降解性,一直没有有效的方法。需要不断进行改进以提高丝素基材料的综合性能,扩大丝素蛋白材料的应用范围。从组织工程对支架材料的要求来考虑,还需要通过研究加以改善,从而进一步提高丝素基支架材料的综合性能(参见表 2.4)。

表 2.4 再生丝素支架的制备过程以及相关应用[39]

材料形式	制备过程	特征	应用
薄膜	浇铸 逐层沉积	生物相容性 良好的透氧和透水性 可进行多种表面处理	涂覆 伤口敷料/皮肤修复 生物传感器
凝胶	在酸、离子和其他添加剂存在时的溶胶-凝胶转化	生物相容性 多种成胶形式 易于使用(可注射)	引导骨修复 药物释放 软骨组织工程
无纺布/网络	纤维堆积 电纺丝	生物相容性 高强度 多种表面处理方法	引导骨修复 皮肤修复 组织工程
三维多孔支架	盐析方法 起泡致孔 冻干方法 冻干和熔融方法	生物相容性 高孔隙率(可达到 99%)和孔连通性 高强度 多种表面处理方法	骨组织工程 软骨组织工程

2.3.3 弹性蛋白

弹性蛋白延伸率高而弹性模量低,常与胶原和多糖一起存在于脊椎动物的结缔组织中。弹性蛋白是弹性纤维的主要成分,能拉长到原长度的几倍,而拉力松弛后就会很快恢复到原来的大小和形状。弹性蛋白纤维网络赋予组织以弹性,弹性纤维的伸展性比同样横截面积的橡皮至少大 5 倍。在血管壁,特别是在心脏附近主动脉的弓形结构以及韧带中,都有大量弹性蛋白。食草动物颈部凸出的弹性韧带含丰富的弹性蛋白,有时可达 80%。在皮、腱和疏松结缔组织中弹性蛋白则较少。弹性蛋白受热后仍很稳定,可用 110℃下的分解处理法,从结缔组织中去掉胶原和其他成分而提取出弹性蛋白。

弹性蛋白由两种类型短肽段交替排列构成。一种是疏水短肽赋予分子以弹性;

另一种短肽为富丙氨酸及赖氨酸残基的α螺旋,负责在相邻分子间形成交联。弹性蛋白的氨基酸组成似胶原,也富于甘氨酸及脯氨酸,但很少含羟脯氨酸,不含羟赖氨酸,没有胶原特有的Gly-X-Y序列,故不形成规则的三股螺旋结构。弹性蛋白分子间的交联比胶原更复杂。通过赖氨酸残基参与的交联形成富于弹性的网状结构。弹性蛋白纤维之所以拉伸后能恢复到原来的大小和形状,这些交联起着重要作用,如图2.11所示。

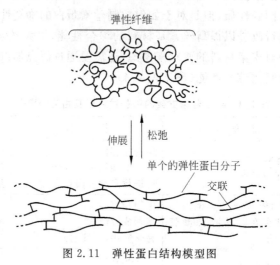

图2.11 弹性蛋白结构模型图

2.4 多糖

2.4.1 纤维素及其衍生物

自然界广泛存在的多糖主要有:植物多糖,如纤维素、半纤维素、淀粉、果胶等;动物多糖,如甲壳素、壳聚糖、肝素、硫酸软骨素等;琼脂多糖,如琼脂、海藻酸、角叉藻聚糖等;菌类多糖,如D-葡聚糖、D-半乳聚糖、甘露聚糖等;微生物多糖,如右旋糖酐、凝乳糖、出芽短梗孢糖等。本节主要对几种在生物材料领域最重要的几种材料进行简单介绍。

在生物纤维中,最丰富的是纤维素和几丁质。纤维素是由D-吡喃葡萄糖经β-1,4糖苷键连接的高分子化合物,具有不同的构型和结晶形态,是构成植物细胞壁的主要成分,常与木质素、半纤维素、树脂等伴生在一起,是存在于自然界中数量最多的碳水化合物。纤维素膜由于是天然高分子材料,具有良好的生物相容性和生物降解性,降解产物对人体无毒且可为人体所吸收,参与人体的代谢循环,因此具有广泛的潜在用途。通常用于制造纤维素类分离膜的是再生纤维素及纤维素的衍生物。

硝酸纤维素是人们最早使用的血液透析膜材料,但是由于这种透析膜存在种种缺陷,例如膜的制造困难,易于燃烧,也不够稳定,因而逐渐被其他材料所代替。再生纤维素(赛珞玢)是目前人工肾使用较多的透析膜材料,对溶质的传递,纤维素膜起到筛网和微孔壁垒作用,在临床上虽然获得极大成功,然而经过长期使用也可能引起诸如神经障碍、色素沉积等弊端,未移除的中分子量物质在体内蓄积亦可引起病理症状和出现暂时性白细胞减少症。而醋酸纤维素是人工脏器中最常用的天然高分子材料。利用不对称醋酸纤维素可制得厚度为 $0.2~\mu m$,膜孔大小为 $50\sim100~\mu m$ 的多孔膜,其对水和中等分子量的溶质分子的渗透性优于赛珞玢 150 PM。采用醋酸纤维素和二乙氨基醋酸纤维素共混制备的复合膜有利于肝素的结合。醋酸纤维素的价格低廉,血液相容性好,因而在人工肝脏、人工肺、人工肾中得到广泛的应用。全氟代酰基纤维素:用于制造代膜式肺、人工心瓣膜、人工细胞膜层、各种导管、插管和分流管等。

2.4.2 几丁质

几丁质,又称甲壳素、壳多糖。在天然聚合物中几丁质的储存量占第二位,仅次于纤维素。估计自然界中每年生成的几丁质约有 100 亿 t。几丁质大量存在于昆虫和甲壳类动物的甲壳之中。虾、蟹壳中富有的几丁质是一种白色、无定形的半透明物质。目前最经济的方法是从虾、蟹等动物的甲壳中提取几丁质。近年来几丁质已大量用于医药领域,如人造皮肤、骨缺损填充材料、药物缓控释制剂的材料等。

几丁质分子的化学结构跟纤维素具有极为相似的一级结构,相当于在纤维素的 2 位羟基上带入乙酰氨基(CH_3CONH—)构成 β-1,4 苷键结合的 N-乙酰氨基葡萄糖聚合物。几丁质的分子量在 $1.0\times10^6\sim2.0\times10^6$。壳聚糖是几丁质在碱性条件下脱乙酰基的水解产物。分子量在 $3.0\times10^5\sim6.0\times10^5$,如图 2.12 所示。壳聚糖根据脱乙酰化的程度不同或含游离基的多寡而具有不同的性质。壳聚糖在体内溶菌酶、甲壳酶的作用下水解成低聚糖,降解产物为对人体无毒的 N-乙酰氨基葡萄糖和氨基葡萄糖。降解过程中产生的低分子量甲壳素或其寡聚糖在体内不积累,无免疫原性。另外,壳聚糖的结构与细胞外基质成分糖胺聚糖相似,具有良好的生物相容性和可调节的生物降解性能,可通过各种途径制成不同微观形貌与宏观形状、具有一定力学强度以适应不同部位的组织缺损修复要求的三维多孔支架[40-42]。所以在组织工程的研究中,人们对壳聚糖进行了大量的研究(见 11 章组织工程 11.2.1)。

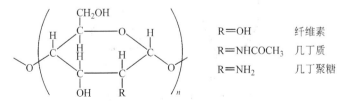

图 2.12 纤维素、几丁质以及壳聚糖的化学结构图[43]

几丁质分子也排列成微纤维形式,其构象与纤维素微纤维的构象相似。X射线衍射研究发现几丁质微纤维为晶体结构。几丁质的β-1,4-几丁二糖残基沿纤维晶胞长轴取向,呈Z形构象,此情况基本上与纤维素类似。一个N-乙酰-D-葡糖胺残基的C-3羟基基团与另一个N-乙酰-D葡糖胺残基的糖苷基氧原子之间形成氢键。目前已确证在几丁质的晶胞中邻近的几丁二糖呈反平行的走向。上述氢键可出现于几丁质分子内或分子之间,此情况也与纤维素相似。几丁质和纤维素可能都是在细胞膜外合成的。纤维素中初级纤维直径约3.5 nm,包含约40个分子。几丁质中的初级纤维直径约2.8 nm,一般含20个分子。初级纤维可组成直径20~25 nm的纤维,这两种高聚物都具有高的弹性模量。在拉伸过程中用X光分析应变得到的纤维素的弹性模量为140 GPa。考虑到共价键和链内氢键的加强作用,计算得到的结果要稍高一些。若忽略氢键的作用,计算表面模量大大下降,说明氢键对刚度的显著贡献。蝗虫后腿的刚度很高,这与其中包含高度取向的几丁质有关。

2.4.3 卡拉胶[44-48]

卡拉胶的最早应用大约在600年前,爱尔兰南部沿海居民把角叉莱(一种红藻,可用于提取卡拉胶)用于食品、医药、肥料,并注意到角叉莱提取物与牛奶的反应。1837年有人报道从角叉莱提取物中分离出多糖,1871年纯化角叉莱的最早专刊发表[44]。随着科学技术的进步和现代先进仪器的应用,化学分析法和仪器分析方法不断完善,卡拉胶不断地被分离提纯出新的结构。迄今为止,尽管卡拉胶主要成分的结构业已揭示,但仍不断涌现出有关新结构的报道。

卡拉胶是由1,3-β-D吡喃半乳糖和1,4-α-D吡喃半乳糖作为基本骨架,交替连接而成的线性多糖类硫酸酯的钾、钠、镁、钙盐和3,6-脱水半乳糖直链聚合物所组成。根据半酯式硫酸基在半乳糖上所连接的位置不同(也就是组成和结构的不同),卡拉胶可分为七种类型:μ-卡拉胶,ι-卡拉胶,κ-卡拉胶,λ-卡拉胶,η-卡拉胶,ν-卡拉胶,θ-卡拉胶[45]。目前工业生产和使用的主要有κ型、ι型和λ型三种。尤其以κ型为多见,其结构[46]如图2.13所示。

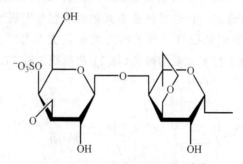

图2.13 λ型卡拉胶的结构式[46]

卡拉胶产品一般为白色或淡黄色粉末,无臭、无味,有的产品稍带海藻味。干的粉末状卡拉胶稳定性很强,长期放置不会很快降解,在室温下超过一年的期限,强度无明显损失。卡拉胶能溶于水,不溶于甲醇、乙醇、丙醇、异丙醇和丙酮等有机溶剂。

在中性或碱性溶液中卡拉胶很稳定,pH=9时最稳定,即使加热也不会发生水解。在酸性溶液中,尤其是pH=4以下时易发生酸催化水解,从而使凝冻强度和粘度下降。成凝冻状态下的卡拉胶比溶液状态时稳定性高。η型卡拉胶与钙离子能产生最大的凝冻强度,形成一个完全不脱水收缩的富有弹性的和非常粘的凝冻[45]。所有溶解于热牛奶中的卡拉胶产品,冷却时都有生成凝冻的能力,就连有阳离子存在也不会发生凝冻的λ型卡拉胶,当其含量达到牛奶质量的0.20%时,都能生成牛奶凝冻,在室温下被酸水解的程度比溶液状态小得多。生产中为了减轻含有卡拉胶的酸性食品在消毒加热时可能发生的水解,常采用高温、短时消毒方法[46]。

卡拉胶粘度的大小因所用的海藻种类、加工方法和卡拉胶的型号不同,差别很大。有的水溶液能形成凝胶,其凝固性受某些阳离子的影响很大,全部成钠盐的卡拉胶在纯水中不凝固,加入钾胺或钙等阳离子能大大提高其凝固性,在一定范围内,凝固性能随阳离子浓度的增加而增强。卡拉胶κ型和η型仅在有钾离子或钙离子存在时,才能形成凝冻。κ型钾的作用比钙的作用大,称为钾敏感卡拉胶。η型钙的作用比钾的作用大,称为钙敏感卡拉胶。这些凝冻都具有热可逆性。一般λ型卡拉胶粘度最高,κ型粘度最低,商品卡拉胶的粘度在0.005~0.8 Pa之间[47]。卡拉胶形成的凝胶是热可逆性的,即加热凝胶融化成溶液,溶液冷却时,又形成凝胶。在热水或热牛奶中所有类型的卡拉胶都能溶解。在冷水中,卡拉胶溶解,卡拉胶的钠盐也能溶解,但卡拉胶的钾盐和钙盐只能吸水膨胀而不能溶解。

卡拉胶可与多种胶复配。有些多糖对卡拉胶的凝固性也有影响,如添加黄原胶可使卡拉胶更柔软、更粘稠和更有弹性。目前,卡拉胶主要用于食品、牙膏、洗发香波、洗涤剂、感光材料、陶瓷制品等的工业生产中,在医药领域的应用也日益广泛。卡拉胶具有多种生物活性,可作为抗凝剂,有与肝素近似的抗凝作用;具有降低血脂,刺激结缔组织的生长,增加骨骼对钙的吸收等作用;在抗病毒及免疫调节方面也有重要的药理活性。但是,卡拉胶是一种大分子,溶解性差,而使其应用受到限制。研究表明,卡拉胶大分子经降解后,可增加其生物利用度并具有独特的生物活性。

2.4.4 海藻酸钠

海藻酸钠(sodium alginate,NaAlg或Alg)为褐藻的细胞膜组成成分,一般以钙盐或镁盐存在。海藻酸盐于1881年首次发现,1965年结构得到确定。海藻酸由1,4-糖苷键连接的β-D-甘露糖醛酸(β-1,4-D-mannosyluronic acid,M)和α-L-古罗糖醛酸(α-1,4-L-gulosyluronic acid,G)结合而成的线性链状阴离子聚合物,相对分子质量为$(5\sim25)\times10^4$,其分子式为$(C_6H_7O_6Na)_n$。图2.14分别为海藻酸钠高分子的单体、链结构以及嵌段分布。在海藻酸钠分子链中既存在G单元和M单元的均一聚合嵌段(如—MMM—,—GGG—),也存在着非均一(交替)聚合嵌段(如—MG—、—GM—)[49]。

M 单元的生物相容性较 G 单元优良[50],而 G 单元的刚性则大于 M 单元,因此在水溶液中海藻酸钠的弹性以 MG,MM,GG 的顺序依次减小。MG 嵌段的弹性最好,并且在 pH 值较低时比其他两种嵌段共聚物的溶解性能更好。

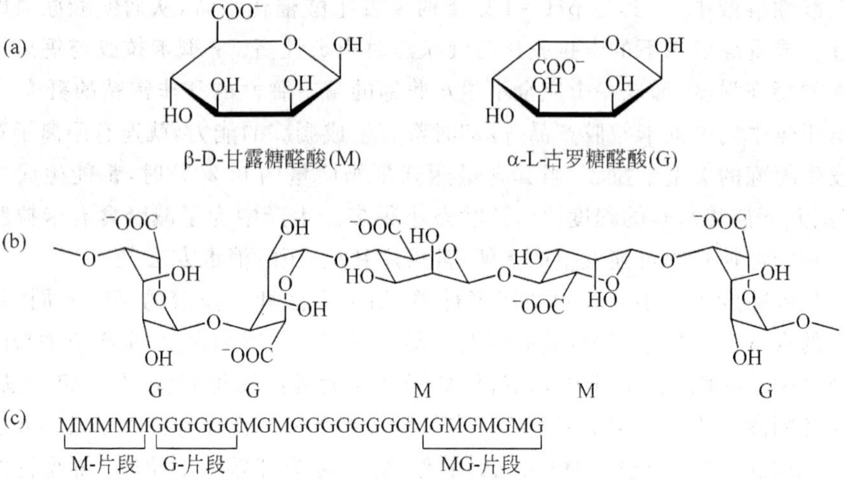

图 2.14 海藻酸钠结构特点
(a) 单体;(b) 链结构;(c) 嵌段分布[49,50]

根据提取海藻酸钠的海草和海藻种类的不同,海藻酸钠中 M 和 G 单元的数量和序列结构会发生变化,这些因素与相对分子质量共同影响着海藻酸钠的物理和化学性能。

海藻酸钠为无臭、无味、白色至淡黄色的粉末,能缓慢地溶于水而形成粘稠液体,具有高粘性,其低浓度(0.5%)在低切变速度($1\sim 100~\text{s}^{-1}$)下,近似牛顿流体。海藻酸钠与蛋白质、明胶、淀粉相容性好,易与大多数二价阳离子如 Ca^{2+}、Ba^{2+}、Cu^{2+} 等键合形成离子交联型水凝胶。在海藻酸钠水溶液中加入阳离子后,G 单元上的 Na^+ 与二价离子发生离子交换反应,G 基团堆积而形成交联网状结构,从而转变成水凝胶[51]。例如,海藻酸钠与 Ca^{2+} 交联可形成海藻酸钙凝胶微球,它能控制水分子的流动,电镜扫描为三维网状结构,被形象地称为"鸡蛋箱"结构(如图 2.15)。

虽然 Pb^{2+}、Cu^{2+}、Cd^{2+}、Co^{2+}、Ni^{2+}、Zn^{2+} 和 Mn^{2+} 也都能与海藻酸钠键合而形成凝胶,而且 Pb^{2+}、Cu^{2+} 的键合能力比 Ca^{2+} 强,但是由于这些阳离子具有一定毒性而限制了其在医学领域中的应用。因此,作为组织工程材料使用时,通常选用 Ca^{2+} 作为海藻酸钠的离子交联剂[51,52]。由于 Ca^{2+} 主要是与海藻酸钠的 G 单元结合,所以 G 单元含量高的海藻酸钠与 Ca^{2+} 更适合形成凝胶,那么 G 单元与 M 单元的比值将是影响水凝胶性能的重要因素。海藻酸钠水凝胶无毒、无刺激性且生物相容性良好,已被广泛应用于药学、食品及食品添加剂、药物载体及活细胞和酶的固定物[53]。目前,海藻酸钠水凝胶主要作为包载药物、细胞、基因和蛋白质等的微囊载体材料,以及组

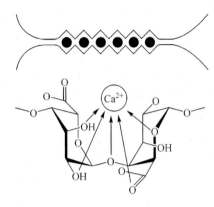

图 2.15　二价阳离子与 G 单元的均一聚合嵌段作用形成"鸡蛋箱"
结构模型,以及该嵌段与 Ca^{2+} 可能的结合位点[52]

织工程的支架材料,取得了很多研究成果,而在组织工程中的应用将是其今后发展的一个重要研究方向。

2.4.5　氨基聚糖与蛋白聚糖[1]

氨基聚糖(glycosaminoglycan,GAG)是由重复二糖单位构成的无分支长链多糖。其二糖单位通常由氨基己糖(氨基葡萄糖或氨基半乳糖)和糖醛酸组成(表2.5),但硫酸角质素中糖醛酸由半乳糖代替。氨基聚糖依组成糖基、连接方式、硫酸化程度及位置的不同可分为六种:透明质酸、硫酸软骨素、硫酸皮肤素、硫酸乙酰肝素、肝素、硫酸角质素。

表 2.5　氨基聚糖的分子特性及组织分布

氨基聚糖的种类	二糖单位	分子组成单元中硫酸基的量/(个/单元)	组织中的分布
透明质酸	葡萄糖醛酸,N-乙酰葡萄糖	0	结缔组织、皮肤、软骨、玻璃体、滑液
4 或 6-硫酸软骨素	葡萄糖醛酸,N-乙酰半乳糖	0.2~2.3	软骨、角膜、骨、皮肤、动脉
硫酸皮肤素	葡萄糖醛酸或艾杜糖醛酸,N-乙酰葡萄糖	1.0~2.0	皮肤、血管、心、心瓣膜
硫酸乙酰肝素	葡萄糖醛酸或艾杜糖醛酸,N-乙酰葡萄糖	0.2~3.0	肺、动脉、细胞表面
肝素	葡萄糖醛酸或艾杜糖醛酸,N-乙酰葡萄糖	2.0~3.0	肺、肝、皮肤、肥大细胞
硫酸角质素	半乳糖,N-乙酰葡萄糖	0.9~1.8	软骨、角膜、椎间盘

氨基聚糖主要存在于结缔组织中,由结缔组织特化细胞或纤维细胞和软骨细胞

产生。其主要功能是作为结缔组织的纤维成分(胶原和弹性蛋白)埋置或被覆的基质,因能结合较多水分,在体内形成可伸缩的软垫,起着减磨、缓冲和保护作用,可当作垫组织使关节滑润。在胚胎发育过程中,对骨骼的生长和成形有很大作用。过去因为方法失当,提取过程中丢失蛋白质,误认为是不含蛋白质的多糖,称为粘多糖或酸性粘多糖。此类名称现已不用,糖链的部分目前统称为糖胺聚糖。

蛋白聚糖是蛋白质和糖胺聚糖用共价键(透明质酸例外)连接所构成的复合糖,图 2.16 为蛋白聚糖的成分结构图。一般多糖含量多于蛋白。蛋白聚糖是一种长而不分支的多糖链;与糖蛋白中的糖链部分不同,糖蛋白往往由分支的寡糖链构成。所以蛋白聚糖与糖蛋白的主要差别不在于糖部分所占比例的高低,而在于糖结构和性质的不同。蛋白聚糖在人体组织中起重要作用。除透明质酸外,蛋白聚糖与蛋白质均以共价键相连。多数是通过三个糖单位,以-O-糖苷键与蛋白质肽键中的丝氨酸相连:葡萄糖醛酸-半乳糖-木糖-丝氨酸。

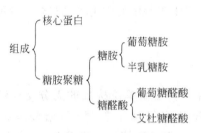

图 2.16 蛋白聚糖的成分结构图

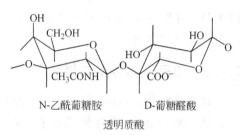

图 2.17 透明质酸分子结构[1]

2.4.5.1 透明质酸

透明质酸常以蛋白复合物的形式在脊椎动物的结缔组织细胞间隙或胶原微丝的间隙以及关节、脐带,公鸡冠等生物组织以凝胶形式存在,在节滑液、眼玻璃体中以溶液形式存在。透明质酸是一种粘弹性生物多聚糖,其结构是以 1,4 葡糖醛酸和 1,3 乙酰氨基葡萄糖结合的双糖重复单元所构成的粘多糖,平均分子量为 $5.0 \times 10^5 \sim 8.0 \times 10^6$,图 2.17 给出了透明质酸分子结构。

透明质酸是透明质胶中带电荷最少的。透明质酸具有很好的亲水性,遇水能高度水化,具有高度的粘弹性和假塑性。透明质酸水溶液能够形成良好的网状结构,因而具有分子筛的作用。透明质酸的粘度主要受到 pH 值、透明质酸酶、半光氨酸和维生素等还原物质以及紫外线等的影响。透明质酸在滑膜液、眼的玻璃体和脐带胶样组织中相对较纯,其相对分子质量超过 10^6,甚至高达 10^7。透明质酸不能直接承受载荷或润滑。而是在内部使水重新组织起来以更好地承载或润滑。一个相对分子质量为 10^6 的透明质酸分子在溶液中可充满直径为 1m 的空间。分子本身长达 2.4m。这样 1g 透明质酸可充满 5L 的空间。在重叠区,透明质酸链段间的相互作用不像在琼胶中那样强烈,透明质酸的较高的塑性表明了这一点。螺旋交联与无规则卷曲这两种构象之间不断发生转换,这可发生在其他动物多糖中。

透明质酸还表现出一些特殊的流变性特点。流变性最重要的特点是在低剪切速率下透明质酸溶液是粘性的,在高剪切速率下将变成弹性的。这表明透明质酸是一种剪切稀化材料,随剪切速率上升,粘性下降。在高剪切速率下,粘度下降能使表面移动变快,联结处能耗小。关节液最重要的作用是对连接面的粘着力提供边界润滑,由此改变、控制连接的表面性能。透明质酸对此功能的重要性并不清楚。

透明质酸最早在临床的应用是Balazs等[54]的报道,将透明质酸作为眼科粘弹性保护剂,历经多年的动物及临床研究,对其效果及机制的探讨已有了定论,在临床上的应用也扩展到囊外及囊内白内障摘除术、角膜移植术、青光眼小梁切除术、角膜复置术及外伤性眼手术等多种手术。同时,透明质酸是目前眼用制剂最好的药物媒介,既可增加药物的生物利用度,还可减轻药物对眼的刺激,促进眼部创伤的愈合,迅速缓解眼部不适症状。透明质酸用于滴眼液中,不仅起增黏剂的作用,在用药部位还具有生理性亲和作用。另外,透明质酸补充疗法治疗骨关节炎、肩周炎、风湿性关节炎及创伤性关节炎均具有明显疗效。在预防和减少术后粘连方面,透明质酸是唯一的安全、有效和理想的药物,与传统方法相比,具有无可比拟的优越性。透明质酸在组织工程中的应用中如人工皮肤、面部皮内植入物、伤口的愈合和软组织的修复等具有很大的潜力[55]。但是透明质酸需要彻底纯化,除去杂质和内毒素,以减少免疫反应。另外,透明质酸的力学性能较低,这些限制了透明质酸在组织工程研究中的应用。

2.4.5.2 肝素

肝素首先从肝脏发现而得名,且肝中含量最为丰富。实际上,它广泛分布于哺乳动物组织和体液中。猪胃粘膜中含量十分丰富,肺、脾、肌肉和动脉壁肥大细胞中肝素含量也很高。

肝素是一种由葡萄糖胺、L-艾杜糖醛苷、N-乙酰葡萄糖胺和D-葡萄糖醛酸交替组成的粘多糖硫酸脂(如图2.18)。制剂相对分子量在1200~40 000,抗血栓与抗凝血活性与相对分子量大小有关。肝素具有强酸性,并带负电荷。

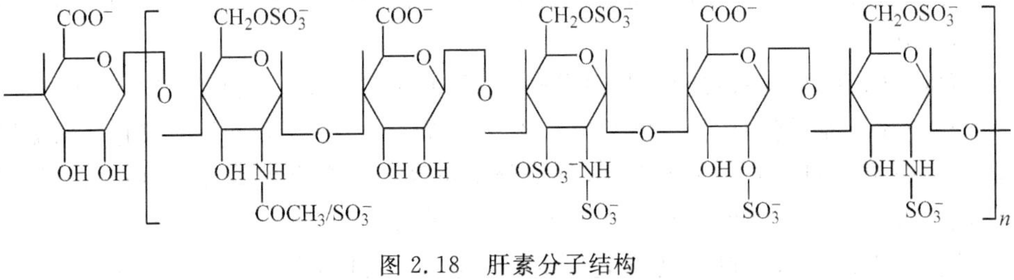

图 2.18 肝素分子结构

肝素的生物意义在于它具有阻止血液凝固、抑制血小板、增加血管壁的通透性,并可调控血管新生等特性。目前输血时,广泛以肝素为抗凝剂,临床上也常用于防止血栓形成。

2.5 糖蛋白

糖蛋白是由蛋白质和中性糖、碱性糖、两性糖或糖胺聚糖等短的寡糖链组成的复合大分子,是一类以不均一低聚糖作辅基的结合蛋白,其总体性质更接近蛋白质。糖与蛋白质之间以蛋白质为主,其一定部位上以共价键与若干短的寡糖链相连,这些寡糖链常常是具分支的杂糖链,不呈现重复的双糖系列,一般由 2～10 个单体(少于15)组成,末端成员常常是唾液酸或 L-岩藻糖。糖辅基可能为一个或多个,糖键通常具有许多分支,无连续重复单位,多数与多肽键呈共价结合。

糖蛋白在人体中普遍存在,是结缔组织中基质的成分,也是一切细胞外的基质成分。几乎所有的细胞都能合成糖蛋白,这些糖蛋白,一部分留在细胞内构成亚细胞组分,更多的是被分泌到细胞外或作为细胞膜的组分执行多种特殊的生物学功能。糖蛋白按照存在方式可分为三类。

(1) 膜结合糖蛋白,其肽链由疏水肽段及亲水肽段组成。疏水肽段可为一至数个,并通过疏水相互作用嵌入膜脂双层中。亲水肽段暴露于膜外。糖链连接在亲水肽段并有严格的方向性。在质膜表面糖链一律朝外,在细胞内膜一般朝腔面。膜结合糖蛋白包括酶、受体、凝集素及运载蛋白等。此类糖蛋白常参与细胞识别,并可作为特定细胞或细胞在特定阶段的表面标志或表面抗原。

(2) 可溶性糖蛋白,存在于细胞内液、各种体液及腔道腺体分泌的粘液中。血浆蛋白除白蛋白外皆为糖蛋白。可溶性糖蛋白包括酶(如核酸酶类、蛋白酶类、糖苷酶类)、肽类激素(如绒毛膜促性腺激素、促黄体激素、促甲状腺素、促红细胞生成素)、抗体、补体,以及某些生长因子、干扰素、抑素、凝集素及毒素等。

(3) 结构糖蛋白,为细胞外基质中的不溶性大分子糖蛋白,如胶原及各种非胶原糖蛋白(纤粘连蛋白、层粘连蛋白等)。它们的功能不仅仅是作为细胞外基质的结构成分起支持、连接及缓冲作用,更重要的是参与细胞的识别、粘着及迁移,并调控细胞的增殖及分化。

糖蛋白的分子大小很悬殊,相对分子质量范围在 15 000 到百万以上,糖类含量从1%～85%不等;例如核糖核酸酶 B 相对分子量为 14 700,每个分子只有一条糖链,而颌下腺糖蛋白相对分子量近百万,每个分子包含 800 多个糖单位;单糖结合成二糖构成侧键,排列很密,多到每 6 个或 7 个氨基酸就有 1 个二糖。

糖蛋白中的糖组分对其功能起着主要的影响。目前在糖蛋白中只发现九种单糖,而且以不超过 15 个单糖的低聚形式存在。但由于单糖彼此间结合的方式复杂多样,得到的聚合物种类也非常多。在九种单糖中,葡萄糖并不普遍,较多的是半乳糖和苷露糖。对于糖蛋白结构的分析还是初步的。在糖与肽键的结合上,已知在 20 种常见的氨基酸中只有五种能与水化合物成键。这包括天门冬氨酸、苏氨酸、赖氨酸、丝氨酸和羟脯氨酸(后二者是在蛋白合成后,羟基再加于氨基酸的)。

糖蛋白具有多种生物活性，有润滑、运输、识别、保护等功能。糖蛋白分子连接肽链和糖链的共价键有两种：一种是肽链中的丝氨酸或苏氨酸，通过其侧链羟基和糖链还原末端的 N-乙酰氨基半乳糖（在少数情况下亦可以是其他单糖）形成 O-糖苷键，这里的糖链是 O-连接的糖苷键，简称 O-糖链，一般较短，由两三个至七八个单糖组成，亦有例外，多达十多个单糖；第二种是肽链中的天冬酰胺通过其酰胺基和糖链还原末端的 N-乙酰氨基萄糖形成 N-连接的糖苷键，简称 N-糖链，一般由七八个至十五六个单糖组成。N-糖链又因糖基的不同，细分为两组：多苷露糖型 N-糖链和复合型 N-糖链。

糖蛋白作为普遍存在的生物高分子，主要具有以下几种功能。

（1）作为机体内外表面的保护物及润滑剂。消化道、呼吸道等体腔内含有糖蛋白的粘液有助于运输并保护体腔不受机械损伤、化学损伤及微生物感染。糖蛋白还存在于关节滑液中起润滑作用。

（2）作为载体。与维生素、激素、离子等结合，有助于这些物质在体内转移和分配。

（3）作为结构组分。有的糖蛋白可以组成组织骨架的一部分。有的构成亚细胞组分。

（4）脑及其他神经组织中的蛋白似乎起一种信息储存和传递神经冲动的作用。

（5）与抗体形成有关。可以是抗原决定簇，糖蛋白还参与凝血过程。

（6）与动物适应一定的生活环境有关。南极鱼中存在一种特殊的"抗冻糖蛋白"，与水反应后能引起血清冰点降低，使动物能在 $-1.87 ℃$ 的海水中生活。

（7）糖蛋白是细胞识别机制的必要组分，这是它的主要功能之一。

在膜的表面镶嵌着许多糖蛋白分子，它们的糖链伸出细胞外，就像互相联络的文字或信号。糖蛋白与很多疾病如感染、肿瘤、心血管病、肝病、肾病、糖尿病以及某些遗传性疾病等的发生、发展有关。细胞表面的糖蛋白及糖脂可"脱落"到周围环境或进入血液循环，它们可以作为异常的标志为临床诊断提供信息；患某些疾病时体液中的糖蛋白亦常有特异性或强或弱的改变，这可有助于诊断或预后的判断。糖蛋白还日益介入治疗。例如，针对特定细胞表面特异性糖结构的抗体可作为导向治疗药物的定向载体，利用糖类（单糖、寡糖或糖肽）抗感染及抗肿瘤转移也已崭露头角。因此糖蛋白正在引起越来越多研究者们的重视和兴趣。

参考文献

[1] 崔福斋,冯庆玲编译著. 生物材料学. 北京:清华大学出版社,2004
[2] 沈同,王镜岩. 生物化学. 高等教育出版社,1995
[3] http://employees.csbsju.edu/hjakubowski/classes/ch112/CH112_OLSG.htm
[4] David L. Nelson, Michael M Cox. LEHNINGER PRINCIPLES OF BIOCHEMISTRY fourth

edition. Publisher: Sara Tenney, 2005

[5] Pauling L, Corey R B, Branson H R. Atomic coordinates and structure factors for two helical configurations of polypeptide chains. Proc Natl Acad Sci USA, 1951, 37:205-211

[6] http://chinadxs.com/courseware/03_04shengwuhuaxue/ch02/section3.htm

[7] 周丽珍,陈玲等.胶原蛋白的制备及用作生物医用材料的研究进展.中国医药工业杂志, 2004,35(12):761-763

[8] 王碧,王坤余等.胶原材料在药物缓释和组织工程中的研究进展.中国修复重建外科杂志, 2004,18(2):112-114

[9] Kaplan D, Adams W W, Farmer B et al. Silk-biology, structure, properties and genetics. ACS Symp Ser,1994,544:2-16

[10] Kaplan D L, Mello C M, Arcidiacono S et al. Protein based materials. Baston: Birkhauser, 1998,103-131

[11] Vollrath F, Knight D P. Liquid crystalline spinning of spider silk. Nature, 2001, 410: 541-548

[12] 宗小红.铜离子和pH对再生丝素蛋白二级结构的影响:[博士学位论文].上海:复旦大学高分子科学系,2004

[13] Zhao C H, Asakura T. Structure of silk studied with NMR. Prog Nucl Magn Reson Spectrosc, 2001, 39(4):301-352

[14] Zhou C Z, Confalonieri F, Medina N et al. Fine organization of Bombyx mori fibroin heavy chain gene. Nucleic Acids Res, 2000, 28(12): 2413-2419

[15] Li G Y, Zhou P, Shao Z Z et al. The natural silk spinning process-A nucleation-dependent aggregation mechanism. Eur J Biochem, 2001, 268(24):6600-6606

[16] 孔祥东.丝素调制的磷酸钙生物矿化研究:[博士学位论文].北京:清华大学材料系,2005

[17] Marsh R E, Corey R B, Pauling L. An investigation of the structure of silk fibroin. Biochim Biophys Acta, 1955,16(1):1-34

[18] Fossey S A, Nemethy G, Gibson K D et al. Conformational energy studies of beta-sheets of model silk fibroin peptides. I sheets of poly(Ala-Gly) chains. Biopolymers, 1991, 31(13): 1529-1541

[19] Demura M, Minami M, Asakura T et al. Structure of Bombyx mori silk fibroin based on solid-state NMR orientational constraints and fiber diffraction unit cell parameters. J Am Chem Soc, 1998,120(6): 1300-1308

[20] Lotz B, Keith H D. Crystal structure of poly(L-Ala-Gly) II A model for silk I. J Mol Biol, 1971,61(1):201-215

[21] Asakura T, Yamane T, Nakazawa Y et al. Structure of Bombyx mori silk fibroin before spinning in solid state studied with wide angle X-ray scattering and (13)C cross-polarization/magic angle-spinning NMR. Biopolymers, 2001,58(5):521-525

[22] Valluzzi R, Gido S P, Zhang W P et al. Trigonal crystal structure of *Bombyx mori* silk incorporating a threefold helical chain conformation found at the air-water interface. Macromolecules, 1996,29(27):8606-8614

[23] Valluzzi R, Gido S P. The crystal structure of Bombyx mori silk fibroin at the air-water interface. Biopolymers, 1997,42(6):705-717

[24] Perez R J, Viney C, Llorca J et al. Mechanical properties of single-brin silkworm silk. J Appl Polym Sci, 2000,75:1270-1277

[25] Altman G H, Diaz F, Jakuba C et al. Silk-based biomaterials. Biomaterials, 2003,24(3): 401-416

[26] Sakabe H, Itoh H, Miyamoto T et al. In vivo blood compatibility of regenerated silk fibroin. Sen-I Gakkaishi, 1989,45:487-490

[27] Dahlke H, Dociu N, Thurau K. Thrombogenicity of different suture materials as revealed by scanning electron microscopy. J Biomed Mater Res, 1980,14:251-268

[28] Sakabe H, Itoh H, Miyamoto T et al. *In vivo* blood compatibility of regenerated silk fibroin, Sen-I Gakkaishi, 1989,45:487-490

[29] Ethicon, Inc. Wound closure manual. The suture: specific suturing materials. Non-absorbable sutures. NJ: Ethicon,2000

[30] Minoura N, Tsukada M, Nagura M. Physico-chemical properties of silk fibroin membrane as a biomaterial. Biomaterials, 1990,11: 430-434

[31] Kurioka A, Yamazaki M, Hirano H. Primary structure and possible functions of a trypsin inhibitor of Bombyx mori. Eur J Biochem, 1999, 259:120-126

[32] Salthouse T N, Matlaga B F, Wykoff M H. Comparative tissue response to six suture materials in rabbit cornea, sclera, and ocular muscle. Am J Ophthalmol, 1977,84:224-233

[33] Peleg H, Rao U N, Emrich L J. An experimental comparison of suture materials for tracheal and bronchial anastomoses. J Thorac Cardiovasc Surg, 1986,34:384-388

[34] Rossitch J E, Bulard D E, Oakes W J. Delayed foreign-body reaction to silk sutures in pediatric neurosurgical patients. Childs Nerv Syst, 1987,3:375-378

[35] Song H K, Kenyon K R. Adverse reactions to virgin silk sutures in cataract surgery. Ophthalmology, 1984,91:479-483

[36] Lv Q, Cao C B, Zhang Y et al. Preparation of Insoluble fibroin films without methanol treatment. J Appl Polym Sci, 2005,96:2168-2173

[37] Matsumoto K, Uejima H. Regenerated protein fibers. 1. Research and development of a novel solvent for silk fibroin. Journal of polymer Science Part A- polymer chemistry, 1997, 35(10):1949-1954

[38] Anshu B M, Alan T, Thomas R et al. The dissolution and characterization of Bombyx mori silk fibroin in Calcium nitrate-methanol solution and the regeneration of films. Biopoly, 1997,42:61-74

[39] 吕强. 丝素蛋白基组织工程支架材料的研究:[博士论文]. 北京:清华大学材料系,2006

[40] Madihally S V, Matthew H W T. Porous chitosan scaffolds for tissue engineering. Biomaterials, 1999,20:1133-1142

[41] Seong H, Baek H J, Kown I C et al. Chitosan macroporous scaffolds for cell culture. Polymer, 2000,41:1687-1688

[42] Leffler C C, Muller B W. Influence of the acid type on the physical and drug liberation properties of chitosan-gelatin sponges. International Journal of Pharmaceutics, 2000, 194: 229-237

[43] 侯春林,顾其胜主编. 几丁质与医学. 上海:上海科技出版社,2001,4

[44] 徐祖洪,李智恩. 海藻胶专集. 海洋科学译报,1989,(1):27-46

[45] 宁发子,何新益,殷七荣,张兴全. 卡拉胶的特性与应用. 食品添加剂、辅料特辑,2002(3): 30-32

[46] Gerhard A, De Ruiter, Brian Rudolph. Carrageenan biotechnology. Trends in Food & Technology December, 1997, 8:389-395

[47] McCandless E I. Idehtification of the active fraction of carrageenan in stimulation of connective tissues growth. Growth, 1964, 28:143-156

[48] Slack H G B. Connective tissus growth stimulated by carrageenan. Biochem. J, 1957, 65: 459-464

[49] Watts P J, Davies M C, Melia C D. Microencapsulation using emulsification/solvent evaporation: an overview of techniques and applications. Crit Rev Ther Drug Carrier Syst, 1990, 7(3):235-259

[50] 陈正霖. 褐藻胶(第一版). 青岛:青岛海洋大学出版社,1989,36

[51] Coppi G, Iannuccelli V, Leo E, et al. Protein immobilization in crosslinked alginate microparticles. J Microencapsul, 2002, 19(1):37-44

[52] Aggarwal N, Hogen E H, Guo P et al. Biodegradable alginate microspheres as a delivery system for naked DNA. Can J Vet Res, 1999, 63(2):148-152

[53] 陈庆华,瞿文. 多肽、蛋白质药物的微球给药系统研究进展. 国外医学药学分册,1997, 24(3):129-133

[54] Balazs E A, Miller D, Stegmann R. Viscosurgery and the use of Na-hyaluronate in intraocular lens implantation Z. Presented at the International Congressand First Film Festival in Intraocular Implantation. Cannes, 1979, 5:56-59

[55] Kuen Yong Lee, David J, Mooney. Hydrogels for Tissue Engineering. Chemical Review, 2001, 101(7):1869-1879

第3章 生物矿化作用及生物矿化机制

自然界广泛存在着大量的天然生物材料,生物在常温常压的条件下,利用环境中极其简单常见的组分通过一系列节能、无污染的处理合成了结构及性能完美的复合材料,生物对无机晶体的成核、形貌及结晶学位向等的控制是无与伦比的。自然界中从蛋白质到细菌中的磁性体、牡蛎、珊瑚、象牙、骨和牙齿,即从纳米世界到宏观结构世界,生物创造了一种新型材料的制备过程。与人工合成的生物材料相比,具有无可比拟的优越性能。目前人们已利用生物矿化的原理成功地合成了纳米材料、半导体材料、有机-无机复合陶瓷薄膜等,采用仿生方法合成的无机材料巨大的应用前景已展现在世人面前。

生物矿物学是一门非常年轻的学科,它是研究生命过程中生物诱导和生物控制的无机固体的形成、结构和性能的科学。因而生物矿化的研究是一门交叉学科,处于化学、生物学与材料科学的界面,而且与医学和齿科学密切相关。生物矿化在生物层面上涉及细胞、蛋白质、基因,在材料层面上涉及晶格、晶型、取向,在化学层面上涉及溶液化学(盐的沉积)、界面化学、弱相互作用(氢键)。对于天然生物材料的生物矿化的研究主要包括无机晶体的微观形貌和晶型、有机基质的组成、材料的高级结构、矿化原理、机械性能等。而生物矿化理论是对于天然生物材料进行模仿的最基础的理论构架,揭示生物矿化的控制机制,可以为生物材料科学中相似的控制问题提供思路,并为设计与合成具有特殊形态、结构和功能的生物医用材料提供新的理论指导和设计依据。

3.1 生物矿化概述

生物矿化是指在一定条件下,在生物体的不同部位,以各种作用方式,在有机基质和细胞的参与下,无机元素从环境中选择性的在特定的有机基质上形核、生长和相变而转变为结构高度有序的生物矿物的过程。

生物矿化过程的发生同细胞代谢过程有着密切的关系,矿物能够在细胞内、细胞间和细胞外沉积。因此,生物矿化是个多领域的交叉学科,包括生物化学、生物学、物理学、地质学、无机化学、材料学和分子生物学[1]。

生物矿化现象在自然界中广泛存在,它的发生可以追溯到35亿年前。从细菌、单细胞原核生物直至植物、非脊椎动物和脊椎动物都有生物矿化过程的发生。生物矿物在生物体中承担了听觉感受、重力感受、利用地球磁场导航、临时储存离子、硬化和强化特定生物组织等多种作用(表3.1)。目前,已知的生物矿物超过60种,包括碳酸钙、磷酸钙、氧化硅和氧化铁等,其中含钙的矿物最多,其碳酸盐、磷酸盐、硫酸盐、草酸盐、焦硫酸盐等占生物矿物总数的一半。和相同组成的天然矿物相比,由于生物矿物受控于特殊的生物过程和特殊的生物环境,通过分级组装和排列,具有极高的选择性和方向性,因而所生成的晶体表现出特殊的性能,如具有极高的强度、良好的断裂韧性、减震性能以及特殊的功能等[2]。

表 3.1 生物矿物种类的多样性[3]

生物矿物	分子式	生物体	存在位置	所起作用
碳酸钙(方解石、文石、球文石、含镁方解石、无定形碳酸钙)	$CaCO_3$,$(Mg,Ca)CO_3$,$CaCO_3 \cdot nH_2O$	海洋生物、鸟类、植物、哺乳动物	壳层、背壳、目镜、蟹壳表皮、蛋壳、叶子、内耳	外骨骼、光学器、机械强度、保护层、重力感应器、浮力装置、钙储备
磷酸钙(羟基磷灰石、碳酸磷灰石、磷酸八钙)	$Ca_{10}(PO_4)_6(OH)_2$,$Ca_5(PO_4,CO_3)_3(OH)$,$Ca_8H_2(PO_4)_6$	脊椎动物、哺乳动物、鱼类、双壳贝类	骨、牙、鳞、砂囊板、腮、线粒体	内骨骼、离子储备、切割/研磨作用、保护、前驱体
草酸钙(一水草酸钙、二水草酸钙)	$CaC_2O_4 \cdot H_2O$,$CaC_2O_4 \cdot 2H_2O$	植物、真菌、哺乳动物	叶子、菌丝、肾结石	保护/威慑、钙储备/运输、病态
氧化铁(磁铁、针铁矿、纤铁矿、六方针铁矿)	Fe_3O_4,a-$FeOOH$,g-$FeOOH$,$5Fe_2O_3 \cdot 9H_2O$	细菌、多板类、鲔/鲑类、哺乳动物	细胞内、牙头、丝状体、铁蛋白	趋磁性、磁定向、机械强度、铁储备
硫酸盐类(石膏、天青石、重晶石)	$CaSO_4 \cdot 2H_2O$,$SrSO_4$,$BaSO_4$	水母、海星、斜纹齿动物、热带淡水鱼	内耳砂、细胞、细胞内、平衡石	重力感应器、骨骼、重力装置/感应
卤化物(萤石、方氟硅钾石)	CaF_2	软体动物、甲壳类动物	砂囊板、平衡囊	研磨、重力感知
硫化物(黄铁矿、闪锌矿、纤维锌矿、方铅矿、硫复铁矿)	FeS_2,ZnS,PbS,Fe_3S_4	海洋细菌	细胞壁	硫减作用、离子转移
氧化硅(硅石)	$SiO_2 \cdot nH_2O$	硅藻、放射虫、植物等	细胞壁、细胞、叶子	外骨骼、骨骼保护

生物矿化的进化提供了具有高强度和高韧性材料组成的器官,而韧性化的骨骼可以单独由有机高分子构成。例如,昆虫表皮由一种称为α-几丁质的多糖构成,储存了很高的能量。这种有机的盔甲可以抵抗撞击和损伤,但是当它被一个食肉动物用爪子摁住,就站不起来了。与相对硬而脆的无机矿物相比,有机材料相对比较软和韧。因此如果在材料设计中将有机的韧性与无机的强度相结合,是大有益处的。一

种合理的设计思路是先建立一个重量轻的有机框架,节约能量,再用便宜的无机材料例如碳酸钙来填充空隙,构成一种有机-无机杂化材料,或者生物复合材料,具有良好的力学性能。

生物矿化提供的不仅是结构支撑和力学强度,而是一种器官。作为天然建筑师,它包含了许多重要的生物学功能,如保护、运动、咬下和磨碎、给予浮力、光学、磁性、重力传感、储存等。大量事实证明,这种高级功能来源于特殊组织的进化,而且这种结构必须在体内作为整个机体的一部分而整合,才能充分地发挥作用。其中骨骼是一个典型的例子,这种硬组织非常重要,当生物矿化过程出了问题时会引起一系列严重的医学问题,有病理性矿化,如肾结石、尿结石、牙结石等,还有残疾病,如骨质疏松等。

人们对生物矿物的研究始于20世纪20~30年代,科学家们用偏光显微镜对生物矿物进行了系统的观察。50~60年代,借助于透射电镜和扫描电镜对生物矿物进行了深入研究并建立了有机基质的概念。20世纪70年代以来,随着各种微观分析技术的发展,研究者采用各种不同的专门仪器,如红外-拉曼、穆斯堡尔谱、核磁共振、中子活化等,不仅探明了绝大部分生物的主要矿体结构和成分,而且将生物矿物的研究逐步提高到了生物无机化学、细胞生物学、分子生物学乃至基因的水平。生物矿化材料的合成过程是细胞调制的过程,这种天然复合材料中的有机质不仅有其结构上的框架作用,更重要的是控制着无机矿物的成核和生长。但是这里面涉及非常复杂的界面匹配和分子识别问题,目前即使是最简单的生物硬组织的详细矿化过程也未被完全了解。如今,如何学习、模拟、适应和控制生物矿化过程已经成为一门新的学科,深入进行这些工作的一个重要的前提就是表征天然生物矿物的结构及探索生物矿化的基本机制。

现代矿化研究开始于Lowenstam的"有机调制矿物形成"理论[4]。Lowenstam强调了有机大分子在矿化过程中的重要作用,指出了生物控制和生物诱导矿化的差别。此后,Williams、Mann、Weiner等科学家从有机-无机界面作用、分子识别和分子几何匹配等方面对该领域作出了重要的贡献。随着研究的逐渐深入,从微米级别进入纳米级别、从结构确定进入仿生制备、从机制分析进入人工合成、从细胞调控研究进入基因调控研究,生物矿化的研究已经逐渐从认识生物矿物阶段开始过渡到了模仿生物矿物阶段[5]。

3.2 天然生物矿物的种类

在自然界中,无论是细菌、微生物,还是植物、动物,都可以在体内形成矿物-生物矿物材料。迄今为止,已经发现自然界生物合成的矿物材料超过60余种,这些矿物包括无定形矿物、无机晶体和有机晶体。在这些矿物中,含钙矿物约占整个生物矿物的50%,其中碳酸钙主要构成无脊椎动物的体内外骨骼,磷酸钙几乎完全由脊椎动物所采用;其次为非晶质氧化硅;含量较少的有铁锰氧化物、硫酸盐、硫化物、钙镁有机酸盐等。

在生物器官的20～25种基本元素中,H、C、O、Mg、Si、P、S、Ca、Mn和Fe是60多种不同的生物矿物的主要组成元素。其中Ca具有特殊重要的意义。不仅由于它广泛存在,而且也由于它是我们熟知的骨骼和贝壳的主要成分。非常有趣的是,骨是由磷酸钙构成的,而贝壳是碳酸钙构成的,造成这一显著区别的原因至今未知。然而,在这两种情况下,无机矿物都与有机大分子-有机基质密切相关,它们共同构成复杂的分级结构,这一点是最基本的。

碳酸钙和磷酸钙矿物具有高的晶格能和低的溶解性,并且因此在生物环境中具有热力学稳定性。相反,含水的相,例如草酸钙和硫酸钙溶解性要大得多,因而并不广泛存在于生物中。一般来说,钙盐的析出提供了一个在生物环境中控制Ca^{2+}离子浓度的意义。

生命系统中一半以上的元素与生物矿物有关。Mann将自然界发现的60多种生物矿物分成四大类,即碳酸钙类、磷酸钙类、氧化铁与硫化铁类以及硅石类。本章重点介绍与生物医用材料有关的碳酸钙类和磷酸钙类生物矿物。

3.2.1 碳酸钙

碳酸钙是生物矿化研究中非常重要的体系之一。从医用植入材料方面的应用来看,碳酸钙的重要性不如磷酸钙,但是由于碳酸钙晶体在矿物学和化学领域中具有很深的理论积累,并表现出良好的取向性和晶粒外形,因此对于矿化机制探讨来说是非常适合的实验对象,用以研究"有机-无机"界面的负电性、结构匹配等诱导作用。

生物体中碳酸钙的矿化过程是有机基质指导下的成核、定向及生长的过程。有机大分子经自组装后对$CaCO_3$的沉积起模板作用,使形成的矿化物具有特定的晶相、形貌、取向、尺寸和结构。同时,在生物矿化过程中,有机基质与碳酸钙晶体之间存在着多种复杂的相互作用和多种形式的结合,使得基质大分子的微观结构发生改变,这更有利于形成高度有序的生物矿物,从而使生物矿化产物显示出优异的物理、化学和生物功能。

3.2.1.1 碳酸钙的多型体

碳酸钙在自然界和生物界中分布广泛。大理石、石灰石、白垩等天然矿物的主要成分都是碳酸钙,这些原料经过加工以后可以用于建筑、橡胶、塑料、造纸、油漆、涂料等多种工业。在生物体中尤其是海洋生物中,碳酸钙也是最为常见的生物矿物之一,在蛋壳、甲壳、软体动物壳、骨针中都具有很高的含量,尤其是在贝壳中,碳酸钙的质量分数和体积分数均在95%以上。

碳酸钙具有六种多型体,除了无定形碳酸钙(amorphous calcium carbonate, ACC)以外,其余五种晶型分别为方解石(calcite)、文石(aragonite)、球文石

(vaterite)、单水方解石和六水方解石。如表 3.2 所示,生物矿化中最常见的碳酸钙是方解石和文石,球文石也有少量存在。

表 3.2 碳酸钙生物矿物[1]

矿物	分子式	生物体	存在位置	所起作用
方解石	$CaCO_3$	颗石藻 有孔虫 三叶虫 软体动物 甲壳类 鸟类 哺乳动物	细胞壁鳞状体 壳层 眼睛 壳层 壳表层 蛋壳 内耳	外骨骼 外骨骼 光学成像 外骨骼 机械强度 保护 重力感受器
含镁方解石	$(Mg,Ca)CO_3$	八放珊瑚 棘皮动物	骨针 壳/刺	机械强度 强度/保护
文石	$CaCO_3$	造礁珊瑚 软体动物 腹足类动物 头足类动物 鱼	细胞壁 壳层 交尾刺 壳层 头部	外骨骼 外骨骼 繁殖 浮力装置 重力感受器
球文石	$CaCO_3$	腹足类动物 海鞘类动物	壳层 骨针	外骨骼 保护
无定型	$CaCO_3 \cdot nH_2O$	甲壳类 植物	壳表层 叶子	机械强度 钙储备

方解石和文石在自然界中都可以作为矿石存在,方解石通常为透明或半透明无色晶体,含有较多杂质元素时呈现红、棕、绿、黑等各种颜色,大块单晶可以作为观赏石或宝石原料;文石矿物通常为白色不规则形状的多晶,没有观赏价值,但是由贝类合成的文石质珍珠则比较美观,具有装饰价值。球文石是介稳相,稳定性不如方解石、文石,在水溶液环境中,可以转变为方解石,所以在自然界下基本不作为矿石存在,但在一些软体动物内由于有机质的作用可以被稳定下来。

3.2.1.2 碳酸钙多型体的晶体结构

本节主要介绍碳酸钙的三种主要多型体——方解石、文石、球文石的晶体结构,并且进行比较。

方解石是碳酸钙最稳定的一种晶型,其原子结构如图 3.1 所示,属于六方晶系,$R\bar{3}c$ 空间群,晶格常数 $a=b=4.990$ Å①,$c=17.061$ Å,$\alpha=\beta=90°$,$\gamma=120°$,阳离子配位数为 6。

文石是碳酸钙的另一种较稳定晶型,其原子结构如图 3.2 所示,属于正交晶系,

---

① 1 Å=0.1 nm

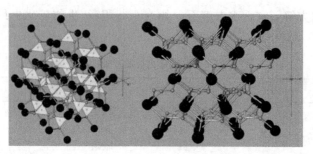

图 3.1　方解石的原子结构[6]

Pmcn 空间群,晶格常数 $a=4.9598$ Å,$b=7.9641$ Å,$c=5.7379$ Å,$\alpha=\beta=\gamma=90°$,阳离子配位数为 9。

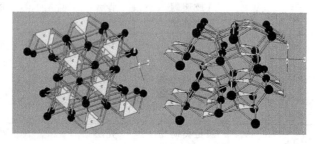

图 3.2　文石的原子结构[7]

球文石是碳酸钙的亚稳晶型(metastable),属于六方晶系,由于晶格中碳酸根离子团的位置不确定(无序移位),存在两种结构描述方法:第一种为 P63 空间群,晶格常数 $a=b=4.13$ Å,$c=8.48$ Å,$\alpha=\beta=90°$,$\gamma=120°$,阳离子配位数为 12;第二种为 Pbnm 空间群,晶胞为原来的两倍大小,$a=4.13$ Å,$b=7.15$ Å,$c=8.48$ Å,$\alpha=\beta=\gamma=90°$[8]。

方解石和文石这两种同质异象结晶的晶体结构十分相像,具有非常相似的晶体结构和热力学稳定性,后者比前者在室温和常压下稍欠稳定,但在生物矿化中则更为常见。方解石和文石的晶体结构都由垂直于 c 轴(ab 面)的钙离子和碳酸根离子的交替层组成。方解石的晶体结构可以看成是由 NaCl 型结构演化而来的,Ca^{2+} 近似成立方紧密堆积,文石中 Ca^{2+} 近似成六方紧密堆积。两种晶型 Ca^{2+} 在 ab 面内几乎占据相同的格点位置,钙离子间距都在 4.97 Å 左右,CO_3^{2-} 三角形则都平行于 ab 面,只不过在文石中,CO_3^{2-} 群旋转了 30°,且一些 CO_3^{2-} 在 c 轴方向上上升 0.96 Å,从而形成取向不同的两层,这种微观结构的改变导致了两相在宏观性能上的差异[8]。

文石结构中 Ca^{2+} 和 CO_3^{2-} 按六方最密堆方式排列,因而比方解石更致密,相对其他晶向来说,文石的生长倾向于沿 c 轴,因而在常温常压下,文石形成细的针状单晶,但通常不长成大的晶体,即使长成大的晶体,也往往是多晶构成的集合体。方解石往往长成由等同的六方晶系的{104}面簇围成的各向同性的菱状体,这是因为沿

{104}面 Ca^{2+} 和 CO_3^{2-} 紧密堆积使得这些面很稳定,但同时也导致了相邻晶面间结合力的降低,使得方解石变得很脆,容易沿{104}面解理。文石中不存在这种解理面,这是它力学性能上的优点,它还倾向于形成多孔的颗粒状晶束,而方解石倾向于形成大而脆的单晶[9]。

3.2.1.3 碳酸钙生长的初始阶段

运用原子力显微镜(Atomic Force Microscopy,AFM)研究矿化的初期阶段,比传统的电镜 Z 方向的分辨率更高,可以在更微观的水平上了解矿化的机制,由此使得矿化初期阶段的观察和研究成为可能。另外,最重要的是可以运用 AFM 研究溶液中进行的反应过程,这是采用其他种类的电子显微镜所难以实现的,而生命过程中的生物矿化过程正是在溶液中进行的。

1992 年开始国际上出现了使用流动液池模式观察方解石表面的溶解、沉积动力学的文章[10-13],使用密闭的方式保持过饱和溶液持续流动,而方解石表面的溶解和沉积微观信息就可以通过实时的扫描被观察到。这些研究发现了方解石的{104}解理面在近平衡生长和溶解时,均是通过 $[48\bar{1}]$ 和 $[\bar{4}41]$ 方向的单分子台阶的推移和收缩实现的。步阶(step)由于方向和倾斜度的不同,还可细分为 $[48\bar{1}]_+$、$[48\bar{1}]_-$ 和 $[\bar{4}41]_+$、$[\bar{4}41]_-$ 四种步阶。步阶的推移具有一个临界的长度 L_c,当步阶长度(step length)$L>L_c$ 时,步阶开始沿垂直台阶方向生长,当 $L<L_c$ 时,则不生长。

Teng 等人的研究发现[14],当台阶的产生和推移以一个螺位错为中心时,就会生长为一个螺旋生长小丘(hillock)。如图 3.3(a)所示,当一个螺旋位错点开始螺旋生长时,其他的步阶因为超过了临界长度而开始向外生长,这些步阶的生长又导致原来没达到临界长度的步阶突破生长临界值。因此步阶的生长形成了一个循环促进的方式,造就了这一类金字塔形的螺旋小丘。

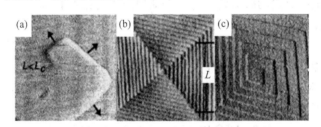

图 3.3 AFM 观察到的螺旋生长[14]

由于过饱和度与 L_c 成反比,因此过饱和度大时台阶更容易生长,得到的螺旋小丘的平台宽度(terrace width)很小,生长迅速且螺旋密集,如图 3.3(b);小过饱和度刚好相反,使得临界步阶长度较大,小丘的平台宽度较大,生长缓慢且螺旋稀疏,如图 3.3(c)。

当饱和生长溶液中有 Mg^{2+} 或者某种蛋白质时,晶体螺旋生长的形态就会有所改变。如图 3.4(a)所示,可以看出镁离子的加入使得碳酸钙沉积的热力学条件发生了改变(主要是活化能的变化),台阶生长方向不再局限于四个方向,因此螺旋生长形貌发生了非对称的变化。而分别使用左旋和右旋天冬氨酸时,得到的形貌也具有镜面对称性,如图3.4(b)和(c),分析认为天冬氨酸在步阶负方向的特异性吸附改变了台阶边缘自由能,从而导致了步阶方向和推移速率的变化和小丘外形的变化。

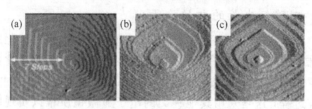

图3.4 添加剂存在时的AFM观察[15]

使用AFM观察螺旋生长小丘,可以通过步阶长度、溶液过饱和度、生长时间等数据定量计算碳酸钙的步阶生长速度、步阶边缘活化能等动力学指标,从而了解碳酸钙的微观生长机制。

3.2.1.4 无定型碳酸钙[16]

无定型碳酸钙(ACC)极不稳定,但是在矿化过程中很有可能作为前驱体(precursor)产生并被稳定下来,在生物体中的存在可能要比目前人们认为的要丰富得多。和碳酸钙的其他多型体相比,ACC具有高溶解性和无序结构的特性,并且容易被模制成任何形状。ACC在生物矿化过程中所扮演的角色仍在探讨阶段。这种材料是如何在活体组织中产生的及其稳定性或晶形转变过程的机制仍是未知的。对ACC在矿化和实际应用中的研究都受到广泛关注。对ACC的主要研究是确定其是否可以作为方解石、球文石或文石生物矿化过程的中间媒介,在液-液分离的环境下,能否得到纳米微球形式的碳酸钙。另一个研究热点是某些特殊的嵌段共聚物是否能够把粒子尺寸控制在微米级到亚微米级的范围内。

关于ACC在碳酸钙水溶液的沉淀物内存在的研究自1916年起就有报道。无定型相在沉淀碳酸钙的工业生产中常被认为是副产品而非所需相态。在实验室中,合成ACC的过程是在使用常用方法制备结晶碳酸钙的准备阶段被观察到的,但是仅仅是在高度过饱和或存在某些特殊添加剂(包含聚合物)的条件下才会出现。Brecevic和Nielsen[17]发现ACC以400~500 nm的微球形态从高浓度的氯化钙和碳酸钠中沉淀得到,这就是我们说的过饱和。使用相同原料,但使用高pH溶液,Koga等人[18]得到了不同尺寸和结晶温度的ACC颗粒,这取决于沉淀介质(分散介质)的pH值。Xu等人[19]从以两亲卟啉为模板在4℃下自发损失CO_2的含有聚乳酸的$Ca(HCO_3)_2$溶液中得到了ACC膜。通过在一个Y形玻璃反应器中混合氯化钙和碳酸钠的溶液,Rieger等人[20]使用X射线显微镜观察了在存在或不存在丙烯酸/马来酸共聚物的条件下无定型前驱体的形成。Colfen和Qi[21]也报道了ACC的形成,他们分析了不同实验参数对在双亲嵌段共聚物的水溶液中得到的ACC的形态和尺寸的影响。

目前，人们更关注 ACC 作为单独材料的存在，因为越来越多的证据表明 ACC 在生物矿化过程中起了至关重要的作用。ACC 是碳酸钙最不稳定的形式，且在正常环境条件下它迅速转变为一种更稳定的晶态，如方解石和文石。早期矿化机制研究表明，矿化过程起始于作为结晶碳酸钙的前驱体的 ACC 的沉淀[22]。海胆刺的再生是通过无定型前驱体在多种有机质所组成的各向同性的非晶质上的沉积所实现的。无定型材料由于其结构的不固定性，可以很容易通过有机框架形成特定形状和次级转变来形成具有复杂形态的方解石单晶[23]，无定型前驱体的方法同样可被其他无脊椎动物应用来形成它们坚硬的骨骼。通过对软体动物壳形成进行多年研究，Addadi 等人[24]最近总结了无定型材料支撑的矿化机制，存在于软体动物内的矿化起始于一种特殊隔室的形成，这是通过交联蛋白质层将矿化位点与外部环境相隔离而实现的。在这个空间中，基体为矿物的沉淀提供了框架。该基体是由多糖（甲壳素）、疏水丝蛋白和含有较高天冬氨酸含量的复杂的亲水蛋白质所组成的。依据 Addadi 的观点，首先形成的矿物质为 ACC，随后晶体在基体表面那些富含特殊蛋白质的位点成核；随后晶体在无定型前驱体的范围上生长。然而，对于这种无定型材料是如何在矿化间隔室中产生的，以及是哪些因素决定了这种瞬时前驱体是在何时以及如何经历晶形转变的，至今仍没有答案[25]。分析表明，特殊的离子和分子对 ACC 起稳定作用，这包括大量的镁离子和磷离子及在谷氨酸和羟氨酸中富含糖蛋白类的物质。这些从 ACC 针状体中提取的大分子具有在活有机体内抑制晶体形成的作用，但结晶部分诱导了方解石的形成。事实上，镁离子或酸性大分子[26]如天冬氨酸[27]和聚丙烯酸的存在已被证实具有从过饱和溶液中诱导 ACC，并将其稳定的作用。对生物成因及人工合成的 ACC 的分析证明，大分子对亚稳态的稳定以及随后多晶型产生具有很重要的作用。然而，无定型材料同样能从没有任何添加剂的溶液中得到[27]。

受这些成果的启发，科学家们试图应用无定型-晶体转变同时包括功能化微单元模板或 3D 超分子框架的概念去制备更复杂的有机-无机超结构。Loste 等人[28]从聚碳酸酯的薄膜中沉淀出 ACC，并证明得到的晶体大小和形状是受膜的几何形状限制的，同时观察到在有机和无机相间有强烈的相互作用。利用反相微乳液，Li 和 Mann[29]通过转变 ACC 纳米粒子得到了一系列表面活性剂-球文石混杂的纳米结构，能够短时间内被表面活性剂所稳定；Aizenberg[30]通过 ACC 在微单元 3D 基质上诱导的方法得到了多孔晶体胶片，该基质是用单层磷酸基、甲基和羟基进行改性的；Gehrke 等人[31]使用一种从 *Haliotis laevigata* * 的壳中分离出的不溶有机基质作为有机框架，利用无定型前驱体合成了人工珍珠层；最近，Cheng 等人[32]通过将 ACC 加入一种包含一个多孔的 2-羟乙基丙烯酸甲酯的水凝胶，模仿了复杂形态碳酸钙的形成，制备出一种海胆刺的复制品，类似刺结构的多孔方解石可通过在 500℃下烧结

---

* 动物名[拉丁]

掉有机成分后得到。

上述的例子清楚地说明，ACC在制备复杂功能性材料方面存在的潜力，在这里有机组分可以被认为是一种生成无机相的结构诱导组分，更进一步，这种高分子对最终复合材料的强度也有贡献。然而，人们指出，这种用来合成ACC的方法最大的缺陷是从反应介质的气-液相界面处得到的ACC具有非常低的可重复性，这一界面被视为结晶态$CaCO_3$成核的位点。Faatz等人[33]报道了一种新的可重复生产规则球状ACC的方法，通过氯化钙和均匀地向溶液中释放二氧化碳的反应，作为一种烷基碳酸盐的碱性降解产物，在反应介质中均匀生成的CO_2阻止了气-液界面的形成，并因此使ACC作为一种主要相生成。由碳酸烷基酯水解生成的ACC已被证明是由在低浓度和高浓度碳酸钙水合相间进行液-液相分离形成的，在这一过程中，过饱和溶液的双节点处自发分解生成液滴并迅速脱水，形成玻璃态的水合ACC胶状粒子，含水ACC能够在干态下稳定存在很长时间。Gower等人[27]观察到了由液态前驱体形成的$CaCO_3$，他们研究了从含有低浓度聚天冬氨酸的溶液中结晶的情况，根据他们的假定，这诱导了作为矿物前驱体的液滴的液-液相分离。液态矿物相在基质上分解后经历了由非晶态到方解石的转变。Xu等人[34]提供了其他有关存在液态前驱体说法的证据，证明ACC的半球是在云母和聚二甲基二烯丙基氯化铵的改性表面上沉积的，依据对基质的化学改性和结晶溶液中添加剂的存在，ACC可以形成规则半球或连续片层，表明液体前驱体的存在易在结晶前形成多种形状。由液-液相形成的$CaCO_3$的无定型前驱体能够用图3.5表示出来。需要强调的是，描述晶态碳酸钙形成过程环境的相图是被压缩的。否则，ACC的形成和结晶可能在同一个时间发生，并且得到一个无定型和多种晶相的共混物。从这个相图我们可知，过程的温度和各组分的浓度影响了粒子的数目和直径。15℃下得到的球体的平均直径为750 nm，30℃下的球体的平均直径却只有

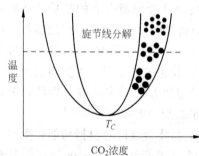

图3.5 在液-液相界面ACC粒子的形成相图[16]

470 nm。

以上描述的由碳酸烷基酯水解合成ACC的方法已被很好地表征并对材料的形态和粒子的尺寸进行了最优化，但这只是在稀释系统中。更高浓度的必要组分决定了使ACC沉淀的过饱和度，从而影响最终制品的性能。根据最新的研究，增加组分浓度包括$CaCl_2$、碳酸二甲酯（DMC）和NaOH的浓度，从10×10^{-3} mol/L增加到100×10^{-3} mol/L，能够在室温下以不含任何添加剂的情况下制得ACC。结果显示一批产品的质量随着组分的浓度的增加而增加，但是当计算合成过程中产生的$CaCl_2$的质量时就不总是成立了。重要的是DMC的水解决定了溶液产生CO_2的总量，这相对于DMC和$CaCl_2$浓度是存在过量的碱。对于$CaCl_2$的一个相对高浓度的

DMC 能够增加反应的产量,但只是当有相对高浓度的 NaOH 存在时才能够成立[16]。

不同组成的反应溶液能得到不同的 ACC 粒子的形态(图 3.6)。可从较宽的浓度范围得到球状粒子材料,但是它们的尺寸和聚集度很明显地受到反应所处环境的控制。当相对于 DMC 和 $CaCl_2$ 应用较低浓度的碱($20×10^{-3}$ mol/L)时,可得到最小的 ACC 粒子(550 nm)(图 3.6(a))。但是用 XRD 表征,包含 ACC 及小分数的方解石和球文石的产量很低(5%)(图 3.7 中 a 曲线)。相对于 DMC 和 $CaCl_2$ 应用较高浓度的碱能把产量提高到 30%,并且材料的质量也有所提高(图 3.6(b)),只由 ACC 组成(图 3.7 中 b 曲线)。进一步提高组分浓度能将产量显著提高到 55%。但是,从图 3.6(c)和图 3.6(d)可看到,这种无定型材料的球状粒子变得不很规则,而且更加团聚。通过改善试验的最佳温度或向反应介质中引入特殊的表面活性剂,从高浓度溶液中得到的 ACC 球的直径和它们的团聚度仍然能被改性。如添加以寡聚氧化乙烯-b-寡聚甲基丙烯酸为基础的聚合物表面活性剂能够降低 ACC 的平均直径至 100 nm 以下[33]。

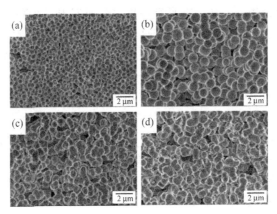

图 3.6 合成 ACC 的 SEM 照片[16]

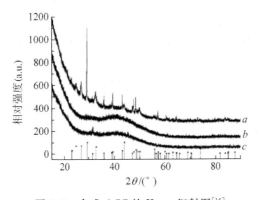

图 3.7 合成 ACC 的 X-ray 衍射图[16]

在 PEO 和 POO 双亲水嵌段共聚物用于 ACC 的预沉淀中也观察到了类似的现象。这些聚合物能使 ACC 粒子避免聚合。这个结果可以解释为嵌段共聚物与高浓度的 $CaCO_3$ 液滴表面之间发生反应,液滴是在 ACC 预沉淀上进行液-液相分离得到的[35]。聚合物添加剂是否与从高浓溶液中沉淀的 ACC 具有相同的效果仍在研究中。对从高浓度碱溶液中合成的材料进行 DSC 检测发现这是放热反应,范围从 60～280℃;随后是一个吸热转变,最高温度可达 300℃。依据 TGA 和 X 射线衍射结果,两个转变过程都与失水和由 ACC 向方解石晶形转变有关。根据 TGA 分析,ACC 以 $CaCO_3 \cdot 0.5H_2O$ 的形式存在于无定形材料中,其中水的质量分数为 8.5% 左右。非常规则的球状 ACC,没有被结晶态 $CaCO_3$ 所污染,能够由 20×10^{-3} mol/L 的 $CaCl_2$,200×10^{-3} mol/L 的 DMC 和 30×10^{-3} mol/L 的 NaOH 中得到(图 3.7 中 b 曲线)。

ACC 是亚稳态的,当其处于潮湿环境时,能够自发经历向晶态的转变,并伴随有水的产生,这一过程能够在高温下被诱导和强化[36],例如,在熔融状态下聚合物的复合。因此,ACC 的稳定是一个在挤出前的重要过程,不可控的水的释放能够影响复合过程并能引起聚合物的降解。在真空箱内,将 ACC 从 120℃ 到 200℃ 进行加热处理能够去除掉结构水。温度越高,加热时间越长,释放的水就越多。在加热过程中结晶发生的很迟缓,并且甚至经历 200℃ 加热 6 h 后仍有部分材料保持着无定型态,在干燥过程中粒子的无定型态并没有改变,只是球体表面变得更加粗糙。

经稳定化处理的 ACC 能用作聚丙烯(PP)的填料,这可作为一种商品化的聚合物使用;而在聚乳酸(PLA)中,可作为生物降解材料。在高分子基质中填料分散的质量能通过用 SEM 观察复合物的断裂节面进行估计。未经任何表面改性的 ACC 粉料的使用,能潜在地增强聚合物的分散度。

将无机纳米材料与高度有序的有机结构集成来生产与天然生物复合物近似完美的材料,已成为材料科学界一个重要的研究领域。晶体从无机前驱体中生长,该前驱体与有机分子联系,被视为设计这些复合物的重要步骤。以上的一些例子证明 ACC 从合成的或天然聚合物的超分子结构中沉淀使其对晶体形态进行控制,使制备出比生物材料更复杂结构的构想成为可能。

通过对碳酸烷基酯的水解可以制备得到 ACC,该方法能够运用液-液相分离(液态前驱体)来生产处于微米和亚微米范围的规则球状粒子状态的 ACC,该方法甚至在无任何可溶添加剂的存在下仍能进行。成核过程中平均直径和 ACC 粒子的粒径分布可为合成过程的环境所控制,例如温度、各组分浓度和聚合物的存在。这一过程可以用来合成大量的 ACC,这使得这种材料在光学、药物学和生物移植、催化剂和分离技术中的实际应用成为可能。

3.2.2 磷酸钙

磷酸钙盐是一类重要的生物矿物,它普遍存在于生物体无机硬组织中,如骨和牙釉质。其中以羟基磷灰石最为重要,一直是从事生物、医学和材料的科研人员的主要研究对象。磷酸钙盐的一个突出特点是它具有优异的生物相容性和生物可降解性,植入体内的磷酸钙盐不但不会与骨组织发生排异反应,还能够很快诱导新骨的生长并且与骨组织键合。

另一方面,磷酸钙盐具有多种物相和结晶形态,而且各种晶相的化学组分相差较小,晶格结构相近,在分析上存在一定的难度,这也是磷酸钙盐的沉积规律没有被完全弄清的一个原因。表3.3按钙磷比从大到小的顺序,列出了各种磷酸钙盐的化学式、名称和缩写。其中,重要的钙磷盐有羟基磷灰石(hydroxyapatite,HA)、磷酸三钙(Tricalcium Phosphate,TCP)、二水磷酸氢钙(Calcium Hydrogen Phosphate Hydrate,DCPD)和磷酸八钙(Octacalcium Phosphate,OCP)等。

表 3.3　各种磷酸钙盐的相关数据[37]

Ca/P*	化学式	名　称	缩　写
2.0	$Ca_4O(PO_4)_2$	磷酸四钙	TeCP(TTCP)
1.67	$Ca_{10}(PO_4)_6(OH)_2$	羟基磷灰石	HA
	$Ca_{10-x}H_{2x}(PO_4)_6(OH)_2$	非晶磷酸钙	ACP
1.50	$Ca_3(PO_4)_2$	磷酸三钙(α,β,γ)	TCP
1.33	$Ca_8H_2(PO_4)_6 \cdot 5H_2O$	磷酸八钙	OCP
1.0	$CaHPO_4 \cdot 2H_2O$	二水磷酸氢钙	DCPD
1.0	$CaHPO_4$	磷酸氢钙	DCP
1.0	$Ca_2P_2O_7$	焦磷酸钙(α,β,γ)	CPP
1.0	$Ca_2P_2O_7 \cdot 2H_2O$	二水焦磷酸钙	CPPD
0.7	$Ca_7(P_5O_{16})_2$	磷酸七钙	HCP
0.67	$Ca_4H_2P_6O_{20}$	磷酸二氢四钙	TDHP
0.5	$Ca(H_2PO_4)_2 \cdot H_2O$	一水磷酸二氢钙	MCPM
0.5	$Ca(PO_3)_2$	亚磷酸钙	CMP

* 原子比。

羟基磷灰石(Hydroxyapatite,HA 或 HAP)是矿物磷灰石族的一员,它的化学式是 $Ca_{10}(PO_4)_6(OH)_2$。它是一种含有羟基的钙磷盐,Ca/P 比为 1.67。HA 属六方晶系,空间群为 P63/m,点阵常数为:$a=9.423$ Å,$c=6.875$ Å。图 3.8 为羟基磷灰石的晶体结构投影示意图。羟基磷灰石是人体骨和牙的主要无机成分,占成人骨干重的 65%,而在牙釉质中以羟基磷灰石为主要晶态的无机物占了总重量的 96%~97%。羟基磷灰石的化学性质是各种磷酸钙盐中最稳定的。植入骨组织内的羟基磷灰石不仅不会引起排异反应,而且可以和骨直接结合,有良好的生物相容性。传统的羟基磷灰石制备方法是高温烧结,然而烧结的羟基磷灰石机械性能却不尽如人意,其断裂韧性只有约 1.0 MPa·m$^{1/2}$,与普通的玻璃相当,因而不能用作牙、关节和腿骨等受力较复杂的部位。

骨和牙的无机物由磷酸钙组成,存在形式为 HA,与大量蛋白质共存。生物 HA

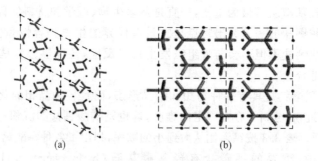

图 3.8 羟基磷灰石的晶体结构投影示意图
(a) c 轴投影图;(b) a 轴(b 轴)投影图

的结构非常复杂,因为矿物的成分不纯,即非化学计量比,Ca 经常缺少,CO_3^{2-} 在各种晶格位点替代 PO_4^{3-}。虽然我们在本书中称骨矿为 HA,实际上是碳酸磷灰石,其成分可表达为:$(Ca,Sr,Mg,Na,H_2O,[\ ])_{10}(PO_4,HPO_4,CO_3P_2O_7)_6(OH,F,Cl,H_2O,O,[\ ])_2$,其中 [ ] 表示晶格中存在缺陷。多数情况下都用 $Ca_{10}(PO_4)_6(OH)_2$ 表示。几种其他钙磷盐被认为是磷酸钙矿化过程的中间相。

作为生物矿化中一类主要的矿化产物,磷酸钙占有很主要的地位。其种类、性质、形成、转化机制等更是生物矿化研究过程中非常关心的重要问题。但是磷酸钙体系中物相种类繁多、性质相近,相互之间的转化复杂,且这些问题经常伴生而又难以分离、独立研究。

在这方面大量的研究中,比较多的集中在磷酸八钙向羟基磷灰石的转变。Iijima[38]等研究了在 pH 值为 7.4、温度 37℃ 的模拟人体环境的溶液中磷酸八钙向羟基磷灰石的转变。在实验的初始阶段不断向溶液中加入 Ca^{2+} 离子,此时不断形成磷酸八钙,说明 Ca^{2+} 离子对磷酸八钙的生成起到了关键性的作用;当停止添加 Ca^{2+} 离子时,磷酸八钙开始向磷灰石转变。转变初始四方结构(100)面的磷酸八钙片层晶体沿其短边出现刻槽,随着反应的不断进行刻槽不断向 c 轴方向加深,最终形成狭缝状结构。而狭缝的方向可能与磷酸八钙的晶体点阵中水分子的空间构形相关,因为磷酸八钙向磷灰石的转变过程中要不断地释放出水分子。在磷酸八钙和羟基磷灰石的转变条件研究中,很多都是关于有机成分的。如 Bigi[39]等研究了不同分子量的聚丙烯酸对磷酸八钙水解向羟基磷灰石转变的阻止作用。

一般认为在生物矿化体系中,羟基磷灰石是比较稳定的物相,而磷酸八钙是亚稳相。在有机物调制钙化的过程中,总是磷酸八钙从体系中在有机物的作用下先形成,然后再慢慢转变成磷灰石。许多研究分析了有机物对磷酸八钙的形成与生长的影响。Bigi[39]等研究了 PASP(poly-L-aspartate)对磷酸八钙的形成的阻碍作用及诱导已经形成的磷酸八钙在结构和形态上的改变。Combes[40]等人研究了在体外 37℃、pH 值为 6.5 时,血清对在 I 型胶原上沉积的磷酸八钙的影响,得出了磷酸八钙在 I 型胶原上沉积生长的过程。

无定形磷酸钙(amorphous calcium phosphate,ACP)是在采用湿化学法合成羟基磷灰石(hydroxyapatite,HA)时发现的一种磷酸钙的无定形中间相,它短暂地存在于湿化学法合成 HA 的过程中,很难在水溶液中稳定存在。后来,人们在利用 X 射线衍射研究人骨的矿物晶相时发现,骨的矿化物也存在相当一部分无定形的磷酸钙。ACP 具有其他磷酸钙无可比拟的优点:它的骨传导性以及成骨细胞粘附性能比羟基磷灰石还要好;它的生物降解速率比可降解磷酸三钙还要高,而且可以通过改变其组分对某些特性进行调节。因此,ACP 目前正被广泛地应用于生物医学领域,成为材料学界、生物学界和医学界研究的热点之一[41]。

早期的观点认为 ACP 的结构可能是磷灰石结构,只是磷灰石的晶粒非常之小以至其 XRD 图谱中无晶体衍射峰出现。有学者研究并计算了含有少数磷灰石晶体的磷酸钙的 XRD 图谱,并把它与 ACP 的 XRD 图谱进行比较后发现两者之间并不一致,于是认为 ACP 的结构不同于磷灰石的结构。还有一种观点认为 ACP 是羟基磷灰石和磷酸氢钙的混合物。Tropp 等人[42]利用 31P-NMR 方法仔细分析了羟基磷灰石、磷酸氢钙和 ACP 的 P 的化学峰位后,发现 ACP 的结构不同于羟基磷灰石和磷酸氢钙的混合物。这进一步表明 ACP 的结构是有别于晶态磷酸钙,即 ACP 是一种具有独特结构的磷酸钙物质。根据 ACP 的化学特性和 X 射线衰减径向分布信息,Posner 提出了 ACP 的结构模型:基本结构是 Ca/P 比为 1.5 的 $Ca_9(PO_4)_6$ 团簇,团簇内部不含水,这些团簇无规则堆积形成直径约为 9.5 Å 的粗糙球体并且团簇之间填充一些结构水,结构水的含量占 10%~20%(质量分数)。

3.3 几种天然生物矿物

3.3.1 贝壳

软体动物(mollusc)是无脊椎动物中数量和种类都非常多的一个门类,已经发现的现代种类加上化石种类一共有 12 万种,仅次于节肢动物而成为动物界中的第二大门类。软体动物适应力强,因而分布广泛,陆地、淡水和咸水中都大量存在。各类软体动物虽然形态各异、习性有别,但是基本特征十分相似,身体柔软而且大多数都不分节,一般都分为头、足、内脏团和外套膜(mantle)四个部分。外套膜通常分泌出钙质的硬壳(shell)保护在身体的外面。由于外套膜形状因种类而异,不同种类的软体动物的硬壳外形也就各种各样。根据这些硬壳和软体结构的差异,软体动物被分成了 10 个纲,它们就是单板纲、多板纲、无板纲、腹足纲、掘足纲、双壳纲、喙壳纲、头足纲、竹节石纲和软舌螺纲。

由于软体动物是生物矿化的重要研究对象,因此研究贝壳的性能、结构、成分等对明确生物矿化基本机制和生物调控机制具有重要的意义,贝壳也因此成为生物矿化领域的最主要研究对象之一。

3.3.1.1 贝壳的结构

成年软体动物贝壳结构类型较多,较典型的一类结构模式如图 3.9 所示,壳具三层结构,最外层称为表壳层(periostracum),主要由硬化蛋白质组成,厚度极薄,起着防腐蚀的作用;中层为棱柱层(prismatic layer),由(001)定向的柱状方解石组成;内层为珍珠层(nacreous layer),由垂直于 c 轴的文石板片组成。文石板片是珍珠层的最基本结构单元,一般多呈假六边形、浑圆形、菱形及不规则多边形等。在不同种类的软体动物中,小板片的粒度变化不大,一般直径为 2~10 μm,厚为 0.5~0.7 μm。板片在二维方向上排列形成微层,进而形成了珍珠层。除此之外,在一些种类的贝壳中还存在着交叉叠片层、簇叶和均匀分布层等结构。贝壳中的碳酸钙内还包含一些其他离子,比如 Fe^{3+} 和 Mn^{2+}。

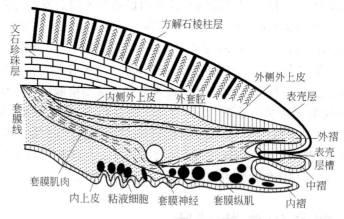

图 3.9 双壳类贝壳的壳边缘剖面图[43]

外套膜是贝壳形成的器官,见图 3.9 中外套腔以下部分。贝类从环境中吸收的钙通过外套膜细胞分泌的钙质进入外套膜外腔溶液,溶液中的钙离子浓度大约在 10mg/L[44]。碳酸钙沉积后最终形成晶体,有秩序的沉积在壳内表面,完成壳的长大和加厚,形成晶体与壳基质层相互交替排列的结构。

外套腔是指在贝壳与外套膜之间,由壳缘角质层封闭而形成的一个腔。腔内的外套腔溶液是贝类钙沉积的环境,是壳形成系统的液体部分。外套腔溶液由多种有机、无机物质混合而成。外套腔溶液是相对独立于血腔和体外水环境的[45]。

表壳层是一层富含赖氨酸残基的硬化蛋白质,覆盖于贝壳外表面,对贝壳的钙化层有防腐蚀保护作用,另一方面,角质层在贝壳边缘钙化层形成过程中为碳酸钙结晶提供了模板,并起着引导和组织作用[46]。角质层来源于外褶和中褶之间的外沟,呈多层结构,分为三层,每一层又由多层叠合而成。外层为基底细胞和周围少数几个细胞分泌形成的硬化糖蛋白基质,覆盖于贝壳最外面;中层为外褶内侧的柱状细胞分泌的糖蛋白物质形成,又称为纤维基质;内层由外褶外表皮细胞分泌的糖蛋白复合物组成。

不同纲的贝壳珍珠层的生长方式也有所不同,分砖墙型(brick-wall)(图3.10(a))和堆垛型(stack-up)两种(图3.10(b)),砖墙型是双壳类的生长方式,显示典型的叠瓦式生长形貌,每一微层以类似步阶的方式互相重叠,新生长的晶体沉积在步阶的边缘,晶体在横向上生长逐渐与微层聚合而使微层结构在横向上扩展。堆垛型是腹足类的生长方式,生长面呈锥形堆垛形貌,新生的晶体形成于每一锥形堆垛的顶端,然后横向生长,同时更新的晶体在顶端形成,较老的晶体在横向上继续生长使堆垛保持锥形形貌,横向生长最终使邻近堆垛的晶体接触,这些晶体相接形成了珍珠层的微层。

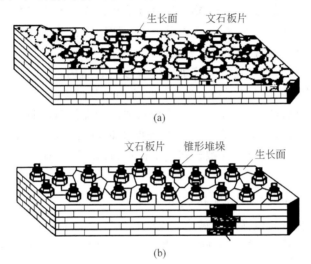

图 3.10 贝壳珍珠层的结构及生长面[47]

3.3.1.2 贝壳的机械性能

贝壳具有优异的力学性能。珍珠层为天然复合材料,其中95%(体积分数)是片状文石,其余5%是蛋白质多糖基体。这些文石片交错排列成层,文石片间填充着有机基体。

无机成分碳酸钙本身具有较高的强度和硬度,但是韧性不佳。而珍珠层硬度是普通文石的2倍,韧性是后者的1000倍。为了揭示其高韧性的根本原因,同时也为设计制备更优异的复合材料提供依据。

有机质的增韧机制有三种:裂纹偏转、纤维拔出和有机质桥接[48]。

在珍珠层中经常可以观察到裂纹偏转的现象[48],主要沿着层片间的有机层扩展,尤其是当断裂发生在沿垂直于文石层的方向上时。这样的裂纹偏转之所以能够提高材料的韧性,主要有两个原因:通过偏转使得裂纹的扩展路径得到增长,也就意味着裂纹在扩展过程中吸收了更多的能量;当裂纹偏转到不易形变的方向时,裂纹扩展的阻力将会明显增大,从而引起外力增加。

裂纹偏转的同时常常伴随着纤维拔出[48]，这是增韧的另一个机制。断裂主要沿垂直于文石层的界面发生，而平行于文石层的界面则保持紧密接触。于是，有机基体与文石层之间的粘结力将阻止裂纹的进一步发展。这就是所谓的纤维拔出增韧机制，这里的"纤维"就是文石片。

形变和断裂的过程中，有机基质与相邻的文石层彼此粘合。在有机相与文石片之间存在着较强的界面，从而增大了相邻文石层之间的滑移阻力，也增强了纤维拔出的增韧效果。有机基体就像一座桥一样连接着彼此隔开的文石层，降低了裂纹尖端的应力场强度因子，增强了裂纹扩展阻力，从而提高了材料的韧性。Smith 等人[49]使用模型分析了桥接的短链分子、模块长链分子和长链分子的应力应变曲线，与实际贝壳的应力应变曲线比较发现，模块长链分子在增韧中起了很大的作用，这种增韧机制对复合材料的制备具有指导性的意义。

此外，还有一些研究者通过计算机模型模拟文石结构，通过计算来分析其性能。例如，Song 等人[50]模拟计算了具有矿物桥的文石结构的断裂性质，与没有矿物桥的文石结构相比有显著的增强，在与实际的珍珠层断裂曲线进行比较后发现与具有矿物桥的模拟结构类似，因此认为可以间接证明矿物桥的存在。Katti 等人[51]则完全使用三维的六边形板片模型，模拟计算出了这种结构的屈服应力，与实际数据具有较好的相似性。

3.3.1.3 贝壳中有机质的成分和结构

贝壳中的有机基质包括外套膜外上皮细胞分泌的蛋白质和糖类物质。其中的蛋白质是由相对分子质量、结构、酸碱程度均不同的、多种性质的蛋白质组成的异相混合物，其相对分子质量大小从 5～500 不等。根据在乙二胺四乙酸二钠（Na_2EDTA）中的溶解性，分为两大类：可溶性有机质（soluble matrix protein，SM）和不溶性有机质（insoluble matrix protein，IM）。

SM 是多种小分子多肽的混合物，相对分子质量从数千到数万。它的组成具有多态性：不同种类动物、同一种类动物的不同生理状态、不同发育阶段、同一贝壳的不同晶层的 SM 都有很大的差别。

SM 中按照质量分数计算，蛋白质约占 60% 以上，其次为磷酸盐，在不同种类壳中从 1%～30% 不等（一般 12%），硫酸盐为 0～15%，碳水化合物为 0～6%。其中的蛋白质通过离子交换色谱和高效液相色谱分离可分出多达十几个组分以上，尚不能保证各组分为纯的蛋白质，但一般总是由一到两个组分为主[52]。如表 3.4，对这些组分进行氨基酸分析，发现其中含有大量的 Asp、Ser 和 Gly 序列[53]，因此，它是一类强酸性的蛋白质。

SM 中含有许多明显分段的组分[54]，其一级结构中主要氨基酸顺序是 $(Asp-Y)_n$，此外，一级结构中还包括疏水性氨基酸区域，多聚丝氨酸，这种序列类似于胶原和蚕丝等结构蛋白质的序列特征。红外光谱技术发现，此类蛋白质大多呈 β 折叠结构。研究认为，SM 的酸性侧链可以吸引钙离子，达到诱导形核的效果。

表 3.4 软体动物贝壳中的未分离的蛋白质特征[55]

氨基酸	珍珠层萃取的可溶蛋白 x	在阴离子交换柱上纯化得到的成核片断 y	在凝胶过滤柱上纯化得到的成核片断 z
Asx	29.7	36.2	35.6
Glx	14.8	13.4	5
Ser	13.6	19.3	24.2
Gly	18.2	14.3	13.7
His	0.6	0.5	0
Thr	3.3	2	1.4
Ala	9.5	6.2	3.8
Arg	1.8	0.5	0
Tyr	1.9	0.8	0.5
Cys-Cys	1.2	0	0
Val	2.8	1.7	1.6
Met	1.2	0.4	0.3
Lle	1.9	1	2.3
Phe	2	1	0.7
Leu	3	1	0.7
Lys	1.9	0.8	1.8
Pro	3.7	1	8.4

* x、y、z 为摩尔分数； **(Asx=Asp 或 Asn；Glx=Glu 或 Gln)。

贝壳中的 IM 相对分子量大得多，即使在强酸强碱的作用下也不会完全溶解，其中富含疏水基团，趋碱性，一般认为 IM 主要由类丝纤蛋白和碳水化合物(几丁质)组成，在有些壳中 IM 完全由蛋白质组成。IM 中的 Asx、Glx 含量比 SM 中低得多，Gly、Val、Ala 及 Lys 含量增高，含有大量的 poly(Ala) 和 poly(Gly) 序列，属丝蛋白类蛋白质，二级结构主要为 β 折叠片。Sudo 等人[56]通过对 IM 的基因克隆，由基因序列推测，poly(Ala) 序列主要是用于形成 β 折叠结构，而位于氨基端和羧基端的 poly(Asp) 序列主要用于结合钙离子。现在一般都将 IM 看作为生物矿化的构架蛋白(framework protein)。

SM 和 IM 在晶体间以多层的形式存在，IM 作为预组装的构架蛋白提供珍珠层的分层结构，其表面带有一些正电荷，而 SM 由于表面带有负电荷而吸附在 IM 表面，另一面与晶体表面直接接触，诱导碳酸钙晶型和形核长大。Weiner 等人[57]最早提出了层间有机基质的五层结构，认为 β 几丁质在中部，两侧为类丝纤蛋白，再外层为酸性大分子即 SM，SM 与无机晶体表面接触。但是 Weiner 组的 Levi 在最近的研究中使用低温透射电镜观察了层间基质的结构，并没有发现类丝纤蛋白的存在，因此推测在晶片生长之前应该是以凝胶状态存在，而酸性大分子则处于凝胶环境中，在 β 几丁质表面组装成膜，以诱导晶体形核长大，当晶体长满层间的空间后，类丝纤蛋白就被推挤到晶体边缘形成同层晶片间的有机质，如图 3.11。有机基质的成分和在晶体周围的分布是理解生物矿化过程的重要依据之一。

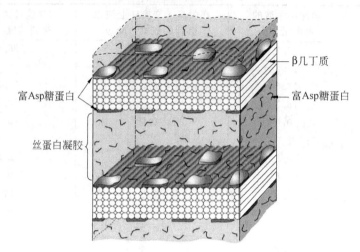

图 3.11 层间有机基质的结构示意图[58]

3.3.1.4 贝壳的生长机制

一般认为,贝壳是通过有机质的调节作用形成的,而有机质的成分和功能是受基因控制的,因此贝壳的形成究其原因是受遗传控制的,但这种控制作用的详细机制和过程目前仍了解甚少。贝壳的形成经历了以下过程。

(1) 软体动物分泌蛋白质进入外套腔中,新转录的蛋白质经过转录后的修饰作用,发生磷酸盐化、糖基化和硫酸盐化。

(2) 有机大分子预组装,即 IM 大分子内和分子间通过碱性域及 Cys 残基之间的二硫键,以及 Lys、Tyr 等残基的相互作用;或通过锚蛋白(anchorprotein)将 IM 和 SM 交联[59],使有机分子自组装形成高度有序的结构。

(3) 界面分子识别,SM 通过酸性域结合外套腔溶液中的 Ca^{2+},使 Ca^{2+} 浓度富集,动物呼吸产生的 CO_2 经碳酸酐酶的作用形成 HCO_3^-,HCO_3^- 和 Ca^{2+} 作用形成 $CaCO_3$ 沉淀。反应产生的质子 H^+ 可通过海水稀释或通过质子泵除去,使反应持续进行[60]。

(4) 生长调制以及亚单元组装成高级结构。由于有机质是高度有序的结构,因而 $CaCO_3$ 结晶时受有机质结构的控制,以取向附生的方式进行,结果使 $CaCO_3$ 的结晶学定向和粒度及形貌严格受到控制。

表壳层蛋白对于棱柱层的晶体形成具有重要的调制作用。在研究整个贝壳形成、长大、加厚过程中,Petit[61]通过对淡水贝 *Amblema plicata perplicata* 壳缘形成的细致观察研究,发现表壳层中的中层和内层都能结合大量的钙,推测这两层在壳缘的棱柱层和珍珠层的形成中起着相应的调节和组织指导作用。从外沟出来的角质层向壳缘靠近的过程中,在角质层的中层出现许多囊泡,囊泡起着分割矿物质的作用,囊泡中逐渐堆积矿质复合物,并由针状矿物质融合为球状亚单位,囊泡也不断伸长,成为圆柱状,当其向壳侧迁移时,这些充满了结晶亚单位的圆柱状就变成了特征性的棱柱状结晶单位,并在其表面能不断的结合无机复合物或小晶体,使棱柱状结晶不断生长,最终形成典型的贝壳棱柱层。而珍珠层则进一步在棱柱层表面异型形核,生长出层状结构。

3.3.1.5 贝壳珍珠层的生长机制

贝壳中结构最典型、性能最优异的是珍珠层,更由于其良好的医用和药用性能而备受关注。对于贝壳珍珠层形成机制的解释有许多种,其中最重要的两种就是矿物桥(mineral bridge)和异型形核(hetero epitaxy)。前者认为,层间基质中的孔洞使得晶片之间存在着物理上的连续生长,而后者认为每个晶片都是由有机质诱导形核长大的。

"矿物桥"理论认为,在珍珠层形成过程中,通过层间有机基质的孔隙形核,文石晶体保持生长,每一个新成核的文石小板片朝套膜方向垂直生长,直到碰到另一层层间基质板片,此时垂直生长才会终止,然后小板片横向生长形成新的小板片(图 3.12)。

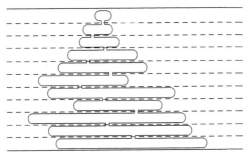

图 3.12 矿物桥理论:文石的连续生长[62]

矿物桥理论主要是基于堆垛型珍珠层的结构的研究基础上提出的,主要依据有如下几点。

(1) 堆垛型珍珠层中同一堆垛中的不同微层的文石小板片的取向是完全一致的,很有可能是通过连续生长形成的单晶体[63]。

(2) 各种研究手段都证实在微层间有机质板片中存在几十到 100 nm 大小的孔隙[64]。

(3) 同一堆垛中相邻文石板片中心位置的水平偏移与层间有机质中孔隙的偏移(间隔)是一致的。Schaffer 等人[64]提出的具体晶体生长过程如图 3.13,由于文石的 c 轴方向生长速率远大于 a、b 轴方向,因此文石长出时最先以小山包的形态出现,顶端接触到下一层的有机基质以后停止生长,开始横向扩展,在有机基质片层上找寻到孔隙以后,可以继续沿 c 轴方向突出,形成下一个层片的籽晶。

矿物桥理论对于腹足类堆垛型珍珠层的形貌和结构都给出了很符合的解释,但是对于双壳类的砖墙型结构不是非常适用,虽然对于砖墙型珍珠层文石取向的研究也发现,相邻的几个文石晶体取向具有很大的相关性。这间接暗示了矿物桥在双壳

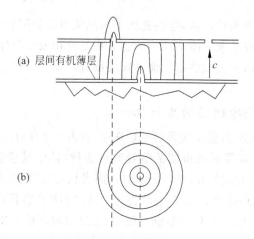

图 3.13 文石通过矿物桥的生长过程,线条表示逐渐生长的前沿[64]
(a) 侧视图;(b) 俯视图

类中存在的可能性,但至今尚无直接证据。

"异型形核"理论认为,在珍珠层的生长前沿,新的晶片总是在台阶边缘形核,然后长大至与周围晶片接触,每个文石板片都是通过形核-长大得到的,板片间并不存在物理上的连接。在形核时,文石是通过有机基质表面和晶体点阵的结构匹配作用形核并且长大为晶片的。这种界面识别作用使得基质的结构决定了其诱导出的晶体都具有垂直的 c 轴取向,但是晶体间并不连续,因此 a、b 轴取向不一定相同。最新的研究结果[65]使用抗体标定的方法,发现"文石诱导蛋白"均分布在文石板片的表面中部。这说明,板片应是由这些蛋白诱导形核,然后长大至充满空间的,这一结果支持了异型形核的理论。

以上两种生长机制属于传统的观点,但是近期的一些实验证据和研究焦点开始倾向于"相转变"理论(polymorph switch)。这些研究认为,壳层中的碳酸钙晶体是并不是直接形成的,而是通过无定型碳酸钙作为前驱体,经过一段时间的相转变后才形成晶体。

Hasse 等人[66]与 Weiss 等人[67]通过对不同种类的幼生贝壳的研究发现,不论是棱柱层还是珍珠层当中都含有较多 ACC 相,而 ACC 在成年贝壳中含量很少,因此认为贝壳中的方解石或者文石相都是由 ACC 转变得到的。ACC 在生物矿化过程中所起的作用,可能会比界面作用更为重要。Nassif 等人[68]最近通过 TEM 高分辨相观察,发现贝壳珍珠层的文石板片边缘部分都存在着 ACC 相,见图 3.14,很可能是

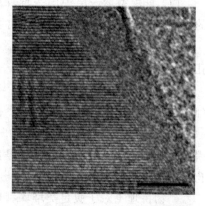

图 3.14 珍珠层中文石板片边缘处的 ACC 高分辨图像[68]

在发生 ACC-文石相转变过程后残留下来的,这为上述观点提供了新的实验依据。

因此一些研究者认为,镁离子和有机基质在矿化过程中,可能稳定 ACC 相并减缓其向方解石或者文石相转变的过程,然后通过一些未知的作用决定转变后的晶体取向。这与现有的异型形核、矿物桥理论是不同的思路。可以预见,ACC 将会引起研究者们的更多关注,讨论 ACC 在矿化过程中的作用和机制的研究,也会逐渐增多。

此外,还有一些看法,例如:

细胞内结晶细胞外组装说,认为套膜细胞分泌有机质、离子等成壳前驱物,这些前驱物在套膜和表壳层之间的外套腔经一系列相互作用结晶沉淀而形成了壳,碳酸钙晶粒首先在贝类细胞组织中形成,然后被输运到细胞外组装成壳。Mount 等人[69]就发现了一种含有碳酸钙晶体的粒细胞,会在棱柱层的生长前沿上释放其包含的晶体。

隔室说认为机质预先形成隔室(compartment),晶体在隔室中成核生长,隔室的形状限制了晶体的形状。

贝壳珍珠层的文石板片的取向研究对于明确珍珠层形成机制具有非常重要的作用,是支持矿物桥学说的重要依据之一。对于珍珠层中文石 a、b 轴取向的研究最早开始于 20 世纪 80 年代初期,之前通过一些材料学的方法已经明确确定了其 c 轴的取向是垂直于文石板片堆垛方向(即珍珠层生长面方向)的。

a、b 轴取向研究长期以来始终没有形成统一的认识,一部分原因在于不同种类贝壳之间的取向规律具有差异性。另一部分原因在于板片的 a 轴方向并不是完全相同的,但也不是完全杂乱无序的。在某些种类贝壳的珍珠层中,可以观察到新形成的文石晶体,a 轴都大致沿着同一方向;在冯庆玲等[70]的一些实验中,通过对同层、不同层的相邻文石板片进行选区衍射分析,发现它们的 a、b 轴取向偏差在几度之内,因此提出了"取向畴"的概念。实验发现,珍珠层断面相邻文石晶片往往具有相同的位向。珍珠层相邻文石晶片的位向关系可用一个畴的模型来表示。珍珠层的这种晶体结构是有机基质指导矿化的结果,而且与其力学性能特别是韧性机制密切相关。

清华大学侯文涛[71]使用柠檬酸对贻贝珍珠层进行了有限程度地腐蚀,大量地研究了同层文石板片的取向分布信息,并且建立了基于实验结果的生长机理模型。经过多次柠檬酸腐蚀实验,选取取向比较清晰的一张 SEM 结果进行统计分析,如图 3.15(a)。测量后得到的文石板片角度有 200 个,角度精确到 1°。在图 3.15(b)的分布散点中,可以明显地看到−10°左右角度非常密集,而两侧相对稀少,对散点图进行曲线拟和,得到了具有一个主峰和两个副峰的曲线。对其他 SEM 图像的统计结果也得到了类似的主副峰,只不过两侧的副峰高度可能会有所差别,因此可以证明此图像的统计结果具有取样代表性。定义主峰处即主要择优取向多晶片为Ⅰ型晶片,两个次峰处即次要择优取向多晶片为Ⅱ型晶片。

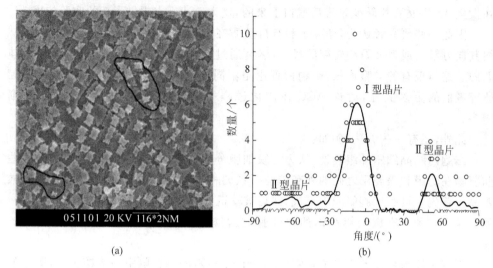

图 3.15 柠檬酸腐蚀后文石板片的取向统计[71]
(a) 原始照片,黑圈标出的少数晶片与大部分晶片方向不同,为Ⅱ型晶片;
(b) 统计角度的分布和 Savitzky-Goloy 拟合曲线

经过计算,63%的板片轴向集中在主峰处的 30°范围内。此结果证明了在大范围内,文石板片既不是具有完全相同或者近似相同的取向,也不是在几个晶片范围内取向相同,在其他地区具有截然不同的取向。在贻贝珍珠层中,a、b 轴的取向不能用相同或不同的简单数学语言进行描述,而只能通过统计分布描述为"具有特定的择优取向"。

晶片的生长机制主要有异型形核和矿物桥两种学说。如果按照异型形核的理论,每个晶片都是自形核得到的,那么在大量Ⅰ型晶片中,Ⅱ型晶片按照正常的概率应该呈分散状分布。

由图 3.15(a)柠檬酸腐蚀结果的 SEM 图可以看到,Ⅱ型晶片并不是零星分散的,而是在黑圈所标示的一些小区域内集中分布,因此贻贝珍珠中的文石晶片不可能是完全通过异型形核生成的。次要择优取向的集中分布,只能通过矿物桥的连续生长方式得到解释。其可能的生长方式具有以下两种。

(1) 类似腹足纲贝壳的连续生长,如图 3.16(a)。在珍珠层形成后,晶体通过层间的孔洞发生不间断的生长,在表面观察到的一些临近的Ⅱ型晶片实际上具有同源性,即在物理上都可以连接到同一个初始的晶片。

(2) 矿物桥与异型形核共存的生长方式,如图 3.16(b)。异型形核存在于珍珠层的生长过程中,但并不是每个晶片都由形核得到。部分晶片是由形核长成,而部分晶片是通过矿物桥从前一层的晶片生长出来的,因此临近的晶片可能在物理上是不连续的,也可能是连续的。

这两种可能的形成方式在对生长面的观察时没有区别,只有在截面上研究大量的晶片取向才能够确定。但是,由于柠檬酸腐蚀获得晶体取向信息的方法只适用于珍珠层的生长面,对于截面不能进行分析,因此无法具体验证上面两种可能的真实性;而使用选区衍射方法对截面进行研究时,很难确定次要择优取向的位置并且一直追溯其初始晶片。所以这两种可能只是作为假设提出而无法通过直接的观察给予验证。

最近一些学者将高分辨电子背散射(EBSD)方法引入了贝壳取向研究,对贻贝文石层的截面进行了观察,如图3.17,在001极图中,a轴附近的晶片取向分布较密集,b轴附近也有一些分布,两者之间的中部区域几乎没有分布。

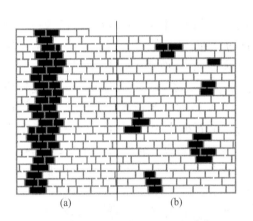

图 3.16 文石晶片的生长机制[71]

灰色为层间基质,白色为Ⅰ型晶片,黑色为Ⅱ型晶片
(a) Ⅰ型晶片的不间断连续生长;(b) Ⅱ型晶片的间断连续生长

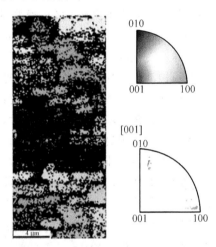

图 3.17 文石珍珠层的电子背散射图像,取向与位置的对应[72]

在珍珠层截面的取向-位置对应图中,可以明显看出图片中部深色的区域(极图中b轴附近的取向点),是具有集中分布特征的。在观察范围内,这些取向相同的板片具有七个板片的高度,而且没有持续向上或向下延伸更长的距离。这样的形貌从机制方面就支持了图3.16(b)的模型,排除了图3.16(a)的模型。

异型形核学说和矿物桥学说,长久以来一直是软体动物结构生物学中的争论焦点之一,对于不同的纲目、种类的贝壳,往往具有不同的结果和实验支持,所以至今还没有形成统一的认识。在基于侯文涛[71]研究结果提出的生长机制中,运用了两种机制共存的模型来解释实验现象,为贝壳生长机制争论提供了一种新的思路,也许并不是"非此即彼"的单选,而是"二者皆是"的复选。

3.3.2 珍珠

人们在绝大多数主要非脊椎动物中都发现了钙化组织,其中最简单、最具代表性的是珍珠和贝壳。

珍珠层是构成珍珠和贝壳的主要结构。作为一种典型的天然生物矿化材料,珍珠层的构成含有令人类佩服的特殊的组装方式,因而具有强韧性。对其结构和性能的研究也将指导仿生材料的研制。对珍珠层微结构的研究不仅可以为培育较高经济价值的珍珠提供科学依据,而且还可为制造高级的有机-无机复合材料提供新的思路和方法。

珍珠层每层厚度约 50 nm,镶嵌在厚约 30 nm 的蛋白质-多糖有机基质中。有机基质在限制晶体厚度中起关键作用。观察珍珠层层面,发现这些小平板的板面是很不规则的多边形。珍珠层是贝壳内面的一层,主要由文石结晶组成。珍珠层中文石晶体的形状,尺寸比较均匀,通常为多角片型,六边形居多,晶片厚度在 $0.25 \sim 0.99~\mu m$ 之间,晶片尺寸为 $2 \sim 3~\mu m$。

球文石是碳酸钙的另一种晶型,由于热力学的不稳定特性,在自然界鲜有发现。而在我国淡水珍珠中,却发现大量球文石的存在,马红艳[73]报道了在淡水无光珠中发现球文石。这些球文石的存在使得珍珠失去光泽,而严重影响珍珠质量。

对比正常的珍珠层中文石板片,乔莉等[74]研究了球文石在珍珠中的形貌和分级结构。研究发现这些球文石和文石一样具有复杂的分级结构。如图 3.18(a)所示,球文石珍珠表面排列着大量的形状规则的球文石板片,图 3.18(b)和(c)显示了这些排列板片截面的形貌,长边一侧的长度约为 $8~\mu m$,断边一侧的长度约为 $2~\mu m$,排列成层状。乔莉等给出了球文石珍珠层的分级结构:球文石的一级结构是 $8~\mu m \times$

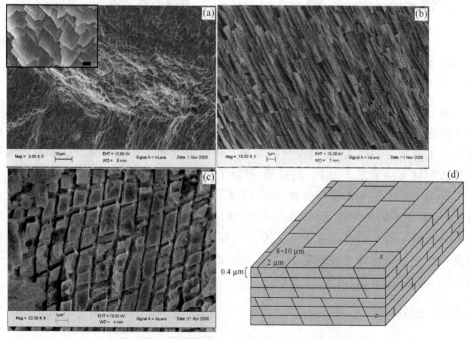

图 3.18 球文石珍珠层的三维微观结构和示意图[74]
(a)(长×宽)面;(b)(长×厚)面;(c)(宽×厚)面;(d)三维结构示意图

2 μm×0.4 μm的长方形板条；这些板条在二维上整齐地排列起来，球文石板条的周围包裹着有机基质；在另一个生长周期上，新一层的板片又生长在旧一层的球文石板片上。这样一层层的生长下去，就形成了一种砖墙式结构。这种"砖墙"式的生长方式在珍珠层中经常出现，但至今没有比较完善的理论来解释这种现象。

有些半无光珍珠中文石和球文石共存，如图3.19所示，在同一颗珍珠中发现了文石和球文石。文石和球文石在一颗珍珠中出现的位置是不固定的，但是可以用肉眼观察到它们的界限。通过SEM观察，文石和球文石板片的接触方式有两种，可以称为side-side接触模式和front-back接触模式。在图3.19中，可以看出较饱满的板片为文石板片，文石和球文石板片有连续和明显的界限。有时候两种板片的侧面相接触，如图3.19(b)；有的时候两种板片的表面相接触，如图3.19(c)。有关这种不同碳酸钙晶型共生的现象在其他生物矿物中多次发生，但是文石-球文石界面尚没有研究先例。晶型的转变是一种蛋白提示的结果，如果要进一步分析导致晶型转变的原因，应该结合珍珠中的有机基质进行分析。

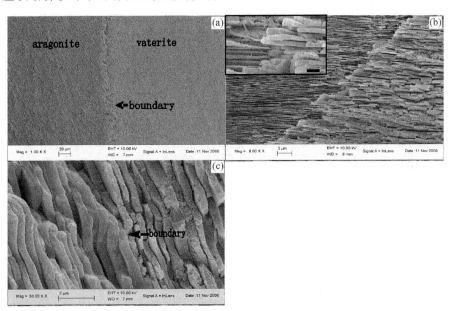

图 3.19 淡水珍珠中文石-球文石的共生界面[74]
(a) 界面图；(b) 侧面接触模式；(c) 正面接触模式

淡水珍珠中球文石和文石常常共生在一起。在淡水珍珠中，文石珍珠的硬度和杨氏模量都要比球文石珍珠高一倍；生物相容性相当；所含有的有机物质的含量和微量元素的种类没有明显的差别。另外，这种自然界极不稳定的球文石在生物体中的稳定性和与其共生的文石基本一样。自然界中的球文石在较低温度下就转变成方解石，而淡水珍珠中的球文石晶体其相变温度与文石相变温度相当，相变温度560℃。自然界中的球文石在水溶液中很快溶解，其溶解度很高。而在乔莉等[75]设计的溶解度实验中,发现球文石粉末可以在纯净水中浸泡 20 天而不发生相变。在 EDTA 和柠檬酸的溶液中,球文石和文石的腐蚀溶解速度基本一样。从以上几点可以看出,珍珠中的球文石具有较高的稳定性,这也是它可以和文石长期共存而没有被取代的原因。对于球文石稳定存在的研究,乔莉等[75]认为主要有内在和外在两个原因,内在原因是球文石晶体板片中有大量的孪晶堆垛,这种缺陷可以使晶体以更低能量的状态存在;外在原因是珍珠层间蛋白对于稳定球文石晶型和形貌起到关键作用,对于有机基质诱导和控制晶型的研究已经被多次证实,而且已有科学家提取出一种诱导球文石的多肽。

目前我国珍珠产量占全球的 95%,但销售总额仅占 9%。珍珠质量已成为制约我国淡水珍珠发展的重大因素。珍珠的良好的生物相容性使其越来越多地应用于生物医用材料,这种球文石层的存在不但降低了珍珠的光泽,而且极有可能影响其生物相容性。研究球文石形成原因并找出调控的主要因素,在养殖过程中抑制其形成,具有重大的应用价值。球文石/文石的调控机制是一个崭新的研究课题,无光珍珠中球文石和文石的界面观察表明其是良好的研究个体,补充了生物矿化中碳酸钙体系的一个空缺。

3.3.3 鱼耳石

鱼耳石是存在于硬骨鱼类内耳(inner ear)的膜迷路(membrane labyrinth)内,主要由碳酸钙构成,起平衡和听觉作用的硬组织。内耳的椭圆囊(utriculus)、球囊(sacculus)和听壶(lagena)中分别具有微耳石(lapillus)、矢耳石(sagittae)和星耳石(asteriscus)各一对,其形貌、所在位置、形状和物理性质如表 3.5 所示。

表 3.5 鲤鱼耳石的形貌及矿物学特征表[76]

鱼耳石中文名称	鱼耳石图片	鱼耳石位置	形 状	物理性质
*星耳石 (asteriscns)		听壶 (lagena)	似桃心形 分左型和右型	无色-白色,透明-半透明,油脂-玻璃光泽,硬度 2.5~5.5,性脆
矢耳石 (sagittae)		球囊 (sacculus)	似针状 分左型和右型	
微耳石 (lapillus)		椭圆囊 (utriculus)	似矩形 分左型和右型	

1971 年,Pannella[77]观察到银无须鳕耳石上日轮的存在,并将其简单地分为快生长带(fast growth zone)和慢生长带(slow growth zone)。1985 年,Campana 等[78]

认为耳石日生长轮由增长带(incremental zone)和间歇带(discontinuous zone)组成，前者宽而透明，主要成分是碳酸钙；后者窄且不透明，主要成分为有机质。近期研究显示，耳石中的有机质是一种含OSM(EDAT可溶性基质)的网状纤维物质。

耳石经打磨后，透射光下可见透明区和半透明区，反射光下，前者为暗带，后者为明带。暗带较宽（第一环除外），形成时间长，对应于沟所在的位置；明带较窄，形成时间短，对应于脊所在的位置（图3.20），一般以明带作为耳石的年龄标志。

通过扫描电镜观察，发现年轮为一条、两条或几条挤在一起的较深的沟环。耳石上也存在副轮，副轮通常由几条不闭合的沟环组成，副轮的沟环比年轮的浅。

耳石核的中心是耳石原基，称为中心原基。大多数鱼类的耳石只有一个原基，有的

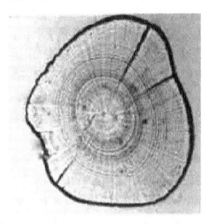

图3.20 有明银鱼耳石光学显微照片[79]

鱼类的耳石除一个中心原基外，还有多个附属原基，如三棘刺鱼、尼罗罗非鱼等。日生长带在附属原基外围处同时围绕原基与附属原基，具有增宽现象；附属原基形成的机制尚不清楚，一般认为其形成与鱼体和耳石发育的变态有关。耳石的中心核由碳酸钙的不定形体组成，其外部分则由碳酸钙的文石晶体规则排列而成。

Campana等[80]于1997年组织4个国家12所大学和研究所共同测量了细须石首鱼的耳石元素组成。其中96.2%的耳石质量由$CaCO_3$组成，0.7%为痕量元素构成，余下的3.1%为有机质。现已发现，耳石中含有钙、铝、锶、铁、钠、钾、氯、氮、硫等多种化学元素。

鱼类在与外界环境进行物质交换的过程中，环境中的化学元素不断被摄入鱼体，在鱼体内经过一系列的代谢、循环，最终沉积到耳石上。鱼类耳石的结构与组成相当稳定，可能反映鱼类的生长情况及一生所经历的环境变化。关于耳石中化学元素的沉积规律，前人作过较多的研究。海淡水洄游性鱼类从海水进入淡水或从淡水进入海水后，耳石中Ca、Sr等元素的沉积量会有明显的变化。生活在淡水各水体的大西洋鳟耳石中，锶含量在个体间的变化依赖于水体中该元素的含量的变化。因而，一般认为耳石各部分元素沉积量与环境中该元素的可利用率以及水化学特性等有关。此外，耳石中化学元素的沉积是一个生理过程，与环境温度关系密切。所以，很多学者认为分析耳石中化学元素的沉积规律有助于鱼类生活史的研究，甚至通过耳石中化学元素的分析来研究水域的污染度。

目前国内外正在积极开展对鱼耳石生物矿化的研究。Tomás等[81]对不同水域多种鱼类耳石的微结构和日轮形貌进行了观察。巴黎大学对海鱼耳石中的可溶蛋白进行分析，表明其中既含多糖又含蛋白质成分，其分子量在很大范围内变化，其中多

糖的酸性高于蛋白质。东京大学的 Murayama 识别了斑马鱼耳石中的 Otolin-1 和 OMP-1 两种蛋白[82]，认为耳石矿化的过程主要是 OMP-1、Otolin-1 以及 starmark 相互作用并调制碳酸钙形核生长的过程。英国利物浦大学研究青鱼耳石的球文石与文石中的可溶基质后发现，球文石型耳石中的蛋白质浓度高于文石型耳石，认为半透明球文石的出现可能是由于不可溶蛋白所引起的。德国 Stuttgart-Hohenheim 大学用激光扫描显微镜发现钙离子首先沉积在耳囊内感官上皮细胞和耳石膜周围，证明耳石的矿化与感官上皮细胞有密切关系。

清华大学材料系生物材料研究组对鲤鱼耳石的成分、形貌、晶型及分级结构进行了研究。红外、拉曼、X-ray 结果证明，鲤鱼耳石中微耳石及矢耳石的矿物成分为文石，星耳石的矿物成分为球文石，这使其成为研究天然球文石的良好取材。利用弱酸和 EDTA 腐蚀的方法得到了耳石更加清晰的日轮形貌图片（图 3.21(a)），这是研究鱼类生命活动周期、鱼类生长时段元素富集、耳石矿物结构的基础。此外，对鲤鱼耳石的扫描电镜观察还得到了鲤鱼耳石的内部结构有规律的分级结构的信息（图 3.21(b)）。体外矿化模拟是研究生物矿化的直接而有效的手段，利用耳石的新鲜自然断面进行碳酸钙的矿化模拟，结果显示在微耳石表面得到了针状的文石晶体，在星耳石表面得到了碟状的球文石晶体，证明耳石中所含有的有机质对于碳酸钙沉积物的晶型具有调控作用（图 3.22）。

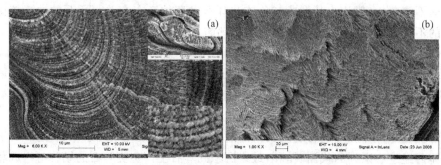

图 3.21　鲤鱼耳石的 SEM 形貌[83]
(a) EDTA 腐蚀后耳石的日轮；(b) 耳石内部结构

3.3.4　鸵鸟蛋壳

蛋壳由方解石构成，体积分数占 96%～98%，其余是有机的水合物物质，有机物扩展分布于整个壳材料，因此假如碳酸钙溶解，剩下的是有机物质的"灵魂"。组成鸟类蛋壳的方解石晶体是从位于纤维状卵壳膜上的许多离散的形核点生长而成的。这些点形成了球状生长的中心。乳突是很小的（10 μm）离散的蛋白质球面。在脱钙后的蛋壳上可以观察到有凹陷的小洞，小球状的方解石晶体通过这些洞排出。因此乳突是实验研究蛋白质与晶体相互作用的最重要的材料来源之一。

由于蛋壳材料形状的复杂性以及材料本身的脆性，使得 TEM 试样的制备非常

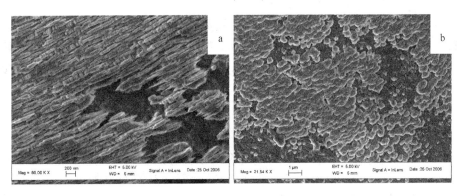

图 3.22 以耳石的新鲜断面为基体模拟体外矿化[83]
(a) 微耳石表面；(b) 星耳石表面

困难，目前的研究大多限于 SEM 的形貌观察以及 X 射线对蛋壳沿厚度方向的织构探测。人们普遍认为晶间及晶内的有机大分子与矿物相有密切的关系，它们制约着晶体的取向、形貌和织构。这些大分子(特别是糖蛋白)的分布和成分随矿物组织的不同而不同，近来引起人们越来越多的兴趣。

清华大学材料系生物材料研究组[84]对现有非洲鸵鸟蛋壳研究发现，其完全由方解石型碳酸钙组成，由内向外依次可分为锥体层、栅栏层和晶体层。锥体层中的单个锥体由若干个乳突结构发展而来，沿[001]方向呈辐射状生长，整个锥体层是由方解石微晶组成的片状集合体。在锥体层和栅栏层之间有明显的分界。矿物在锥体层末端的基础上形核生长，整个栅栏层是由沿[001]方向生长的方解石片状晶体组成的集合体。晶体层具有整齐致密的断面形貌，是由尺寸为几十纳米的微小晶粒组成，晶粒的排列高度有序。锥体层中有机质含量很少，无机矿物相中无序夹杂的有机质，外形无规律；栅栏层中的有机质呈现特殊的团状，其密度较高；晶体层中有机质具有很高的密度。鸵鸟蛋壳不同层中可溶性和不可溶性蛋白质的相应的氨基酸含量基本相同，且酸性氨基酸的含量比碱性氨基酸的含量要高得多。鸵鸟蛋壳横截面的显微硬度值介于 115 kg/mm^2 和 175 kg/mm^2 之间，中间部位高，向内、外表面方向略有降低，外表面的硬度值最低。

3.3.5 骨

骨，是最复杂的自然矿化组织，骨主要由三种成分组成：有机高分子、无机矿物和粘稠液体。其中，有机高分子指胶原，胶原是一种在哺乳动物体内广泛存在的蛋白。自然界中，胶原有很多种，每一种胶原分子都具有不同的氨基酸序列。在骨组织中，胶原原纤维形成胶原纤维，胶原纤维平行排列形成层状结构。骨基体中的有机成分还包括少量其他蛋白和分子。

3.3.5.1 骨中矿物相

一般认为骨中矿物相为羟基磷灰石。目前在骨中发现的相主要是羟基磷灰石

(HA),还含有 CO_3^{2-},Cl^-,F^-,Na^+,Mg^{2+} 等杂质离子。其中 CO_3^{2-} 的含量较高,它可取代 OH^- 或 PO_4^{3-} 的位置而成为 a 型或 b 型碳酸磷灰石(CHA),一般骨中这两相同时存在。另外,在骨中还发现了非晶磷酸钙(ACP)、磷酸八钙(OCP)、透磷酸钙(DCPD)、磷酸氢钙(DCP)和六方碳酸钙。

磷酸钙盐的主要结晶形式如下:

羟基磷灰石(HA):$Ca_{10}(PO_4)_6(OH)_2$,六方结构;

磷酸八钙(OCP):$Ca_8H_2(PO_4)_6 5H_2O$, $a=9.529$ Å, $b=18.994$ Å, $c=6.855$ Å, $\alpha=92.33°$, $\beta=90.13°$, $\gamma=79.93°$,三斜结构;

二水磷酸氢钙(DCPD):$CaHPO_4 2H_2O$, $a=6.363$ Å, $b=15.19$ Å, $c=5.815$ Å, $\beta=118.48°$,单斜结构;

磷酸三钙(TCP):$Ca_3(PO_4)_2$, $a=12.887$ Å, $b=27.28$ Å, $c=15.13$ Å, $\beta=126.2°$ 单斜结构。

骨以各种各样的形状和尺寸存在,因为它要满足保护和支撑功能的需要。骨骼中的磷酸钙——羟基磷灰石被认为是一种"活矿物",因为它在内部信号(如怀孕期间)和外部力场(如重力)的作用下不断地生长、溶解、重构。矿物不仅起结构支撑作用,而且能为保持体内平衡储存钙,并且在需要时提供钙。

骨的力学性能是由 HA 在胶原、糖蛋白以及多种蛋白质组成的基质内有组织的矿化的结果。这种有机-无机成分的结合与单纯 HA 相比,韧性大大提高。把这些成分组装成解剖学结构——编织骨、皮质骨等,可以控制矿物相的含量,控制不同的硬度值,以满足特殊功能的要求。一个高速运动、高度敏捷的动物,比如鹿,它的骨需要高弹性和较低的矿物含量(质量分数约 50%)。与此相反,大的海洋哺乳动物如鲸鱼的骨就很硬,其 HA 含量大于 80%。

3.3.5.2 骨的矿化机制

有关骨的矿化机制主要存在以下两种认识。

(1) 胶原纤维矿化

胶原纤维是成骨细胞分泌的有机基质,其基本结构设计是原胶原分子互相错开 1/4 所得的阵列,每一列中原胶原分子之间的空隙区(40 nm)是骨骼形成中无机矿物最先成核和形成的主要部位,一些矿物随后才长到重叠区。矿化早期的火鸡肌腱是公认的研究骨矿化的理想模型,也是研究最多的结缔组织,并提出了比较合理的有关骨矿和胶原纤维空间关系的沟槽模型。对脊椎动物骨骼中矿物晶体的透射电镜、X 射线衍射(XRD)和扫描电镜研究表明骨矿为片状,约 50 nm×25 nm×5 nm,但由于骨矿的不均匀性,对其尺寸的观测也只能是统计的结果。事实上,骨矿的大部分是位于胶原纤维外面的,迄今对骨中矿物晶体在胶原纤维内外的动态三维装配过程的了解还是很肤浅的。

(2) 基质囊泡矿化

在胚胎发育、软骨生长和骨折愈合等特殊的骨形成期,发现细胞外基质中有基质囊泡存在于胶原纤维之间。它们富含钙离子、磷酸根离子和碱性磷酸酶,其分泌可能与细胞内的高尔基体有关。对于基质囊泡在骨矿化中的作用有三种观点:一是它本身不矿化,而只起调节周围环境中钙和磷酸根离子浓度的作用,进而控制或影响胶原纤维的矿化;二是基质囊泡内部有矿物沉积,泡膜破裂后针状的矿物晶体释放到胶原纤维孔隙区;三是基质囊泡本身先于胶原纤维矿化,然后附近的纤维受其影响迅速矿化。与基质囊泡相联系的矿物成分与胶原纤维内的相同,其形状主要有球状的针形晶体聚集(透明软骨)和不规则形状(火鸡肌腱)两种。

在生长板的软骨内成骨过程中,有证据表明,骨矿化过程呈多相性,组织内各部分的启动机制不尽相同,但矿盐晶核过程的物理化学过程却完全相同。软骨基质含Ⅱ型胶原,而骨基质含Ⅰ型胶原,通过氨基酸组织化学染色研究软骨内成骨过程中这种胶原类型发生变化的机制,发现间充质细胞(可能是侵入的成骨细胞)在侵蚀的软骨表面分泌Ⅰ型胶原,逐渐地在肥大软骨细胞周围基质内,与Ⅱ型胶原一并出现,说明随着软骨细胞的蜕变,软骨细胞转向合成Ⅰ型胶原,为形成类骨质做准备。

Glimcher[85]认为,在基质泡和线粒体内所见的固相磷酸钙颗粒并不能对较远部分,例如胶原纤维,产生直接的物理作用。在以不同方式钙化的不同区域内,基质泡并不存在。认为基质泡启动晶核过程后,随之通过二级晶核过程而进入胶原纤维的孔洞区,但该理论似乎又不能完全成立,因为在胶原纤维矿化前,大多数情况下,胶原原纤维间隙一开始并不是由固相的磷酸钙充填。Glimcher认为矿化早期的明显特征是在胶原纤维间尚无矿盐时,起始晶体即沉积于胶原纤维的孔洞区。推测开始时,液相磷酸钙在胶原纤维内可形成晶体,但在胶原纤维间的细胞外液中不能形成晶体。该假说认为,骨内胶原纤维的构型是多相性晶核过程的催化剂,并是早期胶原原纤维孔洞区内固相磷酸钙颗粒形成的主要原因。骨胶原基质提取物的骨诱导特性也支持上述假说。胶原原纤维内存在有特殊的晶核集结部位可能是胶原原纤维对晶核过程具有强催化作用的主要原因。因此,Glimcher认为,线粒体、基质泡、胶原以及其他组成成分的钙化是相互独立的物理化学过程。每一区域内有机大分子的特定排列分布提供了由液相磷酸钙形成骨固相磷酸钙的正确环境。这些分子的变化受促进因素以及抑制酶系统的调节。四环素对类骨质矿化区的亲和性已为人所共知。四环素还可通过抑制组织胶原酶活性抑制过度胶原溶解活性介导的结缔组织的降解。成骨细胞合成的磷酸蛋白将骨盐连接于骨有机基质。在胶原纤维孔洞区周围的特定部位,磷酸蛋白通过磷酸丝氨酸和磷酸苏氨酸间的磷酸酯键将矿盐与有机物相连接。在矿化早期,丝氨酸和苏氨酸浓度最高,随着矿化的进行,二者的浓度降低。这说明,上述机制阐述了首批矿盐颗粒集结的过程,而进一步的矿化则由二级晶核过程完成。

对骨来说,其形成涉及成骨细胞的活动,成骨细胞合成分泌有机基质构成有序模板先于矿化的发生,这一高度有序的胶原基质称为类骨质,类骨质随后矿化成骨。矿化既可发生于预构造的胶原基质中,也可发生于细胞膜系统的基质囊泡中。在胶原介导的矿化中,胶原纤维本身可提供钙化形核的位点,早期观点并认为胶原纤维的孔区可以直接引发磷酸钙盐的形核,不过近年来较普遍的观点认为,胶原纤维主要是起结构框架的作用,其规则排列形成的周期性分布的孔区提供了矿物形核的模板,而结合在孔区内或附近的非胶原蛋白,尤其是富含羧基或磷酸基团并具有β折叠片构象的酸性蛋白如骨涎蛋白等,则提供形核位点、控制晶体取向并在矿物与胶原之间提供架桥[86]。尽管存在这些分歧,有一点是肯定的,即有机基质中的负电性基团,通过与钙离子的较强的亲和性而对矿化过程起到促发和控制的关键作用。

T. Saito[87]研究了磷蛋白在生物矿化中的作用。自组装胶原自身不能引发矿物质的形成。磷蛋白只有在与胶原纤维不可逆的结合状态下才对矿物质有引发作用。K. Hunter[88]将不同浓度的矿化组织蛋白溶入含有琼脂糖的溶液中,研究其对生物矿化作用的影响。研究结果表明,骨钙蛋白在溶液中抑制 HA 晶体的形核及生长,但骨钙蛋白与琼脂糖珠结合时,却显示出对 HA 形核及生长有促进作用或没有影响。骨钙蛋白与胶原薄片结合时,同时有促进和抑制 HA 形核及生长作用的报道。骨连接蛋白在溶液中也抑制 HA 晶体的形核及生长,但与琼脂糖珠结合时,却显示出对 HA 形核及生长没有影响。T. Uemura[89]研究了骨蛋白在细胞与基体的识别和吸附中的作用。实验中共研究了Ⅰ型胶原蛋白、骨桥连蛋白、纤维结合蛋白、骨钙蛋白。结果表明Ⅰ型胶原蛋白和骨连接蛋白在生物矿化的初始阶段起了重要的作用。

有机基质调制矿化是生物矿化的基本过程。尽管通常认为非胶原性糖蛋白和磷蛋白是胶原内矿物沉积的重要引发剂,但众多研究者采用胶原微纤维体系、胶原凝胶体系以及重组胶原纤维进行的矿化实验都表明胶原本身并不仅仅作为矿物晶体的支架,而且起着活跃的调节剂的作用,胶原和矿物之间也的确存在一定程度的联系。胶原微纤维的活性作用可能来自胶原分子特定的规则集合,以及由它们侧链的特定排列而引起的立体化学和电化学影响。研究显示[90],提取自牛皮肤的原胶原分子的等电点为pH8.3,提取自猪皮肤的胶原明胶的等电点为pH9.4,由此可见,随着溶液pH值的升高,胶原基质的静电荷将逐渐变为负值,pH值越高,分子中便有越多的负电性基团可以与Ca^{2+}相互作用。

Iijima[91]等设计了牛跟腱胶原基质的体外矿化实验,他们发现胶原微纤维的规则排列与磷酸八钙(OCP)的取向生长之间存在密切的相关性;胶原的电化学性质可以调节无机离子在基质内的流动,从而影响其矿化行为,如随着 pH 值的增加,Ca^{2+}离子在基质内的扩散能力增加,而PO_4^{3-}离子的扩散能力则下降。

研究发现,胶原纤维的交联程度对骨的矿化作用有影响。对胚胎骨、骨痂、骨和象牙的研究表明,生物硬组织中的胶原纤维是一个细胞调制的自组装过程,经历了一个从无序到有序排列的发展过程。在试验中,有序和无序的胶原纤维状态对磷酸钙盐调制矿化的结果将起到十分重要的影响。进一步以有序和无序的胶原纤维调制生物陶瓷的晶体结构。有机基体表面的官能团与无机晶体离子相互作用,直接诱导、控制无机矿物在有机-无机界面上的形核及生长。由此可以低温调制生长出高强度、高韧性、高密度、复杂形状、任意厚度的生物陶瓷膜,还可调制生长出具择优取向的纳米晶体,从而为仿生微观设计制备高分子-陶瓷复合材料提供理论依据。

骨折后一种叫骨痂的特殊结缔组织从内向外生长于骨折部位,然后由于骨和软骨的形成而坚固硬化。清华大学温海波等[92]研究了不同病理条件下人的长骨骨折骨痂的矿化过程,得到一些有关骨折愈合中矿化机制的新的信息。

早期骨痂的研究表明,骨折后成骨细胞或成纤维细胞分泌的胶原基质首先以单根形式出现,其直径为 100 nm 左右,沉积于纤维表面的矿物颗粒的 67 nm 的周期性反映了胶原基质对矿化的指导作用。骨痂中骨矿和胶原基质有着类似于在火鸡肌腱中的密切的空间关系。有趣的是钙化后的单根纤维可能是在应力作用下开始聚集成束,从而上面沉积的矿物也汇合在了一起,胶原纤维显示从无序向有序转变,这有可能是骨组织成熟过程中一个重要的步骤。

不愈合骨骨痂形貌类似松质骨或层板骨,但其骨小梁处胶原纤维疏松而缺少矿化,髓腔中细胞却大量的发生矿化,这些细胞可能也类似于骨质疏松股骨头中的基质细胞。

不愈合骨痂的细胞中非晶的矿化区域是这种骨痂的典型区域,研究表明,非晶磷酸钙(ACP)在坏死或退化基质细胞中沉淀。

骨痂中普遍 Ca、P 和 N 成分不高,这取决于骨折后骨组织大量损失后需要一个缓慢的恢复过程。非晶钙以及胶原纤维钙化不足的存在很可能是骨折不愈合的重要特征。

骨痂是骨特定发育期的一种特殊的结缔组织。不同部位、不同时期的骨痂的矿物相表现出复杂的多样性。除类似于天然骨的碳酸磷酸钙成分外,还发现了磷酸八钙、六方磷酸钙以及天然骨中很少见到的透磷酸钙相。

从骨痂入手研究骨折愈合过程中骨基质矿化的机制是一种尝试,是建立在骨折愈合过程组织演化类似于正常骨发育的基础上。研究结果表明,在骨发育过程中起作用的矿化机制在骨折愈合中也存在,但骨折愈合还有一些重要的不同于正常骨发育的特征,如与 DCPD 有关的基质细胞矿化,矿物相的多样性和 ACP 在不愈合骨痂中的大量存在。其中许多新的发现对于临床上疾病的准确诊断和有效治疗有极大的裨益。在骨折部位植入适当的类骨材料可以促进骨折愈合或修复骨缺损。研究骨折愈合不同时期的成分特征,可以从理论上为骨植入材料成分的选择提供有用的信息。天然骨发育过程中的生物矿化机制——胶原纤维矿化,在早期骨痂矿化中得到了体现,在骨痂后期的发育中还有不同的矿化机制,即与透磷酸钙有关的基质细胞的矿化起着重要的作用。透磷酸钙的形成可能有助于骨痂的愈合。

3.3.5.3 影响骨矿化的因素[1]

(1) 胶原的组织分布

偏振光下,胶原板呈连续的黑白相间层状排列,当胶原纤维未能按此方式排列时,如在编织骨中,就没有这种板状双折射现象。因为最终是胶原纤维发生矿化,因此,整个骨质成熟过程首先是由成骨细胞在特定的条件下合成分泌胶原来启动的。四环素是骨矿化的良好标记物,对不脱钙骨切片的荧光染色可清楚地显示新生骨的矿化缘。

(2) 线粒体的作用

线粒体通过氧化磷酸化产生 ATP 提供能量。正在钙化的基质内的细胞内线粒体可聚合钙与磷。在钙化前的生长板中,软骨细胞内的线粒体富含钙和磷,而肥大软骨细胞内线粒体的钙磷丢失,使细胞外基质中出现矿盐沉积(动物缺钙患佝偻病时除外)。

(3) 基质囊泡的作用

在骨矿化过程中,基质囊泡比较常见,且与矿化有关。当未成熟骨或编织骨并有大量类骨质时,在软骨内成骨中即可见基质囊泡的存在。但当已有大量矿盐晶体存在的板层骨矿化一开始,基质囊泡似乎并非其所必需,有可能会消失。有学者发现基质囊泡是由软骨细胞芽生形成的。基质泡内富含磷酸酶,基质囊泡膜上含有酸性磷酸脂。

(4) 骨诱导基质蛋白的作用

纤维粘连素与胶原有高度的亲和力。一般认为,通过化学趋化作用,纤维粘连素诱使成骨前体细胞趋移和附着,此为骨诱导的第一步。现已通过化学方法从骨基质中提取了一种可以诱导软组织成骨的蛋白质——骨形态发生蛋白。通过基因工程技术,已获得了基因表达的重组的骨形态发生蛋白。

胶原矿化过程除了受键立体匹配等生物化学影响因素外,其物理环境对胶原的矿化和骨的生长也有密切影响。

(1) 压力:肌肉组织产生的生理限度内的压力刺激可增强骨的生成,压力过高则使骨生成延缓及骨坏死。没有压力则使其刺激作用丧失,但并不阻碍骨生成。即使在感染条件下压力仍可刺激骨的生成。当骨受到压应力后,骨小梁沿压应力轴线发育以适应应力的分布(Wolff 定律)。与长骨轴线垂直的力使骨吸收,沿长骨轴线的力促进骨生成。

(2) 剪应力:骨折后,当骨折对侧端处于剪应力状态时,骨生成减少,而主要形成纤维组织和软骨。

(3) 牵引:牵引延缓骨生成,例如,骨折断端的牵引可减少骨痂的生成,延迟骨愈合连接。

(4) 废用性及制动:当机体制动或废用后,骨生成减少,制动部分的所有骨质疏松,主要原因是血流淤滞和肌力的丧失。

(5) 循环:骨生成需要血液循环,但淤血可导致骨生成降低、骨质脱钙和骨质疏松。骨质缺血可导致骨坏死。一旦骨坏死出现,坏死骨的密度较其周围因淤血而脱钙的骨质的密度为高。

(6) 骨膜:对于骨生成来说,虽然骨膜的包裹并非绝对需要,但却非常重要,如肋骨去骨膜后即不能再生。骨膜移植可形成新骨,骨膜破坏则延缓骨生成。当骨膜被肿瘤等撑离骨表面后,骨膜下可形成一层新骨。

(7) 局部骨质无缺损:局部骨的存在,不论是活骨组织,还是无血循的移植骨,均可刺激骨生成。骨中存在骨诱导蛋白随着死骨的吸收可诱导新骨的形成。骨折纤维连接时,于骨折断端假关节两侧植骨,即可促使纤维组织内骨化,促进骨愈合。

(8) 生物电:水化的活骨外部应用弱电流可影响间充质细胞向成骨细胞前体的转化,在负电极周围促进骨形成。

3.3.6 牙

牙釉质和牙本质的结构类似于骨,是一个高度复杂的系统,它的设计主要用于承受特殊的应力。牙釉质覆盖于牙冠表面,暴露于口腔中,牙釉质是高度的矿化系统,牙的总质量的96%~97%是无机材料,主要是羟基磷灰石,大部分以晶态存在。有机物不足1%。牙釉质以其不寻常的化学组成和高度有序的结构成为脊椎动物中最致密的材料。牙釉质的韧性比骨低得多,因为牙釉质的HA含量约为95%,而人骨是65%。牙釉质的结构特殊,长带状晶体互相交织在一起,釉质的基本结构是釉柱。釉柱是细长的柱状结构,起于牙本质界,呈放射状贯穿釉质全层,达到牙齿表面。其行程并不完全是直线,近表面1/3较直,内2/3弯曲。釉柱的横断面呈匙孔状,分头部和尾部。头部表面是一弧形清晰的周界,称为柱鞘,相邻釉柱头尾相嵌。柱内晶体长(HA 的 c 轴)160~1000 nm,截面尺寸分别为40~90 nm 和 20~30 nm。在头部晶体长轴平行于釉柱长轴,在尾部呈65°~70°倾斜。有机基质主要是釉蛋白和成釉蛋白。在柱鞘处有机物分布较多,主要是不溶性的釉蛋白,可溶性的成釉蛋白主要分布于晶体间隙。

非常有趣的是,牙釉质开始形成时蛋白质含量很高,主要是成釉蛋白。在牙釉质形成过程中,随着矿物的成熟,蛋白质量减少,得到高矿物含量的牙釉质。

位于内部的牙本质含有胶原,其结构和成分比牙釉质更类似于骨(表3.6)。牙本质与牙釉质结合在一起,成为20 MPa、3000次/天负载的主要承担者。即使如此,完整的牙齿的断裂是非常少见的。这部分是由于牙釉质的硬度和刚性,部分是由于牙本质的韧性和柔顺性。牙本质平行于细管的高韧性可能与胶原的方向有关,在这个平面上的裂纹必须穿过胶原层;牙釉质的高韧性可能既与棱柱体之间的弱界面的存在有关,又与裂纹穿棱柱的路径有关,裂纹的穿过将被具有高纤维形貌的晶体所阻碍。

表 3.6 骨与牙本质的成分(质量分数)比较[1]　　　　(%)

类目	骨	牙本质	牙釉质
矿物	66	70	95
有机物	24	20	0.5
水	10	10	4.51

许多地区在齿科健康方面不断提高,主要是由于在饮用水和牙膏中使用氟。F^-可以进入 HA 晶格,从而稳定晶格,降低矿物相的溶解度。

3.4 异常生物矿化

生物矿化包括正常生物矿化和异常生物矿化。正常生物矿化是指各种生物矿物的正常生成,如骨骼、牙齿和贝壳等硬组织或矿物的形成,这些硬组织或矿物中含有的组分,如羟磷灰石(HA)、方解石等在组成上与自然界中的岩石相同,但由于生物矿物是在特定的生物条件下形成,因而具有特殊的高级结构和组装方式。

异常矿化也称病理矿化,如泌尿系结石、牙石和龋齿等的形成。病理矿化与正常矿化的区别是:正常矿化是在生物体内一定部位上发生,并按照特定的组成、结构和程度完成的受控过程,即在热力学上控制矿化/脱矿平衡,在动力学上控制矿化速率。病理矿化则属于失控过程,是在不应该形成的部位矿化(即异位矿化),如结石的形成,或矿化进行的程度过高或过低,如牙石、龋齿等的形成。

研究正常的矿化,例如人体内骨和牙的形成,对于揭示自然的形成规律并指导仿生实践有重要的意义;而对异常矿化的研究也是揭示自然规律的一条途径,同时还可以指导疾病的预防与治疗。异常矿化的多发区域集中在肾脏、肿瘤及心脑血管系统中的血管(以动脉异常钙化为主)、心脏瓣膜(二尖瓣和主动脉瓣发病率较高)、脑(硬)膜。

3.4.1 泌尿系结石

人们最为熟知的人体内的异常矿化的例子就是结石,特别是泌尿系结石,在我国属于非常常见的疾病。这种异常矿化对组织影响相对较小,排石后可以基本恢复正常的生理活动。

泌尿系结石是指在泌尿管道内的一种固体物质的产生,俗称尿结石或尿石。尿石包括肾结石、输尿管结石、尿道结石和膀胱结石等。

泌尿系结石由无机晶体和有机基质两部分组成,其中晶体物质占结石干重的97%~98%,其主要成分为一水合草酸钙、二水合草酸钙和尿酸,也含有一定比例的三水草酸钙、羟基磷灰石、磷酸三钙、磷酸八钙、磷酸镁铵、尿酸钙和 L-胱氨酸等。这些晶体物质因晶体形态、物相和微观结构的不同,又以不同的物质形式出现,因而结石的种类共计有 20 种以上。根据尿石的化学性质,尿路结石可分为酸性结石(如尿酸、胱氨酸)、碱性结石(如磷酸铵镁等)和中性结石(如草酸钙等)。此外,不同尿石的硬度也不同,如草酸钙的摩氏硬度(4~5)≥磷灰石(3~5)>尿酸(2.5)>胱氨酸≈磷酸氢钙≈磷酸铵镁(2.0)。

生物体内正常矿化(如骨骼、牙齿和贝壳等)和病理矿化(如泌尿系结石、胆结石、龋齿等)的核心问题之一是有机基质对无机矿物成核、生长和沉积图形的调控作用。

从物理化学的观点,尿石形成至少与 3 个因素密切相关[93]:①尿液中尿石盐的高度过饱和;②抑制剂浓度或活性降低,促进剂浓度增加;③肾上皮细胞膜(特别是肾乳头状细胞)表面损伤,加速晶体在肾内的滞留和粘附。

从分子和超分子的水平上,尿路细胞膜表面损伤后,膜的极性、磷脂的对称性和膜的物质组成均发生变化(如部分磷脂酰丝氨酸从膜内侧移到膜外侧),膜的有序分子列阵亦遭到破坏,这些变化和缺陷不但为初始晶体的成核提供了有效位点,促进了早期微石的形成,而且增强了膜对尿石矿物的粘附作用。

3.4.2 心血管系统异常钙化

异常矿化中更为广泛普遍存在的一类是发生在心脑血管系统中的异常钙化。心脑血管疾病已经成为现代人群中首位的致命疾病,其发病率和致死率都非常高。在对这类疾病的研究中发现,不正常的钙化现象普遍存在于脑、血管、心脏的病变各处,且为导致器官生理机能失效的主要原因,对人体危害性极大。心血管系统异常钙化较常发生,且其出现可能与其他器官的疾病密切相关。

3.4.2.1 血管钙化

血管钙化是粥样动脉硬化、糖尿病、肾病、高血压等多种疾病的病理、生理基础,是心血管疾病的主要危险因子,出现在 80% 的血管损伤和 90% 的冠状动脉疾病中。血管钙化可以改变动脉机械性质,增加自发性和气囊血管成形术中的斑块和血管破裂的危险,还可能造成主动脉狭窄、外周血管堵塞缺血、心肌缺血和梗死;脑和心脏小动脉的钙化还可能导致中风、心力衰竭。此外,钙化还是血管生物修复术失败的主要原因。

有研究表明血管钙化时血管细胞,尤其是血管平滑肌细胞(VSMCs)由正常的收缩表型转变为成骨细胞样表型,表现为基质小泡(matrix vesicles,MVS)出现,细胞外基质蛋白和细胞内碱性磷酸酶(ALP)合成增加等骨组织发育的特征性表现,是一个主动的调节过程[94]。

3.4.2.2 瓣膜钙化

瓣膜钙化通常与其他疾病相伴产生,比较常见的是肾脏疾病患者,特别是在透析治疗的病例中。

心血管疾病使血压、胆固醇水平等方面出现异常,同时还会导致左心室肥大、血管硬化、慢性炎症、高胱氨酸症等病变,所以成为肾病患者主要的致死原因。慢性肾病患者体内存在异常钙化的问题早就被发现,经统计,透析治疗患者的钙化发生率高达 97%,心肌钙化达 60%。终末期肾衰患者的瓣膜钙化在多普勒超声下的发现率在 28%~55% 之间。两个瓣膜同时受累的情况亦较多见,大约 76% 的主动脉瓣钙化的患者同时有二尖瓣钙化的现象。

由于钙化部位的密度及其他物理性质与人体中正常组织有较大差别,所以当某些疾病产生钙化时,可以利用对钙化的无创检测来诊断疾病。

人体心脏瓣膜的钙化既是一种很普遍的临床疾病,同时也是生物矿化中一个很重要的方面。对瓣膜钙化研究的意义体现在以下两个方面。

首先,临床治疗要求对发病的病理机制有所了解才能够达到更好的预防目的和采取最优的治疗方案,如果对疾病的本质原因没有很清楚的了解,那么治疗将永远停留在不断尝试的不确定中,浪费治疗时间,延误病情。特别是在心血管系统疾病这样的高发病率、高致死率的疾病中,对疾病本质的了解并找到行之有效的预防治疗方案,将使更加广泛的人群受益。

其次,从生物矿化的机制研究来看,病理矿化是一个后天形成的过程,研究中将更为容易地监测到矿化的全过程,对很多还没有明确的矿化初始阶段,或一些矿化过程中的细节是一个很好的研究模型;同时,将异常矿化作为正常矿化过程的有益补充,比较二者之间的异同也有助于更加深刻地理解矿化的本质。

3.4.2.3 钙化机制的研究

对钙化机制的研究就是为了要找到疾病的病理特征,随着研究手段的不断发展,这项工作的研究正在不同层次、不同方面同时开展。

(1) 细胞对钙化的影响

Jakoby 和 Semenkovich[95]从人体动脉被膜和牛的动脉被膜中分离出骨祖细胞,然后分别在体外组织学血管模型和老鼠血管内进行生物模拟,均出现了钙化。骨祖细胞可以形成骨基质蛋白和钙结合,因此认为血管钙化细胞的功能类似于骨中的造骨细胞。

Watanabe 等[96]分别将平滑肌细胞(SMC)、成纤维细胞、内皮细胞以及这些细胞的混合物,在正常或高磷酸盐媒介中培养 10 天,所沉积的钙晶体用 von-kossa 染色,钙的含量通过比色测定。发现 SMC 在高磷酸盐媒介(2 mM)中或 β-甘油磷酸(β-GP)媒介中培养时,并不会引起明显的钙晶体沉积,而是在表面沉附了一层胶原。但是成纤维细胞在此媒介中培养时,观察到大量的沉淀物。同时在高浓度磷酸盐媒介与 β-甘油磷酸或尿毒症患者的血液中培养细胞,钙沉积并没有显著差别。因此认为,成纤维细胞为细胞培养中钙积聚和沉淀所必需的。

同种异体动脉移植物植入老鼠体内,其内部细胞种类在 30 天时为白细胞和巨噬细胞,180 天时则主要为平滑肌肌动蛋白表达细胞,并且此时植入物的内膜和中间出现了大范围的细胞外基质,包括胶原和弹性纤维。在钙化损伤部位,造骨细胞活跃。移植物中间出现了大量软骨细胞(为蛋白质 S100 阳性和 α-平滑肌肌动蛋白阴性)。双倍免疫染色证明,中间还出现了某些细胞,其类似于软骨细胞形态,蛋白质 S100 阴性和 α-平滑肌肌动蛋白阳性。因此,Mathieu 等[97]认为,动脉移植物内的 α-平滑肌肌动蛋白阳性细胞最终转化为类软骨结构,导致血管软骨化,并且同 β1 转化生长因子的表达密切相关。同时,α-平滑肌肌动蛋白阳性细胞也可能是通过软骨内成骨方式形成大范围钙化的潜在途径。

(2) 蛋白质对钙化的影响

Ⅱ型碳脱水酶(carbonic anhydrase Ⅱ)存在于肾小管、脑部、破骨细胞中,对于酸碱动态平衡和骨重生具有重要意义。Ⅱ型碳脱水酶的缺乏可导致骨骼石化综合症、肾小管酸毒症、脑部钙化,并且为常染色体隐性遗传,大部分存在于地中海地区和中东地区。研究证明,异源骨髓干细胞移植可以治愈破骨细胞中的Ⅱ型碳脱水酶缺乏症,延缓脑部钙化的加重。

Kaden 等[98]将人体的动脉瓣膜进行化学免疫组织学培养,发现钙化区域的 OPG (osteoprotegerin)阳性细胞比非钙化区域的少,RANKL(receptor activator of nuclear factor kappa B ligand)的刺激引起培养的人动脉瓣膜肌纤维原细胞中基质钙化、节点形成、碱性磷酸酶骨型同工酶、骨钙蛋白的增加。所以他们认为 RANKL 和 OPG 在方解石化动脉狭窄症时特异性表达。在培养的人动脉瓣膜肌纤维原细胞中, RANKL 将促进基质钙化,导致成骨细胞相关基因的表达。RANKL-OPG 途径可能导致介导方解石化动脉狭窄症中发生血管钙化。

Price 等[99]在老鼠体内发现了一种高分子复合物胎球蛋白矿物复合物(FMC),由胎球蛋白、磷酸盐矿物质和基质蛋白 Gla 组成,且 FMC 可以抑制钙化。FMC 的制备除胎球蛋白外,还需要另外一种蛋白质 spp24,其结构与 FMC 相似,且当血浆中存在 spp24 时,其将与 FMC 强烈结合。因此,Price 等认为 FMC、基质蛋白 Gla、spp24 在抑制钙化方面具有重要作用。

(3) 微生物对钙化的影响

Cohen 等[100]利用对新西兰白兔进行细菌接种,研究口腔菌落对钙化型动脉狭窄的影响。研究表明,Cmatruchotti 接种组动脉瓣膜钙化率接近 99.9%,其中 93.3% 为大的钙化块,6.6% 为微钙化;streptococcus 链球菌 sanguis 血液 Ⅱ 10 colonies 接种组动脉钙化率为 60%,其中 20% 为大的钙化块,40% 为微钙化。而其他两组分别用生理盐水和 Corynebacterium 棒状杆菌属 matruchotti 100 000 colonies 接种,均未出现明显钙化迹象。故他们认为钙化性动脉狭窄可能与口腔细菌引起的心内膜炎有关。

(4) 遗传因素对钙化的影响

O'Donnell 等[101]研究了钙化的可遗传性,统计了来自 1109 个家族的 2151 个参与者的侧腰椎 X 光照片,从第一腰椎至第四腰椎的腹主动脉出现钙化的情况。X 光照片结果表明,腹主动脉钙化沉积指明了大动脉粥样硬化的存在,预示了心血管系统大的疾病。分别用同胞关系、亲代与子代关系、配偶关系来计算腹主动脉钙化沉积的相关系数。亲代与子代关系为 0.52,同胞关系为 0.20,而配偶关系仅为 0.02。因此,腹主动脉钙化沉积可遗传性的估计值为 0.49($P<0.01$)。

在目前心血管系统钙化的研究中还有很多过程和机制是不清楚的,除了按成熟的研究方法不懈地努力之外,还应该使用多种角度和研究方法来看待这个问题。目前的研究多为基础理论研究的医学工作者或者生物化学研究者,他们具有丰富的医学和化学知识,但是对于像晶型、物相转变等材料学概念和理论是不了解的。把生物矿化过程看成是一个天然的材料合成过程,把矿化的产物看作是一种材料,从材料学的角度去研究生物材料,已经在骨的研究中取得了重大进展,并成功地将研究结果应用于指导实践。这启发我们可以用同样的材料学手段分析研究瓣膜钙化的问题,并很有希望取得一定进展。

在以往的生物矿化过程中,研究精力主要集中在对常规自然形成过程的分析和人为设计的模拟实验。这些研究对生物矿化的提出,矿化机制和基础理论的建立与完善作出了重大贡献。但是异常钙化存在的客观事实提示我们,还有不同的矿化情况存在,现有的研究体系是有欠缺的。因此对异常矿化的研究将是对生物矿化这个学科的有益补充。同时,还有可能在研究中取得正常钙化中难以分析出的结论。总之,异常钙化研究是对常规钙化研究的补充,矿化完整体系的建立,二者缺一不可。

3.4.3 牙的病理矿化

人体口腔中的疾病矿化包括龋齿、牙石和氟牙症。

龋齿俗称虫牙,是人类最常见的细菌感染性口腔疾病。龋齿是牙齿硬组织在口腔局部因素和全身因素作用下,逐渐发生缺损和软化。虽然牙釉质是人体中最硬的组织,但牙釉质对于酸性物质缺乏抵抗力,通常存在于口腔中的酸(如乳酸或醋酸)即可使牙釉质浸蚀和溶解。当牙釉质溶解后,有机物暴露在外,在口腔蛋白质水解酶作用下,水解产生色素,加上外界环境中细菌产生的色素致使病牙的牙本质变为褐色、黑褐色甚至黑色,最后导致牙齿组织崩溃而造成龋洞,即龋齿。

牙石是无机物和有机物在牙垢上逐渐沉积而成,其中无机物占70%~90%,主要为羟基磷灰石、碳酸钙等。采用电感耦合等离子体发射光谱对上牙龈和下牙龈结石混合样品进行测试表明[102],牙石组成的质量分数中钙盐(以羟基磷灰石计)为82.83%,镁盐及其他微量元素(包括Cu、Al、Fe、Zn、Ti、Mn、Pb和Sr)为7.12%,有机成分为10.05%,后者包括脱落的上皮细胞、白细胞、多种细菌、碳水化合物、唾液衍生的蛋白质及脂类等。Roberts-Harry等认为[103],上牙龈和下牙龈结石存在四种类型的晶体:透钙磷石(即二水磷酸氢钙,$CaHPO_4 \cdot 2H_2O$)、磷酸八钙[$Ca_8H_2(PO_4)_6 \cdot 5H_2O$]、磷酸钙镁[$(Ca,Mg)_3(PO_4)_2$]和碳羟基磷灰石[$(CaM)_{10}(CO_3,HPO_4,PO_4)_6(OH,X)_2$],其中,M能够取代$Ca^{2+}$的其他金属离子如$Sr^{2+}$、$Pb^{2+}$、$K^+$、$Na^+$等;X为$Cl^-$或$F^-$。这些晶体形成的差异与pH值和镁含量有关。在口水中,pH值和镁含量均低,而在牙龈流出液中,pH值升高,镁含量亦增加6倍左右,表明局部pH值升高和镁离子浓度增加是牙石形成的主要原因。一般认为牙石是唾液中的矿物质沉积于菌斑形成,即先由隐藏在牙缝中的软垢、细菌、唾液蛋白等形成菌斑;当从腺体分泌出来的唾液随着时间的推移而挥发二氧化碳后,唾液的pH值升高,其对钙磷无机矿物的溶解度减小,使得唾液中含有的磷酸钙和碳酸钙等无机物逐渐沉淀到菌斑中去,矿化形成牙石。口腔中的碱性环境能促进牙石的形成。

氟牙症又称斑釉,是牙齿形成和矿化过程中摄入过量氟所致。口腔中的氟的水平是牙釉质脱矿、再矿化速度的决定因子。少量氟化物的参与能加速牙齿等硬组织矿化的成分中磷灰石的形成,增加其稳定性。但过量的摄入氟,则会导致氟中毒,如氟牙症。

3.5 生物矿化的基本原理和过程

生物矿化理论的建立主要是基于软体动物(mollusk)的研究提出的,软体动物通过对其外壳、骨针等硬组织中碳酸钙晶体的结构和晶型进行控制,可以获得优秀的机械性能,因而达到有效地保护软体生物自身组织的目的。对生物矿化的研究对应于仿生学的三个步骤,也可以大致分为三个方面和阶段。

(1) 微结构研究,研究生物矿物中有机基质的结构和成分、无机晶体的晶型和取向,以及两者之间的关系;

(2) 体外模拟,提取有机基质中可能的控制组分,模拟生物体环境,进行碳酸钙的沉积,以期得到与体内类似的结果,从而获得定性的理论;

(3) 通过人为设定的微环境,有目的性的调控出特定的形貌、晶型,将理论量化,并应用于仿生材料制备。这三方面的研究相辅相成,不断完善生物矿化的理论、拓展着生物矿化的应用。

生物矿化的机制经过近几十年的研究,已经取得了一些共识。但是新的猜测、验证、实验方法、检测方法仍然在不断的涌现,这些研究的积累让人们越来越了解到生物矿化的奥妙原理和应用前景。通过生物矿化机制这个工具,制造符合人们需要的各种新型材料,广泛应用于生产和生活,已经成为生物材料发展的一个必然趋势。

生物矿化的实质是在生物体内进行的晶体的生长过程。除了传统结晶学所研究的晶体生长影响因素之外,生物矿化还带来了更多并且更加复杂的化学及生物过程,比如结构互补、空间匹配和静电协同等,而这些作用往往又是通过蛋白质、细胞乃至基因来实现的。在生物体系中,这些蛋白质和细胞为矿物生长提供了合适的矿化位置,可以从多组分的复杂体液(含有多种沉积相)中选择特定的矿化形式及矿化内容(特定沉积相),并还能够进一步控制晶体的定向组装,最终赋予这些矿物特定的生物活性及功能。生物矿化的控制看起来是十分复杂并且是千变万化的,但上述生物因素乃至环境因素对于矿化过程的调控最终仍然要通过其最基本的物理化学过程——晶体生长来实现。所以基于晶体生长理论的深入理解,对于生物矿化的学习和研究来说是十分重要的。当前生物矿化除了和材料、医学更加紧密地联系之外,一个重要的发展趋势就是要从基本的层次上理解生物矿化的机制,通过分子识别等方法结合晶体生长的研究建立生物矿化的实验模拟体系,同时建立他们的化学和物理模型,将复杂的生物过程变成相对简单的物理化学过程,这样就有可能用科学的方法对生物矿化进行精确研究。

生物矿化中晶体的形成具体可以分为四个阶段：

（1）有机基质的预组织（matrix preorganization）：在矿物沉积前构造一个有组织的反应环境，该环境决定了无机物成核的位置。有机基质的预组织是生物矿化的模板前提，预组织原则是指有机基质与无机相在分子识别之前将环境组织的越好，则它们的识别效果越佳，形成的无机相越稳定。该阶段是生物矿化进行的前提。

（2）界面分子识别（interfacial molecular recognition）：1894年，E. Fisher根据酶与底物作用的特点最早提出分子识别的概念及著名的锁与钥匙原理。分子识别可理解为底物与受体选择性结合，并具有专一性功能的过程，互补性和预组织是决定分子识别过程的两个关键性因素，分子识别过程可引起体系电学、光学性质及构象的变化，也可引起化学性质的变化，这些变化意味着化学信息的存储、传递及处理。在已形成的有机基质组装体（底物）的控制下，无机物（受体）从溶液中在有机/无机界面成核。其中的分子识别表现为有机基质分子在界面处通过晶格几何特征、静电电势相互作用、极性、立体化学互补、氢键相互作用、空间对称性和形貌等方面影响和控制无机物的成核的部位、结晶物质的选择、晶型、取向及形貌等。

（3）生长调制（化学矢量调节）：无机相通过晶体生长进行组装得到亚单元，同时形状、大小、取向和结构受有机基质分子组装体的控制；由于实际生物体内矿化中有机基质是处于动态的，所以在时间和空间上也受有机基质分子组装体的调节。在许多生物体系中，分子构造的第三个阶段即通过化学矢量调节赋予了生物矿化物质具有独特的结构和形态的基础。

（4）外延生长（细胞水平调控与在加工）：在细胞参与下亚单元组装成更高级的结构。该阶段是造成天然生物矿化材料与人工材料差别的主要原因，而且是复杂超精细结构在细胞活动中进行最后的修饰阶段。

通过以上四个阶段，生物体可以从化学、空间、结构、形貌、构造等方面控制无机晶体的形核、生长、晶型、晶向、晶粒大小等材料学特征。

3.6 有机基质在矿物形核及生长中的作用

与人工合成的晶体相比，活器官对晶体生长过程的控制程度令人惊叹。这种差异不仅表现在晶体成分上，也表现在晶体的形貌上。生物体器官能够控制晶体形核的位点、晶体学取向、生长中的晶体的形状以及最终生成的物相，而这些功能的实现都依赖于矿化过程中存在的有机成分，及其在矿物生长阶段起到的调节作用。另一方面，有机物也能够控制晶体形核。具体说来，对生物矿物在复杂的晶体复合物的特定位点生长，以及具有一定晶体学取向的晶体的生成进行解释，就必须考虑形核阶段的有机物调控。此外，有很多证据表明，蛋白和其他一些有机分子能起到"模板"的作用，提供择优形核位点，并控制晶体生长的方向。包括鸟类的蛋壳和软体动物的外壳在内的很多有机-无机复合物都存在层状结构，这说明在这些复合物的合成过程中，无机晶体是在有机-溶液界面生长形成的。

近 20 年来,生物矿化研究的一个重要进展就是认识到了有机模板对无机晶体的调制作用,即有机分子通过有机-无机界面的分子识别,在晶体形核、生长以及微结构的有序组装方面起着关键的作用[71]。有机基质通常具有以下几个方面的功能:

(1) 机械设计:力学性能,例如强度和韧性的修饰,以满足生物行为的需要;

(2) 矿物稳定化:通过矿物溶解或相的转变达到矿物的稳定;

(3) 矿物形核:控制形核位点和组织形式、无机相的结构和晶体学位相;

(4) 空间组织:控制生长的具有半渗透功能的微环境的空间分割。

可见,有机基质在生物矿化过程中发挥重要的调控作用,包括分割矿化空间,起到机械支撑的结构框架作用和形核的界面活化功能。

生物矿化中有机基质对无机晶体的成核、生长、晶型及取向等的控制是一个相当复杂的过程。一个最核心的原则就是通过界面相互作用降低无机矿物的形核能,通过有机表面的功能基团和过饱和溶液中的离子之间的界面相互作用控制形核速度、数量、形核位点、晶型选择和取向性。最具有代表性的理论就是 S. Mann 的有机-无机界面分子识别理论。

(1) 界面分子识别

基于生物矿化中有机模板指导的定向形核现象,Mann[104]采用 Langmuir 单层膜的分子有序组合体作生长基,模拟 $CaCO_3$ 矿化体系,在拟定的溶液环境下探讨成分、溶液 pH 值及功能团、有序体的结构、形态、膜表面极性头部的荷电状况以及脂双层内外凹凸曲面的化学势差异对晶体形成与生长的影响,以研究膜上矿化的分子识别过程与控制。研究认为,有机大分子模板对发生成核的无机离子的选择涉及表面上的分子反应,以及蛋白在界面上吸附的过程,是一个界面过程。矿化过程中活化能的降低同矿物相离子和有机大分子表面的功能基团之间不同类型的界面作用力有关,如图 3.23。一般情况,这些作用力包括多种不同形式的无机-有机界面分子识别。有机-无机界面间的分子识别被认为是由结构、立体化学、动力学关系产生的尺寸、电荷和分子形状匹配决定的,是分子间弱相互作用力、空间几何结构和立体化学匹配协同作用的结果。

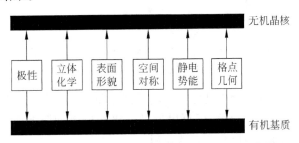

图 3.23 生物矿化中无机-有机界面分子识别[105]

(2) 静电积累(electrostatic accumulation)——离子移变机制

生物矿物的形核同表面电荷分布有着重要的联系。晶体晶面阴阳离子的电荷分布和有机表面配基的离子排列的界面互补性能够降低活化能,促进形核。有机基质表面的功能基团和矿物相的化学特性存在一定的对应关系。例如,含钙矿物常常与富含羧酸化和磷酸化基团的氨基酸和二硫糖基结合。这些带负电的配基和 Ca^{2+} 有很强的静电作用,使得金属阳离子能够在有机质表面特定位点积累。

有机基质表面与离子结合,形成的离子有序性达到一定的尺度,满足形核的要求。该机制被称为离子移变机制,是指有机基质表面形成高度空间电荷密度,在有机表面增加局部过饱和度或者降低形核活化能,如图 3.24。这种高空间密度、低亲和相互作用力,使得离子能够运动到结晶核的周期点阵位点。

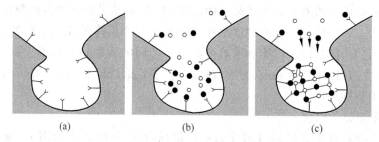

图 3.24 有机表面无机形核的离子移变机制[105]

(3) 表面形貌(surface topography)

有机表面的离子的静电积累受配基的局部团簇及其空间电荷分布的影响,这些依赖于有机基质的表面结构和形貌。有机表面的局部形状的改变影响功能基团的空间电荷分布,因此能够稳定无机团簇的形成,主要有三种可能,如图 3.25。

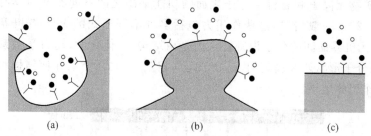

图 3.25 表面形貌对有机表面空间电荷分布的影响[105]
(a) 凹表面;(b) 凸表面;(c) 平表面

凹表面,比如铁蛋白,提供高的空间电荷密度和三维的离子团簇,易于形核;凸表面,分散电荷密度,不利于形核,但可以通过有机基质表面限制形核中的数量;平表面,局部电荷密度,起二维形核位点的作用。

(4) 结构匹配(structural matching)——几何模型

无机-有机界面的结构匹配对于矿化中取向形核有着关键的作用。在该模型中,有机基质表面的规则的结合位点的周期同特定晶体面的点阵间距相匹配,如图 3.26。

(5) 立体化学模型(stereochemical model)

特定晶面的离子配位环境同有机基质表面的配基排列之间的立体化学的匹配对于形核取向、生物矿物多形性的选择起着关键的作用。所谓立体化学匹配,要求有机-无机界面处的有机头基和晶体中的无机离子在配位体机构上即空间结构上达到互补,从而达到相互识别的效果。立体化学匹配在有两个晶面竞争生长时,其作用更为突出。

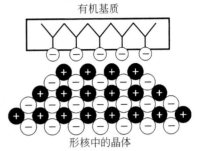

图 3.26 有机-无机表面结构匹配[105]

参考文献

[1] 崔福斋,冯庆玲编译著. 生物材料学. 北京:清华大学出版社,2004

[2] Mann S. Biomineralization: principles and concepts in bioinorganic materials chemistry. New York:Oxford University Press,Inc,2001

[3] http://gower.mse.ufl.edu/research.html

[4] Lowenstam H A. Minerals formed by organisms. Science,1981,211:1126-1131

[5] 王秀梅. 野生型与基因突变斑马鱼骨分级结构和纳米力学性能研究:[博士学位论文]. 北京:清华大学材料科学与工程系,2005

[6] http://www.und.edu/instruct/mineral/geol318/webpage/wilson/

[7] http://www.und.edu/instruct/mineral/geol318/webpage/jurgens/atomic_structure.html

[8] http://webmineral.com/data/Vaterite.shtml

[9] 沈方宏. 胶原蛋白调制碳酸钙晶体生长的生物矿化研究:[硕士学位论文]. 北京:清华大学材料系,2000

[10] Hillner P E, Gratz A J, Mann S et al. Atomic-scale imaging of calcite growth and dissolution in real time. Geology,1992,20:359-362

[11] Hillner P E, Mann S, Gratz A J et al. AFM images of dissolution and growth on a calcite crystal. Ultramicroscopy,1992,42-44:1387-1393

[12] Gratz A J, Hillner P E, Hansma P K. Step dynamics and spiral growth on calcite. Geochim Cosmochim Acta,1992,57:491-495

[13] Stipp S L S, Eggleston C M. Calcite surface structure observed at microtopographic and molecular scale with atomic force microscopy (AFM). Geochim Cosmochim Acta, 1994, 58(14):3023-3033

[14] Teng H H, Dove P M, Orme C A et al. Thermodynamics of calcite growth:Baseline for understanding biomineral formation. Science,1998,282:724-727

[15] Teng H H. AFM measurement of step kinetics for the growth and dissolution of crystallites. Spectroscopy,2005,20(6):16-20

[16] Katarzyna Gorna, Rafael Muñoz-Espí, Franziska Gröhn et al. Bioinspired Mineralization of Inorganics from Aqueous Media Controlled by Synthetic Polymers. Macromol Biosci, 2007, 7, 163-173

[17] Brecevic L, Nielsen A E. Solubility of amorphous calcium carbonate. J Crystal Growth, 1989, 98, 504-510

[18] Koga N, Nakagoe Y Z, Tanaka H. Crystallization of amorphous calcium carbonate. Thermochim Acta, 1998, 318: 239-244

[19] Xu G F, Yao N, Aksay I A et al. Biomimetic synthesis of macroscopic-scale calcium carbonate films, evidence for a multistep asembly process. J Am Chem Soc, 1998, 120: 11977-11985

[20] Rieger J, Thieme J, Schmidt C. Schmidt, Study of precipitation reactions by X-ray microscopy: $CaCO_3$ precipitation and the effect of polycarboxylates. Langmuir, 2000, 16: 8300-8305

[21] Colfen H, Qi L M. A systematic examination of the morphogenesis of calcium carbonate in the presence of a double-hydrophilic block copolymer. Chem Eur J, 2001, 7: 106-116

[22] Beniash E, Aizenberg J, Addadi L et al. Amorphous Calcium Carbonate Transforms Into Calcite during Sea Urchin Larval Spicule Growth. Proc R Soc Lond Ser B, 1997, 264: 461-465

[23] Raz S, Weiner S, Addadi L. Formation of High-Magnesian Calcites via an Amorphous Precursor Phase: possible biolo gical Implications. Adv Mater, 2000, 12: 38-42

[24] Addadi L, Joester D, Nudelman F et al. Mollusk shell formation: A source of new concepts for understanding biomineralization processes. Chem Eur J, 2006, 12: 980-987

[25] Aizenberg J, Lambert G, Weiner S et al. Amorphous and crystalline calcium carbonate in a skeletal tissue: a study of an ascidian spicule. J Am Chem Soc, 2002, 124: 32-39

[26] Loste E, Wilson R M, Seshadri R et al. The role of magnesium in stabilising amorphous calcium carbonate and controlling calcite morphologies. J Cryst Growth, 2003, 254: 206-218

[27] Gower L B, Odom D J. Deposition of Calcium Carbonate Films by a Polymer-Induced Liquid-Precursor Process. J Cryst Growth, 2000, 210: 719-734

[28] Loste E, Park R J, Warren J et al. Precipitation of Calcium Carbonate in Confinement. Adv Funct Mater, 2004, 14: 1211-1220

[29] Li M, Mann S. Emergent Nanostructures: Water-Induced Mesoscale Transformation of Surfactant-Stabilized Amorphous Calcium Carbonate Nanoparticles in Reverse Microemulsions. Adv Funct Mater, 2002, 12: 773-779

[30] Aizenberg J. Crystallization in Patterns: A Bio-Inspired Approach. Adv Mater, 2004, 16: 1295-1302

[31] Gehrke N, Nassif N, Pinna N et al. Retrosynthesis of nacre via amorphous precursor particles. Chem Mater, 2005, 17: 6514-6516

[32] Cheng X G, Gower L B. Molding Mineral within Microporous Hydrogels by a Polymer-Induced Liquid-Precursor (PILP) Process. Biotechnol Prog, 2006, 22: 141-149

[33] Faatz M, Grohn F, Wegner G. Amorphous Calcium Carbonate: Synthesis and Potential

Intermediate in Biomineralization. Adv Mater, 2004,16:996-1000

[34] Xu X R, Han J T, Cho K L. Deposition of Amorphous Calcium Carbonate Hemispheres on Substrates. Langmuir,2005,21:4801-4804

[35] Guillemet B, Faatz M, Grohn F et al. Nanosized amorphous calcium carbonate stabilized by poly(ethylene oxide)-b-poly(acrylic acid) block copolymers. Langmuir,2006,22:1875-1879

[36] Xu X, Han J T, Kim D H et al. Two modes of transformation of amorphous calcium carbonate films in air. J Phys Chem, 2006,110:2764-2770

[37] Hideki A. Science and Medical Application of Hydroxyapatite. Tokyo: Takayama Press System Center Co Inc, 1991

[38] Mayumi Iijima, Hideo Kamemizu, Nobukazu Wakamatsu et al. Transition of octacalcium phosphate to hydroxyapatite in solution at pH 7.4 and 37℃. Crystal Growth,1997,181:70-78

[39] Bigi A, Boanini E et al. Morphological and structural investigation of octacalcium phosphate hydrolysis in the presence of polyacrylic acids: effect of relative molecular wights. Crystal Growth & Design, 2004,1(3): 239-244

[40] Combes C, Rey C, Freche M. In vitro crystallization of octacalcium phosphate on type I collagen: influence of serum albumin. Journal of Materials Science: Materials in Medicine, 1999,10:153-160

[41] 李延报,李东旭,翁文剑. 无定形磷酸钙及其在生物医学中的应用. 无机材料学报,2007, 22(5):775-782

[42] Tropp J, Blumenthal N C,Waugh J S. Phosphorus NMR study of solid amorphous calcium phosphate. J Am chem Soc, 1983,105:22-26

[43] 戴永定. 生物矿物学. 北京:石油工业出版社,1994

[44] Jones R G, Davis W L. Calcium containing lysosomes in the outer mantle epithelial cells of Amblema, a fresh water mollusk. Anat Rec,1982,203: 337-343

[45] 唐敏,石安静. 贝类钙代谢研究概况. 水产学报,2000,24(1):86-91

[46] Checa A. A new model for periostracum and shell formation in Unionidae (Bivalvia, Mollusca). Tissue Cell,2000,32(5):405-416

[47] Wise S W. Microarchitecture and deposition of gastropod nacre. Science,1970, 167(13): 1486-1487

[48] 李恒德,冯庆玲,崔福斋等. 贝壳珍珠层及仿生制备研究. 清华大学学报(自然科学版), 2001,41(4/5):41-47

[49] Smith B L, Schaffer T E,Viani M et al. Molecular mechanistic origin of the toughness of natural adhesives,fibres and composites. Nature,1999,399: 761-763

[50] Song F,Soh A K, Bai Y L et al. Structural and mechanical properties of the organic matrix layers of nacre. Biomaterials,2003,24:3623-3631

[51] Katti D R, Katti K S,Sopp J M et al. 3D finite element modeling of mechanical response in nacre-based hybrid nanocompsites. Comput Theor Polymer Sci, 2001,11:397-404

[52] Halloran B A, Donachy J E. Characterization of organic matrix macromolecules from the shells of antarctic scallop, Adamussium colbecki. Comp. Biochem Physiol B, 1995,

111(2):221-231

[53] Shen X Y, Belcher A M, Hansma P K et al. Molecular cloning and characterization of lustrin A, a matrix protein from shell and pearl nacre of Haliotis rufescens. J Biol Chem, 1997,272(51):32472-32481

[54] Weiner S, Hood L. Soluble protein of the organic matrix of mollusk shells: A potential template for shell formation. Science, 1975,190:987-989

[55] Gotliv B A, Addadi L, Weiner S. Mollusk shell acidic proteins In search of individual functions. Chem Biochem, 2003,4:522-529

[56] Sudo S, Fujikawa T, Nagakura T et al. Structures of mollosc shell framework proteins. Nature,1997,387(6633):563-564

[57] Weiner S, Traub W, Parker S B. Macromolecules in Mollusc Shells and Their Functions in Biomineralization. Phil Trans R Soc B,1984,304:425-434

[58] Levi Y, Falini G, Addadi L et al. Structure of the nacreous organic matrix of a bivalve mollusk shell examined in the hydrated state using cryo-TEM. J Struct Biol, 2001,135:8-17

[59] Marxen J C, Hammer M, Gehrke T et al. Carbohydrates of the organic shell matrix and the shell forming tissue of the snail Biophalariag labrate (Say). Biol Bull, 1998,194(2):231-240

[60] Miyamoto H, Miyashita T, Okushima M et al. A carbonic anhydrase from the nacreous layer in oyster pearls. Proc Natl Acad Sci U S A, 1996,93(18):9657-9660

[61] Petit H, Davis W L, Jones R G. Morphlogical studies on the calcification process in the fresh-water mussel Amblema. Tissue Cell,1980,12:13-28

[62] Addadi L, Weiner S. Biomineralization: A pavement of pearl. Nature,1997,389:912-914

[63] Manne S, Zaremba C M, Giles R et al. Atomic force microscopy of the nacreous layer in mollusk shells. Proc R Soc Lond B,1994,256:17-23

[64] Schaffer T E, Zanetti C I, Proksch R et al. Does abalone nacre form by heteroepitaxial nucleation or by growth through mineral bridges. Chem Mater, 1997,9(8):1731-1740

[65] Addadi L, Joester D, Nudelman F et al. Mollusk shell formation: a source of new concepts for understanding biominerlization processes. Chem Eur J, 2006,12:980-987

[66] Hasse B, Ehrenberg H, Marxen J C et al. Calcium carbonate modifications in the mineralized shell of the freshwater snail Biomphalaria glabrata. Chem Eur J, 2000, 6: 3679-3685

[67] Weiss I M, Tuross N, Addadi L et al. Mollusc larval shell formation: amorphous calcium carbonate is a precursor phase for aragonite. J Exp Zool, 2002, 293:478-491

[68] Nassif N, Pinna N, Gehrke N et al. Amorphous layer around aragonite platelets in nacre. Proc Natl Acad Sci U S A, 2005,102(36):12653-12655

[69] Mount A S, Wheeler A P, Paradkar R P et al. Hemocyte-mediated shell mineralization in the eastern oyster. Science,2004,304:297-300

[70] Feng Q L, Cui F Z, Pu G et al. Crystal orientation, toughening mechanisms and a mimic of nacre. Mater Sci Eng C,2000,11:19-25

[71] 侯文涛. 基于贻贝中生物矿化机制的碳酸钙晶型与形貌研究:[博士学位论文]. 北京: 清华

大学材料科学与工程系,2006

[72] Dalbeck P, England J, Cusak M et al. Crystallography and chemistry of the calcium carbonate polymorph switch in M. edulis shells. Eur J Mineral, 2006, 18(5):601-609

[73] 马红艳等. 浙江雷甸淡水无光珠中球文石的首次确认. 矿物学报, 2001, 21(2):153-157

[74] Qiao L, Feng Q L, Zhuo Li. Special Vaterite Found in Freshwater Lackluster Pearls. Cryst Growth Des, 2007, 7:275-279

[75] Qiao L, Feng Q L, Liu Y. A novel bio-vaterite in freshwater pearls with high thermal stability and low dissolubility. Materials Letters, 2008, 62:1793-1796

[76] 罗军燕. 用于湖库水质评价的鲤鱼耳石热释光标型研究:[硕士学位论文]. 北京:中国地质大学, 2006

[77] Pannella G. Fish otoliths: daily growth layers and periodical patterns. Science, 1971, 173: 1124-1126

[78] Campana S E, Neilson J D. Microstructure of fish otoliths. Can J Fish Aquat Sci, 1985, 42: 1014-1032

[79] 解玉浩. 唐作鹏, 解涵等. 有明银鱼耳石显微结构和微化学研究. 动物学报, 2001, 47(2): 215-220

[80] Campana S E, Thorrold S R, Jones C M et al. Comparison of accuracy, precision, and sensitivity in elemental assays of fish otoliths using the electron microprobe, proton-induced X-ray emission, and laser ablation inductively coupled plasma mass spectrometry. Can J Fish Aquat Sci, 1997, 54:2068-2079

[81] Tomás J, Geffen A J, Millner R S et al. Elemental composition of otolith growth marks in three geographicallyseparated populations of European hake (Merluccius merluccius). Marine Biology, 2006, 148:1399-1413

[82] Murayama E, Herbomel P, Kawakami A, et al. Otolith matrix proteins OMP-1 and Otolin-1 are necessary for normal otolith growth and their correct anchoring onto the sensory maculae. Mechanisms of Development, 2005, 122: 791-803

[83] 李卓. 鲤鱼耳石分级结构及其蛋白调控碳酸钙生物矿化机制的研究:[博士学位论文]. 北京:清华大学材料科学与工程系, 2008

[84] 李海波. 贻贝壳和鸵鸟蛋壳的生物矿化研究:[硕士学位论文]. 北京:清华大学材料科学与工程系, 1999

[85] Glimcher M J. The nature of the mineral component of bone and the mechanism of calcification. In:Disorders of Bone Metabolism. New York:Raven Press, 1922

[86] Banks E, Nakajima S, Shapiro L C et al. Fibrous apatite grown on modified collagen. Science, 1977, 198:1164-1166

[87] Saito T, Yamauchi M, Crenshaw M A. Apatite induction by insoluble dentin collagen. Journal of Bone & Mineral Research, 1998, 13(2):265-270

[88] Hunter G K, Hauschka P V, Poole A R. Nucleation and inhibition of hydroxyapatite formation by mineralized tissue proteins. J of Biochemical, 1996, 317:59-64

[89] Uemura T, Liu Y T, Feng Y. The role of sialoproteins in recognition of bone surface by

[90] 沃德. 明胶的科学与工艺学. 北京：轻工业出版社，1982

[91] Iijima M Y, Moriwaki Y, Yamaguchi R et al. Effect of solution pH on the calcium phosphates formation and ionic diffusion on and through the collagenous matrix. Conn Tissue Res, 1997, 36: 73-78

[92] Wen H B, Cui F Z, Feng Q L et al. Microstructural investigation of the early external callus after diaphyseal fractures of human long bone. J Biology, 1995, 114: 115-118

[93] Schepers M S J, Duim R A J, Asselman M, et al. Internalization of calcium oxalate crystals by renal tubular cells: A nephron segment-specific process. Kidney Int, 2003, 64(2): 493-500

[94] Jeziorska M, Mccollum C et al. Calcification in atherosclerotic plaque of human carotid arteries: associations with mast cells and macrophages. Journal of Pathology, 1998, 185: 10-17

[95] Jakoby M G, Semenkovich C F. The role of osteoprogenitors in vascular calcification. Current Opinion in Nephrology and Hypertension, 2000, 9(1): 11-15

[96] Watanabe Y, Suzuki M, Oyama Y et al. Cellular component of vascular calcification: Fibroblasts are essential for calcium deposition in cultured cells. Nephron, 2002, 92(4): 840-845

[97] Mathieu P, Roussel J C, Dagenais F et al. Cartilaginous metaplasia and calcification in aortic allograft is associated with transforming growth factor beta 1 expression. Journal of Thoracic and Cardiovascular Surgery, 2003, 126(5): 1449-1454

[98] Kaden J J, Bickelhaupt S, Grobholz R et al. Receptor activator of nuclear factor kappa B ligand and osteoprotegerin regulate aortic valve calcification. Journal of Molecular and Cellular Cardiology, 2004, 36(1): 57-66

[99] Price P A, Nguyen T M T, Williamson M K. Biochemical characterization of the serum fetuin-mineral complex. Journal of Biological Chemistry, 2003, 278(24): 22153-22160

[100] Cohen D J, Malave D, Ghidoni J J et al. Role of oral bacterial flora in calcific aortic stenosis: an animal model. Annals of Thoracic Surgery, 2004, 77(2): 537-543

[101] O'Donnell C J, Chazaro I, Wilson P W F et al. Evidence for heritability of abdominal aortic calcific deposits in the Framingham heart study. Circulation, 2002, 106(3): 337-341

[102] 冯得厚,李毅苹. 羟基磷灰石与美容牙膏. 牙膏工业, 2004, 3: 16-18

[103] Roberts-Harry E A, Clerehugh V. Subgingival calculus: where are we now? A comparative review. J Dentistry, 2000, 28: 93-102

[104] Mann S. Molecular recognition in biomineralization. Nature, 1988, 332: 119-124

[105] Mann S. Biomineralization: principles and concepts in bioinorganic materials chemistry. New York: Oxford University Press, Inc. 2001

第 4 章 组织和器官

在了解了细胞的基本结构和功能的基础上,本章我们将描述组织和器官的基本结构和功能,以及组织和器官是如何适应复杂而高度有序的哺乳动物生理系统活动的。生物的生理系统的主要组织原则是,结构要适用于生物功能的实施。功能组织构成的基本概念包括:
(1) 由细胞膜作为屏障的细胞内和细胞外区域的划分;
(2) 细胞分化;
(3) 细胞通过分类形成组织;
(4) 组织通过分类和综合形成器官;
(5) 具有不同功能的不同类型细胞参与组织损伤后再生;
(6) 通过细胞、组织、器官之间的信息交流进行体内功能的调节。

4.1 组织

4.1.1 组织的构成

4.1.1.1 不同细胞和组织的划分

细胞表面具有复杂的结构,内部有间隔的液囊,可在基因指导下完成生理活动。细胞内含有细胞器,细胞器由不同的、复杂的蛋白质(包括酶)的水溶液组成。细胞器的类型和相对含量反映了细胞的不同功能。人体细胞的重要的细胞器包括细胞核、线粒体、内质网、高尔基体和溶酶体等。除此之外,细胞内还有细胞质。细胞质内有细胞骨架,细胞骨架是一种由细丝状蛋白构成的复杂网状组织,为细胞提供结构支持。细胞骨架也为细胞器提供定位点。

所有细胞都被一层质膜(plasma membrane)与外界环境分开,包在细胞外面,所以又称细胞膜(cell membrane)。这层质膜作为一个有所选择的动态屏障,接收一些特定的分子和离子,而排斥其他分子、离子。包覆各种细胞器的膜称为内膜(inner membrane)。质膜结构非常复杂,由结构蛋白和功能蛋白组成的双分子膜构成。尽管它与细胞内膜很相似,但是质膜具有不同的脂质、蛋白质和碳水化合物,它们伸出细胞表面,有一些能够作为受体,有选择地与细胞外的物质相连。许多细胞功能都由受体调节,其中包括:噬菌作用、抗体产生、抗原辨认和生物材料信号分子辨认等。

质膜和内膜在起源、结构和化学组成等方面具有相似性,总称为生物膜(biomembrane)。生物膜是细胞进行生命活动的重要物质基础,细胞的能量转换、蛋白质合成、物质运输、信息传递、细胞运动等活动都与膜的作用有密切的关系。

质膜有一种形态学上的特化,包括极靠近细胞的过渡体。例如,有一种间隙连接,它允许低分子量的物质在细胞之间传输,包括转化单磷酸腺苷和离子,比如Ca^{2+}。间隙连接在上皮细胞、神经细胞、平滑肌细胞、心肌细胞中占有主要地位。相反,紧密连接有一个限制物质通过临近的内导管和腺体之间的区域,因此把内腔封闭于细胞外环境。细胞桥粒是各种邻接细胞之间的硬连接。质膜也含有多糖-蛋白质复合物,一层由脂类和糖蛋白类的低聚糖侧链形成的外壳。

另一类是细胞-细胞接触现象,形成细胞和细胞间质之间的连续统一体。细胞-细胞和细胞-间质之间的反应有较高的分子特异性,要求初始识别、物理粘连、电和化学通讯、细胞骨骼的重建和(或)细胞迁移。而且,粘连受体可像横跨膜信号分子一样把环境信息传递给基因组,因而调节因增殖因素或混合控制的组织异化而启动的信号效应。再者,细胞-细胞和细胞-间质之间的反应中,细胞间质中的其他细胞或组织细胞间的相互作用是固定的。但是,可溶因子也调节组织增殖和化脓时的正常和不正常的细胞通讯。细胞表面的粘连分子具有类似的结构,包括细胞间粘连分子、免疫球蛋白、粘连受体以及和脉管相关的细胞间粘连分子。

4.1.1.2 不同组织中的细胞分化

几乎所有的细胞都有分化、呼吸、大分子合成、生长和繁殖这些基本功能。但有些细胞具有特殊功能,如过敏性、传导性、吸收或分泌本身不需要的分子(如激素、结构蛋白质、炎症媒质)。多细胞器官由各种具有不同结构和功能的细胞组成。这些不同的细胞组合在一起,以其独特的结构和组织形成了复杂的功能和行为。

分化的分子发展出新的、明确的结构或与结构特点相关联的特化行为。例如,条纹肌细胞的肌丝交错滑动产生细胞收缩;肾管上皮细胞有大量线粒体,产生大量细胞内能量驱动进行吸收和分泌功能;皮肤角质化细胞,为完成其保护的功能而几乎失去了所有其他的功能演变成为鳞片状结构,由韧性的死的角蛋白(细胞骨骼蛋白质)构成。免疫系统由具有特殊功能特性的不同的细胞组成。当细胞被病原微生物(如细菌、病毒、寄生虫)攻击时,一种特化细胞——噬菌细胞,探察、移动并吞噬、摧毁这些微生物或其他外来异物。分叶核白血球(又称 PMNs 或嗜中性粒细胞)对细菌特别活跃,巨噬细胞对其他微生物和外来异物特别活跃。淋巴细胞是一种和噬菌细胞不同的免疫系统关键细胞,生成抗体抗击被感染的细胞或外来的细胞,并调节免疫反应。

在细胞分化过程中相应的结构变化是不可逆的。除此之外,增加的结构和功能的专一性通常伴随着在其他方面分化能力的损失,例如,细胞潜力的损失,以及细胞分离能力的损失。例如,受精卵是绝对未分化并且有能力进行广泛分化的,最终形成由这些分化细胞所组成的后代。相反,神经细胞和心肌细胞都是高度分化的,它们既不能繁殖也不能损伤后再生。

在生物体中的每一个二倍染色体细胞都有同样的基因补体,它遗传所有细胞和细胞外基质的所有可能性质。细胞分化包括基因表现度的变化。在一个特定细胞中可以表现出物理和生物特性。"调制"被用于描述较小的功能和形态的变化,那些已经分化的细胞为了适应环境可以发生的变化。

细胞是以一系列的生理状态存的,这些生理状态通过特殊形态的外形反映出来。细胞数量的增加或者尺寸的增加,或者是两者均增加,都可以使细胞的功能增加。在生理环境中所增加的细胞活性包括增大的平滑肌细胞;锻炼后增大的二头肌细胞;准备哺乳的乳房的上皮细胞;把淋巴细胞运送到大细胞,这些细胞使形成抗体的细胞产生。然而,超过正常功能变化会出现某种病态过程。例如,显著超载的心肌细胞会造成畸形的亚细胞新陈代谢,并且这种畸形长大有时会导致癌前病变以及癌症。

4.1.1.3 细胞外基质

细胞外基质的功能包括:
(1) 机械支撑和细胞定位;
(2) 决定细胞取向;
(3) 控制细胞长大;
(4) 维护细胞分化;
(5) 支持组织更新;
(6) 建立组织微环境;
(7) 参与可溶的调节分子的螯合、存储和呈现。

基质成分显著影响细胞形态的保持,影响细胞形状、极性和分化功能。细胞利用表面受体,细胞膜蛋白质与不同的基质成分进行交流;在其他二级信使产生过程中细胞骨架结构的变化会调整基因。与此相反,细胞还产生并分泌基质分子。这些功能是通过细胞和基质之间的交互作用完成的。

细胞外基质通常是根据特定的功能,比如强度、过滤、粘结等来进行分化的。细胞外基质由大分子组成,这些大分子连接在一起形成一种难溶化合物。细胞外基质包含:①纤维(胶原和弹性体);②无定形纤维间基质(主要是蛋白多糖,还有非胶原糖蛋白、各种溶质、水等)。基质有两种类型:细胞(组织)间的基质和基片。每一种基质的主要组分都是胶原、糖蛋白和蛋白多糖。细胞(组织)间的基质主要是由间充质细胞产生,包含胶原微纤维、纤维连接蛋白、透明质酸和与纤维关联的蛋白多糖。基片是由软组织细胞产生的。基片包含有网状的胶原纤维、层粘蛋白和蛋白多糖。在骨头和牙齿形成过程中,为了产生需要的强度,细胞外基质就会钙化。尽管在正常组织中基质更新是非常慢的,但是当受到适当的刺激,例如组织损坏需要修复时,典型的细胞外基质组分就会调整并更新。

细胞外基质的纤维组分包括胶原纤维和弹性纤维。胶原中包含一系列紧密相关,但是起源、生物化学、功能不同的糖蛋白。现已经识别出其中15类糖蛋白。胶原纤维,也叫做细胞(组织)间胶原。目前已经发现的胶原有二十几种,在电镜中可以观察到周期性的条纹。Ⅰ型胶原含量最大,大量存在于结缔组织中。Ⅱ型胶原质是透明软骨的主要组成部分。胶原纤维是具有一定强度的组织的主要组成成分。而大多数现有的胶原都是非纤维的,其中最常见的是Ⅴ型胶原质,它是所有基质膜的主要组成部分。弹性纤维为组织提供弹性。

在无定形基质中,粘多糖(GAG)以共价形式与蛋白质相连构成蛋白多糖。蛋白多糖是细胞外基质的主要结构成分。一些蛋白多糖粘结在质膜上并参与粘结和受体连接。一些大的非胶原糖蛋白对于连接细胞和细胞外基质是很重要的,包括纤维结合蛋白、层粘蛋白、软骨素粘连蛋白、骨粘连蛋白。纤维结合蛋白是由许多不同类型的细胞合成的。血浆纤维结合蛋白主要是由肝细胞产生的。纤维结合蛋白的粘结特性使得它成为血液凝块和细胞迁移通道的主要成分。因此,富含纤维结合蛋白的通道能够促进许多类型的细胞在胚胎生长以及在伤口愈合过程中进行迁移。

基膜充当组织隔室之间的半渗透屏障,并且调整细胞的粘结、迁移、分化。它们由无定形的非胶原蛋白多糖基质、蛋白多糖以及Ⅳ型胶原组成。

4.1.2　基本组织

基本组织扮演着特殊的功能角色并具有独特的微观外形。它们起源于胚胎发育,其中的一个阶段是包含三层壁的管子的形成,这三层壁是:①外层的外胚层;②内层的内胚层;③中层的中胚层(见图4.1)。动物和人类的基本组织含有一百多种不同类型的细胞,它们可被分成四组:上皮组织、结缔组织、肌肉组织和神经组织。

上皮组织覆盖着内体和外体表面。它提供保护屏障(例如,皮肤上皮细胞)和吸收表面(例如,内脏内层表面),并且产生内外分泌物。上皮细胞主要产生于外胚层和内胚层,也产生于中胚层。

结构异类和复杂的上皮细胞具有多方面的功能。上皮细胞表面可能是:①有保护作用的干燥的皮肤细胞膜;②湿润的粘膜,它是由腺分泌物润湿的;③润湿的质膜,它是由源于血浆的血浆液润湿的;④循环系统的内层面,它是由血液或者淋巴液润湿的。上皮细胞在引导离子、水、大分子在生物隔室之间的运动(包括吸收、分泌和交换)方面起着重要作用。所以,上皮细胞结构和功能构成包括结构、生物化学和生理不同的质膜,包含离子通道、运输蛋白质、酶、脂类、细胞与细胞之间的连接染色体组。上皮细胞形成了器官中生物隔室之间的屏障。

富含细胞外基质的结缔组织支撑着身体的其他组织。它产生于间叶细胞。结缔组织细胞,例如纤维原细胞,产生并维护细胞外基质。结缔组织也容纳神经并支撑血管。其他类型的,具有多种功能的组织也源于间叶细胞,比如,普通的结缔组织、脂肪组织、血液细胞、炎症细胞。

肌肉细胞产生于中胚层并且根据收缩的不同而高度分化。根据肌肉细胞功能的不同,它含有的肌动蛋白的数量和结构不同。肌肉细胞有三类:平滑肌细胞、骨骼

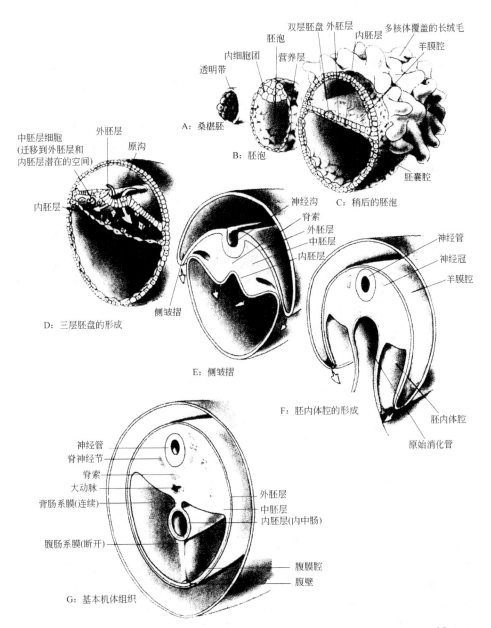

图 4.1 胚胎发展的早期阶段,证明分化出的基本器官和早期管状结构的来源[1]

肌细胞、心肌细胞。后两种都带有肌节并呈条纹状。平滑肌细胞含有排列不紧密的肌丝,并且存在于血管壁、胃道和肠道。平滑肌细胞的收缩可调整血管口径,以及食物和固体废物的运动。

神经组织产生于外胚层,并根据敏感和传导的不同而高度分化。神经细胞不但含有产生电信号的细胞膜,而且还分泌神经传递素。

4.1.3 结缔组织——骨

骨骼主要有松质骨和密质骨两种。图4.2是人类密质骨的分级结构示意图,两端称为骨骺,由松质骨构成;中间称为骨干,由密质骨构成。密质骨的结构单位是哈弗氏系统,图示为其横截面。纵截面为矿化胶原纤维的取向排列。松质骨的结构为三维的骨小梁框架。骨是最复杂的生物矿化系统之一。其无机成分主要是羟基磷灰石和碳酸磷灰石等,约占总质量的65%;有机成分主要是Ⅰ型胶原纤维,约占总质量的34%;其余为水[2]。

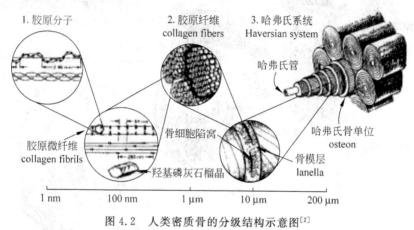

图4.2 人类密质骨的分级结构示意图[2]

4.1.3.1 骨中的胶原蛋白[3-7]

胶原蛋白分子能溶于微温的稀酸中,经超速离心后可得到3种组分,即α、β、γ,其中β和γ分别是α的二聚体和三聚体。α组分又分为$α_1$、$α_2$、$α_3$和$α_4$,它们在氨基酸组成上有所不同,但肽链长度近似。至今已鉴别出多种胶原分子,并已分析出其主链成分和在组织中的分布。胶原一般由3条α肽链绞合而成,形似棒状。α肽链是特殊的左手胶原螺旋,螺距很宽,每圈仅3.3个氨基酸残基。胶原α肽链的螺旋结构中含有脯氨酸和羟脯氨酸成分。此类含有五元环的氨基酸形成的肽链具有刚性,并有转角的倾向,使3条肽链得以绕成一体,形成稳定而特殊的胶原三股超螺旋。有些组织的胶原是由3条相同的α肽链组成,如软组织中的Ⅲ型胶原。在同一组织中常存在几种类型的胶原,通常有一种类型占优势。如肌腱、软骨、动脉、基膜和平滑肌中,分别以Ⅰ、Ⅱ、Ⅲ、Ⅳ和Ⅴ型胶原为主。一种细胞在不同的发育阶段和条件下可以合成不同类型的胶原。胶原分子中多肽链的氨基酸序列有其特征。例如在Ⅰ型中除了N端和C端的15~25个氨基酸残基片段外,肽链中部每3个氨基酸残基中就有一个甘氨酸。Ⅰ型胶原是一个长约3000 nm、直径约15 nm的杆状物,其中3条肽链都具有螺旋构象。

胶原分子被去除两端前肽后形成的原胶原,除了可聚合成胶原微纤维外,也可产生其他的胶原纤维结构,如微纤维相连胶原、网状胶原和锚链细丝胶原纤维,它们在各种细胞外基质中起着不同的作用。微纤维相连胶原也存在于结缔组织,它可将一个微纤维胶原和另一个微纤维胶原相互连接起来,也可将一个微纤维胶原与其他的细胞外基质成分连接。锚链细丝胶原则可将基板与下面的结缔组织相互连接,起着锚定的作用。除这四大胶原家族外,还有一些胶原分子如 XIII 型,目前仅从上皮细胞的 cDNA 克隆中推测出其存在。

网状胶原是基膜中薄层状的网状结构,它将上皮细胞、内皮细胞、周围的肌肉细胞和脂肪细胞的表面与下面的结缔组织相连接。厚度为 60~100 nm,其中主要成分为 IV 型胶原,形成具有二维空间结构的网状结构。IV 型胶原也是三股肽链形成的长 400 nm 的三股螺旋,C 端有 3 个大的球状结构,N 端有一个较小的球。值得指出的是,在 Gly-Pro-X 序列间被一些不能形成螺旋的短序列所间隔,这种间隔在一个 IV 型胶原分子中有 24 处之多。正是由于 IV 型胶原的此种非螺旋间隔序列,才使其形成网状的二维空间结构,并比胶原微纤维更具柔韧性。在电镜下已观察到,4 个 IV 型胶原分子的 N 端结构域相互聚合在一起,产生一个特征性的四聚体,然后其 IV 型胶原分子的三股螺旋区再与四聚体的三股螺旋区相连接。形成分支样的结构,加之 C 端球状结构域也与相邻 IV 型胶原分子的三股螺旋区连接,就产生了不规则的二维纤维网状结构。这种 IV 型胶原分子交联、组装的过程是自发的,不需任何催化剂。

I 型胶原微纤维表面还可以与 IX 型胶原连接,成为胶原纤维结构的特殊之处。IX 型胶原由 2 个三股螺旋通过具有柔性的非螺旋片段相连,此非螺旋片段还连有一个糖氨聚糖链。这种非螺旋结构的片段不仅出现在 IX 型胶原分子中,也是 XI 型和 XIV 型胶原的结构特征,它阻碍了这些胶原分子组装成微纤维,但可与其胶原微纤维侧向连接。所以 IX、XI、XIV 型胶原被称作胶原微纤维相连胶原。

已有的研究表明,骨的主要有机相为胶原纤维。胶原纤维中的原胶原分子是由 3 股 α 螺旋结构的多肽链相互缠绕而形成,具有三重螺旋结构。这种原胶原分子沿着一个相互错开 1/4 的阵列规则排列即构成胶原纤维,骨中的矿物相呈片状,尺寸约为 5 nm×20 nm×40 nm,位于原胶原分子间的间隙孔之内,晶体的 c 轴平行于胶原纤维,这样就构成了骨的基本结构,上述基本单元在三维空间的规则排列,就构成了宏观意义上的骨结构。以皮质骨为例,Weiner 等发现,它具有一种由厚、薄两层交替而成的层状结构,如图 4.3 所示[8]。

薄层中胶原纤维与矿物晶体 c 轴垂直于骨的长轴方向,厚度约为 0.3 μm,厚层中胶原纤维相互平行,并且与骨的长轴相交成一个角度。这种结构与哈弗氏系统内的厚、薄骨板相对应[9]。

4.1.3.2 骨中的非胶原蛋白[10,11]

非胶原蛋白通常约占类骨质的 20%。随着骨的成熟和钙化,比例逐渐下降,约为 6%。目前已发现有多种对于骨的生长、再生、发育等有重要作用的蛋白质,如骨粘连素、纤维粘连素、骨钙素等。骨粘连素为磷酸糖蛋白,与软骨内成骨过程中软骨

生物材料概论

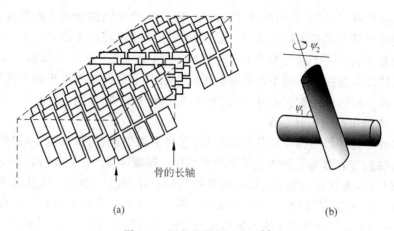

图 4.3　层状骨结构示意图[8]
(a) 矿物相排列；(b) 胶原纤维排列方向

钙化区内新骨基质的形成以及膜内成骨过程中新骨核的形成有关，且与骨磷灰石有强的亲和力，促使游离钙离子与Ⅰ型胶原结合。但纤维粘连素有抑制骨粘连素的促钙离子结合Ⅰ型胶原的作用。纤维粘连素具有两个由二硫键连接的亚单位，含有能与胶原、肝素和细胞表面结合的位点。在骨的生长过程中，骨粘连素的含量远大于纤维粘连素。2/3 的骨钙素与磷灰石结合紧密，难以分离。骨钙素属于 γ-羧谷氨酸包含蛋白类，此蛋白类为维生素 K 依赖性。骨钙素又称骨 γ-羧谷氨酸包含蛋白。该蛋白在骨矿化峰期之后才出现积聚。使用维生素 K 拮抗剂，可使此蛋白在骨中的含量减少，但并不影响其脯氨酸的含量，也不影响骨的机械强度。

① 蛋白多糖类：矿化骨组织所含的蛋白多糖量很少，占骨中有机物的 4%～5%，其化学结构及免疫学特性皆与其他组织内的蛋白多糖有明显不同，其分子的 25% 为蛋白质。蛋白多糖类可能抑制骨羟基磷灰石晶体的沉积。因此，正在钙化的组织中，蛋白多糖的变化有可能加快组织的矿化。有资料表明，蛋白多糖聚合体抑制骨骺生长板钙化过程中羟基磷灰石生长沉积的效应高于单体，蛋白多糖单体的抑制效应强于糖胺聚糖链。

② 脂质：脂质占骨中有机基质的 7%～14%，主要分布于细胞外基质泡的膜上和细胞膜上，细胞内结构以及细胞外的沉积也有脂质的存在，主要为游离脂肪酸、磷脂类和胆固醇等。酸性磷酸脂与磷酸钙结合形成复合体，参与骨的钙化过程。可钙化的脂蛋白在骨骺软骨开始钙化时含量最高。

4.1.3.3　骨的复合结构

综上所述，骨是由无机矿物与生物大分子规则排列所组成的复合材料。有关火鸡腱的研究表明，矿物如胶原一样，是有规律地以相同的轴排列的，并且占据缝区。这种晶体的长度和宽度约为 30 nm 和 17 nm，这个宽度大于单个胶原纤维缝区的数量级。因此在火鸡腱（以及与其实质相似的骨）中相邻的缝肯定相互接触以允许晶体在它们之间交叠,并延伸穿越整个胶原纤维。火鸡肌腱是一个典型的模型系统。在骨中,例如牛腿骨,约75%的羟基磷灰石位于这些缝中,这个数字的差别是相当大的。但有一点是相同的,即并不是一切矿物都与胶原密切结合。另外,并不是一切矿物都是晶体,X射线衍射得出某些是非晶态。年轻的脊椎动物的骨中包含了更多的非晶态物质,随着成熟过程,晶体变为主导材料,这种形态的变化与力学性能的变化密切相关[12]。

成熟骨的主要部分是由羟基磷灰石晶体紧密地嵌入胶原基体中而构成的,因此可以把骨看作一个在基体中含有晶体的双相复合材料。但其具有复杂性,这是由于骨中有空洞,以便于为骨和骨髓细胞输送必要的营养,因而必须要对空洞周围组织进行深入的研究。

即使如此,人们对此一直困惑不解,究竟哪个相是可能的主要负载承担者。Wainwright等使用表4.1中所给出的数值,认为羟基磷灰石作为一个真正的纯力而起作用的最小体积分数约为0.35。这个数值几乎与Kati和Li计算所得到的在胶原纤维内形成的羟基磷灰石的体积分数完全相符。由于牛腿骨的体积分数接近0.5,由此可以推论,矿物相可能是主要的负载承担者。但是,这种观点含有一定的假设前提条件,晶体要足够长,可作为纤维施力者,即存在一个有效的转换者,将应力由胶原转换到晶体,再到胶原,这也是可能的。羟基磷灰石晶体足够长,因而胶原成为主要的负载承担者,如在腱中的情况。那么晶体将作为填充粒子,通过限制它在应变下的运动而起硬化胶原的作用。这种情况类似于一块橡胶片的拉伸,带有或者不带有后期强制变形。带有后期强制变形的橡胶会更难以延伸。在三维状态接近一个流体系统,其泊松比小于0.5(约0.2),骨拉伸时其体积的减小将会增加对胶原的严格控制,有效地使它变硬。这已被描述为"strait jacket"(狭夹克)效应。对于骨来说,如果泊松比介于0.13与0.3之间,那么这个机制就是一种可能的情况,但它还取决于方向效果。

表4.1 骨的主要成分的主要机械性能[13]

羟基磷灰石的强度	0.1 GPa	应变10^{-3}时胶原的应力	1 MPa
羟基磷灰石的韧性	130 GPa	胶原的强度	50 MPa
羟基磷灰石的极限应变	10^{-3}		

以下论点已被普遍接受,即骨可被简化为一种复合材料,其中填充的粒子为纳米晶体。大多数人在研究骨的机械设计时所遵从的主线基本上认为其属于一种纤维复合材料。骨中矿物的断裂是以片状为主,类似珍珠层。只有胶原才能够给出纤维织构,而且胶原的硬度只有矿物硬度的1%。观察鹿角的断裂表面,只有当人们把纤维本身看作是由薄片晶增强的复合材料时,类纤维才能够支撑。在某些具有高的V_f的矿物质的骨中,有可能存在例外情况,例如牙质。

4.1.3.4 皮质骨的形态

至今为止,讨论所有的骨的参数之间的关系都忽略了这一事实,即任何结构的骨,以任何方式结合,其构造都优于含有饱和胶原纤维的矿物质,原因在于骨具有复杂的分级结构。骨骼的机械性能源于其结构,羟基磷灰石(通常是含碳的磷灰石)在胶原纤维、蛋白多糖和许多其他蛋白基体上形成。矿化的初始位置在胶原分子的间隙,这种片状晶体的晶体学位向与有机相的取向有关。近年的观察表明,这种晶体往往沿着胶原纤维呈平行排列,其组织形式和邻近的胶原纤维一致,导致长程有序,这种组织结构使得骨骼具有不寻常的断裂性能[14]。

哺乳动物的骨的结构,明显地影响骨的机械性能[15]。矿化的纤维的密度与排列将控制应变的方向和大小,以及应变在骨中的传递方式。人类的肩胛骨的中子衍射研究表明,羟基磷灰石晶体的 c 轴优先位于沿着所结合在一起的肌腱的拉伸方向,在某些区域,两块肌肉作用于不同的方向,发现晶体的位向分成两组,分别相应于两块肌肉的拉伸方向。尽管关于骨的形态仍存在不同意见,但是以下论点是被普遍接受的。

纤维以两种主要方式排列:

① 层状排列,相互之间建立择优取向,其择优取向的变化很像昆虫角质层或者木细胞的第二细胞墙中的层(层状骨);

② 具有一定的随机性(松质骨)。

图 4.4 为人类的肩胛骨局部的矿物晶体中的 c 轴方向的分布[图(a)中箭头所指]。层状骨可以在一个平面上连成片(初级平面骨),或者像木细胞一样成为柱状(哈弗氏骨),或者与松质骨混合(层状骨)。所有类型的骨结构都是以致密骨形式存在。另外还发现,在长骨的中心和边缘具有更多的织构,而在脊椎动物中仅发现层状

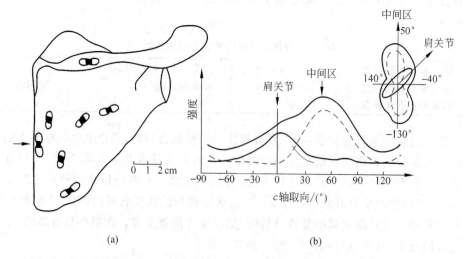

图 4.4 人类肩胛骨局部的矿物中晶体 c 轴方向[图(a)中箭头所指]及其分布(b)[13]

骨(初级层状骨或哈弗氏骨),哈弗氏骨是人类骨骼中最常见的骨,并普遍存在于其他脊椎动物中,它是在骨已大量钙化以后才形成的,从这个意义上说它是替代骨。因此柱状单元相对于哈弗氏骨骨板来讲,应该是二次骨板。骨板的中间有血管。骨由骨细胞沉积而成,骨细胞位于纤维的中心层且以此为中心形成放射状,一般认为纤维的方向是不连续的,因此在一层与另一层之间在方向上存在一个尖锐的边界。人们假设了另外一种模型,其中方向的转换是逐渐的,总的模型肯定了 Bonligand 提出的"螺旋形"方向模型,整个环状层、细胞以及血管称为哈弗氏系统。附加的系统以结合线为界,钙化的蛋白聚糖的鞘明显缺少胶原。如此形成的骨板可能是整个哈弗氏骨的基本力学单元。同样,木质细胞是木头的基本力学单元。骨板的不同点在于,它可能被分成不同种类,但通常都沿着骨的长轴方向分布。

4.1.3.5 骨的力学性能[4]

骨的力学性能指标在一个较大的范围内变动,并与加载模式、加载方向及骨的类型有关。随着骨密度的增加,模量和强度均显著增加[16]。皮质骨的力学性能具有明显的各向异性,沿骨干的轴向强度较高,如表 4.2 所示。

表 4.2　皮质骨的力学性能[17]

项　目	加载方向与骨干轴向的关系	
	平　行	垂　直
拉伸强度/MPa	124～174	49～51
压缩强度/MPa	170～193	133
弯曲强度/MPa	160	
剪切强度/MPa	54～68	
杨氏模量/GPa	17.0～18.9	11.5
剪切模量/GPa	3.3	
泊松比	0.46	0.58
断裂功/(J/m^2)	6000(低应变速率)	
	98(高应变速率)	
K_{1C}/(MPa·m$^{1/2}$)	2～12	
拉伸极限应变	0.014～0.031	0.007
压缩极限应变	0.0185～0.026	0.028
拉伸屈服应变	0.007	0.004
压缩屈服应变	0.010	0.011

影响骨的力学性能的因素较多,如含水量、密度、孔积率、矿物含量、胶原纤维的取向、有机和无机组元之间的界面键合、加载速率等。干燥的骨样品具有较高的模量,但韧性、断裂强度及极限应变均降低[18]。Martin 和 Ishida[19]比较了几种因素对牛皮质骨拉伸强度的影响,证明胶原纤维取向的影响最大,其次是密度和孔积率,再次是矿物含量。Carter 和 Hayes[20]的研究给出经验公式,表明压缩强度与表观密度

的平方成正比,压缩模量与表观密度的立方成正比,二者均与应变速率的0.06次方成正比。Ascenzi等[21,22]的工作表明,含有较多纵向取向的胶原纤维的哈弗氏系统,拉伸强度及模量较高而压缩强度及模量较低,含有较多横向取向的胶原纤维的哈弗氏系统,压缩强度及模量较高而拉伸强度及模量较低。对于矿物含量的影响,Ascenzi和Bonucci[23]的实验表明,完全矿化的哈弗氏系统比部分矿化的哈弗氏系统的拉伸强度高20%,压缩强度高70%;Vose和Kubala[24]发现当灰重由63%增加至71%时,骨的断裂强度由6.5 kg/mm^{2}增加至23 kg/mm^2;Currey也观察到这一现象,即矿物含量的微小变化会引起骨强度的显著改变,还注意到灰重由63%增加至68%时,弹性模量增加了近2倍[25,26]。Bundy及Walsh[27-29]等详细研究了有机与无机组元界面键合的影响,他们的工作表明,骨中的矿物相和有机基质通过静电相互作用、范德华力、氢键、疏水键等作用结合,使载荷可以在矿物和有机相之间传递,在这种情况下骨矿可视为短纤维并对基质起到增强效果。当用含某些离子如PO_4^{3-}或F^-的溶液作用于骨时,界面键合发生改变从而影响力学性能。

形态是继矿物含量之后的第二个限定力学性能的因素。Currey曾测量了母牛骨的硬度、极限应变以及屈服应力,所用母牛骨由不同量的层片骨和哈弗氏骨构成。结构的重构以及伴随它所出现的矿物成分降低对机械性能的影响是不可分的。换句话说,骨的形态具有很小的影响。迄今为止,最重要的事实是,层片骨产生约67%的骨灰,而哈弗氏骨为63%。哈弗氏骨系统的硬度已由Bonfield和GrynPas详细研究过了。他们测量了杨氏模量相对于骨长轴在不同方向上的变化,使用的是超声技术(声音传过材料的速度是其硬度的直接函数),硬度并不随着与长轴方向的角度变化急速下降,如人们根据纤维复合材料理论所期待的那样(急速下降线),但是所应用的纤维复合材料模型仅具有一个唯一的纤维方向,而完整骨的骨板具有更复杂的、变化的纤维方向,因此这个试验确定了这样一个问题:简单的纤维复合材料模型不适用于哈弗氏骨。

解决这个问题的一个方法是试验单独的骨片(直径约200 μm),在骨片中纤维的方向应是已知的,所用的骨片具有3种不同的纤维方向,所有骨片都进行了拉压实验。结果证明骨片内纤维的方向是一个重要的影响因素(表4.3)。

表4.3 骨片机械性能随纤维方向的变化[13]

纤维取向与长轴间的夹角/(°)	拉伸		压缩	
	强度/MPa	E/GPa	强度/MPa	E/GPa
约90	116.5	11.9	112	6.45
约45	95.5	5.95	137	7.54
约10	—	—	167	9.49

假如骨片是二次骨的基本力学单位,那么使用骨片作为分析的基本单元而建立一个成功的机械模型就成为可能。这种分析必须考虑到骨片中纤维的方向在模型中作为第一因素,而骨片的柱状性质以及它与其骨片之间的关系在模型中作为第二因素,纤维的方向可由简单复合材料理论来模拟,但骨片作为骨本身其成分需要更完善的模型。Katz 提出了一个成功的模型,模型的基础是材料的有效弹性模量的数学模型,这种材料由平行的、空心环状的、以六方形式排列的纤维来增强。令人惊奇的是,这种复合材料的模量随着与长轴方向的角度变化要比单一纤维复合材料的模量的变化小得多,非常像 Bonfield 和 Grynpas 在实验中发现的情况。这些骨片的硬度随纤维的方向变化,正如 Ascenzi 和 Katz 等所提出的那样。实验结果的不同可能是由于一些因素的变化,如羟基磷灰石的准确成分、骨片的尺寸、纤维的实际角度等,这些变量只能在相当小的范围内变化。

骨的机械性能与作用时间有关,对几种不同形态的骨实施蠕变和应力松弛实验,Lakes 和 Katz 根据人骨的松弛谱提出了一个假设,谱中间的最大值代表了骨的力学性能的实际值,他们计算了各种各样的消耗过程对于在皮质骨中所测的总的失效过程的贡献。这就把谱中的松弛过程与各种各样的形态联系起来。然而,生命从来不是那么简单,加之,骨已被发现具有热流变学意义上的复杂性,时间-温度叠加规律并不严格适用。

Currey 比较了鹿角、母牛腿骨和鲸的耳骨,他的注意力集中到鹿角的韧性上,人们已将鹿角作为劈斧,还以它为原料制成耐用的牛角梳子。这两种用途都要求其是一种韧性材料,甚至作为一条夸张新闻,如 currey 所述,鹿角不需要添加任何其他物质就可以制作成防水卡片,当牡鹿战斗时,鹿角的碰撞声响彻方圆几英里。很明显鹿角在吸收大量碰撞能量,并将其输送到牡鹿颈中的肌肉,在那里大多数争斗能量被吸收。因此若鹿要赢得争斗,其鹿角必须十分强韧,这可在碰撞试验中表现出来。试验中鹿角仅裂成两块,说明鹿角控制断裂途径。相反,母牛腿几乎以玻璃的方式裂成粉碎,注意到鹿角是矿化程度最低因而是硬度最低的骨,设想它可达到相当高的应变。事实上鹿角似乎限制了矿物相到达胶原纤维区域,断裂表面显示纤维的直径小于 200 nm,这个尺寸只比所报道的矿化的火鸡腱的纤维尺寸稍微大一点,而且矿物的含量与纤维内空间的量相符。看来似乎在这种低矿化物质中,不存在坚固的矿物环绕纤维。因而纤维保持自由和非粘附。

通过鹿角的应力-应变曲线也可以看出,它表现了显著的塑性屈服,可能是由于纤维的拉长。然而,低矿化水平也意味着鹿角骨不如高矿化的骨的强度高。母牛腿骨具有适当的硬度和矿化程度,虽然它不像鹿角那样具有高韧性,但它更强,因而能够抵抗更大的力,承担负载时它偏转不大。事实上,它不需要像鹿角那样高韧,因为在生命中它由肉和皮覆盖,皮肉将在很大程度上承受了冲击载荷。

鲸鱼的耳骨或者是薄膜状疤绝不允许如此冲击。它的功能要求它具有高的惯性,因而它是非常笨重的,具有比其他任何骨都多的矿物.所以它很硬却很脆,具有光滑的断裂表面。

这种调和的结果得到这一特征,生物材料中的裂纹一般可能从洞或管开始出现,而这些洞或管输送给骨生命血液[30]。假如骨慢慢地断裂,有可能观察到裂纹的开始以及在骨中的扩展。有研究发现,裂纹开始形成是在负载约为断裂负载的60%时,观察到一个长230 μm的裂纹由一直径约为25 μm的小管处开始运动。大多数情况下,裂纹在骨细胞所形成的孔洞处开始形成,在骨片的层片之间移动。后种情况在低应变速率情况下的断裂中似乎较为常见,裂纹绕骨片在层之间偏转。可以看到裂纹更多地起源于血管,血管直径约为20~100 μm,这一结论由Bonfield应用断裂的概念独立完成,而不是来源于直接观察。他计算了"固有裂纹长度",在此基础上裂纹能够形成,发现此"固有裂纹长度"约为340 μm,这个尺寸与血管的尺寸接近,而不是骨细胞的尺寸(3~5 μm)。

骨具有黏弹性这个事实决定骨断裂的方式,骨的韧性应该是应变速率的函数,它还应该取决于黏弹性的程度。即胶原基体中增塑剂(水)的量,这与贝壳的方式相同。在高应变速率下,通过各类冲击载荷(包括使用爆炸)所得到的断裂并不沿任何特别的路径穿过母牛腿骨。断裂表面正如人们所预期的,在低应变速率下它是旋绕的,显示一个非常粗糙的表面。骨片整个拉出,就像在人造复合材料中纤维的拉出,骨片的碎片也可见到。这一切都说明断裂并不是垂直穿过一切骨成分而传播。高应变速率下发生失效的母牛腿骨的断裂表面并不显示拉出的痕迹,表面也更光滑。这些差别明显是黏弹性反应的结果。在一项对母牛腿骨的研究中发现,在高应变速率下,应力-应变关系是线性的,具有类似玻璃的典型的脆性断裂;在低应变速率下,具有充足的时间以发生塑性松弛,应力-应变曲线不是线性的。

骨在更高的应变下发生屈服相支撑负载。这两种断裂模式之间的转换发生在一个应变速率范围内,即约为 2.5×10^3/s(即需4 s达到应力0.01)。看来有理由认为,应变速率的作用在断裂骨所需的功的数值中显示出来。但是意见并不统一,大多数情况下断裂功与应变速率有关。但是,正如currey所指出的,应变速率和各种其他机械参数之间的关系很大程度上取决于骨的结构,即它是骨片、层片,是骨片与层片结合的某种中间形式还是其他形式。这些结构能够产生非常不同的效果。还有一点非常重要,试样应该有时间将其所储存的所有应变能输送给断裂过程;否则,这种能量有可能被高估了。Behiri和Bonfield报告母牛腿骨的韧性增加时,裂纹尖端扩展的速率也增至约1.2 mm/s,韧性从 0.63 kJ/m^2 达到 2.88 kJ/m^2。在这个速率下,裂纹的扩展变得不稳定,断裂表面由粗糙变成玻璃状,断裂韧性降至约 0.2 kJ/m^2。作为平衡,骨片似乎在高应变速率下较弱。但是像骨片的尺寸这类因素也可影响其结果:大的骨片更易于发生脆性断裂,可能是因为断裂的路径不能常常偏转。骨的断裂行为的研究证明,骨的强度比陶瓷为主的材料高得多[13]。简单的实验(表4.4)证明了观察所得出的结论:有机相是增加强度的一个重要因素。

表 4.4　有机相对于骨的力学性能的重要性[13]

实验条件	拉　伸		压　缩	
	强度/MPa	弹性模量 E/GPa	强度/MPa	弹性模量 E/GPa
正常情况	130	17	150	9
不含有机相	6	17	40	7.2

4.2　器官

4.2.1　器官的构成

几种不同类型组织排列成一个功能单元而构成器官。许多器官都有一个复合结构,在结构中上皮细胞完成特殊的工作,同时连接组织与血管为上皮细胞提供营养。器官有两种基本的模式:空心型器官和实心型器官。我国传统中医把实心的人体器官称为"脏",有心、肝、脾、肺、肾五种。把空心的人体器官称为"腑",有小肠、胆、胃、大肠、膀胱五种,另将胸腔与腹腔合称为第六腑。所以有"五脏六腑"之说。

血管与消化、泌尿、生殖以及呼吸系统具有相似的结构,就是每个系统都是由以一定顺序排列起来的组织层组成。例如,每个系统都有一个构成上皮细胞内层的内表皮、构成肌肉层(通常是光滑肌)和连接组织的中表皮以及构成连接组织并经常被上皮细胞覆盖的外表皮。特殊的变化反映了特定器官的功能要求,如消化系统(图 4.5)。

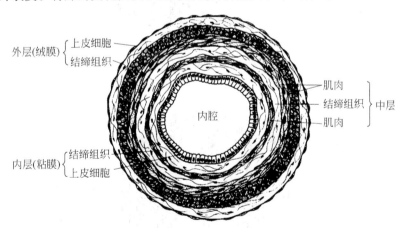

图 4.5　消化道内组织切片(如胃或肠)[31]

空心器官的内部上皮细胞表面可能是:①保护性的干膜(比如说皮肤表皮);②由腺分泌物润滑的湿的粘膜(如消化道与呼吸道);③由从血浆中得到的浆液状液体润滑的湿的血清状膜(如腹膜、胸膜、心包膜);④由血液和淋巴液润滑的循环系统的内层,其表面由内皮构成。因此被称为管状器官的血管具有内膜(主要是内皮)、上皮细胞、中膜(主要是平滑肌和弹性蛋白)以及外膜(主要是胶原)。悬挂在体腔中的器官的上皮层外部称为浆膜。与此相对照,混合在周围结构中的器官的外表层称为外膜。

　　器官的血液供应来自它的外部。在空心器官中,大的血管垂直穿过外表层,并平行于组织层构成分支(图4.6)。这些血管进一步向深分化穿过肌肉层,在连接组织处的血管分支又与组织层相平行。在连接组织处小的血管与其小血管有交叉点(吻合)。这些交叉点可以提供间接路径使血液从障碍旁通过。实心型器官具有一个被密集的连接组织囊环绕的庞大连接组织系统(图4.7)。这种器官具有较厚连接组织区或门,在这里血管和其他管道能进入器官。大批的连接组织从门处进入器官,将其分成小片。器官的其余部分具有一个精密的结构系统,包括支撑细胞、细胞外基质和脉管系统,共同组成了基质。

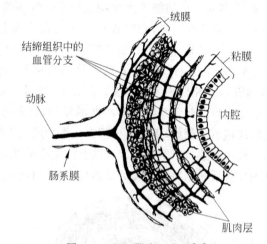

图4.6　空心器官示意图[31]

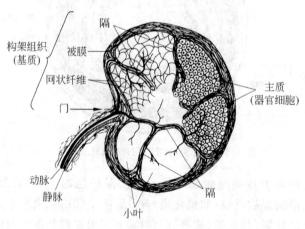

图4.7　实心器官示意图[31]

在分化组织中的主要细胞包括软组织(如在甲状软骨中制造甲状腺球蛋白的上皮细胞或在心脏中的心脏肌肉细胞)。软组织以块状(如内分泌腺)、带状(如肝脏)或管状(如肾脏)等形式存在。软组织细胞能够在器官中以一致的形式排列起来,或者可以被分隔为一个包囊下区域(皮层)和一个较深的区域(脊髓)两部分,每个部分发挥不同功能。在实心器官中,血液进入门后在软组织中不断分支为小动脉最终分成为毛细血管。在空心与实心型器官中,静脉和神经通常与动脉具有相同的路径。

软组织细胞对于化学的、物理的或局部缺血等损伤的抵抗力小于基质。当一个器官被损伤后,必须有下面的基质来有顺序地替换软组织细胞,使细胞能够再生。

4.2.2 器官中的细胞再生

细胞的繁殖总量是被严格控制的。各种细胞繁殖的增殖率经常可分为3种类型:①具有连续的繁殖量的更新细胞(也称不稳定细胞),随着增殖细胞的消失而自然增加;②通常具有低死亡、低复制率的扩展细胞(也称稳定细胞),保持着随刺激而分裂的能力;③没有正常增殖能力的静态细胞(也称永久细胞),失去了分裂能力。表4.5总结了各种细胞对损伤的相对复制与再生能力。

表 4.5 受损伤细胞的再生能力[31]

种　类	正常分裂速度	对刺激/伤害的反应	例　子
更新/易变	高	适度增长	皮肤、肠粘膜、骨髓
扩展/稳定	低	显著增长	内皮、纤维细胞、肝细胞
静态/永久	无	无分裂,代之以瘢痕	心肌细胞、神经

在更新细胞繁殖中(如皮肤、肠上皮细胞、骨髓)细胞与它们想要替换的细胞没有大的差别(经常称为干细胞),然后增殖为与原细胞不同的子细胞。一个特殊的干细胞生出许多子细胞,在某些情况下,集中不同类型的细胞能够由共同的原始细胞得来。在上皮细胞中,更新细胞是在远离表面的组织层的底部,当细胞移动到表面时开始分化与成熟。

在扩展细胞繁殖中,细胞能够相应于合适的刺激物提高它们的复制率。稳定细胞繁殖包括腺上皮细胞、肝脏细胞、纤维原细胞、平滑肌细胞、成骨细胞及导管上皮细胞。与此相比,永久细胞几乎没有正常的有丝分裂能力并且总体上不能被诱发再生。在易变或稳定繁殖中,死亡的细胞通常被同种类型的新细胞所代替。然而更多的特殊细胞(如永久细胞)是不易再生的,对这种细胞的损伤是通过粒状组织的形成而修复的,逐渐形成称为瘢痕的纤维化连接组织。不能够再生出某种组织这一缺点,是因为损坏组织的功能完全丧失了。例如,坏死心脏肌肉细胞区域不能被活细胞代替;坏死区域由瘢痕组织来修复,不仅没有收缩能力,而且心脏肌肉的剩余部分必须承担失去组织的工作量。

4.2.3 器官中的细胞通讯

完整系统协调与控制不同细胞和组织的生长、分化以及新陈代谢使得机体的各种活动能相互协调。细胞间的通讯与控制可以通过细胞间直接连接，或通过细胞外物质进行化学的或长程的通讯，例如分泌荷尔蒙和可溶性肽酶。

细胞通讯（短程或长程）的一个重要机制是通过化学信号。化学信号主要有3种类型：①化学媒介物是由许多细胞分泌出来的，其中一些被吸收或被立刻破坏掉，因此只对在近距离环境中的细胞起作用，而其余的能够在长距离内起作用。②由特殊的成群的内分泌细胞分泌并产生的荷尔蒙，通过血液影响远处的目标细胞；③神经传递素是很短距离的化学媒介物，作用在神经细胞间或神经与肌肉细胞间的特殊节点上。

大多数的化学信号影响特定的具有信号分子受体的目标细胞，或者是通过影响现存蛋白质的合成速度或性质，或者是通过启动新蛋白质的合成，或者是完成直接的功能，如分泌、去电极化或收缩。因此，目标细胞要以两种方式来适应：①它们具有一套不同的对应于一套化学信号的受体；②它们被设计为以特殊方式对每个信号作出反应。效果明显不同是由于：①对细胞本身产物的反应（自分泌刺激物）；②对临近处另一个细胞的反应（副分泌刺激物）；③对在远处产生经过循环移到目标细胞上的分泌产物的反应（内分泌刺激物）。

细胞外媒介物的因子通过受体来控制细胞的反应。然而，许多荷尔蒙与其他细胞外化学信号在油脂中是不溶解的，因此它们不能扩散出细胞膜与细胞内受体相互作用。在目标细胞表面或其核心或胞液中的受体蛋白质为信号物质提供了一个具有高亲和力的结合场所，开始了一个信号转换过程。结果信息的处理刺激了一种使细胞内信号化合物短暂增长的酶，称为"第二信使"。第二信使控制着各种各样细胞内蛋白质的功能（通过改变它们的活动）。然而，一些受体却不使用第二信使，而是通过调节它们的磷酸化作用和去磷酸作用直接改变细胞质蛋白质的活动。适当的目标细胞对光、转移膜潜力、碳水化合物、小分子量的胺、大分子量的蛋白质及油脂的反应具有很大的选择性。因此，原生质膜将细胞外信号转变成对细胞内控制系统明晰的状态。

每种类型的受体不仅包括一个能辨别出它本身的特殊配位体的结合场所，还包括一个确定细胞内控制路径的信号功能区，信息是沿着这条路径而被发送出去的。密切相关的受体能产生多样性的调节效应。不同的细胞外影响通过相对较少的信号途径和控制大量反应的细胞内信使将信息送入细胞。正常细胞的生长是由生长刺激物和生长因子的相反效应来控制的。

4.2.4 器官的病理学

作为医学的一个专业，病理学不仅包括疾病诊断而且包括机制研究，通过研究，可以从微观和亚微观结构上的异常来证实宏观上的疾病，从而进行科学的治疗。疾病通常是由环境影响(有害的物理或化学刺激)、内部遗传或缺陷以及单个细胞正常生理性过程的扩大而引起的。细胞可以：①被损伤或死亡；②变得活动亢奋；③活动过强而异常生长(癌)。细胞死亡是一个细胞生命功能的永久中止,其有两种形式：坏死和凋亡。

坏死包括细胞死亡及功能丧失。身体把坏死组织当作异物并试图通过炎症的反应将其移走。在一些病例中坏死组织被再生的同种类型的组织所代替,如果这一过程不能完成,那么坏死组织将被无特殊功能的连接组织代替而形成伤疤。与此对比,凋亡细胞是身体消除不需要的细胞繁殖的主要机制,凋亡细胞既不引发炎症反应,又不引发组织反应。

4.2.5 肝脏器官[32]

肝脏是人体最大,也是最重要的腺器官,已知其功能有1500多种。它几乎参与了体内的一切代谢过程,是物质代谢的中枢；它也是人体重要的屏障器官,其解毒和吞噬功能与免疫密切相关；在维持血液纤维蛋白形成系统和纤维蛋白溶解系统的动态平衡中具有极其重要的作用。此外,肝脏还具有多种分泌与排泄功能。在正常情况下,肝脏的各个功能系统分别担负着不同的功能,并且相互配合,彼此协作,有条不紊地共同执行着复杂的生理机能,成为维持多种重要生命活动的物质基础。

肝脏的细胞类型有：肝细胞(hepatocytes)、胆管上皮细胞(biliary epithelial cells)、窦状内皮细胞(fenestrated cells)、枯否氏细胞(Kupffer cells)、Ito细胞、肝星形细胞等。

当肝脏受到各种疾病因素(外源的或内在的)侵犯时,其结构和功能会受到不同程度的影响,严重时直接威胁人的生命。近二十年来,肝病对人类的危害日益增加。据估计,全世界慢性乙型肝炎抗原携带者的总数至少有1.7亿。据统计,肝硬化占总死亡数第九位(包括各年龄组。而大于40岁组中则高居第四位),与其他死因相比有明显增高的趋势。我国是肝病高发区,是世界上病毒性肝炎和肝癌发病人数最多的国家。甲型肝炎病毒的成人感染率达70%以上；乙型肝炎表面抗原携带者1.2亿人(为1992年统计,最近有报道为1.3亿)；丙型肝炎及其他型肝炎发病也在增加；各种原因(病毒、毒物和药物等)引起的急性肝功衰竭死亡率达60%~80%。由病毒性肝炎所致慢性肝病患者绝大部分死于慢性终末期。我国目前慢性肝病患者为3000万人左右,其中约20%发展为肝硬化,还有相当多病人发展为肝癌。全球每年死于肝癌的病人百余万,我国约占总数的一半。中国目前肝移植手术正在呈上升趋势,需求越来越大,开展肝移植的医院已有数十所。由于我国传统观念影响器官捐献,使得肝脏供体奇缺。一大批终末期肝病患者挣扎在死亡线上,虽消耗大量医疗费用,却没有治疗前途。社会的需求是科学发展的原动力,现代移植外科的发展正在呼唤重要生命器官的生物制造。因此,当前可植入性复杂生命器官及其部件的生物制造已经成为再生医学的崭新前沿。当前,国际上已有几个研究小组正在对可植入性肝脏的器官制造进行尝试,但仍然处于初级阶段,尚无突破。肝病已成为医学研究的紧迫课题。

肝脏具有强大的再生与代偿能力,这是任何其他器官无法相比的。动物实验证实:切除肝脏的 2/3,3 周后可再生到原来的大小。受损的肝脏中,即使仅存 20% 功能正常的肝细胞,仍能通过再生,于数周内恢复正常。目前进行的肝组织工程研究正是以此为物质基础的。

肝脏的这一特点使得它在受到轻度或局限性损伤时往往不引起肝功能障碍,只有在肝脏严重受损,而且适应代偿能力又显著减弱的情况下,才能导致较严重的功能障碍,即发生肝功能不全。发生肝功能不全的基本病理变化是:①肝细胞坏死;②再生缺陷;③纤维增生;④血管网减少和异常吻合。一旦发生肝功能不全,紧靠肝脏自身的再生和代偿能力是无法治愈的。近年来,国内外多采用换血法、人工肝和肝脏移植术等方法治疗肝功能不全,但这些方法都有局限性,而且尚无确切的疗效,病人存活的数量仍然太少。例如,目前在临床上应用的物理性人工肝辅助装置,基本上是一种透析或吸附系统,功能简单,与实际肝脏差距很大,应用该装置后的患者存活率与对照组比较,并无明显差异,此外,即使用人工肝脏维持数周,在此期间肝脏能否通过再生而恢复,亦属可疑。肝脏移植的排异问题仍未解决,此法治疗肝炎或肝硬化等所致的肝功能不全的有效性仍待肯定;交换输血花费很大,并可能引起感染、消化道出血、门静脉血栓形成、肾功能不全、肺炎、肺水肿等并发症。换血浆疗法的疗效并不优于保守疗法,且方法复杂,价格昂贵。组织工程理念的出现和发展,为肝功能不全的治愈开辟了一条新思路,而且前景光明。

细胞、组织和器官适应于复杂的并且高度有机和协调的运动。生物学结构与功能关系的主要概念包括区域化、分化、基本组织、器官、再生和损伤及多细胞传达。尽管现有许多技术可以来观测组织结构和功能,但组织薄片的显微研究仍是在临床或实验室研究中研究功能组织结构的最重要工具。

参考文献

[1] Cormack D H. Ham's Histology, 9th ed. Philadelphia: Lippincott, 1987
[2] Suga S, Watabe N. Hard tissue Mineralization. Springer-Verlag, 1992,100-105
[3] 沈同,王镜岩. 生物化学. 北京:高等教育出版社,1990
[4] Vincent J. Structural Biomaterial. Princeton Univ. Press, 1990
[5] 永井裕. 胶原蛋白实验方法. 上海:上海中医学院出版社,1992
[6] 蒋挺大. 胶原蛋白. 北京:化学工业出版社,2001
[7] Ottani V. Collagen structure and functional implication. Micron, 2001, 32:251-260
[8] Weiner S, Traub W. Bone Structure: Angstroms to Microns. The FASEB Journal, 1992,6: 879-883
[9] Driessens F C M, Verbeeck R M H. Biominerals. CRC Press, 1990

[10] Carter D R, Spengler D M. Mechanical properties and composition of cortical bone. Clin Orthop, 1978,135:193-217

[11] 杨克勤主编. 骨科手册. 上海科学技术出版社,1983

[12] Currey J D, Pond B, Caroline M. Mechanical Properties of Very Young Bone in the Axis Deer (Axis axis) and Humans. J. Zool, 1989,218:59-61

[13] 崔福斋,冯庆玲. 生物材料学. 北京:清华大学出版社,2004

[14] Currey J D. The Mechanical Adaptations of Bones. Princeton University Press, Princeton, 1984

[15] Wen S L. Human Enamel Structure Studied by HRTEM. Electron Microscopy Review, 1989,2:1-4

[16] Gibson L J. The mechanical behaviour of cancellous bone. J of Biomech, 1985,18:317-328

[17] Reilly D T, Burstein A H. The elastic and ultimate properties of compact bone tissue. J Biomech, 1975,8:393-410

[18] Evans F G, Lebow M. The strength of human compact bone as revealed by engineering technics. Am J Surg, 1952,83:326-331

[19] Martin R B, Ishida J. The relative effects of collagen fiber orientation, porosity, density, and mineralization on bone strength. J Biomech, 1989,22:419-426

[20] Carter D R, Hayes W C. Bone compressive strength: The influence of density and strain rate. Science, 1976,194:1174-1176

[21] Ascenzi A, Bonucci E. The tensile properties of single osteons. Anat Rec, 1967,158:375-386

[22] Vincentelli R, Evans F G. Relations among mechanical properties, collagen fibers and calcifications in adult human cortical bone. J Biomech, 1971,4:193-205

[23] Ascenzi A, Bonucci E. The compressive properties of single osteons. Anat Rec, 1968,161:377-388

[24] Vose G P, Kubala A L. Bone strength-its relationship to X-ray determined ash content. Hum Biol, 1959,31:262-270

[25] Currey J D. The mechanical consequences of variation in the mineral content of bone. J Biomech, 1969,2:1-11

[26] Currey J D. The relationship between stiffness and the mineral content of bone. J Biomech, 1969,2:477-480

[27] Bundy K J. Determination of mineral-organic bonding effectiveness in bone: theoretical considerations. Ann Biomed Eng, 1985,13:119-135

[28] Walsh W R, Labrador D P, Kim H K et al. Ultrasonic properties of cortical bone following fluoride ion treatment. Ann Biomed Eng,1994,22:404-414

[29] Walsh W R, Ohno M, Guzelsu N. Bone composite behavior: effects of mineral organic bonding. J Mater Sci Mater Med, 1994,5:72-79

[30] Sevitt S. Bone Repair and Fracture Healing in Man. Churchill Livingstone,1981,1:132-135

[31] Ratner B D, Hoffman A S, Schoen F J, Lemons J E. Biomaterials Science: An Introduction to Materials in Medicine, Second Edition, Academic Press. 2004

[32] 黄志强等. 肝脏外科. 北京:人民卫生出版社,1981

第 5 章　细胞与材料的相互作用

蛋白质在生物材料中的重要性主要源于它们能够积聚到植入材料的表面形成结合牢固的吸附物,并且这些吸附物对以后细胞与材料表面的反应有很大影响(图 5.1)。生物材料表面的特性和单个蛋白质的特性一起决定着被吸附蛋白质层的组成,这个蛋白质层的性能又决定着细胞与吸附表面的反应。因为细胞反应在很大程度上决定着材料的生物相容程度,所以我们首先需要理解材料表面界面蛋白质的性质和行为。

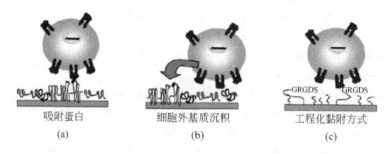

图 5.1　生物材料通过(a)表面吸附的蛋白、(b)表面沉积的细胞外基质、(c)接枝在表面的生物粘附片段(如 RGD 多肽片段),与细胞膜表面的整联蛋白发生作用,介导细胞在生物材料表面的粘附[1]

5.1　蛋白质在生物材料表面的吸附

振动蛋白质溶液会使蛋白质发生界面凝聚,这是由于蛋白质的不溶解性,使得它从液相中分离出来到达表面。这个报告发表于 1851 年。真正的关于界面蛋白质的试验开始于 1873 年,那时,通过观察漂浮在溶液上的一个磁针的磁场的阻力,得知蛋白质溶液在空气界面的黏度比溶液内部的黏度大得多。从 20 世纪 20 年代到 40 年代初期,Langmuir 等人大量研究了蛋白质在空气与水界面的行为。他们重点研究的是,当单层蛋白形成时蛋白质结构的变化。这个课题最近又引起了生物材料学家们的兴趣,他们主要关注固-液界面蛋白质的行为。最近产生了一项非常前沿的称为蛋白质工程的技术,通过在蛋白质链一个特殊位置进行氨基酸置换,可以制取突变异种蛋白质。这个技术被有效地运用于空气-水、固-液界面蛋白质行为的进一步研究。因为在 1993 年 Horbett 发现了蛋白质的热力学稳定性的变化与表面活性之间有一定的关联,所以蛋白质的热力学稳定性的研究对于界面蛋白质行为的分子机制的认识有很大帮助[2]。

5.1.1 与吸附相关的蛋白质的结构和性能[2-4]

蛋白质可以分为可溶性蛋白质和不可溶性蛋白质。存在于生物液体中的可溶性蛋白质能够吸附到移植材料上。不可溶蛋白质,如胶原蛋白,是组成组织的结构基础,尽管它们可以通过细胞,作为细胞外基质的一部分,以纤维形式接近移植材料,但是它们通常不容易扩散到移植材料的表面。可溶蛋白质与不可溶蛋白质在很多方面不同,可溶蛋白质的三维结构和氨基酸比较不规则。所以,可溶蛋白质很难描述。从根本上讲,这个不同主要源于决定蛋白质性质的氨基酸的序列不同。对于一种特定类型的蛋白质,这种序列是一样的;对于不同的蛋白质,氨基酸的长度和序列是不一样的。例如,所有的白蛋白分子都有同样的序列;而所有的纤维蛋白原分子有另外一种序列,它比白蛋白序列更长。

由于不同的氨基酸侧链性质大不相同,所以,通过观测氨基酸侧链的性质可以看出,氨基酸次序的不同对蛋白质的多样性很重要。一些氨基酸(丝氨酸、苏氨酸)有侧链,这些侧链在任何 pH 值的溶液中都不带电荷,但是表现出极大的极性。可电离的侧链有很多种,它们之间又有所不同,其中有酸性侧链(冬氨酸和谷氨酸在 pH 值为 7.4 的生理环境下全部负电离);有碱性氨基酸(例如,在组氨酸中的咪唑基,它在 pH 值为 7.4 的生理环境下带一个正电荷);在赖氨酸、精氨酸中有碱性更大的氨基,它们在 pH 值为 7.4 的生理环境下完全电离。

另外一组氨基酸侧链既没有酸性、碱性,也没有极性,但是有类似碳氢化合物的性质,这是通过它们在水中有很低的溶解性而证实的。然而,这些所谓的不易被水沾湿的氨基酸又因它们的结构的不同而彼此不同。例如从水到有机相转换时,在丙氨酸中的甲基侧链仅仅贡献 0.5 kcal/mol① 的能量,而在色氨酸中的双轮状吲哚基则贡献 3.4 kcal/mol 的能量。不同的氨基酸侧链性质不同,不同的蛋白质每种氨基酸的含量也不同,这就说明:不同蛋白质的溶解性以及它和界面反应的能力是不同的。

不同蛋白质化学性质的不同表现为每种蛋白质在生理环境中有一种独特的、唯一的三维结构。这些形状是由大量非共价键的构成决定的,这些非共价键贯穿于蛋白质整个三维的、亚稳态结构。可溶性蛋白质的外形近似球形,但是最重要的血浆蛋白质却不是球形的,这是因为它被拉长形成一个"三个珠子排成一列"的结构。对于每个蛋白质而言,比其特定的三维结构更重要的是氨基酸在三维空间的序列。此外,这种空间的三维序列产生以下结果:疏水端位于蛋白质里面,极性部分位于蛋白质外面并且和水相接触。

蛋白质和界面的反应与蛋白质中氨基酸的空间排列有直接关系,这是因为存在于蛋白质内部的氨基酸部分不能和界面接触。若使这些蛋白质内部的氨基酸部分与

---

① 1 kcal/mol=4.1868 kJ/mol

界面发生反应,则蛋白质必须伸展。此外,最初与界面接触的蛋白质的部位实际上是蛋白质表面极性较大的部分。因为在蛋白质链中有许多不同种类的氨基酸,单从热力学角度考虑的话,大量的化学反应是可以发生的。但是因为很大的结构影响的存在,大量可能发生的化学反应没有发生。

折叠结构蛋白质密度是 1.4 g/cm^3。与水的密度 1.0 g/cm^3 或者大多数合成聚合物密度大约 1.1 g/cm^3 相比较,折叠蛋白质的密度反映了它的折叠结构。因此,我们很容易在物理化学意义上把蛋白质想象成在水中排列紧密的、表面被电离的石蜡小滴,这些小滴内部不易浸水的中心部分与石蜡很相似,而它们表面是被电离的氨基酸。蛋白质的聚合电解质行为是通过上述结构表现的。由于拥有大量的被电离的酸性的或碱性的氨基酸侧链,蛋白质带有大量的电荷,其中有正的,也有负的,这些电荷分布在蛋白质的外表面。根据媒介的 pH 值的不同,以及离子强度的不同,蛋白质和界面能够发生大量的电离反应。蛋白质的物理化学行为是通过吸附程度的大小而清楚表现出来的。许多蛋白质在中性或者轻微电离表面有最大的吸附量,因为它们对蛋白质的电离最小。然而,蛋白质与带大量电荷的界面发生反应时,反应是由蛋白质和界面的异性电荷决定的。所以,被负电离的蛋白质很容易吸附到被正电离的界面,被正电离的蛋白质很容易吸附到被负电离的界面。

特定蛋白质结构只能适用于特定的生理环境,例如,温度为 0~45℃、pH 值为 5~8、离子强度大约为 0.15 mol/L 的水溶液。超过这些条件,蛋白质就会丧失其本来的结构和性质。例如,通过简单的加热,蛋白质就会丧失其原来的性能。这些丧失性能的蛋白质与原来的蛋白质是不同的,它们丧失了蛋白质分子表面是极性的、分子内部是非极性的性质。此外,这些蛋白质也丧失了其结构的唯一性而变得像合成聚合物一样随机卷曲。这些蛋白质也丧失了溶解性,变得密度很小,并且失去了生物功能,例如酶的活性。

蛋白质在吸附时,甚至在生理条件下,结构的保持性是蛋白质界面行为的特性之一。因为非折叠蛋白质拥有更多的暴露在外面的氨基酸亲水端,所以它的每个分子比原本蛋白质分子与表面形成更多的键。大量的键参与表面吸附是区别蛋白质吸附和小分子吸附的主要特征。一般来说,蛋白质在固体界面的吸附不会从根本上改变蛋白质的性质。

5.1.2 材料表面性质对蛋白质吸附的影响

材料表面的化学性质、形貌、机械性质和电学性质都会影响蛋白质和材料的相互作用。如织构表面暴露更多的与蛋白质相互作用的区域。与平整的表面相比,有沟槽和坑的表面具有更大的表面积。

表面化学成分影响取决于具体的表面化学和离子电荷分布情况。金属生物材料氧化的(钝化的)表面暴露金属离子和氧离子,陶瓷和某些玻璃表面包含金属离子和非金属离子。基于聚合物的生物材料表面则可能存在氨基、羧基、羰基和羟基等原子基团。生物分子(或分子的部分区域)对不同表面有不同亲和性,取决于暴露何种基团。在微观尺度上,生物材料表面存在不同功能性的微结构,这些微结构可以与生物分子进行不同的作用。生物材料的表面势能够影响紧邻界面介电层的成分和结构。平衡离子被吸引到表面,并且通常各向同性分布的水分子变得有序。水离子、水分子和表面势将决定材料与生物分子的相互作用是增强了或是减弱了[5]。

5.1.3 蛋白质吸附过程[5]

吸附是分子粘附到固体表面的过程,蛋白质在固体界面的吸附是可行的。这点可以从以下事实看出:蛋白质在表面的浓度比它以前所在的溶液中的浓度大得多。蛋白质的典型吸附值在 $1\ \mu g/cm^2$ ——一个在较高的质量浓度下达到的典型的单层蛋白质吸附值。为了把这个二维值转换成等量的体积浓度单位,我们假设一单层典型蛋白质的直径为 $10^{-6}\ cm(100\ Å)$。于是,面积为 $1\ cm^2$、质量为 $1\ \mu g$ 的蛋白质的质量浓度为:$(1/10^{-6})\ \mu g/cm^3 = 10^6\ \mu g/cm^3$ 或者 $1\ g/cm^3$。如果一层纯蛋白质的密度为 $1.4\ g/cm^3$,那么该层蛋白质是紧密排列的。此外,$1\ g/cm^3$ 等于 $1000\ \mu g/cm^3$,这个值比发生吸附的蛋白质溶液的浓度(典型值是 $1\ \mu g/cm^3$)高得多。因此,表面的蛋白质浓度是溶液的蛋白质浓度的 1000 倍,所以蛋白质在表面和溶液中是完全不同的两种状态,我们把表面状态叫做被吸附态。

当我们把固体表面放到一系列浓度递增的蛋白质溶液中,随后把蛋白质溶液移去时,我们发现固体表面的蛋白质量是递增的,直至一个较高浓度的稳定状态。因为吸附是不可逆的,所以通过吸附与蛋白质溶液浓度来计算平衡粘附常数,以及以通常的方法把该常数转换成一个自由能值,不是一个获取蛋白质吸附热力学信息的有效方法。在一系列不同pH值和温度条件下,人们已经对几种蛋白质在许多不同表面的吸附热进行了直接测量。吸附过程焓的变化非常大,甚至在一些情况下为正值。在某些表面发生的自发吸附的焓的变化为正值,一定意味着在这些情况下该过程是熵驱动的。自发过程要求总的自由能变化为负值,这就意味着在公式 $\Delta G = \Delta H - T\Delta S$ 中,$T\Delta S$ 比为正值的 ΔH 大。通常,所有的蛋白质吸附过程都被认为是熵的变化驱动的。我们能够很容易地从蛋白质和水表面粘结变化以及表面蛋白质的有限伸展中看出在蛋白质吸附过程中熵要素的重要性。

材料与蛋白的作用的热力学机制首先是亲疏水作用,一般地,材料表面疏水性越强,蛋白吸附趋势越明显[5]。材料与蛋白相互作用其次表现为静电作用,包括相反电荷的蛋白质与材料表面吸引作用,或者异种电荷离子对相同电荷的交联作用。

分子被吸附到表面可由 4 种传输机制中的一种或多种起作用:①扩散;②热对流;③流动;④传输,如对流和扩散相结合。可变性如浓度、速度和分子尺寸对决定到达材料表面的蛋白质分子是重要的。以考虑扩散的影响为例,简单的扩散可由以下公式描述:

$$\frac{\delta c}{\delta t} = D\frac{\delta^2 c}{\delta x^2} \qquad (5-1)$$

式中，c 是浓度；D 是扩散系数；x 是距离；t 是时间。

在短时间且吸收率与扩散率相等的条件下：

$$\frac{dn}{dt} = c_0 \left(\frac{D}{\pi t}\right)^{1/2} \tag{5-2}$$

式中，n 是蛋白质在材料表面的质量浓度；c_0 是蛋白质的体积分数；t 是时间。

方程式(5-2)表示高的质量浓度/高的扩散系数(与分子尺寸成反比)，反比导致到达材料表面的分子数量大。在对流也存在的情况下，导致对流扩散，这取决于界面的几何状态，数学处理也变得复杂。对于存在薄的通道流动的情况下：

$$\frac{\delta c}{\delta t} + v(y)\frac{\delta c}{\delta x} = D\frac{\delta^2 c}{\delta y^2} \tag{5-3}$$

$$v(y) = \gamma y \left(1 - \frac{y}{b}\right) \tag{5-4}$$

式中，v 是流动速度；x 是在通道中的流动距离；y 是在流动通道的高度范围内的位置；γ 是壁的剪切率；b 是通道的高度。

采用适当的边界条件后，方程式(5-4)可以用数值方法解出[5]。

5.1.4 蛋白质吸附研究方法[6-8]

材料表面吸附的蛋白质数量、组成和构象可用多种分析与测量方法来表征，如圆二色谱法(可检测蛋白质二级和三级结构的变化)、椭圆偏振仪、表面等离子体共振波谱、差示扫描量热法、吸附等温线等，但这些手段只能提供所吸附蛋白质的广义信息，由这些信息可以预测蛋白质构象的改变，但这些手段不能提供高清晰度的结构信息。近年来，随着人们对蛋白质吸附层的研究越来越重视，新的研究方法不断涌现，这些新方法可以提供有关蛋白质构象方面的许多细微信息，同时也可以联合使用进行更深入研究。目前，用于蛋白质构象研究的技术包括石英晶体微量天平、傅里叶变换红外光谱仪、荧光共振能量转移技术、分子模型以及所吸附蛋白质的限制性蛋白水解和随后切割片段的质谱检测；用于检测聚合物结构影响单个蛋白质吸附情况的快速批量筛选技术，也在发展当中，尽管这一技术仍有一些缺陷，但初步实验结果喜人。检测蛋白质解吸附作用的经典方法包括荧光标记、放射标记和其他的一些标记技术，这些技术主要是根据信号强度的变化来反映蛋白质解吸附情况的[6]。图 5.2 和图 5.3 所示分别为丝素/胶原凝胶的圆二色谱图和胶原的椭圆偏振随矿化时间的变化。

5.1.5 蛋白质吸附的 Vroman 效应[9-17]

蛋白质在材料表面的吸附是继水和无机盐离子吸附后几秒钟内发生的[9,10]。血小板和血液中的其他有形成分直到 1 min 后才开始粘附，此时蛋白质层的厚度约为 20 nm[9,11]。因此，在固-液界面上，粘附的蛋白质必将影响到后续过程的发生，因为细胞必须和该层蛋白发生作用。所以，细胞外基质蛋白，包括层连蛋白、纤连蛋白、玻连蛋白以及胶原蛋白等是调节细胞粘附和铺展的蛋白质。

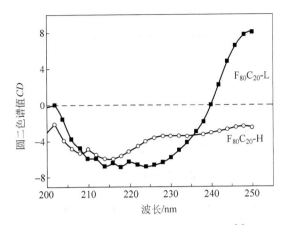

图 5.2　丝素/胶原凝胶的圆二色谱图[7]

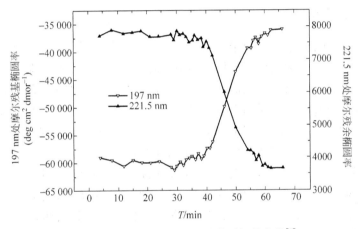

图 5.3　胶原的椭圆偏振随矿化时间的变化[8]

然而,蛋白质的粘附并不是静态的过程,因为粘附蛋白可随时间的延长而发生构象变化[12,13],并可被溶液中的其他物质所替代[11,14]。因此我们应该把机体内(或实验室中的混合溶液里)的蛋白质与表面的相互作用看作一系列连续的作用,即先到达表面的蛋白质分子(具有低相对分子质量/高浓度)被后到达表面的分子(高相对分子质量/低浓度)替代。这一现象是 Vroman 在血液凝结过程中首先发现的,因此称为 Vroman 效应(图 5.4)[15,16]。

Vroman 效应仅是蛋白质沉积和置换结果的一部分。蛋白质按照尺寸与浓度的先后次序吸附于材料表面,然后被浓度较低但和基底材料有更高亲和力的蛋白质分子所取代,如图 5.4 所示,即使蛋白质总体浓度(实线)达到稳定值后,蛋白质膜的成分仍在不断变化,B 分子替代了 A 分子,而后 B 分子又被 C 分子所替代。体外研究表明,在血浆和全血中观察到相似的 Vroman 效应,说明血细胞的存在并不影响纤维蛋白原从血浆中的吸附。进而可以推断 Vroman 效应在体内同样能够发生,这是因

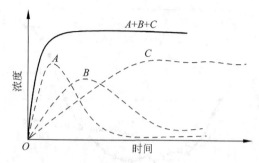

图 5.4 蛋白质吸附的 Vroman 效应[15]

为几乎所有的哺乳类动物细胞与材料的相互作用都是通过所吸附蛋白质层的调节来完成的,因此蛋白质沉积的动力学也是非常重要的[17]。

5.1.6 蛋白质脱附[5]

脱附是吸附的逆过程,已经结合于表面的分子可脱离表面回到体相中。当发生脱附时,蛋白质和材料表面的所有接触必须同时断开。这与气体吸附不一样,因为如果气压降低,气体分子就能从表面脱附出来。而当蛋白质在溶液中的相对压力降低,也就是说,用不含该种蛋白质的介质稀释表面,该蛋白质并不会从表面出来,即使是数天进一步稀释。一般说来,吸附过程是不可逆的,除非界面环境发生了剧烈的变化,例如,清洁剂的加入,增加离化强度,降低 pH 值等。

当表面暴露于体液中时,如血液、泪液和尿液中时,某些分子将优先地从体液沉积到材料表面。接着,表面吸附层可能发生与时间有关的成分变化,直至达到一个亚稳定状态。考虑简单的界面由扩散控制的情况,方程式(5-2)表明,分子浓度高或尺寸小(扩散系数大)的蛋白质将迅速到达表面。虽然与表面的亲和力可能不是最佳的,即使是暂时的,但由于存在大量位点的"裸"表面,吸附也可能发生。随时间变化,虽与表面有较大亲和力,但由于蛋白质浓度低或尺寸大,蛋白质将缓慢到达表面。然而其表面可能已被一单层蛋白质占据,在这种情况下,只有开始吸附的分子发生脱离,新的分子才能与表面结合。吸附的分子可以被交换,已经吸附的蛋白质与从溶液中到达材料表面的蛋白质对位点的竞争导致了交换。一旦吸附的蛋白质与材料表面的结合被断开,新的蛋白质分子则可以占据结合位点,当原吸附的蛋白质的所有结合位点都被新的蛋白质占据时,这个蛋白质就成为第一个释放出的分子。直到与表面有强的相互作用的蛋白质全部吸附在材料表面,蛋白质交换过程才结束。

5.2 细胞与材料的相互作用

细胞与材料的相互作用研究是生物材料的工程学研究和评价中非常重要的一个内容。生物材料的评价必须通过研究相应的细胞对材料是如何反应的来实现。体内和体外的试验可以证明设计的材料是否有预期的细胞反应。

5.2.1　细胞表面与粘附分子[18-31]

在细胞表面,存在着蛋白、糖蛋白、蛋白多糖和糖脂等,它们镶嵌在脂质双分子层间形成流动的结构。构成细胞膜的脂类,包括磷脂、糖脂和胆固醇等,这些分子都是两亲分子,自发组成双分子层,这些分子的亲水部分与膜蛋白的亲水氨基酸侧基结合,而膜脂的疏水部分与膜蛋白的疏水氨基酸侧基结合,这样,通过分子间有序的亲水键、疏水键协同作用,形成了稳定的细胞膜结构[19,20]。

细胞膜表面的糖蛋白和蛋白多糖直接参与细胞的特异性识别和粘附作用,目前已经发现了上百种的细胞粘附分子,这些都是跨膜的糖蛋白。这些分子,可以分为整合素、钙连素、选择素和免疫球蛋白家族几类。其中,整合素介导细胞与细胞间、细胞与细胞外基质间的识别作用,与细胞在聚合物表面的粘附、生长、分化过程密切相关。其他的糖蛋白和蛋白多糖同样也可以发挥细胞粘附受体的作用,但是特异性比整合素要低得多[21]。

整合素是由两个亚单位构成的异二聚体,有 15 个不同的 α 亚单元和 8 个不同的 β 亚单元种类,目前至少发现 20 种不同组合的整合素,构成一个庞大的整合素家族[22]。不同的亚单位整合素对应的不同的配体,这些配体可以是细胞膜表面蛋白,也可以是细胞外基质蛋白。整合素介导细胞粘附,影响包括神经细胞在内的许多细胞的功能[23]。

不同的细胞外基质分子可以连接同一个整合素,表明相同的识别片段在不同的细胞外基质分子上存在[24]。分子生物学研究表明,整合素一般识别与结合配体蛋白质肽链中的短序列多肽片段。正是整合素分子与具有特定空间构象的短肽序列介导了细胞与细胞、细胞在基质材料上的粘附、迁移和分化。最先发现的整合素粘连位点是 RGD(精氨酸-甘氨酸-天冬氨酸)三肽,该多肽序列和整合素的特异性作用几乎和粘附蛋白的作用一样,此外,还有源自层粘连蛋白的 YIGSR 五肽序列、IKVAV 五肽等[25]。

细胞外基质分子上特定的多肽序列是可以被整合素识别的位点,分离的多肽序列也有促进细胞粘附的活性。一定的多肽序列可以影响细胞的反应,比如细胞迁移和神经突起生长[26]。最主要的细胞粘附相关多肽就是 RGD 三肽序列。大约有 400 多种不同的蛋白包含 RGD 序列,包含细胞外基质分子,比如纤维粘连蛋白分子链上就含有 18 个重复的 RGD 片段[27]。其他的多肽片段如 IKVAV 和 YIGSR 也有细胞粘附的作用,在材料表面上固定这些多肽可以增进细胞粘附、铺展和突起生长[25,28]。这种方法也体现了一种模拟神经细胞相容界面,制备含有细胞粘附多肽的人工材料[29]。

与细胞表面受体对应,在血液和体液中存在大量的可溶性蛋白配体,而其他一些蛋白,如胶原和粘连蛋白等存在于细胞外基质中。细胞外基质作为细胞分泌的结构材料,可以作为细胞的支持骨架。细胞通过特殊的细胞表面受体与自身的细胞外基质及其他的细胞分泌的细胞外基质发生作用,将细胞外基质和细胞内信号通道联系起来,而这些细胞表面受体则对不同的细胞信号产生响应,不同的细胞功能依赖于细胞外基质的组分和结构。在体内,细胞与细胞外基质的相互作用会影响细胞的分化、迁移、增殖和粘附过程,以及组织的再生修复[30,31]。

5.2.2 细胞与材料的界面反应

通过研究细胞与材料的界面反应,可以初步判定材料是否具有细胞相容性。一般采用体外细胞培养的方法分析细胞过程,通过细胞形貌、存活率、增殖等参数来判断[32,33,34]。例如,利用扫描电子显微镜,可以看到细胞在材料上的密度分布(图 5.5)。在图 5.5(a)中,肝细胞在 PLLA 上,细胞密度低,细胞无聚堆现象。而在图 5.5(b)中肝细胞在壳聚糖交联胶原上,细胞密度高,细胞聚堆生长。作为具有极性的一类细胞,肝细胞在相容性好的材料上有聚堆形成肝窦样结构的趋势(图 5.6)。在高倍电子显微镜下,可以更清楚地观察到细胞在材料上的贴附状态和细胞与材料相互作用的情况:图 5.7(a)中细胞所分泌的细胞外基质使细胞紧贴材料表面,图 5.7(b)中细胞所分泌的代谢产物使材料降解,形成空泡[35]。

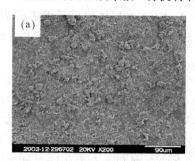 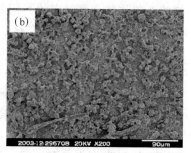

图 5.5 利用电子显微镜观察肝细胞在不同材料上密度(培养 30 天)[35]
(a)肝细胞在 PLLA 上;(b)肝细胞在壳聚糖交联胶原上

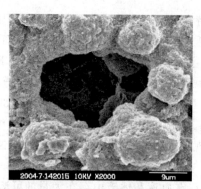

图 5.6 肝细胞在壳聚糖交联胶原上形成肝窦样结构(培养 30 天)[35]

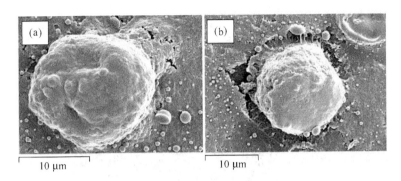

图 5.7 肝细胞和材料的相互作用(培养 30 天)[35]
(a) 细胞所分泌的细胞外基质使细胞紧贴材料表面；
(b) 细胞所分泌的代谢产物使材料降解,形成空泡

5.2.2.1 细胞在材料上的粘附

当细胞在材料表面粘附时,按照粘附面上间隙的距离,可分为三种区域：

(1) 焦点粘附：10~20 nm 的缝隙,在细胞铺展的细胞边界可以观察到细胞伪足与材料的锚接,这是一种非常强的粘附；

(2) 直接接触：30~50 nm 的缝隙,围绕在焦点粘附周围；

(3) 间接接触：缝隙大于 100 nm,细胞外基质材料或液体夹在膜和材料中间。

由于焦点粘附是关键,所以对焦点粘附已开展了大量研究,从生物化学角度的研究已经知道,焦点粘附的机制是细胞的伪足与材料表面上粘附紧密的蛋白分子形成化学结合。细胞伪足尖端上有跨膜蛋白,叫整合素(integrin)。它一端与细胞内的细胞骨架的肌动蛋白(actin)紧密结合,另一端与细胞外材料表面上的粘附蛋白通过纤维粘连蛋白(fibronectin)锚接,见图 5.8。材料与细胞之间正是通过受体配体作用联系在一起的,反映出一种特异性作用。这种作用是形成焦点粘附的重要形式,整合素将细胞外基质分子与细胞内的骨架蛋白连接起来形成焦点粘附物。形成焦点粘附是细胞在材料上牢固粘附和铺展的重要标志,并对细胞迁移有重要的作用[18]。

5.2.2.2 影响细胞粘附的材料性质[18,38-39]

如前所述,当生物材料和细胞培养体系接触时,材料表面首先吸附的是细胞外基质蛋白。材料表面的拓扑结构、表面亲疏水性、表面的化学组成等性质将直接影响蛋白的吸附种类、数量和构象。细胞膜上有很多种蛋白受体,使细胞可以识别材料表面上的特殊的功能团或多肽片段,使细胞在此处粘附。因此,材料表面的化学修饰,接枝某些功能团或多肽片段,以增加细胞粘附是很有效的。

下面举例说明材料表面性能对细胞粘附的具体影响。

(1) 表面拓扑

已经知道,材料与细胞的系统固定时,材料表面粗糙度对细胞的粘附有显著的影响。大体说来,就是细胞在特别光滑的表面和特别粗糙的表面粘附性都不好,而适当

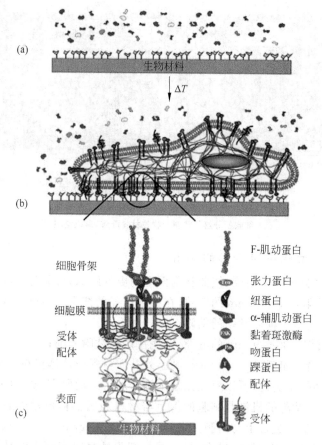

图 5.8 焦点粘附示意图

(a) 表面含有配体分子的生物材料；(b) 细胞在材料表面上粘附；
(c) 细胞和材料之间焦点粘附界面及相关分子[18]

的粗糙度有利于细胞的粘附。不同类型的细胞大小和特性不同，因此没有统一的最佳粘附粗糙度。光滑的表面与血细胞不粘附，从而较少产生凝血的机会，即血液相容性好。

没有处理的抛光硅片非常平整光滑，氢氟酸腐蚀会使得表面粗糙度增加，经过体积分数为 20% HF 溶液腐蚀 40 min 后，硅片的表面 AFM 图像如图 5.9 所示，该图的扫描范围是 5 μm×5 μm。从多个区域的 AFM 扫描数据统计可得，硅片表面粗糙度为 (54.9 ± 15.0) nm (RMS, $n=6$)。观察 AFM 图像，可以看到表面

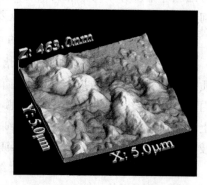

图 5.9 腐蚀 40 min 后的硅片表面三维形貌[18]

上有一些突起的晶体,直径从 50 nm 到 500 nm 不等。可以推测,这种表面形貌特点使得蛋白等物质容易吸附和沉积,进而支持细胞粘附和生长[18]。

多孔材料中孔隙大小也影响细胞的粘附。对细胞粘附也有一个适当的孔隙尺寸。相对于细胞大小而言,太小或太大均不利于细胞的粘附。

(2) 生长因子固定

在材料表面固定细胞生长因子,或者覆盖一层细胞外基质,以此来诱导细胞的行为[36]。这种方法人为地形成了材料-细胞外基质复合层,并可通过选择特定的细胞外基质改善细胞与材料的粘附性能,这是一种非常简单而有效的方式[37]。但是这种方式只是一种化学组成上的模拟,还无法实现表面构象的精确控制,因此,由于化学键合和表面效应的影响,表面固定的细胞生长因子对细胞行为的诱导活性远远小于天然的细胞生长因子。因此,选择合理的固定方式,尽可能保留固定的生长因子的活性,是该方法面临的主要问题。

(3) 短肽固定

可以通过整合素识别某些短序列多肽的原理,将化学合成或者生物工程制备的多肽片段复合在材料表面,形成材料-类细胞外基质的复合层,通过材料表面活性功能基与细胞膜表面细胞粘附分子的特异性识别来诱导细胞行为。比如,含 RGD 的多肽固定在材料表面,已经被大量实验证实对于细胞粘附产生积极的作用[38,39]。

5.2.2.3 表面修饰以增加细胞粘附[21]

前面已经说明,细胞对胞外基质的粘附机制是细胞膜上的受体通过与纤维粘连蛋白结合到基质分子上。因此,人为地修饰材料或表面,使其具有细胞外基质的组分,可以使得细胞容易粘附。目前对细胞外粘连蛋白及其与细胞表面受体的相互作用已有比较详细的认识。关于细胞外基质与细胞结合区的小肽片段已有很多数据;见表 5.1,其中纤维粘连蛋白是研究较多的一种。它是能与多种细胞粘附生长的糖蛋白,相对分子质量为 $(2\sim2.5)\times10^5$ D(道尔顿)。它的受体为整联蛋白,与粘连蛋白配体结合于不同位点。结合位是相对小的一个区域。这些区域通过人工模拟可合成线形或环状的寡肽。这个寡肽由 3 个氨基酸组成,即 Arg-Glv-Asp(RGD)。它与受体的亲和力和蛋白相类似。另外,研究还发现有一种五肽氨基酸,顺序为 Tvr-Iie-Glv-Ser-Arg(YIGSK),存在于层粘连蛋白,结合于层粘连蛋白受体。这个受体在许多细胞类型中都存在。另外,含有丰富胺基的寡肽也可使细胞粘附材料表面,但特异性较差。表 5.1 和表 5.2 列出了一些粘附蛋白的结合区。这些结合区间的协调在细胞铺展行为中十分重要。

此外,碳水化合物的细胞识别也已应用于改善细胞粘附。这方面大多数的研究是利用单糖结合到肝细胞无唾液酸基糖蛋白受体上。这个受体主要用于维持肝细胞的粘附,例如将 N-乙酰基葡萄糖胺固定到一个功能化的聚苯乙烯基体上,可促使鸟的肝细胞的粘附,乳糖-聚苯乙烯可用于诱导哺乳动物的肝细胞粘附。

表 5.1　细胞外基质蛋白与细胞结合区的氨基酸序列[21]

蛋　　白	结合区氨基酸序列	作　　用
纤维粘连蛋白	RGDS*	大多数细胞粘附
	LDV	粘附
	REDV	粘附
玻璃粘接蛋白	RGDV	大多数细胞粘附
层粘接蛋白 A	LRGDN	粘附
	IKVAV	轴突伸展
层粘连蛋白 Bt	YIGSR	许多细胞的粘附（经由 67 kD 层粘连蛋白受体）
	PDSGR	粘附
层粘连蛋白 B2	RNIABIIKDA	轴突伸展
胶原 I	RGDT	大多数细胞粘附
	DGEA	血小板及其他细胞粘附
血小板凝血酶敏感蛋白	RGD	大多数细胞粘附
蛋白	VTXG	血小板粘附

*：氨基酸单字符号：A 丙氨酸；D 天冬氨酸；E 谷氨酸；F 苯丙氨酸；G 甘氨酸；H 组氨酸；I 异亮氨酸；K 赖氨酸；L 亮氨酸；M 蛋氨酸；N 天冬酰胺；P 脯氨酸；Q 谷氨酰胺；R 精氨酸；S 丝氨酸；T 苏氨酸；V 缬氨酸；Y 酪氨酸。

表 5.2　细胞外基质结合细胞表面蛋白多糖区域的氨基酸序列[21]

蛋　　白	氨基酸序列
纤维粘连蛋白	PRRARV
	YEKPGSPPREVVPRPRPGV
玻璃粘连蛋白	RPSLAKKQRFQHRNRKGYRSQRGHSRGR
层粘连蛋白	RIQNLLKITNLRIKFVK

5.2.3　细胞迁移[21,40,41]

在高等动物的生命活动过程中,细胞的定向运动与胚胎发育、伤口愈合、免疫应答、组织发育等活动密切相关。如在人脑发育过程中铺设的长达 160 万 km 的神经突就是依靠生长锥细胞的定向运动完成的。此外,人类许多重大疾病,如肿瘤发生和转移等,也与细胞运动息息相关[40]。

细胞生物学已经对细胞运动时细胞内部所发生的行为有了一定的了解,已知肌动蛋白(actin)是控制动作的主要物质。肌动蛋白单体呈球状,称为球状肌动蛋白(globular actin, G-actin),其分子量为 43 000 道尔顿,在生理状态下可以装配成具有分子极性的螺旋结构微丝。早期研究根据肌球蛋白(myosin)结合微丝后的箭头状装饰形态,把微丝人为地分为两个端口,即刺端(barbed end)和尖端(pointed end)。刺端的组装速度较尖端快,因此又常称为正端(plus end);而尖端则称为负端(minus end)。在迁移细胞中,刺端往往朝向细胞膜。微丝的聚合生长受到能量和多种相关蛋白的调节。在生理条件下,肌动蛋白聚合成丝可分为肌动蛋白活化(activation)、成核(nucleation)、生长(elongation)和稳态(steady state)四个过程。离子的置换(Mg^{2+}代替Ca^{2+})可以引起肌动蛋白构象的变化和活化。成核期是微丝聚合的关键步骤。激活的肌动蛋白可以聚合成二聚体、三聚体或四聚体。肌动蛋白二聚体极不稳定,只有在一些成核蛋白,如Arp2/3复合体等辅助因子的参与下形成肌动蛋白多聚体核心,并以此为基础继续聚合。ATP(adenosine-triphosphate,中文名称为腺嘌呤核苷三磷酸,也称三磷酸腺苷)结合的单体肌动蛋白,对微丝的正端具有高亲和力,可以源源不断地结合到正端,形成丝状肌动蛋白(filamentous actin 或 F-actin)。在F-actin生长的过程中,结合的ATP可水解为ADP(adenonisine disphosphate,中文名称为腺嘌呤核苷二磷酸,也称二磷酸腺苷)和磷酸,而ADP-actin与微丝负端的亲和力下降,易从负端脱落下来。随着肌动蛋白的聚合,体系中的G-actin浓度下降到临界浓度,此时肌动蛋白结合到两端的速度和从两端解离速度相当,即体系处于平衡状态,肌动蛋白的聚合达到稳态。就单根微丝而言,进入稳态后正端的生长速度与负端的解离速度等同,所以总长度保持恒定。细胞内G-actin一般为ATP结合形式,而F-actin负端解离后的G-actin呈ADP结合状态,表明F-actin的解聚不仅仅是聚合的逆过程。ADP结合的G-actin在解离后迅速进行ADP和ATP的交换,Profilin促进这种核苷酸的交换。肌动蛋白上述生化特性以及肌动蛋白单体的极性是大多数细胞运动的基础[40]。富含肌动蛋白的细胞膜内皮层使细胞向前爬行包括三个基本过程:①通过肌动蛋白聚合使细胞前沿伸出突起。可观察到爬行中的成纤维细胞前缘规律性地伸出片状伪足,爬行的神经细胞伸出丝状伪足。丝状伪足和片状伪足都是探索性的可伸缩、移动的结构,以极快的速度形成伸出和回缩。目前质膜上的成核复合物的结构及分子水平上与肌动蛋白丝的作用仍不清楚。②当伪足接触到一片合适的材料表面,可以粘附在上面,跨膜的整联蛋白就与胞外基质中的分子结合。同时整联蛋白内与之连接的肌动蛋白拉动细胞骨架。细胞通过内部的收缩产生力,利用这些粘附点把身体拉向前。③在细胞后端回缩之前,原来的粘附点离开了。这些循环使细胞爬行。但这仅是一个机械运动模型。不涉及为什么细胞朝某一特定的方向运动。

关于细胞在材料上爬行的方向,已知有下列几个因素起作用。这几个因素都是在体外实验中观察到的。关于在体内的情况现在还很难直接观察。

(1) 化学成分趋向性

细胞朝某些物质浓度高的方向爬行,这些物质称为化学趋向引物(Chem tactic affiactant),例如已经观察到粒性白细胞的化学趋向引物有某些细菌散发出来的扩散性小分子，炎症反应中释放的某些蛋白；神经纤维的引物有神经生长因子等；平滑肌细胞的引物有血小板源性生长因子等。

(2) 粘附趋向性

细胞向容易粘附的材料方向爬行，这种趋向性很容易理解。细胞随着伪足的向外伸展，在容易粘附的地方形成焦点粘附，进而发生爬行。朴东旭等[41]还发现神经细胞可以沿材料表面上的槽沟生长。

(3) 趋电性

细胞在直流电场作用下有运动趋向。细胞忽略交流电，这可能是细胞对电场有响应时间，如果电场交流频率过快，细胞则无法响应。已经观察到成纤维细胞、肌细胞、神经细胞对外加电场起反应。有些细胞向阴极移动，如神经生长纤维；有些向阳极爬行，如吞噬细胞。通常这些体外细胞实验所用的电压都比体内实际可能的电压高许多。实验表明，施加电场对神经组织的修复是有作用的。另外，也发现这类电场实验中，细胞所粘附的材料也参与作用，即同样的电场作用下，材料表面聚集电荷的种类不同，细胞的趋向也不同。

5.2.4 细胞繁殖[35,42]

细胞在材料上良好粘附后，就会按其自身固有的周期发生演变。如果细胞受到周围材料中的生长因子的刺激，这种自身的周期的演变会发生变化。

所有细胞都是由细胞分裂产生的细胞通过一系列有序的过程而完成繁殖。一个细胞通过这个有序过程的结果是复制其染色体，分裂成两个子细胞。这个复制和分裂的过程有一个周期。称为细胞周期。通常将细胞周期分为四个时期。在 M 期，细胞停止生长，首先是核分裂，然后是细胞质分裂，随后是两次分裂之间的间隔 S 期。在 S 期，细胞内复制 DNA，S 期的前后分别是两个细胞生长期。其中 G_1 期，细胞完成其特定的合成或生物活性，某些细胞在此期间退出循环周期，不再按原定周期演变分裂，如神经细胞和肌细胞将不再分裂，而存活终生，或者受到其他细胞的信号激发再进入演变周期，即跨过 G_0 期，G_2 期是细胞内细胞器生长，为分裂做准备。

按再生能力的强弱，人体组织细胞分为三类：①不稳定细胞是不停地进行增殖的细胞，如表皮细胞，呼吸道和消化道粘膜被覆细胞，淋巴及造血细胞，干细胞等。②稳定细胞，在生理环境下，这类细胞稳定于细胞周期的 G_0 期。但在受刺激时，这类细胞则进入 G_1 后期，准备 DNA 分裂。这类细胞包括肝、胰、肾小管等上皮细胞，原始间叶细胞及其分化出的各类细胞。例如骨折愈合时，间叶细胞增长，并向血管祖细胞及骨祖细胞分化。③永久细胞，出生后就不再分裂增长，如神经细胞、骨骼肌细胞、心肌细胞等。

细胞接触的材料或细胞外基质对细胞增殖有重要的影响，只有良好粘附于材料上的细胞才能生长、增殖，脱离了材料的细胞则生长停止于 G 或 G_0 期。已知基质成分对不同细胞的增殖有不同的作用,如层粘连蛋白可促进上皮细胞增殖,抑制纤维祖细胞的增殖,而纤维粘连蛋白的作用则正好相反。

许多需要不断更新的分化细胞本身不能够分裂,红细胞、表层上皮细胞以及肠内的吸收细胞和杯状细胞都属于这种类型。它们处在发育进程的末端,称为终末分化细胞。

这类细胞更多的是从一群称为干细胞的前体细胞中产生出来的。干细胞和分化了的细胞一起生活在相应的组织中。干细胞并没有终末分化,可以无限制(或至少在动物的一生中)分裂下去。当一个干细胞分裂时,每个子细胞有一个选择的机会:要么还是干细胞,要么走上不可逆的终末分化的道路。因此干细胞的任务,不是去完成分化细胞所具有的特殊功能,而是产生能完成这些任务的细胞。干细胞往往有一种难以形容的外形,因而很难将它们区分出来。但是尽管它们不是终末分化细胞,干细胞却是被决定了的,它们恒定地表达几组基因调控蛋白,以保证它们分化了的后代会成为适当的细胞类型。

细胞置换的方式在各种干细胞依赖的组织之间有所不同。在小肠内壁中,吸收细胞和杯状细胞一起组成单层上皮,覆盖凸入肠腔的指状绒毛的表面。这层上皮与深入到下面结缔组织中的隐窝表面的上皮相连,而干细胞就位于隐窝的底部附近。新生的吸收细胞和杯状细胞由干细胞产生,通过在上皮层面中的滑动向上一直被传送到绒毛的暴露着表面。在绒毛的顶端细胞死亡,脱落到肠腔中。

相反的例子是在表皮中。表皮中有多层上皮,在基底层有干细胞粘附在基底上。分化的细胞从它们产生的地点出发,在垂直于此细胞层面的方向朝着表面运动。

由于干细胞既能增殖又能产生分化的后代,因而它们能够维持组织的生长、修复以及正常活动。例如,通过将一些造血干细胞转入其自身造血干细胞已被摧毁的小鼠,有可能产生新的血细胞使该动物的血细胞群体完全恢复,将它从贫血中拯救出来。同样的原理,可以通过骨髓移植来治疗人类白血病。在组织工程中,干细胞已成为在框架材料上培养各种组织的新希望。

美国几所大学合建的干细胞数据库可供全球研究人员使用。网址是 http://stemcell.prinston.edu[42]。

利用激光共聚焦显微镜的连续切片技术和三维重构技术,清楚地观察到肝细胞长入壳聚糖交联胶原材料内部(图 5.10)。而三维重构技术和免疫荧光双染技术则让我们进一步确认了肝细胞的增殖行为。因为只有受激光激发而发黄色的荧光能进入细胞核,图 5.11 中箭头所指表示同一个细胞中的两个细胞核,显示细胞处于分裂增殖过程[35]。

5.2.5 生长因子[21,43-45]

近年来,已经分离出许多蛋白或多肽,能特异性地与某些细胞膜上的受体结合,

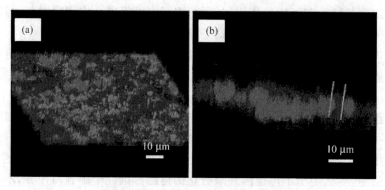

图 5.10　肝细胞长入壳聚糖交联胶原材料内部的三维重构图[35]
(a) 三维重构图；(b) 三维重构图的纵切

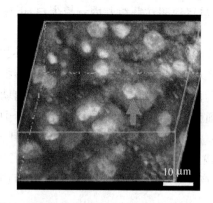

图 5.11　利用三维重构和免疫荧光双染技术,观察到壳聚糖交联胶
原材料中肝细胞的增殖行为[35]

激活细胞内某些酶,引起胞内一系列反应,从而调节细胞生长、分化、运动。这些能刺激细胞增殖的蛋白或多肽称为生长因子,而能抑制细胞增殖的则称为抑素(chalone)。在材料上接枝这些生长因子或抑素就可以对单细胞过程进行调节。

与酵母等单细胞生物不同,多细胞生物体中的细胞增殖受到严格的控制。动物细胞的增殖,必须接受细胞周围环境的刺激性化学信号(生长因子),以克服胞内限制细胞生长和阻断细胞周期的分子制动机制。能够克服细胞增殖的刺激信号分子大多是蛋白质或多肽生长因子。这些生长因子与细胞膜上的受体结合,从而激发胞内信号传导通路,最终使细胞生长和分裂。大部分生长因子是由于其培养组织细胞的作用而被发现和鉴定的。已经清楚的细胞过程调节的若干生长因子如表 5.3 所列。

表 5.4 列出几种调节细胞活性的细胞生长因子。细胞活性包括分裂、迁移和合成。表 5.5 列出了在急性炎症中起调节作用的若干生长因子的作用。

第 5 章　细胞与材料的相互作用

表 5.3　细胞过程调节的若干生长因子[21]

生　长　因　子		简　写
细胞因子*	白介素	IL-1、IL-6
	肿瘤坏死因子	TNF
	血小板源性生长因子	PDGF
	胰岛素样生长因子	IGF-1、IGF-2
	成纤维细胞生长因子	FGF
	转化生长因子	TGF-β
二十碳衍生物**	前列腺素	PGE2
	白细胞三烯	LTB4
分化因子	骨形态发生蛋白	BMP

*：细胞因子是一些调节细胞功能的蛋白质。作用于产生自身细胞的细胞因子叫自分泌因子；与内吸收作用有关的细胞因子叫内分泌因子；作用于其他细胞上的细胞因子叫旁分泌因子；促使有丝分裂的细胞因子叫生长因子。

**：二十碳衍生物来源于花生四烯酸：前列腺素、白三烯素、凝血噁烷、脂氧素。前列腺素不断地在细胞膜内由花生四烯酸合成，并通过磷脂酶从磷脂膜分离出来。它们不断地由细胞释放，并在细胞外体液中由酶降解。

表 5.4　几种调节细胞活性的细胞生长因子[21]*

细胞因子	有丝分裂		迁移（化学趋向性）			合成纤维原细胞	
	纤维原细胞	内皮细胞	纤维原细胞	内皮细胞	单核细胞	胶原	胶原酶
血小板源性生长因子	+	0	+	0	+	+	+
纤维原细胞生长因子	−/+	−	+	+	/	/	+
转化生长因子−β	−/+	/	+	/	/	/	/
转化生长因子−α 和表皮生长因子	+	+	+	0	/	/	/
白细胞介素−1(IL-1) 和肿瘤坏死因子	+	0/−	/	/	+	+	+

*：+代表促进；−代表抑制；0代表无影响。

表 5.5　在急性炎症中起调节作用的若干生长因子的作用[21]*

细胞调节物	来　源	白细胞血管渗漏/内皮细胞收缩	迁移/趋化现象
白三烯素 B₄	白细胞	0	+
血小板行为因子	白细胞	+	+
白细胞介素−1	巨噬细胞	0	+
肿瘤坏死因子	巨噬细胞	0	+
组胺血小板	柱状细胞	+	0
色拉托宁血小板	柱状细胞	+	0

*：+代表促进；−代表抑制；0代表无影响。

表 5.6 列出对骨细胞起调节作用的诸生长因子。其中,BMP 近年有广泛深入的研究,并发展成产品。BMP 是一个大家族,目前已知有 16 种 BMP 分子。在对 BMP 的生物活性分析中发现,BMP 的诱导成骨作用大致可分为四个时期:趋化期、分化期、骨质形成期及重塑期。首先是间充质细胞发生化学趋向、聚集、分化,形成软骨和骨,最后形成骨髓。故认为 BMP 的靶细胞是一类未分化的,在一定刺激下有成骨潜能的间充质细胞。已有实验证明,不论是胚胎期还是成年期,骨组织细胞均来源于一种未分化的间充质细胞,并且成骨细胞、软骨细胞、肌细胞、脂肪细胞和成纤维细胞均是由未分化的间充质细胞衍生而来的,间充质细胞在分化过程中受多种调节因子的控制,定向分化为具有各种表型的细胞。如果不受 BMP 等因子的作用,它在整个生命中都不会分化形成软骨和骨。成骨细胞的分化过程至少可分为两个阶段:第一阶段是由未分化的间充质细胞定向分化为成骨细胞的前体细胞;第二阶段是由前体细胞转化为成熟的成骨细胞。BMP 的主要生物学作用就是诱导间充质细胞分化为成骨细胞,进而产生新生骨。BMP 诱导成骨的方式主要是软骨内成骨,但也可以膜内成骨方式成骨。Cardliis 和 Kubler 发现单独将成年家兔的骨外膜植入异位组织,并无骨形成,但当与 BMP 共同植入时则出现骨组织。Horisaka 将 BMP 与羟基磷灰石载体结合后植入大鼠颅骨的骨外膜下,七天后即有软骨和骨形成。这说明骨外膜的某些细胞受 BMP 刺激后可以膜内成骨方式成骨。

表 5.6 对骨细胞起调节作用的生长因子[21]*

细胞调节物	细胞来源（调节细胞）	破骨细胞		破骨细胞前体细胞	
		有丝分裂	合成	有丝分裂	合成
TGF-β,转化生长因子-β	MΦ、OB、OC	+-	+	0	0
bFGF,b 纤维原细胞生长因子	MΦ、OB	+	-	0	0
PDGF,血小板源性生长因子	MΦ、OB	+	+	0	0
IGF,胰岛素样生长因子	OB	+	+	0	0
BMP,骨形态发生蛋白	OB	+	0	0	0
IL-1,白细胞介素-1	MΦ		?	+	0
PGE2,前列腺素	MΦ、OB	+-		?	+
TNFα,肿瘤坏死因子 α	MΦ	+	?	?	+
CSF-GM,巨噬细胞集落刺激因子	MΦ、OB	0	0	+	0
Calcitinin(S),降血钙素	(S)				+
PTH(S),甲状旁腺素		0	?	0	0
EGF(S),表皮生长因子		+	-	0	0

*:+ 代表促进;- 代表抑制;0 代表无影响;? 表示不清楚。OB(Osteoblast,成骨细胞),OC(Osteoclast,破骨细胞),MΦ(macrophage,巨噬细胞),(S)合成期。

目前关于 BMP 作用于靶细胞的受体研究较少。Paralkar 等利用真核细胞表达人的 BMP-4,经氯胺-T 法标记 ^{125}I,在 MC3T3-El 成骨细胞和 N1H3T3 成纤维细胞表面发现 hrBMP-4 的高亲和性，特异性结合蛋白。bFGF、PDGF、TGF-β 等与 BMP-4 不竞争结合位点，从而证实了上述细胞有特异的高亲和性的 BMP-4 受体存在。

BMP 诱导成骨与周围环境有密切关系，不同组织部位的间充质细胞分化成骨的能力有很大差别，并不是在任何部位植入 BMP 均可获得满意的成骨效果。最理想的部位是肌肉、筋膜和骨膜等处，而在肝、脾、肾等脏器的诱导能力较弱，这可能是不同部位的间充质细胞对 BMP 的反应性及分化能力不同所致。Urist[43]将不同器官在 BMP 作用下的成骨能力总结如下：骨和骨膜＞骨骼肌＞皮下组织＞真皮＞脑＞眼前房＞睾丸＞卵巢。另外，不同种属的 BMP 有高度的同源性。但是在不同种属，无论对同种还是异种 BMP 反应能力均不同，这说明某些种属在基质中含有较多量的 BMP，并且其活性也强于其他种属，这些种属对 BMP 的反应性也相对敏感。虽然高等动物对低等动物来源的 BMP 反应不敏感，但低等动物的 BMP 仍能在高等动物体内诱导成骨。不同年龄动物的间充质细胞对 BMP 的反应具有不同敏感性，将 BMP 植入不同年龄的家兔体内，年轻动物的成骨量明显多于成年动物。

在 16 种 BMP 中，有关 BMP-2 的成骨作用研究的最多。体内和体外实验都证明 BMP-2 有促进成骨细胞分化和诱导体外成骨的能力。对于从转基因的小鼠中分离建立的成骨细胞株，rBMP-2 可促进体外成骨。进一步实验表明，不表达 BMP-2 的成骨细胞的前体细胞不具备分化能力，但若对这种细胞加入外源性的重组 BMP-2 或将 BMP-2 的 cDNA 导入这种细胞后，可促进此细胞的分化。以上结果提示，BMP-2 基因表达对于成骨细胞分化是必不可少的。体外实验所使用的重组 BMP-2 的有效浓度一般为 10～100 ng/mL。Harris[44]发现在成骨细胞内，BMP-2 可促进 BMP-2mRNA 的表达，这是由于 BMP-2 对 BMP-2 启动因子有正反馈调节作用的结果。

从牛骨基质中纯化出来的 BMP-3 可诱导软骨和骨组织的生成，刺激骨膜细胞、成骨细胞和骨髓基质细胞的碱性磷酸酶活性，刺激胶原合成和依赖于甲状旁腺素的 cAMP 的产生。BMP-4 无论从结构上，还是从功能上都与 BMP-2 相似，只是单独使用时成骨作用较 BMP-2 弱。有研究表明，在不同组织中 BMP-4 基因表达可能受不同刺激素或生长因子的调节。

BMP-5 的成骨作用与 BMP-2 和 BMP-4 相似，只是作用时间上有延迟，作用强度也较 BMP-2 弱得多。Ringsley 证明短耳突变的小鼠伴有 BMP-5 基因的缺陷，这种小鼠表现出一系列骨发育缺陷的体征。BMP-6(Vgr-1)主要在软骨组织表达，在体内诱导软骨组织的生长和软骨内成骨。

与 BMP-2 类似，单独使用 BMP-7(OP-1)即有很强的成骨作用。目前进行的治疗骨折和口腔疾病的临床试验中使用的重组 BMP 主要是 BMP-2 和 BMP-7。BMP-7 不但具有强的成骨作用，对关节软骨也有明显的促进修复作用。随着研究的深入，BMP-7 可望在骨折愈合、骨折延迟愈合、骨不连以及创伤性、退行性骨关节炎的治疗中发挥重要的作用。

关于 BMP-8(OP-2)的研究报道很少，Ozkaynak 于 1992 年从鼠胚和人脑海马的

cDNA 中发现了新的骨形成蛋白 OP-2。由于 OP-2 的 TGF-B 区与 BMP-6(Vgr-1) 的氨基酸序列 75% 同源,与 BMP-7(OP-1) 有 74% 同源,与 BMP-5 有 76% 同源,提示其可能具有诱导骨形成作用。此外,Ozkaynak 等研究认为 BMP-8 主要在动物胚胎期表达,可能在动物的胚胎发育过程中起作用。

至今未发现 BMP-9 有刺激骨生成和骨细胞分化的作用。1995 年 Celeste[45] 用 PCR 技术分离出 BMP 家庭的新成员 BMP-10、11、12 和 13。皮下植入重组 BMP-12 可诱导跟腱和韧带组织形成,而 BMP-13 基因的表达部位主要在软骨组织,提示 BMP-13 可能对软骨细胞的分化有调节作用。由于天然的 BMP-7 在动物的骨骼中含量极低,利用 BMP-7 同其他生长因子间的相互协同作用,将重组 BMP-7 同其他的生长因子复合在一起应用于临床预期会有好的效果。

参考文献

[1] Garcia A J, Reyes C D. Bio-adhesive Surfaces to Promote Osteoblast Differentiation and Bone Formation. J Dent Res, 84(2005):407-413

[2] Horbett T A. Principles underlying the role of absorbed plasma proteins in blood interactions with foreign materials. Cardiovascular Pathology, 2(1993):137S-148S

[3] Eisenberg D. Three-dimensional structure of membrane and surface proteins. Ann Rev Biochem, 1984, 53:595-623

[4] Horbett T A, Brash J L, Proteins at interfaces: current issues and future prospects. In Proteins at Interfaces: Physicochemical and Biochemical Studies. Horbett T A and Brash J L eds, ACS Symposium Series, 343. American Chemical Society, Washington DC, 343:1-33

[5] Dee K C 编著. 组织-生物材料相互作用导论. 黄楠译. 北京: 化学工业出版社, 2005.1

[6] Lynch I. Are there generic mechanisms governing interactions between nanoparticles and cells? Epitope mapping the outer layer of the protein-material interface. Physica A, 2007, 373: 511-520

[7] 吕强. 丝素蛋白基组织工程支架材料的研究: [博士学位论文]. 北京: 清华大学, 2007

[8] 张伟. 胶原/磷酸钙生物矿化机制研究: [博士学位论文]. 北京: 清华大学, 2004

[9] Lamba N M, Baumgartner J A, Cooper S L. Chapter II. 6 Cell-synthetic surface interactions. In: Patrick Jr CW, Mikos A G and Mcintire L V eds, Frontiers in Tissue Engineering. Oxford: Elsevier Science Ltd, 1998: 121-137

[10] Vroman L, Adams A L, Klings M et al. Relations of formed elements of blood with plasma proteins at interfaces. Annals of the New York Academy of Sciences, 1977, 283:65-76

[11] Baier R E. Key events in blood interactions at non-physiologic interfaces-a personal primer. Artificial Organs, 1978, 2(4):422-426

[12] Gendreau R M, Jacobsen R J. Fourier transform infrared techniques for studying complex biological system. Applied Spectroscopy, 1978, 32(3): 326-328

[13] Sato H, Kojima J, Nakajima A. Fibrinogen adsorption on artificial surfaces and its effect on

platelets. Journal of Dispersion Science and Technology,1993,14:117-128

[14] Brash J L. Protein interactions with solid surfaces following contact with plasma and blood. Macromolecular Chemistry and Macromolecules Symposium,1988:441-452

[15] Vroman L, Adams A L. Identification of rapid changes at plasma-solid interfaces. Journal of Biomedical Materials Research,1969,3:43-47

[16] 黄嘉,乐以伦,郑昌琼. 血浆蛋白质在生物材料表面吸附时的 Vroman 效应. 生物医学工程学杂志,1999,16(3):371-376

[17] 高长有,马列. 医用高分子材料. 北京:化学工业出版社,2006

[18] 马军. 神经细胞与材料的界面反应及机制研究:[博士学位论文]. 北京:清华大学,2006

[19] 许绍芬. 神经生物学. 上海:复旦大学出版社,1999

[20] 左明雪. 细胞和分子神经生物学. 北京:高等教育出版社,2000.30-43

[21] 崔福斋,冯庆玲. 生物材料学. 北京:清华大学出版社,2004

[22] Luckenbill-Edds L. Laminin and the mechanism of neuronal outgrowth. Brain Res Rev,1997,23(1-2):1-27

[23] Bushell G R, Cahill C et al. Imaging and force-distance analysis of human fibroblasts in vitro by atomic force microscopy. Cytometry, 1999,36 (3):254-264

[24] Tomaselli K J, Neugebauer K M et al. N-cadherin and integrins: two receptor systems that mediate neuronal process outgrowth on astrocyte surfaces. Neuron, 1988,1(1):33-43

[25] Bellamkonda R, Ranieri J P et al. Laminin oligopeptide derivatized agarose gels allow three-dimensional neurite extension in vitro. J Neurosci Res, 1995,41(4):501-509

[26] Graf J, Ogle R C, Robey F A et al. A pentapeptide from the laminin B1 chain mediates cell adhesion and binds the 67 000 laminin receptor. Biochemistry, 1987,26(22):6896-6900

[27] Ruoslahti E, Pierschbacher M D. New perspectives in cell adhesion: RGD and integrins. Science, 1987,238(4826):491-497

[28] Massia S P, Rao S S, Hubbell J A. Covalently immobilized laminin peptide Tyr-Ile-Gly-Ser-Arg (YIGSR) supports cell spreading and co-localization of the 67-kilodalton laminin receptor with alpha-actinin and vinculin. J Biol Chem, 1993,268(11):8053-8059

[29] Tong Y W, Shoichet M S. Enhancing the neuronal interaction on fluoropolymer surfaces with mixed peptides or spacer group linkers. Biomaterials, 2001,22(10):1029-1034

[30] Lukashev M E, Werb Z. ECM signalling: orchestrating cell behaviour and misbehaviour. Trends Cell Biol, 1998,8(11):437-441

[31] Hohenester E, Engel J. Domain structure and organization in extracellular matrix proteins. Matrix Biol, 2002,21(2):115-128

[32] Elbert D L, Hubbell J A. Surface treatments of polymers for biocompatibility. Annual Review of Materials Science, 1996,26:365-394

[33] Ai H, Meng H D, Ichinose I et al. Biocompatibility of layer-by-layer self-assembled nanofilm on silicone rubber for neurons. J Neurosci Meth, 2003,128(1-2):1-8

[34] Mengucci P, Majni G, De Benedittis A et al. Study of the interface reactions between cells and a biocompatible ceramic. Biomaterials, 1998,19 (16):1447-1450

[35] 王文杰. 肝组织工程相关因素的研究：支架材料细胞相容性评价与干细胞诱导：[硕士学位论文]. 北京：清华大学，2004

[36] Carbonetto S, Gruver M M, Turner D C. Nerve fiber growth in culture on fibronectin, collagen, and glycosaminoglycan substrates. J Neurosci, 1983,3 (11):2324-2335

[37] Rangappa N, Romero A, Nelson K D et al. Laminin-coated poly(L-lactide) filaments induce robust neurite growth while providing directional orientation. J Biomed Mater Res, 2000,51 (4):625-634

[38] Davis D H, Giannoulis C S, Johnson R W et al. Immobilization of RGD to <111> silicon surfaces for enhanced cell adhesion and proliferation. Biomaterials, 2002,23 (19):4019-4027

[39] Picart C, Elkaim R, Richert L et al. Primary cell adhesion on RGD-functionalized and covalently crosslinked thin polyelectrolyte multilayer films. Adv Funct Mater,2005,15(1): 83-94

[40] 苗龙. 细胞运动、细胞迁移与细胞骨架研究进展. 生物物理学报, 2007,23(4), 281-289

[41] 朴东旭, 陈晓东, 毛立江. 神经细胞生长行为的仿生学思考——材料的形貌学作用, 生物医学工程学杂志, 1999,(16):127

[42] Kirschstein R, Skirboll L R 主编. 陈英. 干细胞研究进展与未来. 原林主译. 北京：人民卫生出版社,2003

[43] Ratner B D et al. Biomaterials Science. Academic press, 1996

[44] Li D J, Cui F Z, Gu H Q. Cell adhesion of Fion implantation of intraocular lens. Biomaterials,20(1999),1889-1896

[45] Zhu C, Bao G, Wang N. Cell mechanics：mechanical responses, cell adhesion, and deformation of biomoleculars. Ann Rev Biomed Eng, 2000, 2：189-226

第6章 生物医用材料

目前用于医药和生物技术的材料广泛多样、细腻精巧,这主要得益于过去几十年里众多科学领域重要的技术进步。几十年前,医用植入物和装置都是采用普通的商用聚合物和金属,后来材料学家和一些医生开始合作研发一些在医学上有迫切需求的生物材料。开始这些生物材料为数不多,却涉及诸如化学、化工、冶金、材料科学与技术、物理、医药等许多传统领域,这些领域的科学家们密切合作,他们共同认识到研发新型生物医学材料的迫切性,从中也看到了挑战和机遇。在美国,通过国家健康研究所(NIH)与一些公司合作,研发出一系列的新型生物医用材料。在过去的几十年间,生物医用材料领域的多样性迅速增长,其研究工作也迅速增加。合成并制造了很多种形状和结构不同的生物医用材料体系,包括复合材料和涂层体系。其中一些材料和技术是专门为生物医用而研发的,也有从其他领域借用过来的,如借用航空领域的一些医用材料。本章主要论述了生物医用材料的研究背景和目前的进展情况。

6.1 金属

金属植入材料在生物材料领域有着重要的经济与临床应用意义。据统计,1992年美国整形外科的植入物与器械市场的营业额大约为40亿美元。其中金属材料制作的关节为137.9万美元,各种外伤产品为3.4亿美元,医疗器械2.66亿美元,骨水泥6600万美元,骨替代材料2900万美元。临床用量也非常巨大。在美国每年360万整形外科手术中,40%采用金属植入物。金属植入物主要用于骨折的内固定,膝关节和脚踝关节替代物,髋关节替代物等。

对于金属植入物和装置,除了整形外科还有其他的市场,如口腔外科、上颌面外科(牙齿植入物、颅面板和颅面螺钉),心血管外科(人造心脏、起搏器、球状导管、瓣膜替代物、动脉夹)。有趣的是,大约1100万美国人(大约总人口的4.6%)身上都至少有一个植入物[1]。

考虑到金属植入物的广泛应用,本章主要论述目前金属植入合金的组成、结构、性能,着重于制造和结构-性能关系中的冶金学原理。

6.1.1 金属植入物的制备过程

金属植入物材料的结构和性能密切相关,应该对材料的制造过程中的冶金原理有正确的了解。

6.1.1.1 从金属矿石到金属原材料

除贵金属(在金属植入物中含量很少)以外,金属均和某些元素化合成,如金属氧化物类的物质,并以矿物的形式存在于地壳中。这些矿石通过勘查、挖掘、破碎、选矿等工序,成为可以进一步提炼成纯金属的矿物。

以钛为例,在美国东南部的一些矿山中,原矿是主要含有普通石英和锆、钛、铁以及稀土元素的矿物。通过破碎、球磨、水选和重力分离法从这些粉矿混合物中分离出含钛化合物,如金红石(TiO_2)和钛铁矿($FeTiO_3$)。再以静电分离等工艺进一步加工,得到适于制备金属钛的金红石。为从金红石中得到钛金属,要将矿石用氯处理,得到四氯化钛的液体,加入镁或钠得到氯化镁或氯化钠以及块状海绵钛。再通过真空炉对海绵钛重熔精炼,最终得到不同纯度的钛产品。精炼对于生产具有特定性质的钛很关键。市场上有四种不同等级的工业纯度(CP)的钛,氧含量只相差千分之一,而机械性能却具有明显的差异。金属钛原材料往往以各种块状铸锭供给厂家使用。

对不同成分的金属和合金植入物,需要对金属原材料进一步冶炼加工。如再熔化、添加合金元素、凝固,以满足特定化学成分的要求。例如,制造 ASTM(American Society for Testing and Materials)F138 316L 不锈钢,要将铁与一定含量的碳、硅、镍、铬合金化。制造 ASTM F75 或 F90 合金,要将钴与一定含量的铬、钼、碳、镍和其他元素合金化。表 6.1 列出了一些外科植入用不锈钢材料的化学成分。

表 6.1 用于植入物的不锈钢材料的化学成分[1](质量分数(w))

金属	ASTM 名称	商业名称	化学成分/%	备注
不锈钢	F55(棒,丝) F56(板,带) F138(棒,丝) F139(板,带)	AISI 316 LVW 316 L 316 L 316 L	Fe 60~65 Cr 17.00~19.00 Ni 12.00~14.00 Mo 2.00~3.00 Mn≤2.0 Cu≤0.05 C≤0.03 N≤0.1 P≤0.025 Si≤0.75 S≤0.01	F55、F56 规定: P,S≤0.03 F138、F139 规定: S≤0.010 低真空熔炼(LVW)
不锈钢	F745	铸造不锈钢 铸 316L	Fe 60~69 Cr 17.00~19.00 Ni 11.00~14.00 Mo 2.00~3.00 C≤0.06 Mn≤2.0 P≤0.045 Si≤1.00 S≤0.030	

6.1.1.2 从金属原材料到金属型材

钢铁厂将块状金属锭(金属或合金)制作成金属型材,如棒材、线材、片材、杆材、板材、管材或粉状。这些型材再卖给植入产品的生产厂家。

金属或合金通过重新熔化和浇铸(连续)、锻造、热轧、冷拉等多种工艺将铸锭制成形材。有些金属还需热处理,以去掉塑性变形中造成的应力(比如退火),或得到有特殊需要的微观组织结构和性质。有些金属在高温下会发生化学反应,因此高温工艺需要在真空环境或惰性气氛下进行,以防止金属氧化。例如,生产 ASTM F75 Co-Cr-Mo 合金的精细粉体,熔化的金属从喷嘴中喷射出来,得到的雾状小滴需要在氩气气氛中冷却凝固。

用于制作金属植入材料的金属型材,通常需要进行化学和冶金学测试,以保证金属的化学成分和微观结构符合外科植入物工业标准(ASTM 标准),这个标准将在本章讨论。

6.1.1.3 从金属型材到初步和最终的金属装置

通常,植入物生产厂家买来铸锭或型材,将其制成初步和最终的植入物。其生产工艺取决于很多因素,其中包括植入物的最后几何形状、金属的组成与加工性能、制造成本等。

植入物的制造方法包括铸造、锻造、粉末冶金、传统或数控加工(CAD/CAM)和一系列研磨、抛光等。由于技术上或经济上的原因,植入物合金不可能用同种方法制造,需要很多不同的制造方法。例如,钴基合金非常难以加工成具有复杂形状的植入物,因而常常用熔模铸造或粉末冶金方法制成植入物形状。相反,钛难以浇铸也不易加工,常常选用加工而不是铸造。

植入产品成形后,要对产品进行最终的表面处理,常常在植入物表面覆加宏观多孔或微观多孔的涂覆层。近年来,流行在骨植入物表面覆加多孔覆层,以便于植入物在骨中的固定。多孔覆层具有多种形态,因此也需要不同的制造技术。这个加工过程对于最终植入产品的金属学性能也有一定的影响。在金属微珠和纤维金属涂覆工艺中,把覆层材料置于植入物表面的特定区域(在接近股骨干的部位),然后通过烧结等工艺把覆层材料连接在基体上。通常,烧结时加到合金熔点一半或以上的温度时,就可以通过扩散使金属微珠互相联结起来并联结在植入物表面。

另一种表面处理是等离子体或火焰喷溅金属到植入物表面。高温高速的等离子气体携带金属粉体直接喷溅在植入物表面的特定区域。完全或部分熔化的金属粉体落在基体表面并迅速凝固形成粗糙的覆层。

还有很多其他有效的表面处理方法,包括离子注入(以获得更好的表面性质)和渗氮。在渗氮过程中,真空下高能量氮离子束直接打在植入物上。氮原子渗入表面而进入基体。这些处理方法常用于提高表面硬度和抗磨损性能。

最后,还要对金属植入物装置进行一些最终处理。不同的金属,不同的生产厂处理工艺可能不一样。但通常都包括酸洗和钝化,或电解以除去植入物表面的加工碎屑和杂质。这些步骤对于整个植入物的生物性能有着极其重要的意义，推荐严格按照国家标准或（ASTM）操作规则执行。

6.1.2 金属植入物的微观结构与性质

为了解植入物合金的性质以及微观结构和加工过程的关系，首先要知道：①微观结构中，不同相的化学组成和晶体学结构；②不同相的含量、分布和取向；③它们对性质的影响，本章重点是植入装置金属的机械性能。下面将分别讨论用作植入物的不锈钢、钴基合金、钛基合金等。

6.1.2.1 不锈钢

1. 成分

虽然有多种不锈钢用作植入物，实际中最常用的还是 316L（美标，国标为 00Cr17Ni14Mo2）。这种不锈钢碳含量 w 低于 0.030%，含碳量越低，耐腐蚀性越好。型号 316L 中的 L 表示低碳。316L 不锈钢主要含铁（60%～65%）、铬（17%～19%）、镍（12%～14%）和少量的氮、锰、钼、磷、硅、硫。拥有良好的机械特性，很适合作为体内植入材料，但在体内较易腐蚀，更适合于作为暂时性的内植物。

不锈钢耐腐蚀的基本原理是在金属中添加合金元素，从而改变金属表面和内部的微观组织。铬的主要作用有两个：一是能在不锈钢表面形成氧化物 Cr_2O_3，Cr_2O_3 与不锈钢基体联结牢固且抗腐蚀；二是提高钢基体的电极电位。钢本身的电极电位高，如果是单相，便更不容易发生电化学腐蚀。铬还是稳定铁素体相（BCC，体心立方）元素，有利于形成单相不锈钢。钼、硅也是铁素体稳定元素。但同时加入镍、铬却更有利于形成稳定的单相奥氏体（FCC，面心立方）。

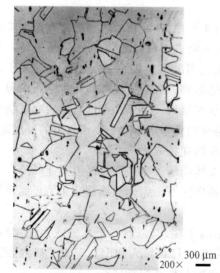

图 6.1　316L 的显微结构图，显示奥氏体孪晶组织（标尺 300 μm）

碳对不锈钢的耐腐蚀性会起负作用。如果碳含量 w 超过 0.03%，就有生成碳化物，如 $Cr_{23}C_6$ 的可能。当碳含量和热处理过程有利于碳化物生成时，这些碳化物会在晶界处沉淀析出。碳化物沉淀析出会减少基体，尤其是晶界上的铬含量。生成了这种碳化物的钢耐腐蚀性下降，尤其是容易造成晶间腐蚀，由于敏化晶界的腐蚀，会使整个钢产生裂纹而失效。

2. 显微结构和机械性能

根据 ASTM 的规格，合格的 316L 为单相奥氏体（FCC）构成，如图 6.1 所示。其显微结构要求不含有游离的铁氧体（BCC）和碳化物；对夹杂物也有严格限制，如类似条状的硫化物。这些夹杂物主要来源于炼钢过程，它会使金属和夹杂物的界面上产生腐蚀。

根据 ASTM,316L 的晶粒度为 6 级或者更细。而且晶粒尺寸应该相对均匀。晶粒细化的作用是重要的,多晶体的屈服强度 σ_s 与晶粒平均直径 d 的关系可用著名的霍尔-佩奇(Hall-Petch)公式表示:

$$\sigma_s = \sigma_0 + Kd^{-1/2} \tag{6-1}$$

式中,σ_0 晶内对变形的阻力,相当于单晶体的屈服强度;K 晶界对变形的影响系数,与晶界结构有关。

霍尔-佩奇公式适应性甚广。①亚晶粒大小或者是两相片状组织的层片间距对屈服强度的影响;②塑性材料的流变应力与晶粒大小之间的关系;③脆性材料的脆断应力与晶粒大小之间的关系;④金属材料的疲劳强度、硬度与其晶粒大小之间的关系,都可用霍尔-佩奇公式来表达。

从这个公式可以看出,如果其他参数一致,较小的晶粒尺寸会导致较大的屈服强度。晶粒尺寸大小主要取决于金属的加工过程,包括金属冶炼、凝固冷却、退火周期和再结晶等过程。

316L 另一个值得注意的显微结构是晶内的塑性变形。图 6.2 为冷加工后 316L 的纤维结构,显示了冷加工后的孪晶组织。和退火钢相比,冷加工钢的屈服强度、抗拉强度和疲劳强度会显著增加(表 6.2),但延展性会相对降低。由于在植入物设备中,最初延展性不是主要考虑的问题,所以 316L 钢最初在 30%冷变形后使用。

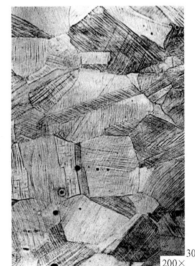

图 6.2 316L 冷加工后的显微结构图,可以看到冷轧后的滑移线(标尺 150 μm)

在特定的整形外科设备(如用 316L 做的骨螺钉)上,其微观结构中的织构很明显。这与棒材在冷加工过程中的冷拉一致。用棒材制作的螺钉,在垂直于螺钉长轴方向,晶粒多为等轴。表 6.2 概括了植入金属的主要机械性能。

6.1.2.2 钴基合金

1. 成分

Co 基合金包括 Haynes-Stellite 21 和 25(分别为 ASTM F75 和 F90),铸造的 Co-Cr-Mo 合金(ASTM F799),以及多相合金(MP)MP35N(ASTM F562)。F75 和 F799 合金的成分是一样的(表 6.3),都含有 58%~69%Co 和 26%~30% Cr,主要的区别是生产过程不同,这将在下文讨论。另外两种合金 F90 和 F562 中的 Co 和 Cr 稍微少一些,但是 F562 中的 Ni 多一些,F90 中的 W 多一些。

表 6.2 植入金属的机械性能[2]

金属	ASTM 名称	条件	杨氏模量/GPa	屈服强度/MPa	拉伸强度/MPa	疲劳极限/MPa 循环 10^7, $R=-1$
不锈钢	F745	回火	190	221	483	221～280
	F55,F56,	回火	190	331	586	241～276
	F138,F139	30%冷加工	190	792	930	310～448
		冷压	190	1213	1351	820
Co-Cr 合金	F75	AS-浇铸/回火	210	448～517	655～889	207～310
			253	841	1277	725～950
	F799	P/M HIP*	210	896～1200	1399～1586	600～896
	F90	热压	210	448～648	951～1220	586
	F562	回火	210	1606	1896	500
	F67	44%冷加工	232			689～793
			232	965～1000	1206	轴向力,$R=0.05$,30 Hz
			110			
Ti 合金	F136	热压		1500	1795	
		冷加工				
		30%冷加工		485	760	300
		压制回火	116	896	965	620
		压制,热处理	116	1034	1103	620～689

*:P/M HIP 为粉末冶金产品,热等静压。

表 6.3 Co 基合金植入物的化学成分[1](质量分数 w)

材　料	ASTM 名称	成分/%
Co-Cr-Mo	F75	Co58.9%～69.5% Cr27.0%～30.0% Mo5.0%～7.0% Mn≤1.0% Si≤1.0% Ni≤1.0% Fe≤0.75% C≤0.35%
Co-Cr-Mo	F799	Co58%～69% Cr26.0%～30.0% Mo5.0%～7.00% Mn≤1.0% Si≤1.0% Ni≤1.0% Fe≤1.5% C≤0.35% N≤0.25%

续表

材　　料	ASTM 名称	成分/%
Co-Cr-W-Ni	F90	Co58.9%～69.5% Cr27.0%～30.0% Mo5.0%～7.0% Mn≤1.0% Si≤1.0% Ni≤1.0% Fe≤0.75% C≤0.35%
Co-Ni-Cr-Mo-Ti	F562	Co58.9%～69.5% Cr27.0%～30.0% Mo5.0%～7.0% Mn≤1.0% Si≤1.0% Ni≤1.0% Fe≤0.75% C≤0.35%

2. 显微结构和性能

ASTM F75 合金的主要特性是抗氯化物腐蚀,这是因为它的成分和表面氧化物(通常为 Cr_2O_3)。此合金以前被用在航空和生物医疗的药物输送中。

F75 的铸造过程为熔模铸造。制作一个接近最终零件尺寸的蜡模型,然后用粘结剂和型砂覆盖蜡模型,当型砂固化之后,用热水将蜡模型熔化后清除并回收,余下部分形成铸型。焙烧后便可以铸造。合金在 1350～1450℃ 熔化,然后浇注到铸型中,待金属凝固后,将铸型打破、清理,形成最终铸件。由于确切而详细的工艺过程不同,可能产生三种显微结构,会强烈影响药物输送性能。

首先,铸造 F75 合金主要由富 Co 的基体(α 相)以及枝晶间和晶界上的碳化物(主要为 $M_{23}C_6$,其中 M 代表 Co、Cr、Mo)组成,也有枝晶间为 Co 和富 Mo 的 σ 金属间化合物,以及含微量 Co 的基体。总体来说,α 相和碳化物的相对含量为 85% 和 15%。由于非平衡冷却,会产生偏析。枝晶间富集了溶质(Cr、Mo、C)和碳化物,而枝状晶贫 Cr 富 Co。这会产生电化学效应,贫 Cr 区域相对于其他区域成了阳极(如果随后的烧结过程形成一个多孔的膜也是不良组织)。在 1225℃ 退火 1 h 可以减少这种组织。

第二,铸造过程中的凝固不仅会形成树枝状晶体,同时也会使晶粒长大,这也是人们不希望得到的,因为它会降低屈服强度(霍尔-佩奇公式)。

第三,铸造缺陷可能会增加。髋关节中的夹杂物来自铸型(熔模铸造),可能是金属凝固时进入金属内部的。夹杂物导致体内植入物产生疲劳裂纹,其原因是在夹杂物周围易产生应力集中。同理,避免凝固时由金属收缩产生的宏观(集中缩孔)和微观(疏松)缩孔也是必要的。

为了避免铸造中的这些问题,用粉末冶金方法来改进合金的显微结构和机械性能。例如用热等静压的方法,F75合金的细粉在一定压力和温度下被压制和烧结成最终形状(大约100 MPa,1100℃保温1 h),其晶粒尺寸比铸造的小很多(约8 μm)。按霍尔-佩奇公式,具有细晶的F75的屈服强度比铸造的大,疲劳性能也好(表6.2)。总之,热等静压F75的机械性能比铸造的好,主要是由于细晶和弥散分布的碳化物(有硬化作用)。

以F75合金为基体的多孔涂层修补装置,显微结构取决于颗粒和基体金属的预处理和烧结过程。对于Co-Cr-Mo合金,烧结很困难,需要达到接近熔点(1225℃)的温度,这样高的温度会降低基体合金的疲劳强度。例如,铸造F75的疲劳强度约为200~250 MPa,而多孔涂层处理后降至150 MPa,其原因与铸造F75合金非平衡冷却中相变的显微组织有关。若改进烧结过程可以使疲劳强度恢复至200 MPa(表6.2)。除了冶金过程外,影响多孔涂层装置性能的还有颗粒与基体结合可能会导致应力集中,降低疲劳强度。

钴基合金在人体内保持钝化状态,植入体内无明显的组织学反应,与不锈钢相比,其钝化膜更稳定,耐腐蚀性更好,更适于长期应用于体内承载条件苛刻的植入件。临床的关节磨损部件多采用这种材料制造。通过改进其制造工艺,可提高钴基合金的疲劳强度、静力强度和抗腐蚀能力。

其他合金还有ASTM F799、ASTM F90和ASTM F562。

6.1.2.3 钛基合金

1. 化学成分

工业纯Ti(ASTM F67)和Ti-6Al-4V合金(ASTM F136)是两种最常见的钛基植入生物材料。工业纯Ti中的Ti的质量分数w为98.9%~99.6%。

Ti以及Ti-6Al-4V合金表面氧化物的物理和化学特性逐渐引起人们的注意。表面氧化物为TiO_2。氧可以提高钛合金的抗应力腐蚀性能。在口腔和颌面外科应用中发现,氧对于Ti的生物学性能也有所改进。工业纯Ti的氧质量分数w对屈服强度和疲劳强度有明显影响。例如,氧质量分数w为0.18%(1级),屈服强度约为170 MPa;而当氧质量分数w为0.40%(4级),屈服强度增加到了485 MPa。同样,氧含量w为0.085%,疲劳极限(10^7周)约为88.2 MPa;而氧质量分数w为0.27%,疲劳极限(10^7周)约为216 MPa。对于Ti-6Al-4V合金,Ti-Al和Ti-V相图给出了在三元合金中加入其他合金元素的影响。Al是稳定α相(HCP)的元素,而V是稳定β相(BCC)的元素。在植入物中应用的Ti-6Al-4V合金是α-β型合金,其性能随预处理不同而变化。

2. 显微结构与性能

ASTM F67是相对纯的Ti合金植入物。许多牙齿植入物应用钛合金,F67合金的显微结构主要取决于制造过程(30%轻度冷加工,晶粒尺寸为10~150 μm),为单

相 α 相（HCP）。其机械性能见表 6.2。元素（O、C、N）进入 Ti 和 Ti-6Al-4V 合金也可形成间隙固溶体（固溶强化），其中 N 的强化效果是 C 和 O 强化效果的两倍。

钛基合金的生物相容性好，密度轻，接近于人体骨组织，弹性模量较低，耐蚀性能良好，可用于人工关节、接骨钢板、螺钉等创伤内固定产品，也可用于制造脊椎矫形钉棒。钛基合金的缺点是硬度较低，抗剪切和耐磨损性较差，表面氧化层易被磨损破坏，但新的制造技术克服了钛基合金的这些缺点。氮离子植入技术使钛合金表面硬度和光洁度增加，提高了抗磨损性和表面强度。采用等离子喷涂和烧结法在钛合金表面上涂多孔纯钛或 Ti-6Al-4V 合金涂层，有利于新骨组织生长形成机械性结合。近来又发展了多种钛制品表面改性技术，如等离子喷涂羟基磷灰石，使钛制品表面具有生物活性。

6.1.2.4 镍钛基形状记忆合金[3]

1. 化学成分

NiTi 合金在室温形变状态（处于马氏体状态）遇热后（经加热发生马氏体-母相逆转变）自动弹直（恢复母相对应的形状）。这一现象命名为形状记忆，并称此合金为 NiTiNOL（Nickel Titanium Navy Ordnance Laboratory）。镍钛合金因其优良的生物相容性、射线不透性、核磁共振无影响性、机械性能、耐腐蚀性、形状记忆效应和超弹性等特点，成为医学领域又一广泛应用的金属材料。

常用的 NiTi 合金，其化学成分为 $Ni_{50}Ti_{50}$（质量分数）。镍钛合金的相变温度对镍含量的变化十分敏感，1% 的镍含量变化能够引起相变温度发生 100℃ 变化。如 $Ni_{50}Ti_{50}$（质量分数）合金的 A_f 温度在 100℃，而 $Ni_{51.2}Ti_{48.8}$（质量分数）合金的 A_f 温度为 -20℃。在实际应用中大多数镍钛合金的相变温度需要控制在 ±5℃，也就是说，熔炼时合金成分的控制应在 ±0.05% 范围内。显然，这要求熔炼时必须有合适的成分配比，同时还需保持铸锭成分的均匀性。

在镍钛合金的熔炼中，由于镍钛合金中存在大量的活性元素 Ti，极容易与 C、N、O 等元素发生化学反应，造成合金成分发生变化，进而影响合金的相变温度及力学性能，所以在熔炼中，对坩埚的材质、熔炼气氛和环境都要认真地考虑、选择，并且严格控制，以抑制各种夹杂物的产生。

2. 显微结构和机械性能

图 6.3 为镍钛合金的二元相图。从相图中可见，镍钛各占 50%（质量分数）左右的 NiTi 合金高温为 β 母相，结构为体心立方（BCC）。冷却至 1090℃ 发生 BCC-B2 有序化转变，B2 为 CsCl 型超点阵，点阵常数 $a_0 = -0.301$ nm，当温度低于 650℃ 时，B2 单相区很窄，一般认为只存在于 Ni 质量分数 50.0%~50.5% 之间。在富 Ti 一侧，溶解度极限几乎不随温度而变化，在富 Ni 一侧，溶解度极限随温度的降低而迅速下降。

3. 镍钛合金的扩散型相变

富 Ti 合金在冷却过程中溶解度极限基本不随温度而变化，但仍会有少量 Ti_2Ni

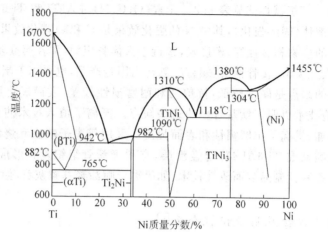

图 6.3　镍钛合金二元相图[4]

相析出(NiTi→NiTi+Ti$_2$Ni)。Ti$_2$Ni 相多呈球状或者多边形状,为面心立方(FCC)结构,点阵常数 a_0=1.138 nm。

4. 镍钛合金的无扩散型相变

NiTi 合金冷却时相变顺序应为:无公度的 B2 母相→公度的 R 相→B$_{19}$ 马氏体。

R 相变发生时出现一系列物理、力学性质的异常变化,如电阻率升高,杨氏模量和剪切模量下降,电子衍射花样出现 1/3〈110〉和 1/3〈111〉超点阵衍射斑点等。R 相变早期被认为是马氏体相变的先驱效应,称为预马氏体现象或预马氏体相变,以后被确定为独立的相变。R 相变是一个成核、长大过程,R 相形成时产生表面浮凸,有热效应,存在小的相变滞后,可见 R 相变属一级相变。

镍钛合金马氏体相变发生的特征为:产生热效应,X 射线衍射谱及电子衍射花样突变,电阻率下降,试样表面出现浮凸等,属一级相变。

图 6.4(a)所示为 B$_{19'}$ 马氏体单胞结构,图 6.4(b)所示为从[010]方向观察马氏体单胞中原子排列情况。由图中可见,找不到任何原子密排面。换言之,NiTi 合金中马氏体结构不是二维密排面堆垛的有序结构,而是一个三维密堆有序结构,在这点上它与其他 β 合金有很大差异。一般地,β 相合金中马氏体均来自母相基面切变,即母相[110]基面的不同堆垛,如 B$_{19}$、(2H)、3R、7R、9R 和 18R 马氏体等。而 NiTi 合金 B$_{19'}$ 马氏体却是通过非基面切变形成,可以认为是 B$_{19}$ 马氏体单斜畸变的结果。在目前发现的记忆合金中,只有 NiTi 合金的 B$_{19'}$ 马氏体是通过非基面切变形成。

NiTi 合金马氏体的晶体结构(单斜 B$_{19'}$)与其母相(B2)相比,晶体学对称性显著降低,而这些失去的对称操作转化为马氏体变体之间的孪晶对称关系。

镍钛合金,利用其独特的形状记忆效应和超弹性进行器械设计与开发,所谓超弹性是指试样在外力作用下产生远大于其弹性极限应变量的应变,卸载时应变可自

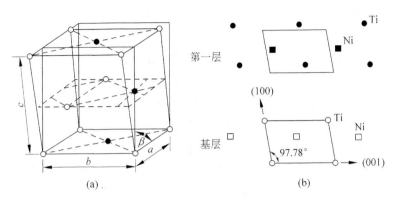

图 6.4　镍钛合金 B_{19} 马氏体的结构[4]
(a) 立体图；(b) [010] 方向的投影

动恢复的现象。镍钛合金还有良好的力学性能、生物相容性和耐蚀性，近年来广泛应用于临床。常见的记忆合金有多臂环抱接骨器、骨卡环等。

镍钛合金支架按其相变温度分为三类：

(1) A_f 温度在体温附近的自膨胀型支架。冷的状态下植入，体温下超弹性恢复形状。

(2) A_f 温度在体温以上的自膨胀型支架。体温下植入，形状不发生变化，加热到体温以上温度，发生形状断复。

(3) A_f 温度在体温以上的球囊扩张型支架。体温下植入，此时镍钛合金处于马氏体状态，利用球囊扩张使得支架直径变大。在需要撤除支架时，局部加热支架，形状缩小，箍紧在鞘管上，取出体外。

多孔 NiTi 形状记忆合金具有形状记忆效应、伪弹性、生物相容性和高的力学性能，其多孔结构使植入物的固定更可靠，有利于人体体液营养成分的传输，可大大缩短病人的康复期。多孔 NiTi 合金作为骨、关节和牙等硬组织的修复和替换外科植入材料，在生物材料领域有广阔的应用前景。

要很好地使用 NiTi 合金，必须要根据实际情况，将最终医学器械处理到合适的相变温度和组织状态，把握好它和体温之间的差距，使其具有良好的形状记忆和超弹性特性。而 NiTi 合金的相变温度对基体中 Ni 含量的微小变化十分敏感，同时，NiTi 合金的组织状态还受其冷热加工历史和热处理制度的影响。这就要求材料工作者必须掌握并能灵活应用成分及相变点控制技术。材料的冷热加工及成形技术和形状记忆与超弹性处理技术，来控制由原材料到产品的每一步骤，最终获得理想功能的医学产品。

6.1.2.5　钽、铌[5]

钽和铌具有相似的组织结构和化学性能。钽的质地十分坚硬，硬度可以达到 6～6.5，熔点高达 2996℃，且富有延展性，可以拉成细丝或制成薄箔，具有极高的抗腐蚀性。其热膨胀系数很小,每升高 1℃只膨胀百万分之六点六。除此之外,它的韧性很强,具有良好的生物相容性。虽然钽和铌的价格较贵,但由于其具有优越的生物学性能,其研究和应用前景广阔。Tsao 等[6]采用髓芯减压手术,联合使用多孔钽金属植入钉治疗早期股骨头坏死。他们首先制备了多孔钽金属,该材料由完全互联孔率为 75%～80% 的钽金属制成,平均孔径为 430 μm,相应弹性系数为 3 GPa,具有可承载生理负荷的能力和对抗较强骨摩擦的稳定性;然后完全由多孔钽金属制成的直径 10 mm、长度[(70～130)±5]mm 圆柱形植入钉,其螺纹段长 25 mm、直径 14 mm,可啮合其周围的股骨皮质,半球形尖端可作为桥基抵抗压力和支撑软骨下骨质。该研究的临床前期生物力学评价结果显示,多孔钽金属植入钉可以为存在骨质缺损的软骨下骨组织提供机械性支持,其股骨头弹性和紧张度与植入骨移植物类似。此研究表明,多孔钽金属植入钉可以有效地延缓早期股骨头坏死的发展。近年来开发的多孔钽金属,可用于骨的修补、骨折固定、脊椎和关节固定、人工关节部件等硬组织以及软组织的治疗,而且其早期临床结果非常令人鼓舞。

6.1.2.6　镁[7]

镁作为医用植入材料,与现在已投入临床使用的各种金属植入材料相比,具有以下突出的优点:

(1) 资源丰富,价格低廉,金属镁锭的价格在 2 万元/t 以下,而钛锭的价格在 6 万元/t 以上;

(2) 良好的生物相容性和生物可降解性;

(3) 是人体内仅次于钾、钠、钙的细胞内正离子,参与蛋白质合成,能激活体内多种酶,调节神经肌肉和中枢神经系统的活动,保障心肌正常收缩。

镁几乎参与人体内所有新陈代谢过程。初步的细胞毒性研究表明:镁对于骨髓细胞的生长没有抑制作用,也没有发现细胞溶解现象。最近还有研究者指出:金属镁可以促进骨细胞的形成,加速骨的愈合等。

研究表明,镁及镁合金有可能作为新的骨固定材料,因为镁及镁合金有高的比强度和比刚度,纯镁的比强度为 133 GPa/(g/cm^3)。而超高强度镁合金的比强度已达到 480 GPa/(g/cm^3),比 Ti$_6$Al$_4$V 的比强度(260 GPa/(g/cm^3))高出近 1 倍。镁及镁合金的杨氏弹性模量约为 45 GPa,更接近人骨的弹性模量(20 GPa),能有效降低应力遮挡效应。镁的密度约为 1.7 g/cm^3,与人骨密度(1.75 g/cm^3)非常接近,远低于 Ti-6Al-4V 的密度(4.47 g/cm^3),符合理想接骨板的要求。因而用镁及镁合金作为骨固定材料,能够在骨折愈合的初期提供稳定的力学环境,逐渐而不是突然降低其应力遮挡作用,使骨折部位承受逐步增大乃至生理水平的应力刺激,从而加速愈合,防止局部骨质疏松和再骨折。因此,镁及镁合金作为骨损伤后的固定材料,具有很多优于其他金属生物医用材料的性能。

提高镁合金的耐蚀性对于医用镁金属植入材料是十分重要的,合成保护性膜层或涂层是镁合金腐蚀防护的重要方法。制备镁合金转化膜最常用的方法是用处理液使金属表面转化成以处理液中离子为主的氧化膜,因磷酸盐无显著毒性,磷化处理成为医用镁合金的表面处理方法。

国内外学者对镁合金的磷化处理工艺都有一定的研究,目前已有一些典型的工艺。美国 Earl Groshart 推荐的一种溶液组成为:$NH_4H_2PO_4$ 120 g/L,$(NH_4)_2SO_3 \cdot H_2O$ 30 g/L,氨水(30%)6 mL/L。此溶液消耗缓慢,膜的成分以镁的磷酸盐为主。也有用磷酸的钾盐或钠盐加入氧化剂来处理镁合金的,膜的主要成分也是以镁的磷酸盐为主。如 David Hawke 和 D. L. Albright 对 AZ60B 镁合金进行磷酸盐-高锰酸盐处理。

研究表明,锌系磷酸盐体系能够在镁合金表面形成外观均匀、致密、结合牢固的转化膜。磷化膜可以提高基体与有机涂层的结合力,可以提高基体的耐腐蚀能力。

显然,冶金理论指导我们理解金属植入物的结构-性能关系,像研究任何金属器件一样。本节强调的主要是机械性能,其他性能特别是表面性能在涉及植入物的生物表现方面也受到越来越多的关注。

另一个值得注意的问题是,植入材料本身特性不是决定植入物性能的唯一因素。在已应用的植入材料中,有的成功,有的不成功。而失败的原因是多方面的,如使用了错误的或不当的植入物,外科手术失误,以及不当的植入物机械设计。因此,植入物使用有多方面的设计问题,而选择植入材料尽管是很重要的部分,却只是其中的一部分。

6.2 聚合物

聚合物是由一定数量的重复单元构成的长链分子。聚合物包括天然聚合物和合成聚合物。天然聚合物包括纤维素、淀粉、天然橡胶、脱氧核糖核酸(DNA)等,这些天然聚合物应用很广。合成聚合物的种类更是繁多,并应用于许多领域。

生物医用工程的任务之一是为特定的用途挑选出特定的生物材料。所选生物材料应该具有符合特定要求的性质。

这里主要介绍目前已经用于医用的几种聚合物生物材料,并对它们的性质与具体用途进行讨论。对于聚合物表征和性质测试的概念本章不予赘述。

6.2.1 均聚物

均聚物只由一种单体组成。图 6.5 列出了很多医用均聚物的组成单体。

聚甲基丙烯酸甲酯(PMMA)是一种疏水、链状聚合物。室温下为玻璃态,俗称树脂玻璃或透明合成树脂。具有很好的透光性、韧性和稳定性,是制作硬性隐形眼镜的材料。

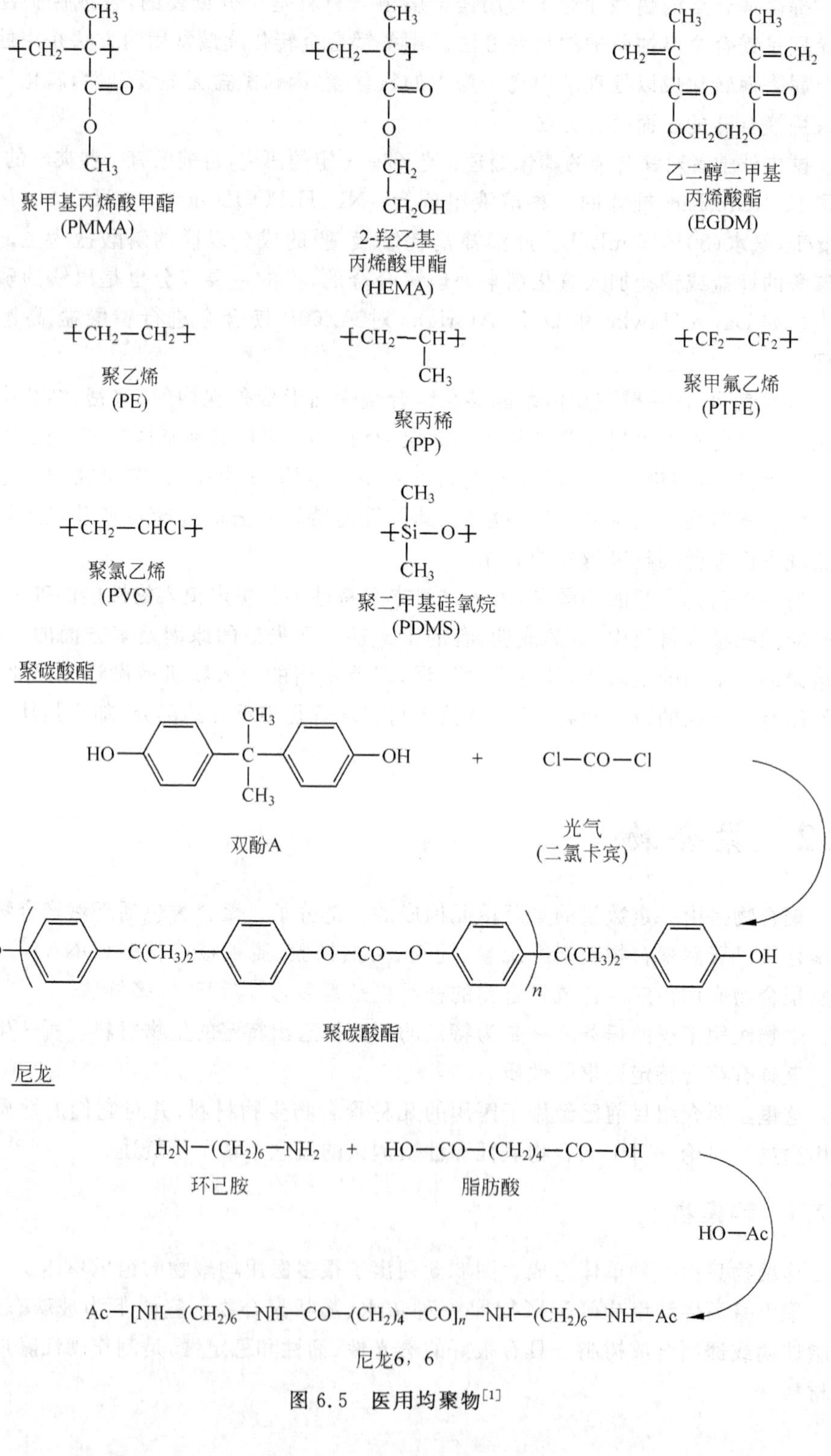

聚甲基丙烯酸甲酯 (PMMA)

2-羟乙基丙烯酸甲酯 (HEMA)

乙二醇二甲基丙烯酸酯 (EGDM)

聚乙烯 (PE)

聚丙稀 (PP)

聚甲氟乙烯 (PTFE)

聚氯乙烯 (PVC)

聚二甲基硅氧烷 (PDMS)

聚碳酸酯

双酚A + 光气（二氯卡宾）

聚碳酸酯

尼龙

环己胺 + 脂肪酸

HO—Ac

尼龙6,6

图 6.5 医用均聚物[1]

软性隐形眼镜由 2-羟乙基丙烯酸甲酯(HEMA)制成。HEMA 和 PMMA 属于同一聚合物家族。在 PMMA 侧链上接上羟甲基就是 HEMA,羟甲基使得 HEMA 呈现亲水性。用作软性隐形眼镜时,为了防止溶解,通常将 HEMA 用乙二醇二甲基丙烯酸酯(EGDM)轻微交联。其完全水合后,就是水凝胶。关于水凝胶将在 6.4 节详细阐述。

致密形式的聚乙烯(PE)常用作导尿管。超高分子量聚乙烯(UHMWPE)则常用作人工髋关节的髋臼。这种材料具有韧性好、抗油脂、成本低的优点。UHMWPE 的摩擦系数低,为 0.03～0.06 mm,抗冲击性强,耐磨性强,年磨损率为 0.1～0.2 mm,基于此,传统的金属-UHMWPE 配体广泛应用于人工髋关节领域。但 UHMWPE 材料磨损产生的 PE 碎屑,激发了由多种细胞介导、众多细胞因子参与的生物反应,最终导致了假体周围的骨溶解,由此导致的人工关节松动是当前骨科领域最具挑战性的问题。UHMWPE 的磨损从根本上说是一种材料学上的缺陷,并不能以假体设计改进、手术技术提高等措施而完全弥补。因此真正的解决之路在于寻找新的关节配体材料。

经过几十年的探索,金属-金属、陶瓷-陶瓷、金属-高交联超高分子量聚乙烯成为三种可能的传统关节配体的替代。其中,高交联 UHMWPE 得到了最深入的研究和临床应用。Harns 等[8]的研究证明,采用电离辐射或 X 射线辐射,剂量达到 50 kGy 时就能增加 PE 的交联度,提高 PE 的抗磨损。而理想的高交联需 95～100 kGy 剂量的辐射。高交联 UHMWPE 是通过侧向共价键的形成,PE 分子排列更加多向,降低了材料的延展性,从而极大地减少了磨损碎屑的形成。体外研究表明,与传统的 UHMWPE 相比,高交联 PE 的磨损碎屑减少了 80%～90%。此外,由于第三方颗粒的存在(比如金属碎屑、骨碎屑、骨水泥碎屑等),PE 表面也会产生所谓的研磨性磨损。在实际临床中,第三方颗粒还可能导致人工球头的磨损,反过来加速 PE 研磨性磨损的进程。体外实验证明,无论这样的第三方颗粒是坚硬的氧化铝陶瓷碎屑,还是稍软的丙烯酸骨水泥碎屑,对高交联 PE 的磨损都要明显小于传统 UHMWPE。目前,高交联 UHMWPE 已作为最有希望的减少 PE 磨损及其后续骨溶解的措施,获得了临床的广泛应用。然而,现代高交联 UHMWPE 的临床应用毕竟时间尚短,缺乏长期的随访研究报告,高交联的工艺也有待进一步的提高和标准化,从而使产品的机械性能和抗磨损力更趋稳定和统一。

聚丙烯(PP)很像聚乙烯,刚性高,化学性质稳定,拉伸强度高,抗压性能比聚乙烯好。常用于和聚乙烯相同的领域。

聚四氟乙烯(PTFE),俗称特氟纶。热学性质和化学性质都非常稳定,因此也不易于加工。具有很好的疏水性和光滑性。多微孔的聚四氟乙烯用作血管支架。

聚氯乙烯(PVC)在生物医用领域主要用作管道材料,常用于输血、喂食、透析过程中。纯聚氯乙烯硬而脆,加入可塑剂后,柔软而有弹性。由于这些可塑剂毒性低,因此聚氯乙烯可长期用于人体内。随着可塑剂逐渐析出,聚氯乙烯的弹性降低。

聚二甲基硅氧烷(PDMS)是一种多用途的聚合物。它的独特在于具有硅氧分子骨架。由于其玻璃化温度 T_g 较低,相对于其他橡胶,它的性质对温度不敏感。它用作导尿管等排泄管道和一些血管支架体系的组分。由于透氧性好而用于膜氧合器。它具有很好的弹性和稳定性,因此用作指关节、血管、心脏瓣膜、胸部植入物、下颚和鼻子植入物等。

双酚 A 聚合得到聚碳酸酯。这种材料缺陷少,韧性好,冲击强度大。因此用作眼镜、氧合器的机架和心-肺外循环装置。

聚酰胺俗称尼龙,目前用作手术缝合线。

6.2.2 共聚物

共聚物是一类重要的生物医用材料。图 6.6 展示了两种不同的医用聚合物聚乙交酯 PGA(也称聚乙醇酸)、聚丙交酯 PLA(也称聚乳酸)。PGA 是一种用作可吸收缝合线的无规共聚物。乙交酯和丙交酯开环反应而得到 PLGA。PLGA 分子链中的酯键易水解,因而逐渐降解。相对于用作缝合线的天然材料,PGA,PLA 降解较慢,能在植入后 14 天内保持足够的强度。

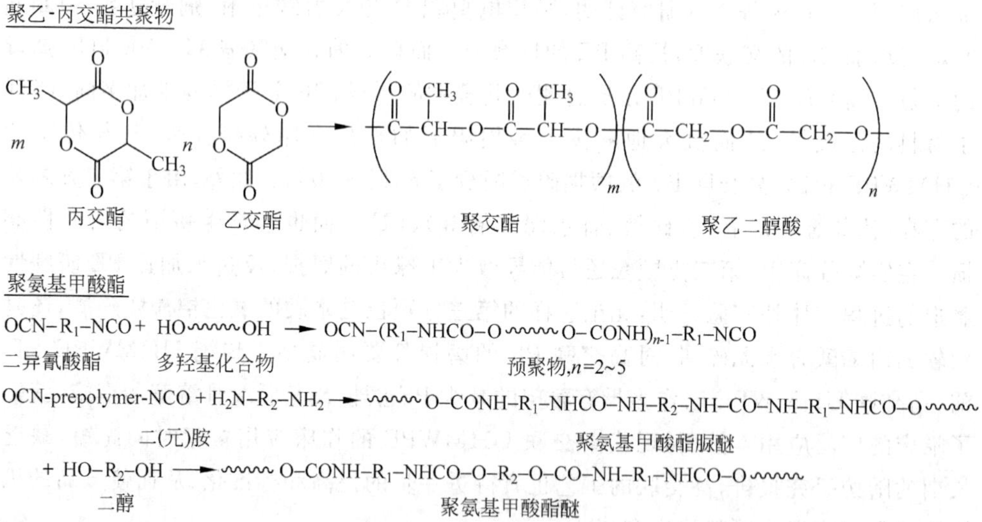

聚乙-丙交酯共聚物

聚氨基甲酸酯

图 6.6 医用共聚物及其单体[1]

一种四氟乙烯和六氟丙烯的共聚物(FEP)具有和 PTFE 相似的用途。FEP 的熔点接近 265℃,而 PTFE 的熔点为 327℃。因此相对于 PTFE,FEP 更容易加工。

聚氨基甲酸酯是含有"硬"链段和"软"链段的嵌段共聚物。其中"硬"链段的玻璃化温度高于室温,为加强相,由二异氰酸酯和一种链添加物构成。通常,使用的二异氰酸酯为 2,4-甲苯二异氰酸酯(TDI)和 4,4-苯基二异氰酸酯甲烷(MDI)。链添加物常为 2~6 个碳原子的脂肪醇或二(元)胺。"软"链段为玻璃化温度远低于室温的聚醚或聚酯等多羟基化合物。由于聚醚多羟基化合物不易水解,因此人们更多地用聚醚作"软"链段。多羟基化合物的相对分子质量一般为 1000~2000。

聚氨基甲酸酯是一种具有血液相容性的抗疲劳性好的弹性体,常用于心脏起搏器的导入装置、血管支架、心泵和人工心脏瓣膜。

6.3 智能高分子

"智能"高分子是指对物理和化学条件的剧烈的和微小的变化都能作出反应的高分子物质,因此,也被称为"灵敏"高分子或"环境敏感"高分子。这类高分子可以多种形态存在,在溶液中,吸附在液-固界面上,或者发生交联而形成水凝胶。

人们研究了许多不同的刺激方式,在表 6.4 中列出。最具有代表性的几种对刺激的反应如图 6.7 所示。值得注意的是,所有体系在相反的刺激作用下其变化都是可逆的[9]。

表 6.4 环境刺激分类[1]

物 理 刺 激	化 学 刺 激	物 理 刺 激	化 学 刺 激
温度	pH	机械挤压	配合基团
离子强度	特殊离子	高压	其他生物制剂
溶剂	化学试剂	声辐射	
辐射(紫外线、可见光)	生物化学刺激	磁场	
电场	酶		

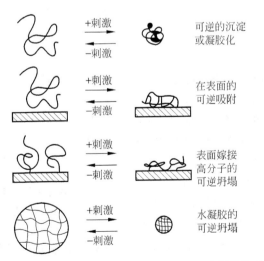

图 6.7 不同类型的"智能"高分子体系对环境刺激的反应

溶解智能高分子的溶液会发生相分离而使溶液突然变浑浊，并且，如果浓度足够高，溶液会转变为胶体。

化学吸附在某种表面上的智能高分子在受到刺激发生相分离时会发生坍塌，使这一界面由亲水界面变为疏水界面。如果这种智能高分子溶解在溶液中，当被刺激而发生相分离时，它可以在疏水表面上发生物理吸附。在这种疏水表面上疏水基团和极性基团相平衡，与发生相分离的智能高分子相似。

以水凝胶形式存在的智能高分子的交联结构发生急剧的坍塌，释放大量的溶液。

这类应激现象随着刺激的转向而转向。当这些高分子发生重溶解或其凝胶在液体介质中重新脱水时，其转变速率较慢。智能高分子体系的这种坍塌或转变的速率对高分子体系的尺寸大小很敏感，当体系的尺寸在纳米量级时，速率就要大得多。

通过把智能高分子同生物分子进行物理混合或者化学结合，可以得到一大类高分子-生物分子复合体系，这种体系对物理的、化学的和生物的刺激都能作出反应。可与智能高分子体系相结合的生物分子包括蛋白质、低聚肽、糖类、多聚糖、单链和双链的寡聚核苷酸，以及谱范围很宽的识别配体、合成的药物分子等。另外，聚乙二醇（PEG，也是一种智能高分子）可以连接在智能高分子的主链上（图6.8）。

有些情况下，只能结合一个分子，例如识别蛋白质，它能与高分子活性末端基团上的蛋白质相连，或者与高分子主链上的活性侧基相连。其他情况下，多个分子可同时连接在一个智能高分子主链上，例如一个目标配合基团和多个药物分子[9]。

将智能高分子和生物分子连接，可得到新的、智能的"生物混合"体系，这种体系协同地将两种组分的性能结合起来，从而得到新的特殊性能。可以说这种生物混合体具有"双倍智能"。其中最重要的是"智能高分子-生物分子"结合体，尤其是"高分子-药物"结合体和"高分子-蛋白质"结合体。这些"生物共轭体"，即使是智能高分子和生物分子的物理混合体，也可以在固体表面上发生物理吸附或者化学吸附。生物分子也可以物理方式或化学方式嵌入"智能水凝胶"中。所有这些复合体系都已经得到广泛的研究，本节只做简单介

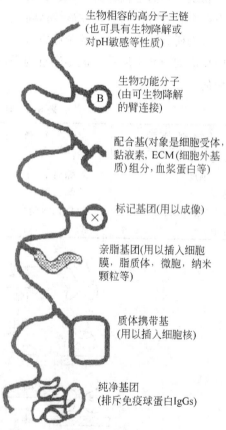

图6.8 各种能与智能高分子结合的天然的或人工合成的生物分子[1]

绍。在医药和生物技术领域,这类智能高分子-生物分子体系已经有了一些成功的应用案例,因此,它们在高分子生物材料的移植和医疗设备的应用之外,开辟了重要的应用领域。关于这些有趣的智能混合生物材料已经有一些综述文章发表了[10,11]。

6.3.1 溶液中的智能高分子

有许多高分子都表现出热诱导沉淀作用(表 6.5),其中研究最广泛的是聚 N-异丙烯基丙烯酰胺(PNIPAAm)。这种高分子在 32℃以下溶于水,当温度高于 32℃时,会迅速沉淀。这一沉淀温度称作低临界溶解温度(lower critical solution temperature,LCST)。如果溶液中含有缓冲剂和盐类,低临界溶解温度会下降若干度。如果聚 N-异丙烯基丙烯酰胺(PNIPAAm)单体共聚时聚合的亲水单体(如丙烯酰胺)较多,LCST 会升高,甚至消失;如果聚合了更多的憎水单体(如 N-丁基丙烯酰胺),LCST 则会降低(图 6.9)。NIPAAm 也可与 pH 敏感单体共聚,得到同时具有温度敏感和 pH 敏感的无规共聚物。NIPAAm 与 pH 敏感巨型单体共聚,可得到独立地表现出两种应激行为的共聚物。

表 6.5 一些在水溶液中呈现热诱发相分离的高分子和表面活性剂[1]

带醚基的高分子/表面活性剂
聚环氧乙烷(PEO)
环氧乙烷-环氧丙烷无规共聚物[poly(EO/PO)]
PEO-PPO-PEO 三单体共聚表面活性剂(普郎尼克类)
PLGA-PEO-PLGA 三单体共聚物
烷基-PEO 表面活性剂(Brij)
聚乙烯基甲醚
带醇基的高分子
聚羟丙基丙烯酸
羟基丙基纤维素
甲基纤维素
羟丙基甲基纤维素
聚乙烯醇衍生物
带酰取代基的高分子
聚 N-丙烯酰胺
聚 N-丙烯酰吡咯烷
聚 N-丙烯酰哌啶
聚丙烯基-L-氨基酸胺
其他
聚甲基丙烯酸

一类温度敏感的可生物降解的三单体共聚物水凝胶已经研制出来,用于注射药物输送制剂。在室温下,这种制剂呈中等黏度,是可注射的溶液,当温度升高到 37℃

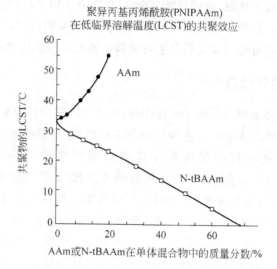

图 6.9 热敏感聚合物聚 N-异丙烯基丙烯酰胺（PNIPAAm）与亲水单体丙烯酰胺（AAm）共聚，提高了低临界溶解温度（LCST）；与憎水单体 N-丁基丙烯酰胺（NtBAAm）共聚，降低 LCST[9]

时则形成固态水凝胶。这种高分子的基体是由疏水的可降解的聚酯类与聚环氧乙烷（PEO）组成的复合物。这种共聚物是由可变相对分子质量的聚乙交酯-丙交酯（PLGA）共聚物片段和聚环氧乙烷（PEO）组成的。典型的组成是 PEO-PLGA-PEO 和 PLGA-PEO-PLGA。

Tirrell 等人对 pH 敏感的 α-甲基丙烯酸聚合物在溶液中的行为进行了研究[12]。当 pH 降低时，这类高分子给出质子能力提高，表现出疏水性，最终发生相分离；这种转变可以很迅速，在低临界溶解温度（LCST）下与相转变相似。如果一种高分子，例如聚乙基丙烯酸或丙基丙烯酸在脂类双层膜附近，当 pH 值下降时，这种高分子会与膜发生反应从而破坏膜结构。这类高分子已经被用作细胞内药物释放载体，用以破坏细胞内膜，因为细胞内的 pH 较低。这样就能促进细胞内的药物释放，同时避免暴露在溶酶体中。

6.3.2 溶液中的智能高分子-蛋白质结合物

通过智能高分子活性端或者主链上活性侧基与蛋白质活性位点相连，智能高分子可与蛋白质无规地结合（图 6.10）。可利用链转移自由基聚合来合成具有一个功能端基的低聚物，这些功能端可以派生出能与蛋白质相连的活性基团。NIPAAm 也可与活性共聚单体（例如 N-羟基琥珀酰亚胺丙烯酸，也叫 NHS 丙烯酸）发生共聚，得到带有活性侧基的无规共聚物，这些活性侧基可与蛋白质相连。乙烯基单体与蛋白质相连，提供了官能团使之能与 NIPAAm 等自由单体发生共聚。这类合成方法在数个刊物上都有报道[13,14]。

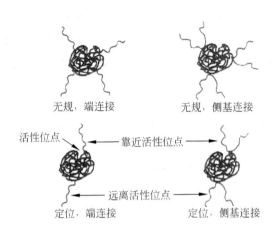

图 6.10　各种无规的和定位的高分子-蛋白质连接体。在定位的情况中,蛋白质活性位点附近的结合体在蛋白质识别配体的过程中起到了刺激控制作用,远离活性位点的结合体则避免了高分子对蛋白质天然活性的干涉[9]

通常赖氨酸基是蛋白质上用于与无规共聚物配对相连的最好的活性位点,其中N—羟基琥珀酰亚胺(NHS)化学连接是最常用的。其他可能的位点包括天冬氨酸或谷氨酸的—COOH基,丝氨酸和酪氨酸的—OH基,以及半胱氨酸的—SH基。最佳结合位点取决于高分子上的活性基团和反应条件,尤其是pH值。由于这种结合以非特定方式进行,因此连接的高分子会对蛋白质的活性位点造成空间干涉或者改变蛋白质的微环境,从而降低蛋白质的生物活性。在少数情况下,连接的高分子会提高蛋白质的活性[15]。

溶液中的智能高分子在生物医学方面的应用主要是通过与蛋白质的结合来实现的。温度敏感高分子和pH敏感高分子与蛋白质的结合已得到广泛的研究,这类结合体的应用主要集中在免疫分析、亲和物分离、酶修复以及药物释放等方面[16,17]。有些情况下,智能高分子相当于一种高分子配合体,例如聚维生素H或聚糖基甲基丙烯酸,可通过分别与目标蛋白质,例如链霉素和刀豆球蛋白上多重结合位点的络和达到对目标分子的相分离。Wu、Hoffman以及Yager[18,19]已经合成了PNIPAAm-磷脂结合体用于药物释放制剂,其组成是热敏感组分和脂质体。

6.3.3　材料表面上的智能高分子

在真空条件下,有纯净的聚合物单体存在,用离子束辐照高分子材料可以在其表面牢固地结合上一层聚合物;在空气中用离子束辐照高分子材料,再将其浸入聚合物单体溶液中,在真空气氛下加热,也可以在其表面结合聚合物层。这样得到的表面,其浸润性在外界刺激下会发生变化。Ratner和他的同事利用NIPAAm单体的等离子体,通过气相等离子体放电沉积的方法得到的表面涂层,具有对温度敏感的特性。Yamato利用离子束嫁接的方法在细胞培养皿的表面结合上一层N-异丙基丙烯酰胺

(PNIPPAm)聚合物[20]。他们在聚合物低临界溶液温度(LCST)以上的37℃下培养细胞,得到一层连续的细胞层。PNIPPAm在此温度下坍塌,形成疏水表面,吸附细胞的粘连蛋白质,促进细胞培养。温度降低时,PNIPAAm分子链重新发生水合反应,形成亲水表面,细胞层连同粘连蛋白一起脱离表面。得到的细胞层具有修复功能,可以在组织工程中得到应用,例如用于培养人工角膜及其他一些组织。另外,具有特定图案的PNIPPAm涂层也已经研制成功。随聚合物成分和外部条件变化,智能高分子还可以形成一种亲水性逐渐变化的"智能表面"。利用这种表面,Okano和Kikuchi制备了色谱柱,实现了无需洗脱的环保型色谱分离方法[21]。Ishihara等人[22]利用偶氮苯聚合物的光致异构化,开发出光敏涂层和可以可逆地改变表面润湿性或可逆缩胀的膜材料。

6.3.4 与蛋白质特定位点生物配对的智能高分子材料

将聚合物分子结合到经基因工程改造的蛋白质分子配位上是一种比较新的技术。配位蛋白质-高分子的共轭结合是一个蛋白质识别的过程,和其他控制生命的蛋白质识别过程一样,可以通过环境精确地控制。Stayton和Hoffman等设计和制备了一种蛋白质-高分子共轭物,高分子被共轭结合到蛋白质分子的特定位置,这个位置通常是被插入蛋白质分子的半酰胺酸的活性—SH基团(图6.11)。他们在蛋白质的DNA序列中某个特定位置插入突变,然后利用细胞培养克隆变异基因。制备与之相结合的智能高分子的方法与此相似,其分子末端或支链被特别地设计成适合与—SH基团结合,而不与—NH_2基团结合。典型的可与—SH基团结合的基团有马来酰亚胺和乙烯磺酸类基团。但这种方法只在已知蛋白质氨基酸序列的条件下才可行。

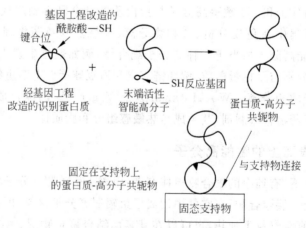

图6.11 智能高分子与经基因工程改造的变异蛋白质特定位点共轭物的制备过程示意图[9]

与高分子结合的位点可以远离蛋白质的活性区域,以避免结合的高分子影响蛋白质的生物活性;也可以靠近蛋白质的活性区域,甚至在活性区域内,以实现对蛋白质识别过程和蛋白质生物活性的控制。后一种情况的研究主要由 Hoffman 研究组完成。他们将热敏、光敏或对 pH 值敏感的高分子结合到蛋白质分子上,得到"双智能"的生物共轭体。研究目的是希望利用高分子控制蛋白质的活性,而不是分离蛋白质,因此这些蛋白质-高分子的共轭体通常固定在微球或纳米球的表面。Hoffman 等曾经将这种微球应用到免疫分析的微流体装置中。Hoffman 在更早的工作中提出需要使微球表面成分和智能高分子成分配合,才能提高智能高分子在接受刺激后与表面的吸附能力。其他一些研究者也开始利用这种方法设计微流体装置。

链霉抗生素蛋白和纤维素酶是 Hoffman 小组迄今为止研究最深入的两种蛋白质。PNIPAAm-链霉抗生素蛋白共轭体可以控制生物素和链霉抗生素蛋白的结合,还可以通过分子的大小,分离已经结合了生物素的蛋白质分子[23]。Hoffman 等人还发现在提高温度时,高分子收缩,"触发"蛋白质将已经结合的生物素分子释放[24]。至于酶的共轭物,有研究者将热敏和光敏的高分子共轭结合到内纤维素酶(endocellulase)的特定位置,实现了用光或温度控制酶的开关。

智能蛋白质-高分子共轭物触发释放配位键合物的原理可以用于释放疗法,例如将药物局部输送到皮肤或体内粘膜表面,又如通过非侵入性的刺激或者用导管导入刺激触发体内药物局部释放。利用触发释放,色谱分离装置可以将已经吸附的配位键合物释放再生,而不需要使用提洗液,这一点可以用于对特定细胞如干细胞、骨髓细胞的提取和分离。这个过程还可以引入两种不同的对刺激敏感的高分子,对同种或不同种刺激作出反应,这样对于一些像蛋白质和氨基酸那样的复杂分离目标同样可以实现分离,避免了耗时而有害的洗脱过程。生物传感器、诊断化验、亲和分离需要用到一些固定的、自由的酶或一些亲和物分子,触发释放也可以用于将抑制剂、毒素、污染因子等物质从酶的识别位或从亲和分子中除去,可应用于识别蛋白质的再生和重复利用。蛋白质共轭体的光控结合和释放可以用作分子开关,将在生物技术领域、医药领域、手持诊断设备、生物芯片与芯片集成实验室等生物电子产品领域获得广泛的应用。

6.3.5 智能高分子凝胶

由智能高分子交联形成的凝胶,在外界刺激超过某一个临界值时,会在水中膨胀或收缩,这种独特的现象受到众多研究者的关注。其中关于 PNIPAAm 智能凝胶研究最为广泛,最早于 1981 年就由 Toyoichi Tanaka 做出了开创性的工作[25],从那之后,PNIPAAm 凝胶球、板、多层膜等结构都得到深入的研究。Okano 等人将 PNIPAAm 支链接到 PNIPAAm 主干上制备出智能凝胶,收缩极其迅速。Zhong 等人还开发出了可热致凝胶化和可生物降解的智能凝胶[26]。这种溶胶凝胶体系被注射到生物体内进行药物输送。

　　Hoffman 和他的同事们最早提出 PNIPAAm 凝胶作为生物材料的可能性。他们提出可以在智能凝胶中载入酶或细胞,通过凝胶的膨胀和收缩来控制这些物质的活性;还可以通过刺激智能高分子收缩或膨胀,实现输送药物或去除毒素分子的功能[27](图 6.12)。Dong 和 Hoffman[28] 开发出了一种特殊的凝胶。这种由 NIPAAm 和 AAc 无规共聚得到的凝胶具有对 pH 值敏感和温敏的特性,在 37℃时,从胃转移到肠后,由于酸度变化,能够线性稳定释放模拟药物达 4 h。这是因为在体温下 NIPAAm 维持凝胶收缩状态,凝胶从胃的酸度水平转移到肠内酸度水平后,AAc 水解使凝胶膨胀,缓慢释放药物。

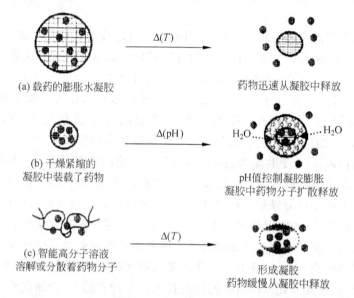

图 6.12　智能凝胶在刺激下释放生物活性因子的三种方式
　　(a) 热致收缩,用于皮肤和内粘膜的药物输送;(b) 由 pH 值变化引起的膨胀,用于口服药物缓释,药物通过胃液进入肠道后,pH 值升高导致药物缓释;(c) 溶胶-凝胶化转变,用于注射或局部药物输送,含嵌段共聚物的溶液在体温下会发生热致凝胶化过程,在体内使用时,这种共聚物还需要是可生物降解的。前两种交联凝胶可用于局部药物输送或口服药物缓释;后一种凝胶在体内形成,通过局部注射溶液的方法进入体内[1]

　　Vernon 等人研究了装载细胞的智能凝胶,这种结构有可能被作为人工器官使用。Ohya 和他的同事还将 PNIPAAm 和透明质酸、明胶等天然高分子混合制成组织工程支架[29,30]。

　　Peppas 和同事[31] 研制出对 pH 值敏感的凝胶纳米球。Hoffman 和他们的同事研制出含有磷酸盐的智能凝胶,以阳离子蛋白质作为模拟药物,通过热刺激和离子交换作用实现了药物释放[32]。

6.3.6 对生物刺激敏感的智能凝胶

有许多药物输送装置,能对生物信号做出响应,大部分这种装置都是固定了酶的凝胶。Heller 和 Trescony[33]最早开始了对于含酶凝胶的研究。他们将尿素酶固定到凝胶中,当尿素被代谢反应转化成氨时,局部的 pH 值升高,进而改变周围凝胶的渗透率。Ishihara 等人[34]也制备了一种对尿素敏感的凝胶,其中同样固定了尿素酶。还有研究者制备了含葡萄糖氧化酶(GOD)的凝胶,可以对葡萄糖浓度做出响应,这与人体内的生物反应直接相关。葡萄糖含量升高时,凝胶中固定的 GOD 在氧的作用下,将葡萄糖转化成葡萄糖酸和过氧化氢。葡萄糖酸会降低局部 pH 值,过氧化氢是一种氧化因子,这两种反应的产物都可以作为生物刺激信号,提高智能凝胶的渗透率,加快释放胰岛素。

由 GOD 副产物葡萄糖酸引起的较低 pH 值,可以加速高分子基体的水解腐蚀,同时加速其中装载的胰岛素的释放。Siegel 和他的同事将 GOD 固定在凝胶中,凝胶在葡萄糖刺激下收缩膨胀,驱动凝胶活塞振动,释放胰岛素,实现了由葡萄糖驱动,响应式的胰岛素释放[35]。还有一些智能凝胶利用未活化酶的活化过程对生物信号做出响应。

智能凝胶还可以利用分子亲和力识别生物信号。Makino 等人制备的智能凝胶中含有经糖基化处理的胰岛素蛋白,胰岛素的葡萄糖基团被结合到固定于凝胶中的伴刀豆蛋白 A 上。体内葡萄糖含量升高时,自由的葡萄糖分子竞争结合到伴刀豆球蛋白上,将糖基化胰岛素与凝胶分离,通过扩散释放出来。Nakamae 等人也利用类似的机理制备了智能凝胶。他们将伴刀豆球蛋白 A(ConA)用物理或化学方法结合到糖基化聚甲基丙烯酸交联凝胶中。ConA 中的四个亲葡萄糖位与凝胶骨架上的悬挂葡萄糖基团结合,ConA 充当交联剂。葡萄糖浓度升高时,葡萄糖与 ConA 竞争结合,ConA 从凝胶骨架中脱开,部分失去交联的凝胶膨胀,增大渗透率,加快释放胰岛素。Miyata 和他的同事也设计制备了智能的亲和凝胶,能够在亲和分子脱落时收缩或膨胀[36]。

在溶液中,材料表面或是凝胶中的智能高分子都有许多有趣的应用,尤其是当这些高分子与一些生物分子,如蛋白质或药物结合在一起的时候。重要的应用领域包括亲和分离、毒素清除等。这些智能高分子-生物分子体系向我们展示了除了充当植入材料和医疗器械之外,高分子生物材料又一个重要的应用领域。

6.4 水凝胶

水凝胶是水溶胀的交联体型聚合物分子网络。一般由单体聚合而成或分子链之间通过氢键或强范德华力形成网络。在过去的几十年里,由于其在生物材料领域的特殊应用,很受关注。

6.4.1 水凝胶的分类与基本结构

水凝胶有很多分类方法,可以根据制备方法、离子电荷或结构特征进行分类。根据制备方法的不同,水凝胶可以分为:①均聚物水凝胶;②共聚物水凝胶;③多聚物水凝胶;④互穿聚合水凝胶。均聚物水凝胶是一种亲水单体的交联网络,而共聚物水凝胶是由两种共聚物单体交联而成,其中必须有一个以上单体是亲水的。多聚物水凝胶由三种或三种以上单体一起反应聚合而成。将一种网络溶胀在另一种单体中,通过引发后者反应形成另一个网络互穿聚合水凝胶,得到互穿聚合水凝胶。

根据离子电荷的不同,水凝胶可分为:①中性水凝胶;②阴离子水凝胶;③阳离子水凝胶;④两性电解质水凝胶。

根据水凝胶的物理结构特征,可分为:①无定形水凝胶;②半晶质水凝胶;③氢键水凝胶。在无定形水凝胶中,大分子链任意交叉排列;半晶质水凝胶中部分区域中高分子链有序排列形成微晶;氢键水凝胶中分子链之间的氢键使分子链形成三维网络。

对水凝胶的结构分析发现,理想的三维网络结构很少存在。图 6.13(a)显示了水凝胶通过共价交联而成的理想大分子网络,链交叉点都是四分叉的。图 6.13(b)

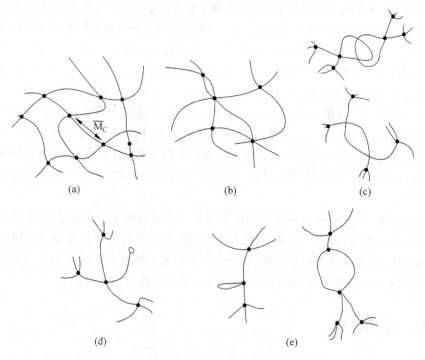

图 6.13 理想大分子网络
(a)理想的水凝胶大分子网络;(b)有多种交叉的网络;(c)水凝胶自然缠绕;
(d)水凝胶未反应的交叉点;(e)水凝胶的链环

中交叉点是多分叉(大于4),图6.13(c)中分子链缠绕在一起。这两种结构在水凝胶形成过程中暂时存在。有些水凝胶的分子还存在缺陷:未反应交叉点存在部分缠绕(图6.13(d))和分子环(图6.13(e))。这些缺陷对于聚合网络的机械性质都没有明显的影响。

"交联"点指分子链的结合点。理想情况下,交叉点一般是碳原子,但实际上经常是一个分子量比交联高分子链小得多的化学键(在聚乙烯醇中是一个乙缩醛键),其他情况下,交联点可能是由范德华力引起的分子链之间的结合(如天然黏液中的糖类蛋白)或由氢键形成的结合(如聚合物溶液中形成的微凝胶)。

通常研究水凝胶的交联结构模型中将交叉点看作无限小,而实际水凝胶结构中包括有效交叉点(可能是永久或暂时的简单物理缠绕)和微晶(由有序分子链构成),因此不能将交叉点看作不占体积无限小的点。

6.4.1.1 水凝胶的制备

将交联结构溶胀于水或含大量水分的生物体液中就得到了水凝胶。事实上,很多情况下交联网络就是在水中形成的。有很多制备交联水凝胶的方法,包括辐照交联和化学反应交联。

辐照交联用电子束、伽马射线、X光或紫外线引发聚合物交联。化学交联常用双官能团的小分子做交联剂,通过交联剂的双官能团将两个长分子链交联。另一种化学交联方法是将一种或多种单体和少量的多官能团单体共聚,得到交联结构。第三种化学交联方法是将单体和线型聚合物分子共聚形成交联结构,如聚亚安酯的制备。

6.4.1.2 溶胀行为

水凝胶的一个重要物理行为就是能在水中溶胀。图6.14表示了两种溶胀过程。干态的亲水交联网络置于水中,一方面,凝胶网络响应外部条件,吸收溶剂而溶胀,这是热力学驱动的;另一方面交联结构排出溶剂而收缩直至达到热力学平衡。平衡时,可以确定凝胶的溶胀度 Q(溶胀平衡时体积除以干态体积)。很多水凝胶,尤其是生物医用水凝胶的研究者偏好于用其他参数表示溶胀平衡。例如 Yasuda 等[37]推荐用所谓的水合比率 H,这被隐形眼镜用水凝胶研究者们广泛接受。还有用溶胀质量比 q(溶胀平衡时质量除以干态质量)表示水凝胶在水中的溶胀。

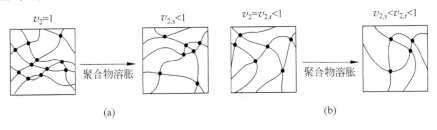

图6.14 水凝胶的两种溶胀过程
(a) 干态交联制备的网络的溶胀;(b) 溶液交联制备的网络的溶胀

高度溶胀的水凝胶有纤维素衍生物、聚乙烯醇、聚 N-乙烯基-2-吡咯烷酮（PNVP）、聚乙烯乙二醇等。中度和低度溶胀的水凝胶有聚羟乙基甲基丙烯酸酯（PHEMA）及其衍生物等。将一定亲水的单体与其他亲水性强弱不同的单体共聚可以得到具有不同溶胀程度的水凝胶。水凝胶的溶胀特性对于其生物医用具有极其重要的意义。因为溶胀平衡的程度能够影响：①溶解物通过水凝胶的速度；②表面性质；③光学性质；④机械性质。

6.4.1.3 结构特征

描述水凝胶基本结构的参数就是交联间相对分子质量 M_C，如图 6.13(a)所示。M_C 表示两个连续交叉点之间的平均相对分子质量。另外的重要参数就是交联密度 ρ_x（由式(1)给出）和每条初始链的有效交联数 v_e（式(2)）。式中，v 是聚合物的比体积（也就是聚合物无定形密度的倒数，单位为 m^3/kg），M_n 是交联前聚合物的初始相对分子质量。

$$\rho_x = \frac{1}{\bar{v} \overline{M_C}} \tag{1}$$

$$v_e = \left(\frac{\overline{M_n}}{\overline{M_C}}\right) - 1 \tag{2}$$

6.4.2 一些重要生物医用和药用水凝胶的性质

应用最为广泛的是水溶胀交联 PHEMA 水凝胶。PHEMA 水凝胶表现出生物惰性，含水量与活组织接近，不降解，不被人体吸收，代谢产物能够透过水凝胶。它能经受高温消毒，可以制成各种形状。人们对 PHEMA 凝胶的溶胀、机械、扩散和生物医学特性已进行了广泛的研究。PHEMA 凝胶的性质和它的制备方法、聚合物体积含量、交联度、温度、溶剂等有关。

聚丙烯酰胺也是一种常用的生物医用凝胶。除了 HEMA 和丙烯酰胺，N-乙烯基-2-吡咯烷酮（NVP）、甲基丙烯酸（MAA）、甲基丙烯酸甲酯（MMA）和马来酸酐（MAH）等也被用作生物医用凝胶的单体。例如，PNVP 用作隐形眼镜。少量 MAA 与 PHEMA 共聚能够显著增加其溶胀性。由于 MMA 疏水，MMA 和 HEMA 的共聚物比纯 PHEMA 的溶胀性差。这些材料都有可能用于生物医用分离、生物医用装置、药用装置等先进技术领域。

水凝胶的应用

水凝胶的物理特性使其广泛用作生物材料。它们一般具有良好的生物相容性、亲水性，能够用作药物缓释。由聚乙烯醇、聚丙烯酰胺、PNVP、PHEMA 等制成的非离子性水凝胶可用在与血液接触的领域。肝素化的水凝胶也可以用作血液相容材料。

水凝胶作为生物材料最早用于隐形眼镜，这是因为它具有较好的机械稳定性、折射率和氧渗透性。水凝胶的其他用途有人造肌腱材料、伤口粘合剂、人造肾膜、人造软骨、人造皮肤、上颌面和性器官重建、喉结替代材料等。

最近,药用水凝胶的应用很流行。

6.5 生物可吸收与生物可侵蚀材料

随着药物控释和组织工程技术的发展,可降解材料得到迅速发展,应用范围涉及几乎所有非永久性植入装置。可降解材料按照材料的来源可分为合成材料和天然材料,其中合成材料主要有聚酯类、聚酸酐类、聚酰胺类、聚原酸酯类、聚 α-氰基丙烯酸酯类和聚磷酯类等,天然材料主要有多糖和蛋白质。虽然合成材料具有原料来源丰富,结构和性能可人为修饰和调控的优点,但合成材料在生物相容性上受到很大的限制。天然生物材料因为其具有优异的生物相容性受到越来越广泛的关注,典型的材料有胶原蛋白、纤维蛋白、甲壳素、壳聚糖以及纤维素的衍生物。而且随着对天然生物材料结构和组成的深入研究,对天然生物材料通过适当的改性,使其具有特有的生物功能将极大地促进生物材料的发展,具有不可估量的应用前景。

6.5.1 种类

由于可降解聚合物植入物不需要动外科手术取出,因此可降解聚合物可用作短期存在的植入物。同时可降解植入物不需要考虑长期安全性的问题。表 6.6 列出了一些典型的短期应用生物材料。从实用角度,将可降解植入物分为四类:临时支架、临时屏障、药物缓释载体和多功能植入物。

表 6.6 一些"短期"医疗应用的可降解聚合生物材料

应 用	评 价
缝合线	人类医药史上最早成功应用的合成可降解聚合物
药物运输装置	被广泛研究过的医疗应用可降解聚合物之一
整形外科固定装置	要求具有特别高的机械强度和硬度的聚合物
防粘剂	要求可形成软薄膜的聚合物
临时血管移植和移植片固定膜	目前处于研究阶段,血液相容性是主要问题

6.5.1.1 临时支架

临时支架主要为受损组织提供支撑作用,如伤口,断骨,受损血管等。缝合线、骨固定装置(如骨钉、骨板等)和血管支架就是相应的临时支架。在所有的例子中,可降解支架提供临时的机械支撑,直到天然组织痊愈重新获得强度为止。随着天然组织逐渐痊愈,植入物强度逐渐减小。因此需要调整临时支架的降解速率和周围组织痊愈速率相匹配。目前,最成功的临时支架就是缝合线。1970 年,由聚乙交酯(聚乙醇酸,PGA)做成了最早合成的可降解缝合线。随后又发展出 PGA 和 PLA 的共聚物。聚二氧六环酮制成的缝合线于 1981 在美国推入市场。虽然很多实验室做了很多的努力,但目前还没有其他可降解聚合物用于可降解缝合线。

6.5.1.2 临时屏障

临时屏障的主要医学用途就是防粘连。外科手术中,两个组织界面由于血块凝结而粘连并伴随着炎症和纤维化。不合适的组织粘连后会导致疼痛、功能缺损等。在胃、脊椎、肌腱手术中,粘连是一个常遇到的问题。目前的解决办法是在手术时,在易粘连的组织部位安放聚合物薄膜或网状物。另外一种广泛研究的临时屏障就是用于烧伤或其他皮肤缺损的人造皮肤。

6.5.1.3 药物缓释载体

可植入药物缓释载体是迫切需要的临时装置,对于可降解聚合物的研究大部分都是为了做药物缓释载体。未来可植入药物缓释载体被医师和病人接受的程度主要在于其降解性能,而无需手术取出。为了缩短研发周期,首先考虑 PLA 和 PGA,同时也会开发其他聚合物。很多以可降解聚合物为基础的可植入控制药物输送体系正在临床实验中。特别值得注意的是,一种调节化学疗法试剂的颅内聚酐装置也在试验中。

6.5.1.4 多功能装置

这种装置对设计要求很严格,具有多个功能。例如,由超高强度 PLA 制备的可降解固定骨钉,在提供机械支撑的同时还能发挥定位药物输送的作用。一种可降解骨钉固定断裂骨的同时,通过缓慢释放骨生长因子还能够激发新骨组织的生长。

同样地,人们对植入冠状动脉的生物可降解扩张器进行了研究,扩张器主要用于机械性质地防止动脉再狭窄导致堵塞,同时它还能往动脉伤口传输消炎或抗凝血酶原药物。

6.5.1.5 可降解生物材料的定义

目前,常用"生物降解"、"生物侵蚀"、"生物吸收"、"生物再吸收"来表示植入人体最终消失的材料或装置。然而对于这四个术语却没有明确的定义和区别。在本节中,我们根据欧洲生物材料协会的会议决议把"生物降解"特指为强调生物因子(酶或细菌)在降解过程中的作用。因此,PLA 的降解不能称为生物降解。根据 Heller 的提议[38],把"生物可侵蚀聚合物"定义为在生理环境中能够由不溶于水变为水溶性的聚合物。"生物侵蚀"包括物理过程(如溶解)和化学过程(如分子骨架断裂)。这里的"生物"前缀指侵蚀发生在生理环境下。"生物吸收"和"生物再吸收"可互换使用,指在生物环境中聚合物或它的降解产物能够被细胞行为除去。

6.5.2 目前可用的可降解聚合物

在材料科学的发展初期,研究高稳定性的材料是材料工作者的主要挑战。现在很多聚合物在生物环境中是不可破坏的。如聚四氟乙烯、特氟纶纤维等。而可降解生物材料的研究是材料科学一个较新的研究领域。目前的可降解生物材料很有限,难以得到各种各样的材料性质。因此,设计和合成新的可降解生物材料是对研究者的重大挑战。

可降解材料在生物相容性方面必须满足非常苛刻的条件。除了要考虑植入物的滤出物(如残余单体、稳定剂、引发剂、乳化剂等)的毒性问题,还要考虑降解产物和代谢物的毒性问题。由于以上因素的制约,人们发现实际中只有少量的无毒单体形成的材料可以用作制备可降解生物材料。

已被美国食品和药物管理局(FDA)批准的用于临床实验的可降解聚合物,只有三种人工合成可降解聚合物(PLA、PGA、PDS)用于人体。

目前已研究了很多较好的聚合物,这些聚合物有可能在未来 10 年中用作可降解植入材料。图 6.15 给出了这些聚合物的分子结构,表 6.7 列出了相应材料的重要机械性能。非常有趣的是,大部分目前研究的可降解聚合物都是聚酯。现在还不知道未来聚酐、聚膦酸酯、聚酰胺、聚亚氨基碳酸盐等能否挑战聚酯的统治地位。

表 6.7 一些可降解聚合物的性能[39]

聚 合 物	玻璃相转变温度/℃	熔化温度/℃	抗拉强度/MPa	抗拉系数/MPa	弯曲系数/MPa	拉伸 屈服/%	拉伸 断裂/%
聚羟基乙酸(M_W*:50 000)	35	210	n/a**	n/a	n/a	n/a	n/a
聚乳酸							
L-PLA(M_W:50 000)	54	170	28	1200	1400	3.7	6.0
L-PLA(M_W:100 000)	58	159	50	2700	3000	2.6	3.3
L-PLA(M_W:300 000)	59	178	48	3000	3250	1.8	2.0
D,L-PLA(M_W:20 000)	50	—	n/a	n/a	n/a	n/a	n/a
D,L-PLA(M_W:107 000)	51	—	29	1900	1950	4.0	6.0
D,L-PLA(M_W:550 000)	53	—	35	2400	2350	3.5	5.0
聚 β-羟基丁酸 (M_W:422 000)	1	171	36	2500	2850	2.2	2.5
聚 ε-羧基乙酸内酯 (M_W:44 000)	−62	57	16	400	500	7.0	80
聚酐类*** 聚癸二酸-十六烷酸酐 (M_W:142 000)	n/a	49	4	45	n/a	14	85
聚正酯**** DETOSU/t-CDM/1,6-HD (M_W:99 700)	55	—	20	820	950	4.1	220
聚亚氨基碳酸酯***** 聚 BPA 亚氨基碳酸酯 (M_W:105 000)	69	—	50	2150	2400	3.5	4.0
聚 DTH 亚氨基碳酸酯 (M_W:103 000)	55	—	40	1630	n/a	3.5	7.0

*:M_W:重均相对分子质量。**:n/a 表示无法测到的,(—)表示不适用的。***:选癸二酸和十六烷酸的 1:1 共聚物为例。****:选 DETOSU、t-CDM 和 1,6-HD 按 100:35:65 的聚合物为例。*****:BPA:双酚 A;DTH:氨基酪氨酰-酪氨酸己基酯,具体结构见图 6.5,6.15。

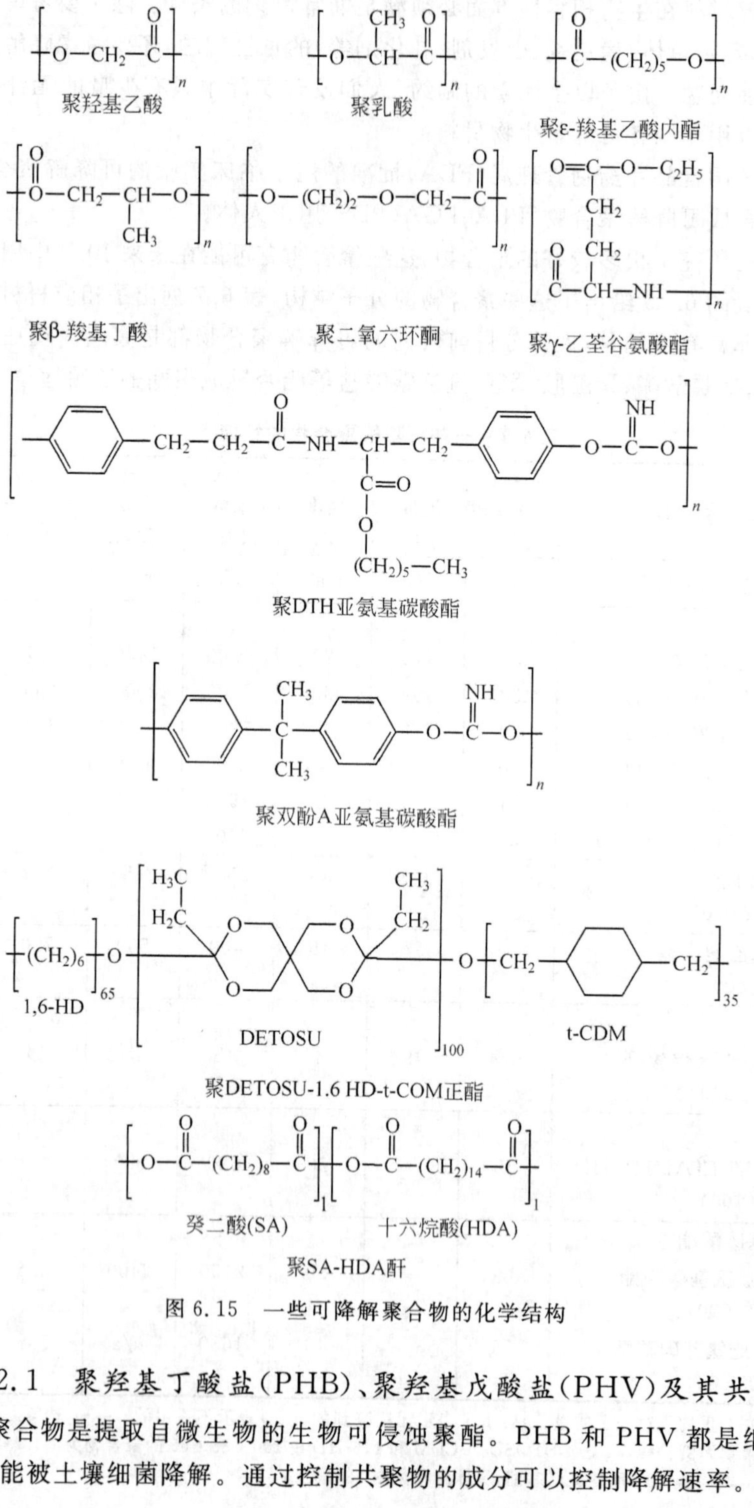

图 6.15 一些可降解聚合物的化学结构

6.5.2.1 聚羟基丁酸盐(PHB)、聚羟基戊酸盐(PHV)及其共聚物

这些聚合物是提取自微生物的生物可侵蚀聚酯。PHB 和 PHV 都是细胞内储能聚合物,能被土壤细菌降解。通过控制共聚物的成分可以控制降解速率。在体内,

PHB 降解成 D-3-羟基丁酸,由于 D-3-羟基丁酸是人体血液的组成物质,所以 PHB 毒性很小。PHB 均聚物结晶度高,很脆,而 PHB 和 PHV 的共聚物结晶度较低,柔韧性好,易加工。这些聚合物已被考虑用作药物缓释、缝合线、人造皮肤等生物医用材料。

6.5.2.2 聚己酸内酯

聚己酸内酯是一种可以被微生物降解,已商用的一种半结晶聚合物。聚己酸内酯易溶解、熔点低(59～64℃)、易混合,其降解速率比 PLA 慢,用作药物缓释载体时可以保持一年多的活性。用聚己酸内酯做成一年有效的可降解可植入避孕装置,已经在临床实验中。在不久的将来,就有可能实现商业化。通过对聚己酸内酯毒性的广泛研究,一般认为 ε-己酸内酯和聚己酸内酯无毒,具有组织相容性。在欧洲,聚己酸内酯已被临床上用作可降解钉,帮助伤口闭合。

6.5.2.3 聚酐

聚酐因容易水解而不稳定,因此人们尝试将它做成可降解植入材料。脂肪聚酐在数天之内降解完,而一些芳香聚酐则能降解数年。因此脂肪聚酐和芳香聚酐共聚物,具有折中的降解速率。聚酐是目前用作生物材料的几种反应活性最强和水解不稳定的物质之一。聚酐的高反应活性既是优点也是一种制约。由于聚酐降解速率高,因此在材料制备时不需要加入降解催化剂和赋形剂。另外,聚酐容易和含有自由氨基的药物发生反应,尤其是在高温处理过程中,因此限制了在聚酐中混入药物的种类。

对聚酐的毒性研究表明,一般地,聚酐具有良好的体内生物相容性。聚酐的重要用途就是用作药物缓释载体。一般通过微囊或压缩成形的方法将聚酐做成载药装置。人们将很多药物或蛋白质(包括胰岛素、牛生长因子、肝磷脂、可的松和酶)混入聚酐基体中,并对它们的体外和体内缓释效果进行了测试。

二-氯乙亚硝基脲(BCNU)和癸二酸衍生的聚酐能够在大脑内传输 BCNU 对治疗一种先天脑癌有很好效果,已被 FDA 批准进入第三阶段的临床实验。

6.5.2.4 聚酯

聚酯是已发展多年的可降解合成聚合物。由聚酯制成的载体在体内发生表面侵蚀,而以一定速率释放其中的药物。这种性质使它们在药物缓释的控制与释放方面有很多应用。

由于正酯键在碱中的稳定性远大于在酸中。有人通过在聚酯基体中加入酸性或碱性赋形剂来控制其降解速率。

聚酯分为两类:一类是由 2,2-甲氧基呋喃和二醇发生酯交换反应而制得;另一类则由双烯酮乙缩醛和二醇酸催化加成制得。通过选择不同的二醇,可以控制所得聚酯的性质。例如,含超环己胺二甲醇的聚酯玻璃化温度约为 100℃,通过将超环己胺二甲醇替代为 1,6-己二醇后,聚酯的玻璃化温度低于 20℃。

6.5.2.5 聚氨基酸和伪-聚氨基酸

由于聚氨基酸的氨基酸侧链为药物、交联剂、反应基团提供了反应位点,因此可以由此改变它的物理化学性质。此外,聚氨基酸的降解产物为天然氨基酸,因此它表现出很低的毒性。

聚氨基酸已被研究用作缝合线、人造皮肤和药物缓释载体。很多药物可以接在聚氨基酸侧链上。已研究的氨基酸-药物组合包括聚 L-赖氨酸与甲氨蝶呤和胃酶抑素,聚谷氨酸与炔诺酮。

聚氨基酸虽然具有很大的潜力作为生物材料,但在实际中应用很少。大多数聚氨基酸不溶解于水,不适合加工。它在水溶液中极易膨胀,因此难以预测其药物释放速率。此外,聚氨基酸的抗原性极大地限制了它的应用。

为了防止传统聚氨基酸的问题,人们提出了骨架修复的伪-聚氨基酸。最近的研究表明,伪-聚氨基酸比传统聚氨基酸具有更好的医学、机械性质。例如,酪氨酸衍生的聚碳酸酯具有很高的强度,可用作可降解整形植入物。

6.5.2.6 聚氰基丙烯酸盐

这类材料用作生物粘合剂,人们把它作为潜在的药物缓释载体进行了广泛的研究。但由于氰基丙烯酸在植入处会引起炎症,减少了对它的应用。

6.5.2.7 聚磷氮烯

这些无机聚合物骨架由氮磷键构成,具有独特的材料性质,在工业中已有应用。人们已经开始研究将它们用作药物缓释载体。

6.5.2.8 聚乳酸和聚乙醇酸

聚乳酸 PLA 和聚乙醇酸 PGA 是目前研究最多,最常用的合成生物可侵蚀聚合物。由于它们在生物材料领域的重要性,这里将对它们的性质和应用作详细的介绍。

聚乙醇酸(PGA)是最简单的线性脂肪聚酯。由于 PGA 高度结晶,所以其熔点高,在有机溶剂中溶解度小。PGA 最早用作可吸收缝合线,也用作骨内固定装置。

为了改善 PGA 性质以满足更多的应用,人们将 PGA 和更疏水的聚乳酸(PLA)共聚,并对它们的共聚物进行了非常广泛的研究。PLA 的疏水性使得其薄膜的含水量小于 2%,比 PLA 难于水解。PLA 和 PGA 的共聚物也用作缝合线。

值得注意的是,共聚物中 PLA 和 PGA 的含量与共聚物的性质没有线性关系。虽然 PGA 是高度结晶的,但共聚物的结晶度很低。这使得共聚物水合、水解速率升高。因此 50:50 的共聚物降解速率比 PGA 和 PLA 都快。

由于聚乳酸是手性分子,具有两种同质异构的构象。因此它具有形态不同的聚合物:两种立体等规聚合物 D-PLA、L-PLA 和外消旋形式的 D,L-PLA,第四种形态,中间-PLA,可由丙交酯制得,但实际中很少用到。由光学活性的 D 和 L 单体得到的聚合物为半晶质材料,而由光学惰性 D,L-PLA 得到的聚合物则是无定形的。通常,天然乳酸为 L-PLA,所以实际中通常使用的乳酸为 L-PLA。由于 D,L-PLA 是无定形聚合物,它通常用作药物输送,这是因为药物输送在单相基体中能够均匀地扩散。而半晶质 L-PLA 常用于需要高机械强度、韧性的医用领域,如缝合线和整形装置。

6.5.3 可降解材料的储存、消毒和包装

最后,需要考虑制造和储存过程中减少聚合物的降解。制造过程中,喷射造型和挤出成形时的湿气可以使相对较稳定的聚合物严重降解。可降解聚合物在高温处理过程中对水解降解特别敏感。因此在可降解植入物的生产过程中对气氛湿度的要求是非常严格的。

可降解植入物制成后,可以考虑用 γ 射线照射或环氧乙烷消毒。两种方法有各自的优缺点。γ 射线剂量达到 2~3 Mrad 时,会引起聚合物降解。由于 PLA、PGA 和 PDS 对于辐照比较敏感,这些材料一般用环氧乙烷进行消毒。遗憾的是,环氧乙烷气体的毒性很大,是一个重要的安全隐患。

消毒之后,可降解植入物用不透气的铝衬底塑料薄膜包装。很多情况下,还需冷藏以防止存储过程中发生降解。

6.6 陶瓷、玻璃、玻璃-陶瓷

陶瓷、玻璃、玻璃-陶瓷包括了很多无机/非金属化合物。在医学产业(medical industry)中,这些材料主要用于镜片、诊断器械、化学器皿、体温计、组织培养容器、内窥镜光学纤维等。不溶解的多孔玻璃具有抗微生物侵蚀、抗 pH 值变化、对温度不敏感、稳定性好等优点,常用作酶、抗体、抗原的载体[40]。陶瓷则广泛地用作牙科修补材料,如金-陶瓷齿冠、玻璃填充离子交联聚合物水泥、假牙等。

本节将重点介绍用作植入物的陶瓷、玻璃和玻璃-陶瓷,并比较它们工艺及结构的不同。此外,还将介绍它们的化学和微结构基础及不同的物理性质和特定临床应用中可能出现的组织反应。

6.6.1 陶瓷材料-生物组织界面

任何生物材料都有特定的生物应用领域。陶瓷、玻璃、玻璃-陶瓷作为生物材料的一个分类,常用于修复或替代骨类硬结缔组织。它们需要与硬结缔组织形成稳定的联结。

组织联结机制和植入物-组织界面的组织反应类型有直接联系。由于所有的材料都能引起组织反应,因此不存在完全惰性的植入物材料。组织反应分为四种(表 6.8),植入物与组织间的联结方式分为四类(表 6.9)。

表6.8　植入组织反应的类型

材料是有毒的,周围组织死亡
组织无毒且无生物活性(近乎无活性),形成厚度易变的纤维组织
材料无毒且有生物活性(生物活性的),形成界面联结
材料无毒且可溶,周围组织会替代它

表6.9　生物陶瓷与组织间的联结方式及分类

联结方式	举例
密集、无孔、几乎无活性的陶瓷与骨联结生长出无规则表面是靠装置与组织联结,或靠适当压力与缺陷联结(术语"形态学固定")	Al_2O_3(单晶或多晶)
有孔无活性的植入物,骨向内生长,使骨和材料机械联结(术语"生物学固定")	Al_2O_3(多晶)、覆盖羟基磷灰石有空材料
密集、无孔、表面活性的陶瓷、玻璃和玻璃-陶瓷直接靠化学键同骨联结(术语"生物活性固定")	生物活性玻璃、生物活性玻璃陶瓷、羟基磷灰石
密集、无孔(或有空)可再吸收陶瓷用作缓慢替代骨	硫酸钙(石膏)、磷酸三钙、钙磷酸盐

不同种类的生物陶瓷、玻璃、玻璃-陶瓷的相对化学活性间的比较见图6.16。图6.16(a)中显示的相对反应活性和陶瓷、玻璃、玻璃-陶瓷植入物与骨界面的结合速率[图6.16(b)]密切相关。图6.16(b)将在本节生物玻璃、生物陶瓷部分做进一步的讨论。

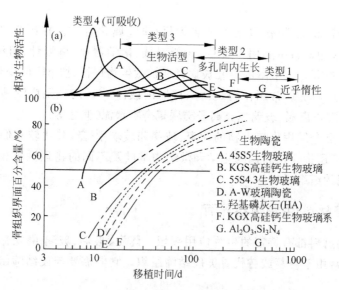

图6.16　各种生物陶瓷植入物的生物活性范围
(a)生物反应相对活性;(b)移植界面形成骨组织量与时间的关系[1]

植入物的相对反应活性等级会影响材料与组织间界面区域或界面层的厚度。过去 20 年中对植入物材料失效的分析表明，失效起源于生物材料-组织界面。当生物材料几乎惰性（表 6.7 和图 6.16 中的类型 1），界面没有化学键合和生物键合时，在软、硬组织中会有植入物的相对移动和纤维囊形成。植入物和组织界面处的相对移动会最终引发界面处植入物和组织的功能退化。纤维囊的厚度主要取决于材料（图 6.17）和相对移动的程度。

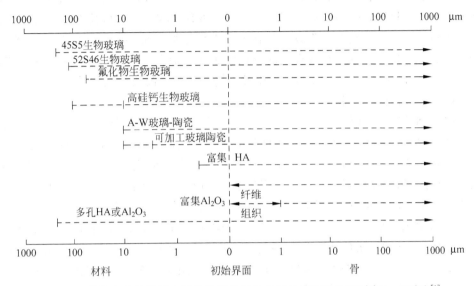

图 6.17　惰性生物陶瓷骨在纤维组织的活性移植中反应层界面厚度（μm）对比[1]

致密氧化铝植入物界面处的纤维组织非常薄。因此，如果氧化铝植入物植入时能够与周围组织紧密地机械结合，并在植入时施加一定的压力，会很成功。相反，如果几乎惰性的植入物植入后，界面处会发生相对运动，纤维囊则可厚达几百个微米，从而使植入物与周围组织脱离。

惰性的多孔材料（表 6.7 和图 6.16 中类型 2）的机制是组织能够长入植入物表面或体内的孔中。增大的植入物和组织间的界面面积能够更好地防止植入物装置在组织内的运动。长入植入物孔中的组织和材料间形成界面。因此这种联结方式常称为"生物固定"。相对于植入物的"形态固定"，它能够经受住更复杂的应力状态。多孔植入物的局限性在于为了保持组织的健康，孔径要大于 $50\sim150\ \mu m$（图 6.17）。为了能够使血液运送到孔中的组织，对植入物的孔隙率有一定的要求（血管组织在孔径小于 $100\ \mu m$ 的孔中不会出现）。此外，如果多孔植入物和组织间界面处发生微小运动导致组织受伤，会切断血供，致使组织坏死，接着引起炎症，而破坏界面的稳定性。当植入物为多孔金属时，巨大的表面积会引起植入物腐蚀，金属离子进入组织中。通过在金属表面镀层生物活性陶瓷，如羟基磷灰石（HA）可以改善这种情况。植入材料的孔隙率越大，其机械强度相应越小。因此，这种解决界面稳定性的方法在材料用作涂层或者非承载空间填充物时效果最好。

可再吸收材料(表6.7和图6.16中的类型4)能够在一段时间内逐渐降解,而被自然宿主组织替代。可再吸收材料与组织间界面层极薄或者不存在(图6.17)。如果能够满足强度和短期效果的要求,由于可降解材料能够最终被组织替代,这是最理想的生物材料。可再吸收生物材料是基于已经进化百万年的生物修复基本原理的。可再吸收生物陶瓷的设计很复杂,需要考虑以下因素:①降解过程中,材料强度的保持和界面的稳定性;②材料的再吸收速率和组织的修复速率相匹配(图6.16(a))。同时,由于大量的材料替代进入人体,因此必须保证吸收材料由可被人体代谢吸收的物质组成。这种标准给可再吸收生物材料的设计增加了很多限制。目前,可再吸收聚合物的成功例子包括用作缝合线的聚乳酸和聚乙醇酸,它们代谢后的产物是CO_2和H_2O。多孔或粒状磷酸钙陶瓷,如磷酸三钙(TCP)已被证明低载重条件下可用作可再吸收的硬组织替代物。

另一种解决界面联结问题的方法是采用生物活性材料(图6.16中的类型3)。生物活性材料介于可再吸收和生物惰性之间。生物活性材料能够在界面处释放特定的生物响应,而引起组织与材料之间键合的形成。不同的生物活性材料在界面处的键合速率、界面键和层厚度都不一样(图6.16和图6.17)。生物活性材料主要包括生物活性玻璃,如生物玻璃(bioglass);生物活性玻璃-陶瓷,如Ceravital、A-W玻璃-陶瓷、可加工玻璃-陶瓷;致密羟基磷灰石(HA),如Durapatite或Calcitite;生物活性复合材料,如羟基磷灰石-聚乙烯、羟基磷灰石-生物玻璃、Palavital、不锈钢纤维增强生物玻璃。这些生物材料都能与相邻组织在界面处键合,但键合的速率、强度、机制、键合区厚度都不尽相同。

值得注意的是,生物材料的成分上的很小变化都可能对生物材料与组织间的联结方式有很大影响。

6.6.2 可吸收磷酸钙

磷酸钙陶瓷的再吸收或生物降解由三个因素引起:

(1) 生物化学分解,这主要取决于材料的溶解性和局部环境的pH值。新的表面相有可能形成,如无定形磷酸钙、磷酸钙水合物、磷酸八钙和阴离子取代羟基磷灰石。

(2) 物理瓦解,晶界的优先化学腐蚀使材料瓦解成小颗粒。

(3) 生物因素,如吞噬作用能够使局部pH值降低。

所有的磷酸钙陶瓷生物降解速率如下所示:

$$\alpha\text{-TCP} > \beta\text{-TCP} \gg \text{HA}$$

生物降解速率随以下因素增加:

(1) 表面积增加(粉末>多孔固体>致密固体);

(2) 结晶度降低;

(3) 晶体完美性降低;

(4) 晶粒尺寸降低;

(5) HA 中存在着 CO_3^{2-}、Mg^{2+} 和 Sr^{2+} 离子替代。

使生物降解速率降低的因素包括：

(1) HA 的 F-替代；

(2) β-TCP 中的 Mg^{2+} 替代；

(3) 双相磷酸钙中 β-TCP/HA 比率降低。

6.7 医用纤维和纺织品

医用纺织品包括从普通的创伤敷料、绷带到高科技的生物纺织品、组织工程支架和血管植入物等所有医疗产品和设备。在医药中使用纺织品的历史可以追溯到古埃及人和美洲最早的居民，他们曾以纺织品做绷带包扎伤口。在过去的几十年中，纤维和纺织品作为新型纤维结构在医疗中的应用显著增加，同时治疗方法也得到了发展。制造技术、纤维技术和复合方法的进步引发了许多治疗方法的新概念，其中一些概念目前还处于发展中；人们也制造了许多产品，有的已经投入临床试验。本节介绍纤维和纺织品的纺织织物技术，同时将讨论传统和新兴的应用领域。

为了全面评述医用纺织物应用的相关技术，传统、非传统的纤维和织物架构、加工处理和织物测试也将被包括进来。表 6.10 列出了一些医用纺织品较普遍的应用

表 6.10 织物结构和应用[41]

应 用	材 料	纱 线 结 构	织 物 结 构
动脉	涤纶 T56 特夫纶	复纹理（质地粗的多纤维丝）	纬编/经编 直编/岔编 梭织/非梭织
肌腱	涤纶 T56 涤纶 T55 凯夫拉尔	低捻长丝 多纤维丝	涂层梭织带
疝修补术	聚丙烯	单纤维丝	经编针织
食道癌	再生胶原	单纤维丝	平纹针织
补丁	涤纶 T56	单纤维丝 多纤维丝	梭织 针织丝绒
缝合	聚酯 尼龙 再生胶原 丝绸	单纤维丝 多纤维丝	辫织 梭织带
韧带	聚酯 聚四氟乙烯 聚乙烯	单纤维丝 多纤维丝	辫织
骨和关节	碳在热固或热塑基体中	单纤维丝	梭织带 针织/编

领域。从表中可以看出，它们覆盖了从最简单的产品（例如纱布、绷带）到最复杂的纺织产品（比如血管移植物和组织工程支架）的广阔范围。

6.7.1　生物医用纤维[42]

纤维在医学上的应用具有悠久的历史，纤维织物一直是主要的外伤敷料。随着医学科学的发展及科技的进步，性能优异的纤维材料不断被开发出来，拓展了纤维在医学上的应用。近年来，高分子纤维由于综合性能优良，被广泛地用于生物医学研究领域中。医用纤维织物的用途十分广泛，除了制造手术缝合线、医用敷料（如非织造布、纱布、绷带、止血棉等）、人造血管外，织成无纺布再切块后灭菌可做人工皮肤使用；用改性甲壳素纤维增强的聚乳酸复合材料可用于骨折修复；聚酯纤维的高强度、初始模量以及高弹性恢复率是制造人造韧带的合适材料；甲壳氨纤维可用来制造机械强度良好的人工肾透析膜；另外，医用纤维织物还可用于制造抗菌材料、保健内衣面料和药物缓释材料，等等。用于纺制医用纤维的合成高分子材料分为不可降解及可降解高分子两大类。

不可降解的合成高分子纤维材料通常具有优异的力学性能，在医学上用作外科手术缝合线，血管修复，以及作细胞培养支架生产活性物质。它们主要包括聚乙烯（PE）、聚丙烯（PP，商品名 Surgilene）、聚对苯二甲酸乙二醇酯（PET，商品名 Dacron）、聚四氟乙烯（PTFE，商品名 Gore-Tex）、聚乙烯醇（PVA）及聚氨酯（商品名 Vascugraft）等。

从 20 世纪 50 年代开始，人们对应用于血管移植的多种材料进行了评估比较，比如维尼昂（聚氯乙烯共聚物）、丙烯酸聚合物、聚乙烯醇、尼龙、四氟乙烯和聚酯（涤纶）。目前只有聚四氟乙烯（PTFE）和聚对苯二甲酸乙二醇酯（PET）仍然用于血管植入，因为它们有适度的惰性、灵活性、韧性、耐久性和耐生物降解性。它们在血管植入应用中经受住了时间的考验，而其他材料则不够耐久。表 6.11 列出了部分合成聚合物纤维的制备方法以及在医疗领域的应用。多数合成纤维由熔融纺丝或湿法纺丝工艺制备。

可降解的合成高分子纤维材料，力学性能较好，在人体内可以通过水解反应分解为小分子，降解产物无毒，可参与人体代谢或排出体外（表 6.12）。除作缝合线外，可降解的合成高分子纤维束、纤维网、三维编织物及无纺织物是很有潜力的组织工程支架材料，其用途包括关节再生、肌腱修复以及肝细胞移植。可降解的合成高分子纤维材料主要有聚乙交酯（PGA、缝合线 Dexon、敷料 Medisorb）、聚丙交酯（PLA）、乙交酯-丙交酯共聚物（PGLA、缝合线 Vicryl）、聚 ε-己内酯-乙交酯嵌段共聚物（单丝 Monocryl）以及聚对二氧杂环己酮（Polydioxanone，PDS）、1,3-亚丙基碳酸酯-乙交酯共聚物（copolymer of trimethylene carbonate and glycolid，Marxon）。近年来，由细菌培养得到的聚 β-羟基丁酸酯（PHB）纤维被研究用于引导神经细胞再生，以治疗脊索损伤。最近报道，已经可以通过多肽序列基因工程由弹性蛋白、胶原蛋白、蜘蛛牵引丝蛋白生产出实验室数量的仿生聚合物，并且利用大肠杆菌和酵母进行表征[44-45]。

表 6.11 合成高分子纤维[43]

种类	物理化学性质	结构/产品形式	应用
聚乙烯(PE)	高密度聚乙烯（HDPE）：熔点 $T_m=125℃$ 低密度聚乙烯（LDPE）：熔点 $T_m=100℃$ 线性低密度聚乙烯：（LLDPE） 超高分子量聚乙烯（UHMWPE）($T_m=140\sim150℃$)，异常的抗拉强度和模量	熔融纺丝法制连续丝线，再制成纺织布或者用在非织物上进行熔融吹制 凝胶纺丝法处理后具有高韧性	轻质整形外科材料，韧带修复和承重复合材料的增强纤维
聚丙烯(PP)	主要是全同立构结构，$T_m=165\sim175℃$，断裂韧度比HDPE高	熔融纺丝法制单丝及在非织物上进行熔融吹制中空纤维	缝合线,疝补片,外科用无尘套和外套。等离子过滤
聚四氟乙烯(PTFE)	高熔点($T_m=325℃$)高结晶度聚合物(处理后可达50%～75%)	熔融挤压成形	人造血管,心脏瓣膜缝合环,整形外科用韧带
尼龙6	$T_g=45℃$, $T_m=220℃$，热塑性，亲水性	单纤维丝,编织物	缝合线
尼龙66	$T_g=50℃$, $T_m=265℃$，热塑性，亲水性	单纤维丝,编织物	缝合线
聚对苯二甲酸乙二醇酯(PET)	良好的成纤性能，$T_m=265℃$, $T_g=65\sim105℃$	复丝纺织,编织	缝合线,疝补片,血管移植物

表 6.12 可降解合成高分子纤维[1]

类型	化学和物理性质	结构/产品形式	应用
聚羟基乙酸(PGA)	热塑性晶体高分子 ($T_m=225℃$, $T_s=40\sim45℃$)	复丝,用于缝制、编织和辫织 环氧乙烷气体消毒	可吸收缝合线和网(用于缺陷修复和牙齿周围的插入物)
丙交酯乙交酯共聚物 10/90poly(L-lactide-co-gyxolide)	热塑性晶体共聚体 ($T_m=205℃$, $T_s=43℃$)	复丝,用于缝制、编织和辫织 环氧乙烷气体消毒	可吸收缝合线和网
聚对二氧环己酮 Poly(p-dioxanone)(PDS)	热塑性晶体共聚体 ($T_m=110\sim115℃$, $T_g=10℃$)	熔融纺丝得到单丝	缝合线,髓内钉和结扎夹
聚亚烃基草酸酯 Poly(alkylene oxalates)	可吸收高分子, $T_m=64\sim104℃$	单丝和复丝	实验缝合线
聚环己烷-聚反式(1,4)环己烷二亚甲基草酸盐共聚物 IsomorphicPoly (hexamethylene-co-tans-1, 4cyclohexane dimethylene, oxalates)	晶体高分子 $T_m=64\sim104℃$	单丝和复丝	实验缝合线

6.7.2 电纺丝方法制备生物医用纤维[46]

电纺丝(electrospinning)又称静电纺丝(electrostatic spinning),是一种利用聚合物溶液或熔体在强电场作用下形成喷射流进行纺丝加工的工艺。近年来,电纺丝作为一种可制备超精细纤维的新型加工方法,引起了人们的广泛关注。理论上,任何可溶解或熔融的高分子材料均可进行电纺丝加工。目前世界上已成功进行电纺丝加工的聚合物超过 30 种,包括 DNA、胶原、丝蛋白等天然高分子,以及聚氧乙烯、聚丙烯腈、聚乳酸、聚酰亚胺、尼龙、聚乙烯醇、聚己内酯、聚氨酯等合成高分子。

电纺丝工艺进行研究的历史,可以追溯到 19 世纪末期,Lord Rayleigh 把电纺丝作为电喷洒的一部分,首先进行了报道,并研究了进行电纺丝所需施加的电场[43]。1934 年,Formhals 据此设计了第一套利用聚合物溶液在强电场下的喷射、进行纺丝加工的装置,并申请了第一项关于电纺丝加工的专利[44]。到了 20 世纪 60 年代,电纺丝开始被应用到纺织工业中,并主要用于生产各种聚合物纤维无纺布。随着"纳米材料"这一概念的提出,人们发现,由电纺丝制得的纤维的直径可以达到纳米级。这一独特优势促使人们将电纺丝的研究热点转移到功能材料应用领域上来,并广泛地用于纳米复合材料、传感器、薄膜制造、过滤装置,以及生物医用材料的加工和制造上。

在电纺丝过程中,喷射装置中装满了充电的聚合物溶液或熔融液。在外加电场作用下,受表面张力作用而保持在喷嘴处的高分子液滴,在电场诱导下表面聚集电荷,受到一个与表面张力方向相反的电场力。当电场逐渐增强时,喷嘴处的液滴由球状被拉长为锥状,形成所谓的"泰勒锥"(Taylorcone)。而当电场强度增加至一个临界值时,电场力就会克服液体的表面张力,从"泰勒锥"中喷出。

喷射流在高电场的作用下发生震荡而不稳,产生频率极高的不规则性螺旋运动。在高速震荡中,喷射流被迅速拉细,溶剂也迅速挥发,最终形成直径在纳米级的纤维,并以随机的方式散落在收集装置上,形成无纺布。

电纺丝装置主要由以下四部分组成(图 6.18)。

(1) 高压电源:用以提供喷射装置与收集装置间的强电场,一般采用最大输出电压在 30～100 kV 的直流高压静电发生器。

(2) 溶液储存装置:可以使用注射器或储液管等,其中装满聚合物溶液或熔融液,并插入一个金属电极。该电极与高压

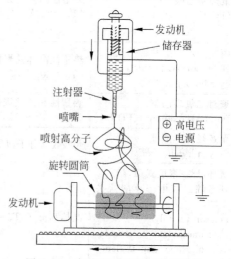

图 6.18 实验室电纺丝系统示意图

电源相连,使液体带电。采用注射器做溶液储存装置时,可直接将高压电源与注射器的金属针头相连,无需另外插入电极。

(3) 喷射装置:喷射装置为内径 0.5～2 mm 的毛细管或注射器针头。在未通电时,液体应能够充满喷嘴但又不至于滴落,这点可以利用液体的自重来实现;也可以采用在溶液储存装置中安装空气泵调节液体静压力,或者利用数控机械装置缓慢推动注射器的方法。后两种方式还可在纺丝过程中对液体流速进行控制。

(4) 收集装置:可以是金属平板、网格或滚筒等。利用不同形状的收集装置,可制成各种无纺布产品。收集装置接地,这样由于喷嘴和收集装置间的电势差异,在两者之间形成高电场。电场强度可由高压电源的输出值及喷射装置与收集装置间的距离控制。

用电纺丝技术制得的纤维,其直径可达纳米级,其直径范围一般在 3 nm～5 μm,比用常规方法制得的纤维直径小几个数量级。由电纺丝纤维制得的无纺布,具有孔隙率高、比表面积大、纤维精细程度与均一性高、长径比大等优点。这些用传统纺丝方法所无法获得的优良特性,赋予了电纺丝纤维广泛的应用前景。此外,电纺丝技术用料节省,特别适于制备刚合成、尚不能大量供应原料的制品。电纺丝技术快速、高效,设备简单、易于操作,可用于制备复杂、免缝合支架,而且易于控制化学组分和物理性能。

理想的医用人体组织支架应具有以下几个特点:①材料在结构和功能上与天然细胞外基质相似,且具有很好的生物相容性,对周围组织环境没有不良影响;②加工制作方便高效,便于应用,且可以调节材料在物理化学、生物及力学等多方面的性能;③具有结构稳定性,可承受外力,完全降解吸收。

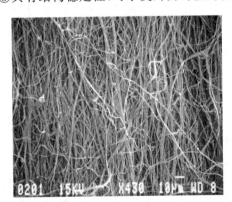

图 6.19 扫描电镜下的牛皮胶原电纺丝
(放大倍数 430×)[47]

到目前为止,用于组织工程支架的材料主要有胶原(collagen)、几丁质(chitin)等天然高分子材料,以及聚乳酸(PLA)、聚乙醇酸(PGA)、聚羟基烷酸酯类(PHAs)、聚己内酯(PCL)及其共聚物等人工合成高分子材料。图 6.19～图 6.21 给出了一些电纺丝纤维的扫描电镜照片。图 6.19 所示的牛皮胶原电纺丝纤维达到了定向排列,与人体骨组织中经常出现的胶原纤维的定向排列类似。图 6.20 是扫描电镜下的人类胎盘胶原电纺丝。图 6.21 显示了扫描电镜下的一级交联壳聚糖电纺丝纤维。

组织工程支架的生物相容性可分为表面生物相容性和结构生物相容性。其中,表面生物相容性主要取决于材料的选择和表面改性工艺;而结构生物相容性则取决于支架的物理形态,包括其拓扑结构和增效组分的尺度,这对细胞的活性有重要影响。利用电纺丝工艺,在适当加工条件下,可制得结构生物相容性非常优良的支架材料。

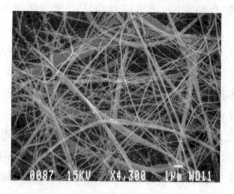

图 6.20　扫描电镜下的人类胎盘胶原电纺丝
（放大倍数 4300×）[47]

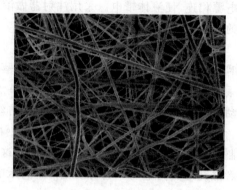

图 6.21　扫描电镜下的一级交联壳聚糖
电纺丝纤维（标尺 2 μm）[48]

　　Jamil A. Matthews 等人用胶原制备电纺丝纤维，发现经电纺丝加工的胶原在组织工程中有很好的应用特性。胶原是天然组织细胞外基质的基本结构性单元，通过电纺丝可以得到与天然聚合物结构及生物性能极其相似的胶原纤维。如果条件控制得好，甚至可获得与天然聚合物完全相同的结构和生物性能。

　　Wan-Ju Li 等对利用聚乳酸-聚乙醇酸共聚物（PLGA）制备的电纺丝纤维的研究，也发现了类似现象。大多数细胞外基质都是由随机定向的纳米级胶原纤维组成的，电纺纤维的形态结构与天然细胞外基质很相似。支架材料的孔为细胞提供了生长空间，因此孔的性能（如孔尺寸、孔隙率等）都对支架的性能有重要影响。Wan-Ju Li 等制备的 PLGA 电纺丝纤维，孔隙率达 90% 以上。高孔隙率为细胞生长提供了更多的结构空间，有利于支架与环境之间的营养交换及新陈代谢，是理想支架材料的基本要求。电纺丝纤维还具有孔径分布宽的特点，孔尺寸从数微米到数百微米变化。当静电场中形成的纳米纤维在收集装置上层层随机分布时，形成不同尺寸的孔，但大多数孔的尺寸在 25~100 μm 的范围内。这种孔径结构适合于大多数细胞的植入生长。过去的研究已经表明，孔径分布与组织的生长有关。对于人造血管，细胞生长的最佳孔径为 20~60 μm；对于骨生长，要求支架孔径在 100~350 μm 范围内，孔隙率大于 90%。由电纺丝制得的无纺布，其结构是取向不同的纤维堆放而成的，纤维间的结合较弱。当细胞进入孔内，可以推动它周围的纤维以扩展空间，这样由于细胞可以适当调节孔径，即使对于较小的孔，细胞也可进入，从而提高了材料的细胞渗透性。

　　J. P. Vacanti 等研究表明，使用电纺丝技术制备的 PCL 纤维支架属通孔结构，且孔隙率高，为矿化组织的形成提供了有利的环境，是一种治疗骨缺损的理想支架材料。

　　支架的力学性能是支架设计的另一个重要方面。支架的作用不只是为细胞提供生长的表面，还要在有宿主缺陷的地方保持机械稳定性。所谓设计优良的组织工程支架,必须满足两方面的力学要求:一是在植入体内的过程中,必须保持结构的完整性和稳定性;二是在植入体内之后,在组织再生和材料降解过程中必须保持足够的生物力学性能。电纺丝所制成的支架,其力学性能取决于分子链和纤维的结构排布。前人的研究表明,电纺丝纤维形成的支架结构,比大直径纤维形成的支架具有更好的力学性能。在细胞增长的评价实验中发现,电纺丝纤维的纳米结构有利于促进细胞生长,能够有效地促进细胞的接触和渗透。扫描电镜的观察表明,种入纳米纤维支架的细胞,与其环境有良好的相互作用,把细胞种在这样的支架上,有利于保持其结构,并沿纤维定向生长。电纺丝不仅可以产生生物性能良好的纤维,而且快速高效。同时,还可以通过改变加工条件来控制支架的化学和物理材料性能,也可以通过对电纺丝分布结构的控制,得到各种精细结构。所有这些性能都表明,电纺丝可用于生产理想的组织工程支架材料。

电纺丝在生物医用材料中的应用,还包括制备血管、组织修复、伤口包扎制品、药物载体及药物控释等。EI-Refaie Kenawy 等研究了电纺丝在药物控释中的应用,发现电纺丝是控制高分子生物制品形貌、孔隙率及调节组分的有效途径;而且,由混合物溶液纺制的电纺丝制品是一种纤维(而不是两种纤维)的混合,这就提供了一种独特的控制释放速率的手段[49]。

Chu Benjamin 等利用电纺丝,制备了储存、释放可分化细胞的支架[50]。Ktaphinan Woraphon 等利用电纺丝,制备了载有多种药物的皮肤贴膜和皮肤保护膜,所得制品的优点是比表面积大,提高了载药量,而且孔隙率高,利于被遮盖的皮肤表面与大气交换空气和水分[51]。

电纺丝作为一种可生产超精细纤维、简便高效的技术,已在多个领域得到应用。电纺丝纤维的独特优势,必将使其在功能材料领域里大有作为,特别是在组织工程支架材料制备中的优良特性,正引起人们越来越多的关注。目前国内微米尺度的纤维已有大规模工业生产的基础,但直径在纳米范围内的合成纤维的产业化、商品化还没有明显进展。随着研究工作的逐步开展和不断深入,电纺丝将成为功能材料领域中重要的加工方法之一。

6.7.3 其他方法制备生物纤维

6.7.3.1 熔融纺丝

熔融纺丝是化学纤维的主要成形方法之一,简称熔纺。合成纤维主要品种涤纶、锦纶、丙纶等都采用熔纺生产。熔纺的主要特点是卷绕速度高,不需要溶剂和沉淀剂,设备简单,工艺流程短。熔点低于分解温度、可熔融形成热稳定熔体的成纤聚合物,都可采用这一方法成形(图 6.22)。熔纺包括以下步

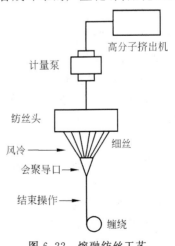

图 6.22 熔融纺丝工艺

骤：①制备纺丝熔体（将成纤高聚物切片熔融或由连续聚合制得熔体）；②熔体通过喷丝孔挤出形成熔体细流；③熔体细流冷却固化形成初生纤维；④初生纤维卷绕。熔纺分直接纺丝法和切片纺丝法。直接纺丝是将聚合后的聚合物熔体直接送往纺丝；切片纺丝则需将高聚物熔体经注带、切粒等纺前准备工序而后送往纺丝。大规模工业生产上常采用直接纺丝，但切片纺丝更换品种容易，灵活性较大，在长丝生产中仍占主要地位。

6.7.3.2 湿法纺丝

湿法纺丝是化学纤维主要纺丝方法之一，简称湿纺。湿纺包括的工序：①制备纺丝原液；②将原液从喷丝孔压出形成细流；③原液细流凝固成初生纤维；④初生纤维卷装或直接进行后处理（图6.23）。

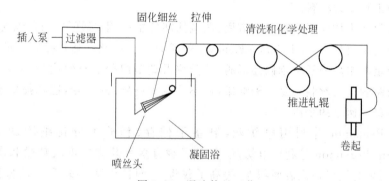

图 6.23 湿法纺丝工艺

将成纤高聚物溶解在适当的溶剂中，得到一定组成、一定黏度并具有良好可纺性的溶液，称纺丝原液。也可由均相溶液聚合直接得到纺丝原液。高聚物在溶解前先发生溶胀，即溶剂先向高聚物内部渗入，使大分子之间的距离不断增大，然后溶解形成均匀的溶液。整个过程所需时间很长，溶胀过程的速度对溶解速度有重要影响。高聚物溶液在纺丝之前，须经混合、过滤和脱泡等纺前准备工序，以使纺丝原液的性质均匀一致，除去其中所夹带的凝胶块和杂质，脱除液中的气泡。在黏胶纤维生产中，纺前准备还包括熟成工序，使黏胶具有必要的可纺性。

纺丝原液被循环管道送至纺丝机，通过计量泵计量，然后经烛形滤器、连接管而进入喷丝头（帽）。喷丝头一般采用黄金与铂的合金或钽合金材料制成。在喷丝头上有规律地分布若干孔眼，孔径为 0.05～0.08 mm。从喷丝孔眼中压出的原液细流进入凝固浴，原液细流中的溶剂向凝固浴扩散，凝固剂向细流渗透，从而使原液细流达到临界浓度，在凝固浴中析出而形成纤维。湿纺中的扩散和凝固是物理化学过程，但某些化学纤维在湿纺过程中还同时发生化学变化。例如黏胶纤维，纤维素磺酸钠分解成为纤维素再生纤维。

湿纺不仅需要种类繁多、体积庞大的原液制备和纺前准备设备，而且还要有凝固浴、循环及回收设备，其工艺流程复杂，厂房建筑和设备投资费用大、纺丝速度低，因此成本较高。制造切段纤维时可采用数万孔的喷丝头或集装喷丝头来提高生产能力。一般只有不能用熔体纺丝的合成纤维,例如聚丙烯腈纤维和聚乙烯醇纤维,才适于用高聚物溶液湿纺生产切段纤维和长丝束。

6.7.4 织物的检测和评价

一旦生物织物最终完成,就必须评价检验以确定满足现有标准和材料的设计用途。在检验中会对织物和最终的器件的每一种成分进行检验。当开发、实施测试工序的时候,需要提供如 ASTM 标准、AAMIIISO 标准、FDA 文件、失效分析的结果等参考文件。在制订测试方案时需要很好的计划,在减小测试规模的同时要确保所使用的化合物、织物和最终的产物是安全且有效的。表 6.13 列出用于大动脉的纺织血管移植物的测试方法(根据 ANSI\AAMI\ISO,2001)。

表 6.13 大尺寸血管植入物样品检测方法

检 测 项 目	需要的检测	常规质量检测
视检缺陷	√	√
透水性	√	√
纵向抗张强度	√	
破裂强度	√	√
有效长度	√	√
无束缚内径	√	√
紧压内径	√	
壁厚	√	
接合处强度	√	
弯曲半径	√	
运动柔顺性	√	
动物试验	√	
保质期	√	
无菌性	√	√
生物材料的毒性和热源性试验	√	√

6.7.5 纤维和织物的应用

纤维和织物作为组分的植入器件现在正被大量地使用着,覆盖了医疗保健几乎所有的领域。织物作为基本的护理用材,例如消毒布、保护敷料、创伤敷料、尿布等广泛应用。最常用的非植入用纺织物是外科手术服、手术间帘幕、口罩等。无纺布和机织布大量地用在这些方面,无纺布多用于一次性使用,而机织布多用于可重复利用。大多数这种栏栅状织物是纤维素(来自棉花、纤维胶人造丝和木质纸浆)、聚乙烯和聚丙烯纤维。根据使用需要会对一些布料进行处理使其具有疏水性。另外,这些织物还应当具有一定的阻燃性,以防由于接触麻醉用的易燃气体引起的燃烧。

纤维和生物织物还在一些复杂器件中应用，例如在心脏瓣膜缝合环、动脉移植、疝气修复网和一些皮肤接触器件中使用。在此重点介绍纤维和织物在医学中的应用。

6.7.5.1 心血管

对于体内应用，生物纺织物包括心脏瓣膜缝合圈、血管成形辅助圈、血管移植片、瓣膜导管、血管内支架和左心室辅助设备元素。其中医用纺织纤维一个最重要的应用是大直径血管（直径范围 10～40 mm）。正如前面提到的，聚酯主要用于制备血管移植的高分子。这些移植片可以纺织或编织，做成直线或者叉状构型。生产者建议所有的编制和纺织移植片的水的通透性要超过 50 mL/(cm² · min)。纺织片应该首先预凝，以防止血液在移植过程中通过纤维的流失。

目前大量的研究集中在小型血管修补上，对于冠状动脉的分流术和胫骨或者腿弯部的冠状动脉的移植，小型血管的直径小于 6 mm。目前还没有成功的产业化产品来满足市场的需求。问题是，假如生物织物用来做成具有一定的机械性能、表面覆盖生长因子和其他的生物活性剂的产品来预防血栓形成，它是否会像正常血管一样地工作。目前的发展主要是朝着组织工程的方向，研发表面覆盖了生长因子和其他的生物活性剂的纺织品，以及作为生物基体的纺织品。

在过去的 10 年中，这些移植物已经应用于大主动脉的动脉瘤修复、血管栓塞和血管外伤。血管内假体或者支架移植片是有着内外固定模或者有硬的支架的管状移植物。这个移植片固定模尺寸范围为 20～40 mm，还被折叠成尿液管并被插入大腿的动脉，这样可以避开外科手术的介入。这些支架主要由镍或不锈钢制成，类似于冠状的固定模，然而在直径上却更大（例如，分别是 24 mm 对应 4 mm）。气体可在其内扩散的支架一般做成线形或者叉状的结构。之后，这些移植片固定模被超薄型的 ePTFE 和纺织聚酯覆盖。大多数的血管内移植设计包括一个超薄型的纺织聚酯管子。多数生物纺织管是简单的纺织结构，水渗透范围为 150～300 mL/(cm² · min)。它们来源于纺织 40 或者 50 旦尼尔无条纹的聚酯纱，目的是将器件整体的厚度最小化。

6.7.5.2 一般外科

生物纺织在一般外科上的三个主要应用是缝合、止血剂和疝修复网。缝合产品主要是单丝或包线，它们可以是天然材料如丝或者胶原，合成材料如尼龙、聚丙烯和聚酯。缝合可以进一步分为可吸收和不可吸收的两种。很明显，当血管被结扎时，只有非吸收的缝合可以应用，这些主要是编织而成的聚酯或者聚丙烯单丝。另一方面，当结扎软组织或者缝合皮下的外伤，更倾向于用可吸收的缝合。可吸收的缝合不会产生慢性炎症反应并且不需要移除。这些主要材料是 PGA 或者聚尿苷酸共聚物。

生物纺织和纤维技术的另一个外科应用例子是可吸收的止血剂，包括胶原和氧化再生的纤维素。正如前面提到的，这些可以做成非纺织席片包或者纺织纤维，或者它们被保留其纤维状态。表 6.14 列出了一些产业化的止血剂和它们目前的性质。

如表所示,胶原基体的止血剂可以应用于层状的原纤维、泡沫和粉状的形式。这些再生纤维垫也可以用编织纤维,并且在外伤的情况下缝合。材料广泛用于控制缝合线。非纺织和粉末状形式主要是用来阻止因肝外伤造成血液的扩散。实验指出,松散的原纤维很难应用,所以多数的外科医生更喜欢用结构成形的产品。

表6.14 不同产业化止血剂比较[52]

项 目	外科纤丝止血剂	氧化纤维素制剂	胶原粉末	明胶海绵
细菌活性	抑制细菌活性	没有抑制细菌活性	没有抑制细菌活性	没有抑制细菌活性
止血剂时间	3.5~4.5分钟	2~8分钟	2~4分钟	无
生物可吸收性	7~14天	3~4周	8~10周	4~6周
封装	箔或者无菌特性强封装应用	玻璃瓶封装应用	玻璃罐封装应用	去皮封套
制备	封装应用	封装应用	封装应用	必须切断或者浸透

各种形式的纤维用作疝修复的二次支撑材料。传统的结构是翘曲的,一些形式是通过简单的组装来预先形成的。最近发现三维的 Raschel 编织更柔顺,因此更容易被移植。至于其他的纺织结构,在设计中要考虑各种性能,包括柔软性,增加强度,减少厚度,提高操作性和更好的缝合力。一些设计包括一侧的蛋白质或者微孔PTFE层,这可以减少附加的危险。

6.7.5.3 整形外科

在构造韧带和腱方面已经做了大量的工作。一种设计是一个预伸展编制移植术,材料用来修复分离的肩连接。一个类似的设计,即在一个预伸展的编织移植术中用一个高韧性聚酯编织网用于前交叉韧带的修复。总体上讲,生物纺织在矫形外科韧带和腱的应用中还很有限,因为没有足够的强度和良好的骨连接。人们企图用PTFE结构来做ACL修复,但是由于PTFE高分子的屈服问题而失败。Roolker最近报道了用e-PTFE对52个病人做实验[53]。然而在接下来的过程中,他们的实验发现增加膝盖不稳定性会导致修复术的失败。Copper和Lu报道了生物吸收高分子纤维,他们采用三维技术能够制备具有多孔性和一定的机械性能的纤维结构。成功的ACL韧带移植对于整形外科来说是重大的突破,但是目前为止,还没有生物纺织或者其他的修复术证明有临床的前景。

6.7.5.4 组织工程支架

在过去的几年里,吸引人的一个重要研究领域就是组织工程支架。这个技术结合了工程框架和三维结构以及生物细胞。这些框架可以由各种材料构成,并且根据应用需求可做成各种形式。基于这种概念的例子,一个是生物可降解的纺织基体,他们用三维多孔生物可降解水凝胶。另一个由 Karamuk 提出的概念是用一个三维的框架来形成组织工程基体[54]。根据这个概念,聚酯纱用来形成一个复杂的纺织结构,它容易变形,增强细胞粘附和生长。Risbud 报道三维壳聚糖胶原水凝胶表面覆盖来支撑内皮的细胞生长[55]。他们的研究方向是肝生物反应发展。

各种新的概念逐步提出。Heim 报道了纺织方法制备的组织工程心脏瓣膜的进展[56]。应用微纤维纺织技术，Heim 等人假设丝可以沿着线方向生长。将这个概念应用于体内，可能有重大的发现。纺织物表面血管移植术仍然是一个很有兴趣的领域。Coury 报道合成水凝胶覆盖 PEG 基体来取代胶原[57]。如果成功的话，这种合成更倾向于应用在胶原上面，因为它可以减少生产成本和移植术的多变性。正如前面所提到的，甚至丝可以被修饰以增强它的生物相容性。这些概念会提供新的移植产品来提高未来的医用治疗水平。

总之，随着新的高分子结构研究和制备过程研究的推进，生物纺织在医药领域的应用将会进一步满足未来器件的需求。尤其是在基因工程、纤维纺丝和表面修复技术上的进步，将会提供新一代生物高分子和纤维材料，它们有着独特的化学、机械、生物和表面性能，将能够达到前所未有的组织工程器官的目标。

6.8 复合材料

传统的复合材料通常分为两类：纤维增强复合材料和颗粒增强复合材料。图 6.24 展示了普遍接受的复合材料分类示意图。这些复合材料由不连续相和连续相组成。通常，不连续相比连续相更硬更强，因此也称为"增强相"，而连续相则被称为"基体"。复合材料的性质和组成材料的性质、分布和它们之间的相互作用有着密切的关系。

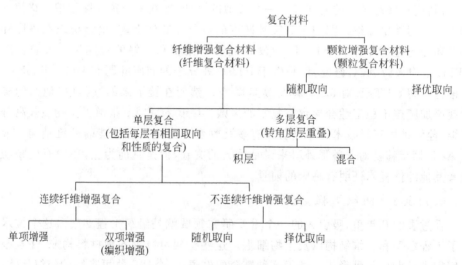

图 6.24 复合材料的分类[58]

相对于传统的复合材料，生物医用复合物必须满足生物相容性的要求。对于所有的生物材料，生物相容性是极其重要的。由于复合材料由两种或多种材料组成，因此它更易与人体组织发生不利的反应。此外，若增强相的尺度和细胞相同，很有可能导致细胞摄取其微小颗粒,从而产生组织细胞溶解酶(tissuelysing enzyme),或运输到淋巴系统。

6.8.1 增强材料

用于生物医用复合材料的主要增强材料有碳纤维、聚合物纤维、陶瓷和玻璃等。根据用途不同,这些材料通常分为生物惰性材料或可吸收材料。

6.8.1.1 碳纤维

生物医用碳纤维是由聚丙烯腈(PAN)纤维通过三步制得,即:①稳定;②碳化;③石墨化方法制得。近年来,人们普遍认为碳纤维具有生物相容性。很多商用产品将碳纤维作为聚合物树脂系统的增强材料。碳纤维用来增强多孔聚四氟乙烯,也用作整形植入物的表面涂层。碳纤维增强的超高分子质量聚乙烯用作人造关节的轴承表面,肌腱、韧带的修复材料等。

6.8.1.2 聚合物纤维

大多数聚合物纤维都不具有足够的强度和刚性,目前应用的芳香尼龙纤维、超高分子质量聚乙烯纤维和其他一些纤维都是因为它们的可吸收性而不是它们的机械性能。

芳香尼龙纤维是芳族聚酰胺纤维的通称。芳香尼龙纤维的商用名是凯夫拉尔。凯夫拉尔复合材料具有高强度、高刚性、抗疲劳性能好、抗压性能好等特点。因此它们是潜在的生物医用髋关节材料,骨折固定装置,韧带、肌腱修复材料。

到目前为止,超高分子质量聚乙烯纤维增强的复合材料在生物医用方面应用不多。块体超高分子质量聚乙烯材料具有优异的生物相容性。然而超高分子质量聚乙烯纤维和块体超高分子质量聚乙烯的性质并不等同。它们的表面特性和制作工艺都不相同。

可吸收聚合物纤维用来增强可吸收聚合物以得到完全可吸收的骨折固定装置。常用的可吸收聚合物有聚乳酸和聚乙醇酸等。聚乳酸和聚乙醇酸纤维用作可吸收缝合线。近年来,它们也用来制作生物支架。

6.8.1.3 陶瓷

很多不同的陶瓷材料用作生物医用复合材料的增强相。大部分生物相容陶瓷相对于金属,在受到拉应力或剪切应力时,表现较弱、较脆。因此陶瓷增强相通常为颗粒增强。常用的增强陶瓷有多种,如钙磷酸盐、铝磷酸盐、锌磷酸盐、玻璃、玻璃陶瓷和骨矿(bone mineral)等。

钙磷酸盐是目前研究最为广泛的陶瓷系统。人们最有兴趣的是钙磷比介于磷酸三钙和羟基磷灰石之间(即 $1.5\sim1.67$)的钙磷酸盐。磷酸三钙的化学式为 $Ca_3(PO_4)_2$,它具有两种晶相 α 和 β,通常应用的为 β 相。

羟基磷灰石是骨的主要矿物相,化学式是 $Ca_{10}(PO_4)_6(OH)_2$。磷酸三钙和羟基磷灰石是公认的生物相容性材料。因为它们都具有磷灰石的表面结构,与骨的生物相容性尤其好。

6.8.1.4 玻璃纤维

玻璃纤维常用来增强塑料基体以得到结构复合材料。商用玻璃纤维-塑料复合材料具有比强度高、绝热、抗腐蚀、防潮、绝缘、制造简单、成本低廉等优点。但玻璃纤维并不一定适合用于生物医用复合材料。玻璃纤维在生物医用材料的应用很少。最近有人研究将可吸收钙磷酸盐玻璃纤维增强为可吸收聚合物,得到完全可吸收的聚合物植入材料。

6.8.2 基体材料

生物医用复合材料有可吸收和不可吸收两种。通常所用的基体是合成的不可吸收聚合物。天然高分子和钙盐也常用作基体材料。目前用得最多的是,聚砜、超高分子质量(UHMW)聚乙烯、聚四氟乙烯、聚醚酮和聚甲基丙烯酸甲酯。这些基体材料通过碳纤维、陶瓷增强后用作髋关节、骨折固定装置、人造关节承载表面、牙根和骨水泥等。

可吸收复合材料可植入物可由可吸收的聚乳酸和聚乙醇酸等制得。先前的工作表明在很多应用领域,需要通过复合的方法增强这些材料以获得足够的机械强度。这些 α-聚酯已用作缝合线、修复骨组织和软组织的植入物等。

目前人们知道的可降解聚合物还有聚正酯(POEs)、PLGA、聚二氧杂环乙烷、聚己酸内酯、聚乙烯碳酸盐、聚亚氨基碳酸盐、聚羟基丁酸、聚氨基酸、聚酯氨、聚正酯、聚酐和腈基丙烯酸酯等。

6.8.2.1 可吸收复合材料基体

在很多情况下,需要使植入物材料表面暴露于组织,或者使预先混入材料(如抗生素、生长因子)释放出来,这都需要复合材料基体具有可吸收性。更多情况下,使用可吸收基体是为了使植入物具有随时间变化的机械性质,保证植入物完全降解,以及回避长期生物相容性的问题。典型的临床实例就是骨折固定。

6.8.2.2 骨折固定

骨折的内部固定通常都是用金属板、金属骨钉。在骨折治疗初期,骨折内部固定起到连接与固定折断骨头的作用。但在治疗后期或骨折痊愈之后,骨折内部固定给骨头的压力可能引起骨萎缩。这会引起骨质损失和骨质疏松症。除此之外,金属植入物和骨之间可能会存在机械性质不匹配。皮质骨的弹性模量在 17~24 GPa 之间,而常用金属植入物的弹性模量在 110~210 GPa 之间。承重时,骨与金属植入物之间刚性的巨大差异会引起骨与植入物之间的相对移动。

另一个潜在的问题是,目前所用的合金都会有一定程度的腐蚀。释放的离子会与周围组织发生不利反应,且有可能会对骨的矿化产生不利影响,引起附近组织瘤变等。因此,专家建议通过第二次手术将金属植入物取出。

可吸收装置的优点主要有两点:第一,随着降解的进行,装置机械性质逐渐降低,对骨折处骨的压力降低,因此也降低了诱发骨质疏松的可能性;第二,不需要进行二次手术将装置取出。

人们通过 PLA、PGA 研制了可吸收骨折固定装置。未增强可降解聚合物做成的骨折固定装置的机械性能不够理想。未增强可降解聚合物装置的初始拉伸强度、弯曲强度,分别为退火不锈钢的 36% 和 54%,而其刚度只有不锈钢的 3%。纤维增强后,它们的最高初始强度高于退火不锈钢。碳纤维增强的可降解聚合物装置刚度可以达到退火不锈钢的 62%,可降解无机纤维增强的可降解聚合物装置刚度可以达到退火不锈钢的 15%,而可降解聚合物纤维增强的可降解聚合物装置刚度为退火不锈钢的 5%。

先前的绝大部分可吸收复合物骨折固定装置都选择 PLA 作为基体材料。PLA 具有以下三个主要特征使得它成为最有前景的生物材料。

(1) 在人体内可降解,且降解速率可控。

(2) 降解产物无毒,生物相容。降解产物乳酸进入人体新陈代谢,最后代谢为二氧化碳和水而排出体外。

(3) 通过混合 PGA 的方法就可以控制 PLA 的降解速率。

随机取向短碳纤维增强的 PLA 用来制备部分降解骨板。其机械性能优于纯 PLA。在体内,PLA 基体逐渐降解,骨板刚性逐渐丧失,承载逐渐从骨板转移到愈合的骨。但这些随机取向短碳纤维增强的 PLA,其机械性能仍然相对较低,一般用于低承载情况下。

为了使这些材料能够用于高承载情况,人们研究了取向长碳纤维增强 PLA 材料。通过复合材料理论设计了最优的纤维取向。尽管这种材料具有足够的初始机械强度,但在水溶液环境下,因吸水而导致材料分层使材料强度迅速降低。碳纤维和 PLA 之间没有化学键合。

为了得到完全可吸收的复合材料,人们用磷酸钙基玻璃纤维增强 PLA。实验表明,这种玻璃纤维-PLA 复合材料为生物相容材料,但其降解速率过快,不适于用作整形植入物。为了优化这种材料的降解速率还需要更深入的研究。

6.8.2.3 不可吸收复合材料基体

不可吸收基体复合材料用作生物材料时,通常是为了提供单一材料没有的特殊机械性质。颗粒和短纤维增强用在骨水泥和承载表面以提高这些结构的强度和刚度。目前为止,这些材料还没有被医学界广泛接受和使用。

6.8.2.4 全关节替代

金属的股骨替代器械常会引起器械周围股骨骨质疏松,这是由于器械周围股骨皮质受到压力发生形变所致。而这又是金属和骨的刚度不匹配造成的。临床实验表明,植入物的弹性特征对于股骨能否获得合适的生理压力状态起着重要的作用。复合材料技术能够改变植入物的弹性特征,能够提供与宿主骨匹配的机械性能。

通过碳纤维增强不同的聚合物基体可以得到不同的机械性能。有关研究中一种较好的装置是,碳纤维-聚砜复合材料制成的给周围骨合适压力的装置。这种材料的结构由三部分组成,芯部为单向碳纤维增强聚砜聚合物,中间层为双向编织碳纤维增强聚砜,最外层为纯聚砜(图 6.25)。历时四年的犬齿动物实验表明,这种材料的植入物具有良好的骨重塑反应。

复合材料用作生物医用时对性质的要求非常苛刻,因而可用的复合材料很少。目前生物医用复合材料在临床上鲜有应用。目前的生物医用材料设计都很简单,如简单的分层结构、短纤维或颗粒增强体系。这些复合材料体

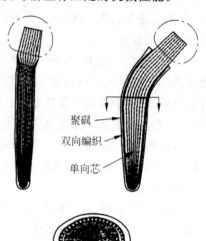

图 6.25 大腿骨干的合成髋假体[169]

系都没有使不同相之间发生反应或键合,因为键合会改变填料的表面结构或者需要引入耦合剂(即同时与基体和填料反应的分子)。但是耦合剂的生物相容性问题、填料表面结构改变工艺成本较高制约了这方面的发展。通过复杂的纤维编织和注入工艺可以得到三维增强的复合材料,但这些技术的高研发成本制约了其发展。

由于高研发成本和应用范围较窄,目前为生物医用专门设计的复合材料很少。由于其独特的需求,生物医用复合材料很可能成为植入物的第一大类生物医用材料。

参考文献

[1] Ratner B D, Hoffman A S, Schoen F J, Lemons J E. Biomaterials Science: An Introduction to Materials in Medicine, Second Edition, Academic Press, 2004

[2] Davidson J A, Georgette F S. State-of-the-art materials for orthopaedic prosthetic devices. in Implant Manufacturing and Material Technology. Proc Soc of Manufacturing Engineering, Itasca IL, 1986

[3] 郑玉峰,赵连城. 生物医用镍钛合金. 北京: 科学出版社, 2004

[4] Otsuka K, Ren X. Recent development in the research of shape memory alloy. Intermetallics, 1999, 7, 511

[5] 甘洪全,王志强. 骨科生物医用材料的研究进展. 中国骨肿瘤骨病, 16(2): 114-117

[6] Tsao A K, Roberson J R, Christie M J et al. Biomechanical and clinical evaluations of a

Porous tantalumim Plant for the treatment of early stage osteonecrosis. J Bone Joint Surg Am,2005,87(SuPP12):22-27

[7] 黄晶晶,杨柯. 镁合金的生物医用研究. 材料导报,2006,20(4):67-69

[8] Harns W H, Muratoglu O K. A review of current cross-linked polyethylene used in total joint arthroplasty. Clin Orthop,2005,430:462

[9] Hoffman A S. Really smart bioconjugates of smart polymers and receptor proteins. J Biomed Mater Res,2000,52:577-586

[10] Hoffman A S. Intelligent polymers in medicine and biotechnology. in Controlled Drug Delivery, Park K ed. Washington D C: ACS publications, 1987

[11] Okano T, Kikuchi A, Yamato M. Intelligent hydrogels and new biomedical applications. In Biomaterials and Drug Delivery toward the New Millennium. Seoul: Han Rim Won Publishing, Co,2000,77-86

[12] Tirrell D. Macromolecular switches for bilayer membranes. J Contr Rel, 1987,6: 15-21

[13] Chen G, Hoffman A S. Synthesis of carboxylated poly(NIPAAm) oligomers and their application to form thermo-reversible polymer-enzyme conjugates. J Biomater Sci Polymer Edn, 1994,5: 371-382

[14] Ding Z L, Chen G, Hoffman A S. Synthesis and purification of thermally-sensitive oligomer-enzyme conjugates of poly(NIPAAm)-tripsin. Bioconj Chem, 1996,7: 121-125

[15] Ding Z L, Chen G, Hoffman A S. Properties of polyNIPAAm-trypsin conjugates. J Biomed Mater Res,1998,39: 498-505

[16] Fong R B, Ding Z L, Long C J et al. Thermoprecipitation of streptavidin via oligonucleotide-mediated self-assembly with poly(NIPAAm). Bioconj Chem,1999,10: 720-725

[17] Anastase-Ravion S, Ding Z, Pelle A et al. New antibody purification procedure using a thermally-reponsive polyNIPAAm-dextran derivative conjugate. J Chromatogr B,2001,761: 247-254

[18] Wu Z S, Hoffman A S, Yager P. Conjugation of phosphatidylethanolamine to poly(NIPAAm) for potential use in liposomal drug delivery systems. Polymer, 1992,33: 4659-4662

[19] Wu X S, Hoffman A S, Yager P. Synthesis of and insulin release from erodible polyNIPAAm-phospholipid composites. J Intell Mater Syst Struct,1993,4: 202-209

[20] Yamato M, Kwon O H, Hirose M et al. Novel patterned cell co-culture utilizing thermally responsive grafted polymer surfaces. J Biomed Mater Res, 2001,55: 137-140

[21] Kikuchi A, Okano T. Intelligent thermoresponsive polymeric stationary phases for aqueous chromatography of biological compounds. Progr Polymer Sci,2002,27: 1165-1193

[22] Ishihara K, Hamada N, Kato S, Shinohara I. Photo-induced swelling control of amphiphilic azoaromatic polymer membrane. Polymer Sci, Polymer Chem Ed, 1984,22: 21-128

[23] Ding Z L, Shimoboji T, Stayton P S, Hoffman A S. A smart polymer shield that controls the binding of different size biotinylated proteins to streptavidin. Nature, 2001,411: 59-62

[24] Ding Z L, Chen G, Hoffman A S. Properties of polyNIPAAm-trypsin conjugates. J Biomed Mater Res,1998,39: 498-505

[25] Tanaka T. Gels Sci Am,1981,244-124

[26] Zhong Z, Dijkstra P J, Feijen J et al. Synthesis and aqueous phase behavior of thermoresponsive biodegradable poly (D, L-3-methyl glycolide)-b-poly9ethylene glycol)-b-poly (D, L-3-methyl glycolide) triblock copolymers. Macromol Chem Phys, 2002,203: 1797-1803

[27] Park T G, Hoffman A S. Immobilization and characterization of b-galactosidase in thermally reversible hydrogel beads. J Biomed Mater Res,1992a,24: 21-38

[28] Dong L C, Hoffman A S. A novel approach for preparation of pH- and temperature-sensitive hydrogels for enteric drug delivery. J Contr Release,1991,15: 141-152

[29] Ohya S, Nakayama Y, Matsuda T. Thermoresponsive artificial extracellular matrix for tissue engineering: hyaluronic acid bioconjugated with poly(N-isopropylacrylamide) grafts. Biomacromolecules, 2002a,2: 856-863

[30] Ohya S, Nakayama Y, Matsuda T. Material design for an artificial extracellular matrix: cell entrapment in polly(N-isoproplylacrylamide)(PNIPAM)-grafted gelatin hydrogel. J Artif Organs, 2001b,4: 308-314

[31] Robinson D N, Peppas N A. Preparation and characterization of Ph-responsive poly (methacrylic acid-g-ethylene glycol) nanospheres. Macromolecules, 2002,35: 3668-3674

[32] Miyata T, Nakamae K, Hoffman A S, Kanzaki, Y. Stimuli-sensitivities of hydrogels containing phosphate groups. Macromol Chem Phys,1994,195: 1111-1120

[33] Heller J, Trescony P V. Controlled drug release by polymer dissolution 2. Enzyme-mediated delivery device. J Pharm Sci,1979,68: 919-921

[34] Ishihara K, Muramoto N, Fujii H, Shinohara I. Preparation and permeability of urea-responsive polymer membrane consisting of immobilized urease and a poly (aromatic carboxylic acid). J Polymer Sci, Polymer Lett Ed, 1985,23: 531-535

[35] Dhanarajan A P, Misra G P, Siegel R A. Autonomous chemomechanical oscillations in a hydrogel/enzyme system driver by glucose. J Phys Chem, 2002,106: 8835-8838

[36] Miyata T, Uragami T, Nakamae K. Biomolecule-sensitive hydrogels. Adv Drug Delivery Rev, 2002,54: 79-98

[37] Yasuda H, Peterlin A, Colton C K, Smith K A, Merrill E W. Permeability of solutes through hydrated polymer membranes. III. Theoretical background for the selectivity of dialysis membranes. Makromol Chemie,1969,126: 177-186

[38] Heller J. Use of polymers in controlled release of active agents. in Controlled Drug Delivery, Fundamentals and Applications 2nd ed. J R Robinson and V H L Lee eds, Dekker, New York, 1987,180-210

[39] Engelberg I, Kohn J. Physicomechanical properties of degradable polymers used in medical applications: A comparative study. Biomaterials, 1991,12: 292-304

[40] Hench L L, Ethridge E C. Biomaterials: An Interfacial Approach. New York: Academic Press,1982

[41] Ko F K. Presentation on fabrication, structure and properties of fibrous assemblies for medical applications. Drexel University and Medical Textiles Inc Philadelphia, PA

Workshop on Medical Textiles, Society for Biomaterials 16th Annual Meeting, Charleston. South Carolina,1990

[42] 张春雪,袁晓燕,盛京. 生物医用高分子纤维材料. 高分子通报,2006,12:34-38

[43] Shalaby S W. Fabrics. In Biomaterials Science: An Introduction to Materials in Medicine. Hoffman, Lemons, Ratner & Schoen eds. Boston: Academic Press,118-124

[44] Huang L, McMillan R A, Apkarian R P et al. Generation of synthetic elastin-mimetic small diameter fibers and fiber networks. Macromolecules, 2000,33: 2989-2997

[45] Teule F, Aube C, Ellison M, Abbott A. Biomimetic manufacturing of customized novel fiber proteins for specialized applications, Proceedings 3rd Autex Conference. Gdansk, Poland,2003,38-43

[46] 胡平,张璐,方壮熙,杨东芝,齐宏旭. 电纺丝及其在生物医用材料中的应用. 科学研究,2004,2,26-32

[47] Matthews J A, Wnek G E, Simpson D G, Bowlin G L. Electrospinning of Collagen Nanofibers. Biomacromolecules, 2002,3(2): 232-238

[48] Jessica D, Schiffman, Caroline L, Schauer. One-Step Electrospinning of Cross-Linked Chitosan Fibers. Biomacromolecules (Communication), 2007, ASAP Article

[49] Kenawy E R, Bowlin G L, M ansfield K, et al. Release of tetracycline hydrochloride from electrospun poly(ethylene2co2vinyl acetate), poly(lactic acid), and a blend. J Controlled Release, 2002,81: 57-64

[50] Chu B. Cell storage and delivery system. US Pat: 20030054035

[51] Kataphinan W et al. WO Pat: 0126610

[52] Ethicon, Inc Surgicel Fibrillar. Absorbable Hemostat. Somerville, NJ 1998

[53] Roolker W, Patt T W, Van Dijk C N, Vegter M, Marti R K. The Gore-Tex Prosthetic Ligament as a Salvage Procedure in Deficient Knees. Knee Surg Sports Taumatol Artbrosc, 2000,8(1): 20-25

[54] Karamuk E, Raeber G, Mayer J et al. Structural and mechanical aspects of embroidered textile scaffolds for tissue engineering, 4. Society for Biomaterials, Sixth World Biomaterials Congress Transactions,2000

[55] Risbud M V, Karamuk E, Moser R, MayerJ. Hydrogen-coated textile scaffolds as three-dimensional growth support for human umbilical vein endothelial cells (HUVECs): Possibilities as coculture system in liver tissue engineering. Cell Transplant, 2002,11(4): 369-377

[56] Heim F, Chakfe N, Durand B. A new concept of a flexible textile heart valve prosthesis, 665. Society for Biomaterials, 28th Annual Meeting Transactions, 2002

[57] Coury A, Barrow T, Azadeh F et al. Development of synthetic coatings for textile vascular prostheses 1497. Society for Biomaterials, Sixth World Biomaterials Congress Transactions, 2000

[58] Agarwal B K, Broutman L J. Analysis and Performance of Fiber Composites. John Wiley & Sons,1980,4

第 7 章　生物医用材料表面性质与改性

7.1　材料表面性能

生物材料表面的原子常常具有特殊的结构和活性。研究生物材料表层的分子和原子具有重要的意义。许多生物体对材料的反应都与材料表面原子有关，比如蛋白质吸收、细胞粘附、细胞生长、血液相容性等。人们从 19 世纪 60 年代就认识到材料表面研究对生物材料科学的重要性。几乎所有生物材料的国际会议都会涉及材料表面与界面的讨论。这类研究需要特殊的表征工具和方法。在此，我们着重探讨材料表面的特殊性质、材料表面的表征方法，以及生物材料表面生物反应的含义。

开发生物医用植入材料与器件，人们关注的是其功能、耐久性和生物相容性。对于材料的功能，植入物必须有良好的性能比如机械强度、渗透性、弹性等，才能发挥其功能。对于材料的耐久性，虽然如今已经有很完善的方法对材料内部的性质进行测试，而且都是引用科学与工程领域经典的方法，但人们对特指在某个生物环境中的耐久性的认识还有待进一步加深。生物相容性在生物材料领域是一个非常重要的问题。这方面的测试也已进行了几十年。生物相容性中关键的一个问题是材料或器件如何改变结构以指导或影响蛋白质、细胞和器官对它的反应。材料表面存在的物质影响到细胞和组织，在这种情况下结构转换发生在材料的表面，生物体"读取"材料表面的信息并作反馈。可见对生物材料表面结构的研究很有必要。

7.1.1　表面的基本概念

在此重点给出有关表面，尤其是固体表面的几个基本概念。首先，材料的表面具有特殊的反应性。在生物学中表面的性能尤其重要。催化作用和微电子学都是利用材料特殊的表面活性，这种表面活性同时会引起表面氧化及其他化学反应。其次，材料的表面与其内部有着截然不同的性质。传统的分析材料内部结构的技术并不适用于表征材料的表面，因为这些技术不能对材料表面原子的特殊排布做出分析。第三，表面的原子占总体积数很小的一部分，例如，在 1 cm^3 的金属钛上，表面上所有尺寸为 10 nm 的氧化物原子占总体积的百分数，相当于美国海岸上 5 m 宽的海滩和 5 000 000 m 海岸线的比例。第四，表面很容易被气相中的成分污染，比如碳氢化物、硅树脂、硫醇、碘等，但在超高真空条件下(10^{-7} Pa)可减少污染的速度。生物医用器件的使用条件一般是在正常大气压下，因此这种污染是需要考虑的。设计生物材料的关键在于将材料表面受污染程度控制在可以接受的范围内，并避免不必要的污染。所以，当一种生物材料在实验阶段，如经过1天、1周，甚至1年后仍表现出相同的结果时，可以认为这种材料在实际应用中是可靠的，并且保存期比较长。第五，材料表面的微观结构是随着环境的变化可以发生变化的。

研究材料附近原子与分子相应外部环境的运动非常重要。在一个疏水的环境中，例如在空气中，材料中疏水成分会迁移到表面，这是一个降低界面能的过程。相反，在一个亲水环境中，材料表面会调整结构使亲水端指向界面，与水分子相互作用。此过程的驱动力也使界面能量降低。

材料表面的性质是复杂的，而对于其研究也是独立的。读者可以参考这个领域最出色的专论[1-4]，这些专论对这个课题进行了详尽而深入的介绍。对于材料表面科学与生物学、生物材料之间的关系的论述，也可参考有关专论[5-7]。

什么是材料的表面？从材料表层向下多深称为表面？虽然有正式的定义，但为了实际研究方便，通常将材料表层与体内的成分与结构有区别的那部分区域定义为表面。这一区域受材料表面分子大小的影响。对于一种原子组成的材料，比如金，在穿过5个原子层厚度(0.5~1 nm)之后，每一层的成分便都是均匀的了，这就是体材料的结构。处在最外层的原子层，金原子的排布和活性与材料内部有很大的区别。在接近空气的表面通常会有一层2~3 nm厚的碳氢污染物，这也说明在成分上表面和体材料的区别。但和我们提到的原子/分子的重组是两个概念。高分子的表面厚度则从10 nm到100 nm不等，取决于具体的聚合体系以及分子量大小。还有两个定义必须要指出：首先，界面(interface)是两相的过渡区，原则上是一个无限薄的面。其次，相界面(interphase)则是两相间特殊的成分区。例如，我们可以说金和空气的相界面厚度为3 nm，包括结构重排的金原子和受污染层。

7.1.2 表面不规则性

医用材料与器械的表面不规则性表现为凹槽、脊、斜坡、小孔和柱状物等，可以用来引导多种细胞，包括免疫细胞、上皮细胞、神经细胞和肌肉细胞生长，并帮助组织伤后修复。伴随着人们对组织工程学兴趣的不断增加，相应的体外和体内试验越来越重要。细胞对粗糙和多孔材料的反应，细胞外基质的成分，产生细胞外基质的数量以及血管生成等，都具有重要的作用。尽管这方面已取得了显著的进步，但作为细胞定位基础的精确细胞和分子运动实际上还不清楚。

表面粗糙度可定义为表面的不规则性，表面的不规则性可以被看作是实际表面与几何理想表面(平面)的偏离。材料表面不规则可来源于生产的偶然或有特殊目的设计。表面不规则性可根据它们的维度和产生方式分为6类[8]。它们最主要的区别是其水平结构。一级不规则性与机体表面的形状偏差有关,例如直线、平面、圆周以及柱面的形状偏差。二级不规则性与所谓的波动偏差有关。一般认为,波动是在波峰与波峰之间的间隙大于波深度时才发生。三、四、五级不规则性均指表面粗糙。两个坡面之间的间隙比其深度大 5 至 100 倍时便称为粗糙。根据材料的制造过程,粗糙是周期性的或是随机发生的。周期性表面粗糙,代表一个轮廓清晰和分布规则的表面。另外,宏观、微观和纳米级别的表面粗糙度有很大区别。微观粗糙的尺寸是相应于细胞和亚细胞的表面特征尺寸而定。考虑到它们的形貌和形态结构,三级表面粗糙是指有凹槽形的形貌;四级粗糙与划出的标记、薄片和凸出物有关,例如由喷沙处理过程产生出来的表面;五级表面粗糙是材料晶体结构的结果。

7.1.3　表面多孔性

除了前面提到的表面不规则性,多孔性也可以被看作是表面不规则的一种。多孔性有两种情况,只出现在基体表面,或是完全贯穿整个材料。它包括了独立的缺口和空隙以及相互连接的孔。多孔性可以由一个特殊的生产过程被制造出来,例如微珠在表面的烧结,材料中加入的盐、糖或淀粉晶体的溶解,以及纤维的编织等。另一方面,多孔性也可以在生产加工过程中产生,例如在铸造过程中产生。

在生物医学应用过程中,很多情况都需要植入多孔材料。它们可以用来制造人工血管、人工皮肤、药品输送装置、硬骨和软骨重建材料、齿根膜的修复和组织的重建装置。对于每一个应用领域,多孔材料都需要满足一系列的特殊要求。例如,对于骨骼的生长,最适宜的孔尺寸是 $75\sim250\ \mu m$。而对于软骨组织的生长,推荐的孔尺寸是 $200\sim300\ \mu m$。除了孔的尺寸,其他的参数也起作用,例如孔隙率、压缩性、孔的相互连通性、孔相互连接处的尺寸,以及多孔材料的降解性等。

多孔性也可以被看作是表面不规则性的一种,我们可以把多孔性作为一种微观结构。这样分类,主要是为了强调这类表面形态对于细胞和组织反应的重要性。

7.1.4　表面参数

一个表面可以用许多参数来描述,见图 7.1。所确定的参数越多,我们对表面的描述就越详尽,而这要求许多技术将这些信息汇总,以达到全面表征的目的。遗憾的是,目前我们还不能确定哪一个参数在表面对生物体的响应中是最重要的。已发表的文献表明,粗糙度、可湿性、表面迁移率、化学成分、电位高低、结晶程度以及对生物反应的非均匀性都是很重要的参数。但不能确定在某个环境中哪项因素是占主导的。因此可控的变量必须是独立确定的。

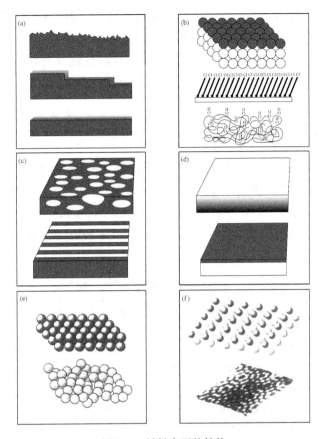

图 7.1 材料表面的结构

(a) 表面可以是粗糙、台阶或光滑的;(b) 表面的化学状态不同(原子、超分子、大分子);(c) 表面的成分或结构可以是不均一的;(d) 表面到样品的深度是不同的,也可能只是一层薄膜;(e) 表面可以是晶态的,也可以是非晶态的;(f) 晶体表面的构象是不同的,例如可以是未经重构的硅(110)面,也可以是重构后的硅(110)面[9]

7.2 材料表面分析技术

在样品制备中最重要的一点是,样品必须尽可能地与其植入生物体后的状态一致。表面若有指纹则可能掩盖一些有用的信息。样品在被检测之前装在容器中运送或储存,务必做到包裹材料对样品表面不会产生污染。普通的纸张和样品接触,通常会使材料中的金属离子迁移到表面;而许多经过硅油或其他添加剂处理的塑料包装材料,其中的添加剂会转移到样品表面。因此有必要对装载样品的材料进行表面分析,以确定其纯度。为了保证材料表面的成分不是来自外来的污染物,可以对其在储存前和储存后分别进行表面分析。一般地,用于电镜分析的样片袋以及细胞培养皿的聚乙烯是安全的储存容器。但是必须避免与研磨表面的接触,并且每一个品牌的容器材料都必须经过检测,以保证样品制备过程不被污染。很多品牌的金属铝箔可用于装样,但有些铝箔的表面用硬脂酸处理过,对生物材料、植入物或医用器件会有所污染。因此金属铝箔在用于装样前要经过严格的表面测试,以保证其清洁度。

7.2.1 表面分析技术概述

表面分析技术大体有两个原则:第一,所有用于表面分析的方法都有可能改变表面的性质,研究人员必须认识到分析手段本身对材料表面可能造成损伤。第二,为了得到更完整的信息,我们要尽可能多地使用各种分析手段。通过两种或更多不同分析技术得到的数据应该能够互相证实其准确性。多种方法的使用能够更加肯定地得出所需要的表面性质的结论,如表 7.1 所示。

表 7.1 表征生物材料表面性能的一般方法

方法	原理	分析深度	空间分辨率	分析敏感度
接触角	表面的液体湿润用来估计表面能	3~20 Å*	1 mm	取决于表面化学性能
ESCA(XPS)	X光激发有特征能量的电子发射	10~250 Å	10~150 μm	0.1%(质量分数)
俄歇电子*能谱**	电子束激发俄歇电子发射	50~100 Å	100 Å	0.1%(质量分数)
SIMS	离子轰击从表面溅射出次级离子	静态≈10 动态≈1 μm	100 Å	很高
FTIR-ATR	红外线能量散射激发分子振动	1~5 μm	10 μm	1%(质量分数)
STM	测量金属尖端与导电表面量子电流	5 Å	1 Å	单个原子
SEM	由聚焦电子束激发散射出的电子空间成像	5 Å	40 Å	高

* 1 Å=0.1 nm;
** 俄歇电子能谱对有机物有损伤,对无机物最适用。

以上原则适用于所有材料。而有一些性质是某一类材料所特有的,我们在这里仅讨论其中的一部分。与金属、陶瓷、玻璃和碳相比,有机高分子材料的表面更容易被破坏。高分子聚合物体系在表面分子迁移率上也表现出比无机物体系高的活性。无机材料的表面因为表面能较高,会比高分子材料更快的被污染。使用电子、X 射线和离子相互作用等方法时,导电金属和碳要比绝缘体更容易表征。绝缘体能够积累表面电子,这需要特殊的方法来消除,例如采用低能量电子束。一些公开发表的论文有助于我们找到一些对特殊材料、特殊表面的分析方法。尤其有助于纠正一些由于理解不同或疏忽导致的分析不准确,甚至错误。

表 7.1 总结了普通表面分析方法的特点,包括它们的分析深度和敏感度。读者可以查阅很多关于表面分析的书[4,9-11]。这些表面分析的参考书对上述每一种分析方法都有较详细的描述。

7.2.2 接触角测定

固体表面上的一滴液体代表了一种有效而又简单的探测表面性能的方法。经验告诉我们,滴在擦得非常亮的汽车表面上的一滴水会停在上面,如果这辆车很久没有擦,那么液滴就会从表面流走。这一观察带有对这种测试方法的理解,光亮的汽车表面可能是硅树脂或碳氢化合物,而没擦亮的表面含有氧化物。这种表面接触角测量的方法已经应用在生物材料领域,用来预测细胞粘附性。

接触角的这一现象可以解释为两种力之间取得的平衡,即液滴中液体的分子相互吸引的合力和液体分子吸引表面分子的粘附力的平衡。这些力之间建立平衡,达到能量最低。气液表面张力(γ_{lv})和固液表面张力(γ_{sl})之间取得的平衡,表明通过液滴与表面的接触角(θ),可以定量表征表面的能量。描述这种力平衡的基本关系是:

$$\gamma_{sv} = \gamma_{sl} + \gamma_{lv}\cos\theta \tag{7-1}$$

表面能量与润湿性有直接关系,而且是一个有用的参数,往往与生物相互作用密切相关。可惜 γ_{sv} 不能直接得到,因为这个方程包含两个未知数 γ_{sl} 和 γ_{lv}。因此,γ_{sv} 作用通常是近似由西斯曼方法获得的临界表面张力(图 7.2),或根据从液体不同的表面张力获得的数据联立方程计算。一些常见材料的临界表面张力列于表 7.2。

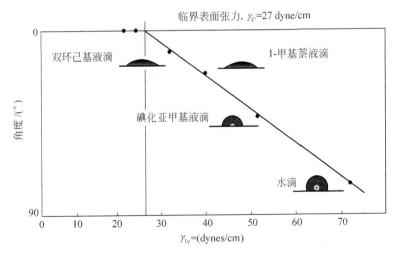

图 7.2 西斯曼法测量临界表面张力:把不同表面张力的液滴滴在固体表面来测量接触角,液体表面张力的点外推到零度接触角便得到临界表面张力值[9]

表 7.2　常用材料通过接触角测量计算获得的临界表面张力值[9]

材料	临界表面张力/(dyn/cm)	材料	临界表面张力/(dyn/cm)
聚四氟乙烯	19	聚乙醇	37
聚乙烯(乙烷 硅氧烷)	24	聚甲基丙烯酸甲酯	39
PVDF	25	聚氯乙烯	39
聚氟乙烯	28	聚己内酰胺(尼龙 6)	42
聚乙烯	31	聚环氧乙烷-球形硅胶	43
聚苯乙烯	33	聚对苯二甲酸乙二醇酯	43
聚二羟乙基丙烯酸酯	37	聚丙烯腈	50

有许多方法可以测量接触角,这些在图 7.3 中有说明。接触角测定方法方便、简单、价廉,它们提供了可以在任何实验室表征材料的测量方法。接触角测量为表面与外部世界如何相互作用提供了独特的见解。但是,为获得有价值的数据,在进行测量时,必须强调一些注意事项(见表 7.3)。

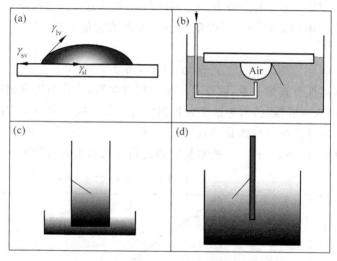

图 7.3　四种可能接触角测量方法
(a)液滴法;(b)俘获空气泡法;(c)毛细管上升法;(d)威廉板法[9]

表 7.3　接触角测量注意事项

测量依赖操作者	使用的液体能使表面结构重新取向
表面粗糙度影响测量结果	使用的液体被表面吸收,导致膨胀
表面多相性影响测量结果	使用的液体能溶解表面物质
使用的液体很容易被污染(典型的会降低 γ_{lv})	表面信息可以从获得的数据中推算出来

7.2.3　电子能谱化学分析

电子能谱化学分析(ESCA)提供了一些不能以其他手段获得的独特的表面信

息。相对于接触角技术,电子能谱化学分析需要复杂昂贵的仪器(图7.4(a)),并要求有相关的培训才能进行测量。电子能谱化学分析对生物材料和医疗设备的发展以及了解生物作用的基本知识有很大的贡献。

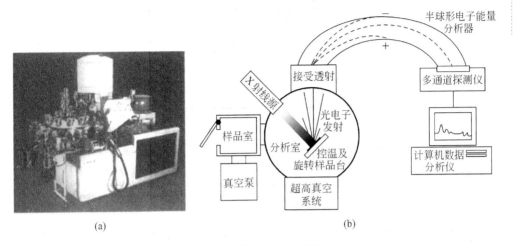

图 7.4 能谱分析的表面信息
(a) 电子能谱化学分析仪照片;(b) 电子能谱化学分析原理示意图[9]

电子能谱化学分析(也称 X 射线光电子能谱,XPS)是基于由爱因斯坦在 1905 年准确描述的光电效应而发展的测试方法。X 光聚焦在一个样品上,X 光与样品原子的相互作用导致一个内壳层的电子散射。测量出这个电子的能量,便可提供电子的性质和它原来所在原子的环境的信息。这个基本能量平衡的关系可用下式表示:

$$BE = h\nu - KE$$

式中,BE 是原子对电子的束缚能量(要求的值);KE 是发射电子的动能(在 ESCA 中测得的值);$h\nu$ 是已知的 X 射线的能量。图 7.4(b) 用一个简单示意图显示了能谱分析仪的原理。表 7.4 列举了一些可以用能谱分析得到的表面性质信息的类型。图 7.5 描述了能谱分析的表面灵敏度的原理。

表 7.4 电子能谱化学分析有关信息[1] 能谱分析仪可以提供在最外层 10 nm 的表面信息

当元素浓度大于 0.1% 时,查出所有元素(除 H 和 He)
半定量测定表面元素组成(±10%)
了解分子环境状态(氧化态,成键原子等)
芳香族或不饱和结构中 π*→π 跃迁的信息
利用衍生化反应鉴定有机基团
利用能谱仪和光电子不同深度溅射无损探测 10 nm 深度剖面到表面的元素分布
利用氩蚀刻进行有损探测几百纳米深度剖面到表面的元素分布(对于无机物)
表面的成分变化(空间分辨率为 8~150 μm,这取决于仪器)
利用价带光谱和键轨道鉴定对材料进行"指纹识别"

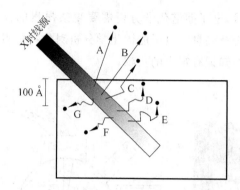

图 7.5 电子能谱分析是一种表面敏感的方式,虽然 X 射线能够穿透深层样本,但电子从深层标本返回时(D,E,F,G)将失去其非弹性散射能而无法在表面出现;只有表面附近没有失去能量的电子(A,B)能够被能谱分析仪用于信号分析;失去了一些能量但仍然有足够能量以摆脱表面的电子有助于加强背景信号

能谱分析研究生物材料有许多优点,如丰富的信息内容,表面上的定位测量,分析的速度等,潜在的破坏力很小,而且不需制样就能分析大多数样品。特别重要的是,很多医用设备(或装置的部件)装配和消毒后可以直接在分析室进行研究。当然也有一些缺点,如要求真空环境下(尤其对水合标本)操作,如果长时间 X 光分析有可能损坏样品,需要有经验的操作者,以及与复杂的仪器相关的高成本。真空度限制的问题可以通过用带低温样品台的能谱分析系统来回避。在液氮温度下,样品中的挥发性成分,甚至湿的水合样品都可以分析。

7.2.4 二次离子质谱分析(SIMS)

二次离子质谱分析是表面分析的一种重要的补充方法。SIMS 可以得出表面最外层 1 nm 的质谱。如要对这个最表层区域进行能谱分析,需要复杂的仪器和超高真空室。SIMS 能够提供能谱分析仪所不具备的独特信息,大大增强了对表面结构组成的认识。二次离子质谱法的部分分析能力在表 7.5 中列出。已经有关于二次离子质谱法的介绍文章[12]。在二次离子质谱分析过程中,表面被一束加速离子轰击,这些撞击离子给表面的原子和分子传递了足够的能量,使它们从表面溅射到真空中。这个过程就类似大球撞击排列着的小球,使其离开原来的位置,大球撞击的越重,就有越多的小球离开原来的位置。在二次离子质谱分析中,大球是离子(氙、氩、铯、镓为常用离子),被加速到 5000~20 000 eV。小球是从表面溅射出来的二次离子。只有二次离子可以用二次离子质谱法测量。在电子能谱化学分析中,测量的是发射粒子(电子)的能量。而二次离子质谱法测量的是发射离子的质量,更严谨地说,测量的是质量与带电量之比 m/z。

表 7.5　二次离子质谱仪的分析能力

项　目	静态分析	动态分析
确定氢和氚	+	+
确定其他元素(常需要从数据中提取)	+	+
提示分子结构(从数据推断)	+	
观测超高弥散度碎片	+	
探测极低浓度	+	
深度剖析 1 nm 样品		+
观察最外层 1~2 原子层	+	+
高空间分辨率(特点：小到 40 nm)	+	+
半定量分析(有限套标本)	+	+
有用的聚合物	+	+
有用无机物(金属,陶瓷等)	+	+

　　二次离子质谱分析的方法有两种：动态或静态,这取决于离子通量。动态分析在某一特定时间内测定离子的高剂量。离子束不断轰击材料表面使得表面产生侵蚀且可评估级别。我们可以利用这一点在样品上做深度剖面,不同样品的 m/z 峰的强度(如钠离子, $m/z=23$)为时间的函数。如果离子束被很好地控制,并且溅射率是常数,则钠离子的信号强度在任何时间内都将直接与样品侵蚀深度处的成分相关。在成分-深度分布曲线中,可以构建一个从最外层原子到样品 1 μm 深度的范围内的成分,甚至更深的范围内的成分。

　　相比较之下,静态二次离子质谱仪对表面的破坏很小,所以在分析的时间内,只有少于 10% 的表层单层原子会溅射出来。由于在 1 cm² 的表面上有 10^{13}~10^{15} 个典型原子,所以在测量中表面原子数低于 $10^{13}/cm^2$ 是合适的。在这些条件下,较大的、相对完整的分子片段可以溅射出来进行测量。例如图 7.6,给出了黄金表面的含硫聚乙烯(乙二醇)-聚二甲基硅氧烷共聚物的静态二次离子质谱分析结果。

　　带磁性和静电的小离子使得二次离子质谱仪在 X,Y 平面内具有高的空间分辨率。事实上,二次离子质谱仪可以分析表面区域为 10 nm 甚至更小的范围。对于静态二次离子质谱仪,不到 10% 的原子可以在任意位置取样。因此,随着光斑尺寸的减少,完成高灵敏度分析的难度将会急剧增加。尽管如此,静态二次离子质谱仪可以在小到 40 nm 的范围内测量。新研制的集束离子源(例如,金分子束, Au_3 ,或 C_{60} 作为初级冲击粒子)具有较高的二次离子收益率和相对较低的表面损伤。这些可以改善空间分辨率和允许在有机表面的深度剖面作溅射。同时监测二次离子发射的时间函数。

　　如果主要离子束打在表面,并且其 X,Y 坐标是从给定的点为基准出发的。二次离子质谱仪的数据可以转化为元素图像。化学中的图像和控制在生物材料中变得越来越重要。例如,微接触印刷,可以用一种相对简单的橡皮图章在微米级水平上再现

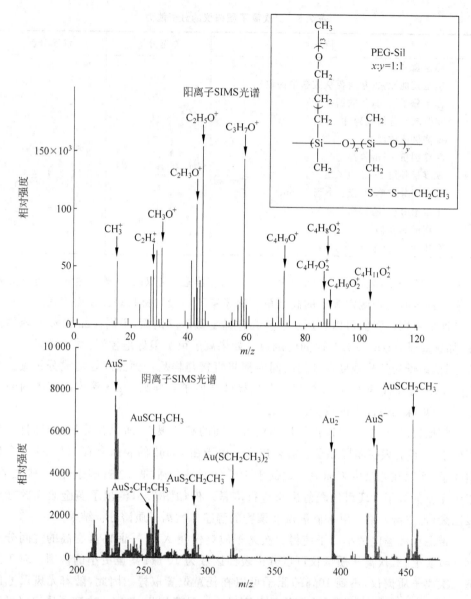

图 7.6 静态 SIMS 分析实例(黄金表面的含硫聚乙烯(乙二醇)—聚二甲基硅氧烷共聚物的静态 SIMS 分析结果:确定了正负离子的主要的峰值;阴离子的低质量区的光谱只有少量聚合体结构的信息,高质量区的光谱含有大量的信息;阳离子的低质量区的光谱具有大量的信息[13])

表面化学图像。二次离子质谱仪是非常适合研究和监控空间化学的。

下面举例说明 SIMS 在生物材料表面分析中的应用。

1. 二次离子质谱法用于吸附蛋白质的鉴定

所有的蛋白质都是由 20 种氨基酸组成的,因此,一般地说,所有的蛋白质结构是类似的。表面分析法已经显示出表面边界蛋白质的探测和量化的能力,但是至今仍需要生物学工具鉴别特殊的蛋白质。使用多元统计分析数据的现代静态二次离子质谱仪已经显示出区分 13 种不同的表面吸附的蛋白质的能力[14]。同时还可以对吸附在不同表面的蛋白质的极限采用化学分析电子能谱法及二次离子质谱法进行比较。

2. 二次离子质谱法研究聚乙烯降解

聚合体降解是一种用于组织工程的重要方法,已经通过二次离子质谱法进行了研究。由于提供了降解过程中有用的信息,该研究表明了二次离子质谱法对于描述合成聚合物以及它们的分子量分布有很大作用。

静态二次离子质谱分析法成像对于观察薄膜中的缺陷、分析细小的微粒子的化学性质,或者评价植入失败的原因是颇有价值的。

7.2.5 扫描电子显微镜

表面的扫描电子显微镜(SEM)成像有很高的分辨率和景深,很多使用者都非常熟悉它提供的图像。SEM 成像先进,被广泛应用。在此仅以 SEM 作为表面分析工具简单介绍。

SEM 把相对高能电子束(代表性的是 5~100 keV)通过光栅汇聚到样品上。经过汇聚的电子束和样品相碰撞,在每个碰撞点都有低能二次电子发射出来。探测到的二次电子发射密度是样品的原子组成和观察时的几何学特征的函数。SEM 通过在荧光屏[或者电荷耦合器件探测器(CCD)]上进行空间重建二次电子发射密度,以实现对于表面的成像。由原电子束发射产生的低能二次电子只能透射很小的厚度,只有表面产生的二次电子能够从块状样品表面逸出并被观察到(这和图 7.5 中描述的表面敏感度是相似的)。因此,SEM 是表面分析的一种有效的分析方法。

在用 SEM 观察非导体的材料时,通常要在材料表面涂一层很薄的金属层,以最小化电子束造成的负电荷积累。然而,这层金属经常太厚(大于 20 nm),以至于金属层下的样品发射出的电子不能穿透。因此,在用 SEM 分析非导体的材料时,表面的金属涂层实际上要经过监控。如果金属涂层确实是薄的,表面几何成像传送应该是令人满意的。但是,样品的表面化学不再影响二次电子发射。而且,在非常高的放大倍数下,观察到的可能是金属涂层的结构,而不是材料本身的表面结构。

尽管 SEM 在提供表面真实信息时有局限性,但 SEM 可以与其他表面分析方法互补,仍是一项很重要的分析方法。表面粗糙度和结构对 ESCA,SIMS 的数据影响较大,与角度的确定有关。然而用 SEM 提供的重要的信息来解释这些方法所测得的数据是可行的。

低电压 SEM 的发展为真实的研究绝缘体的表面化学(和几何学)提供了技术。随着电子加速电压降到了接近 1 keV,电荷积累并不起决定性作用了,而且也不再需要镀金属了。低电压 SEM 被用来研究血小板和高分子中的相分离。环境 SEM (ESEM)可用来研究潮湿的不镀膜的样品。

原电子束也会导致 X 射线的发射。应用能量分散 X 射线分析（EDXA）技术，可将这些 X 射线用来鉴别元素。然而，高能原电子束能够穿透到样品深处（1 μm 或更深）。由于这些电子和块状样品深处的原子相互作用产生的 X 射线能够穿透物质并被观察到，因此，EDXA 并不是一种表面分析方法。

7.2.6 红外光谱学

红外光谱学（IRS）提供原子和分子的振动信息。它是用来揭示化学和结构的标准分析方法。傅里叶变换红外（FTIR）光谱学提供的信息/噪声比和光谱精确度非常出色。然而，即使有如此高的信息/噪声比，表面区域的微小物质的吸收信号对于分光计的敏感度还是有影响。此外，将较强的块状样品的吸收信号从表面信号中分离出来也是一个难题。

表面 FTIR 方法是把发射向样品表面的红外辐射加倍，以达到提高表面信号密度、减少块状样品信号的目的。其中一些样品模型和它们的特征，由图 7.7 说明。

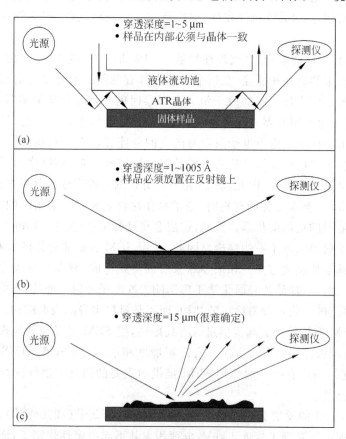

图 7.7　三个对于红外线表面敏感的样品模型

（a）锆铜钼-红外光谱法 ATR-IR；（b）红外反射吸收光谱 IRAS；（c）漫反射率[9]

在生物材料的研究中经常使用样品的全反射红外光谱(ATR)分析。样品的穿透深度为 $1\sim 5\ \mu m$。因此 ATR 并不是对表面高度敏感的,但却能观察到表面附近的很大区域。它可提供红外光谱能够提供的大量的结构信息,可以和极高的 S/N FTIR 设备相配合,用 ATR 来研究蛋白质和聚合物。在这些实验中,可从光谱中除去水的信号(它经常达到总体信号的 99% 或者更多),只观察留下的表面物质(例如吸附的蛋白质)。

在观察置于反射表面上极薄的薄膜时,另一种极有价值的红外方法就是红外反射吸收光谱(IRAS),见图 7.7。这种方法被广泛应用到自组装单分子膜(SAMs),也适用于许多厚度小于 10 nm 的表面薄膜。薄膜所沉积的表面必须具有高反射率,金属表面性能极佳,硅片也可以使用。IRAS 提供组成、结晶度和分子取向的信息。红外光谱是振动光谱学的一部分。其他的两个振动光谱学——表面和频光谱和拉曼光谱分析系统,将会在后面关于新方法的部分讨论。

7.2.7 扫描隧道显微学、原子力显微学和扫描探针显微学

在过去的十年间,扫描隧道显微学(STM)和原子力显微学(AFM)已经从昂贵的研究工具发展为研究生物材料特征的重要手段了。和 STM 相比,AFM 的使用更广泛,因为 AFM 不需要无氧化和导电表面。有关的综述文章和使用这些方法进行研究的文章[15,16]可供参考。

STM 发明于 1981 年,并为 Binning 和 Rohrer 赢得了 1986 年的诺贝尔奖。STM 应用量子隧道效应生成表面的、原子尺度的电子态密度照片。金属探针与导电表面的单个原子间距在 $0.5\sim 1$ nm。在这样的距离下,探针顶端的原子的电子云与表面原子的电子云有一定程度的交叠。如果交叠较少且探针与表面之间有电压,就会产生电子隧道电流,它的大小 J 符合以下比例:

$$J \propto e^{(-Ak_0 S)} \tag{7-2}$$

其中,A 是常数;k_0 是平均反衰退波长(与金属中的电子吸引力有关);S 是数量级为 Å(1 Å=0.1 nm)的间距。对于大多数金属来说,探针和表面间距有 1 Å 的变化,隧道电流将有一个数量级的变化。即使这个电流很小,如果有很高的精确度也会被观察到。

为了给表面拍照,该量子隧道电流被用于两方面。第一,在恒电流模式下,压电推进器使探针从表面扫描过。当探针接近表面的突出的原子时,电流急剧增大,同时反馈电流沿着探针向上传输以保证电流恒定。把探针的高度随着其扫过的距离的变化绘图记录。第二,在恒高度模式下,探针沿样品表面扫描,电流随着距离的变化被直接记录下来。图 7.8 是扫描隧道显微镜的示意图。图 7.9 是两个 STM 扫描模式的图解。

由于 STM 测量的是电流,因此十分适合研究导体和半导体的表面。而且,处在

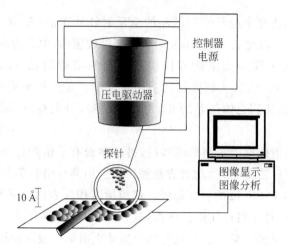

图 7.8　扫描隧道显微镜的原理(探针针尖的单个原子允许量子隧道电流从表面(或原子)传送到探针,该隧道电流可以被处理构建成像[9])

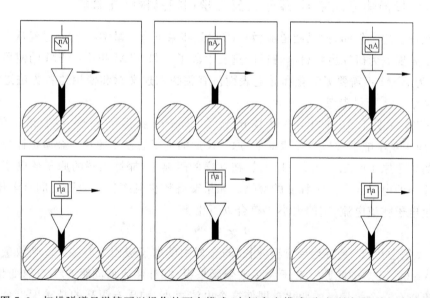

图 7.9　扫描隧道显微镜可以操作的两个模式(在恒高度模式下,探针扫描时与表面保持恒定距离(典型的为 5～10 Å),同时隧道电流的变化被记录下来。在恒电流模式下,探针的高度随时进行调整,以保证隧道电流恒定,同时探针与表面之间的距离被记录下来,该距离是探针在表面扫描距离的函数[9])

导电衬底上的生物分子(即使是蛋白质)也可以成像。值得提醒的是,STM 并不能够"看到"原子,但是能监测到电子密度。关于蛋白质的导电和成像机制目前还不清楚。

AFM 也使用相似的压电推进机制。然而,探针顶端的原子和表面上的原子之间的范德华力、静电斥力和吸引力,造成了可伸缩的微杠杆顶端的偏移,这个偏移量是可以测量的。原子尺度的微杠杆运动量可以通过从镜面反射一束激光到微杠杆（一个光杠杆）上来测量。微杠杆有一个原子的偏移，都可以通过检测反射到空间分辨光敏检测器的激光的位置来很容易的放大。其他原理也被用来测量探针的偏移，其中包括电容测量和干涉度量学。图7.10是一个典型的AFM示意图。

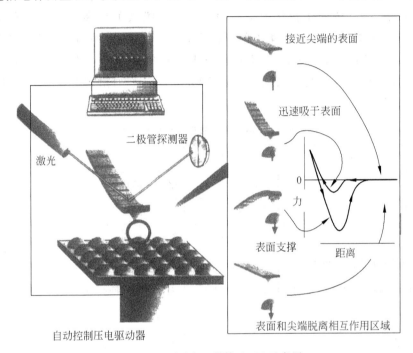

图 7.10 原子力显微镜 AFM 示意图

在 AFM 中，探针的作用非常重要，因为该成像方法的分辨率与探针针尖的直径和形状密切相关。探针是硅和氮化硅构成的，是由微缩平版印刷术制成的。AFM探针顶端采用碳晶须、纳米管和多种纳米球状粒子，用以增加其尖锐度或者提高探针几何形状的精度。探针也会根据表面进行调整来改变与表面相互作用的强度和类型（静态二次离子质谱分析法（SIMS）可用于表面修饰的成像）。最终，微杠杆在一定的刚度范围内进行焊接，所以分析模式可按照样品的需要和获取的数据类型进行调整。当 AFM 探针靠近样品和收回时，力与探针和样品表面相互作用相关。图7.10解释了该作用力。因为人们测量了力的大小，同时将胡克定律应用于弹性微杠杆的变形过程中，AFM 可以定量测定表面和探针之间力的大小。令人兴奋的是，AFM 可用来测量两个生物分子之间相互作用的强度，例如，生物素和抗生蛋白链菌素。

AFM 仪器使用接触模式或轻拍模式用于表面检测，在接触模式中，探针和表面相接触（或者至少探针和表面的电子云必须重叠）。微杠杆受到力的作用，并将力沿着探针极其微小的表面向上传输。同时,在力的作用下产生的压强可以破坏柔软的样品(蛋白质、聚合物等)。然而,对于较硬的样品,却可以得到非常好的表面形貌图。在轻拍模式下,探针在微杠杆的共振频率的附近振动。

探针擦过表面,和表面的相互作用可以影响探针的振幅和频率。在标准的轻拍模式中,振幅的变化转化为空间信息。这种模式的许多变量已经允许不同情况下成像并用探针实际振动中的周向移动来得到表面的力学性质(实质上是黏弹性)。用 AFM 探究表面已经通过技术变种得到了极大的拓展。事实上原子力显微已经被概括为扫描探针显微(SPM),表 7.6 列出了关于 AFM/SPM 的创造性应用。

表 7.6 扫描探针显微(SPM)模式[9]

名　　称	缩写	应　　用
接触式	CM-AFM	坚硬样品成像
轻拍模式(间断力)	IF-AFM	柔软样品成像
无接触式	NCM-AFM	软组织成像
力调制(允许力-距离曲线倾斜)	FM-AFM	提高表面结构的图像对比度
表面势能扫描式(绝对温标探针)	SSPM,KPM	表面能的空间分布
磁力显微	MFM	磁力分布
扫描热显微	SThM	表面热传导特征
识别显微	RFM	探针尖加生物分子进行特定区域的生物识别扫描
化学显微	CFM	探针尖加化学物质扫描表面相互作用力
侧力显微	LFM	表面侧力测绘
电化学显微	EFM	尖端在水中测试针尖与表面之间的电化学势
近场扫描光学显微	NSOM	用尖的光纤扫描表面,光学显微或分光在 100 nm 量级
静电显微	EFM	表面静电势
扫描电容显微	SCM	表面电容
电导原子显微	CAFM	表面电导率
纳米平面	AFM	在 10 nm 或更小尺度用 AFM 尖端对图形刻蚀、氧化或反应
纳米笔	DPN	用硫醇或其他分子浸润尖端,在纳米尺度上书写

AFM 可以用于测量力,而且它对于导电和非导电的样品观察都适用。施加在悬臂梁上的力使其弯曲接触材料表面,所以 AFM 会受脆性结构断裂后表面产物的影响。AFM 和 STM 都可以在水中、空气中或真空中观察样品。对于生物分子或组织表面,针尖周围被推动而产生的变化是值得考虑的。这些技术可以用来组装纳米结构(图 7.11)。

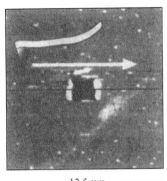
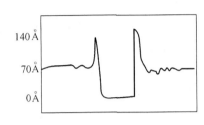

图 7.11 AFM 用于组装纳米结构(作用力较大的 AFM 针尖把矩形块变为等离子沉积薄膜(70 Å),AFM 也可以表征它所制备的结构[9])

7.2.8 表面分析新方法

还有很多其他的表面表征方法有潜力在未来几年发展成为重要方法。其中一些在表 7.7 中列出。这里将提及的几种方法包括表面和频光谱(SFG)、拉曼光谱和同步加速器法。

表 7.7 生物材料表面表征方法

名 称	获 得 的 信 息
二次谐波(SHG)	界面(气-液、固-液、固-气等任何光可以达到的界面)处吸附物的数量
表面增强拉曼光谱(SERS)	粗糙金属表面的高精度拉曼光谱
离子散射光谱(ISS)	通过弹性反射离子获得表层原子信息
激光质谱分析(LDMS)	表面吸附物的质谱
基质辅助激光电离(MALDI)	属于质谱分析法,多用来分析蛋白质大分子
红外光声光谱(IR-PAS)	基于波长依赖热反馈的表面红外光谱
高能电子能量损失谱(HREELS)	高真空下表面特定区域振动谱
X 射线反射	表面和界面的结构
中子反射	通过散射的中子得到界面处厚度和折射率等独特的信息

续表

名　　称	获得的信息
拓展X光吸收优化结构（EXAFS）	原子级化学和近邻信息
扫描俄歇探针（SAM）	纳米级的俄歇分析
表面基质共振（SPR）	表面折射率改变引起的水吸附
卢瑟福背散射光谱（RBS）	复杂多层界面的断面分析

表面和频光谱法用两个高频激光脉冲来照亮视场,一个在可见光范围(频率为 $\omega_{visible}$),另一个频率在其下(ω_{ir})。光线在视场中通过非线性光学过程散射,用 $\omega_{sum}=\omega_{visible}+\omega_{ir}$ 来衡量(图7.12)。ω_{sum} 的光强与样品二次非线性磁感系数成比例($\chi^{(2)}$)。磁感系数受到分子极化光场强度的影响。当材料具有反转对称,比如在材料内部时,ω_{sum} 的光强消失。在界面处,反转对称被破坏,SFG信号生成。所以表面和频光谱法对界面很敏感。实际情况中,ω_{ir} 在振动频率范围内扫描——在两个振动通过表面分子发生相互作用时SFG信号共振增强,这样能得到振动频谱。它的优势有:极佳的表面敏感性和对块体光谱强度的屏蔽(比如能够对液固界面度量),从振动光谱中得到的大量信息,根据偏振研究分子适应性。表面和频光谱法现在还不是常规方法。虽然通过不断改进设备能有一定程度的改善,但红外区域能扫描的范围是有限的。尽管如此,已有研究证明了表面和频光谱法在生物研究方面的作用。生物材料研究中表面和频光谱法的巨大作用已经在水和水凝胶,聚亚安酯,聚合物添加剂的表面活性和蛋白质的研究中被证明了[17-18]。

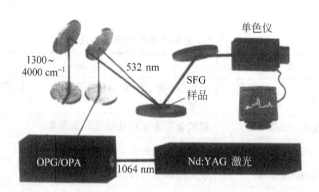

图7.12　一台表面和频光谱(SFG)仪器的示意图[9]

在拉曼光谱学中,一束明亮的光照射在样品上,大多数频率和入射光相同的光子向后散射。光束中少量的光子会激发样品的振动,并失去或得到能量。这部分光子的频移与样品分子结构指示的振动谱带相适应。由于信号电平低,拉曼光谱学技术受到严格的限制,不能用于表面的研究。然而,在最近的几年中,监测器灵敏度的大幅度提高已经允许将拉曼光谱应用于表面的微量材料的研究。同样,表面增强拉曼光谱学(SERS),即来自粗糙金属表面的分子的拉曼光谱,能够将拉曼信号强度提高 10^6 倍或更多。拉曼光谱在生物材料表面研究方面很重要,因为水能够非常强烈地吸收红外范围的辐射,但对于一般的通过可见光得到的拉曼光谱的影响很小。用于探测物质的高能辐射的同步加速器源最初被禁止用来进行物理学的基础研究。然而,现在有更多的同步加速器源,更好的仪器和经过改进的数据分析系统。同步加速器源是能够表现国家实力的仪器,花费超过 1 亿美元,通常占地数百英亩。加速电子速度接近光速,能量覆盖一个很宽的电磁波频谱能级(从红外线至高能 X 光子),从一个巨大的环形加速电场中放出。一个同步加速器源(包括辅助设备)允许一束具有探测物质所需能量的光子在一个频带内扫描。其他优点包括高的发射源能量强度(明亮的光)和偏振光。一些能够成功实现同步加速器源的实验方法包括晶体学、散射、光谱学、成像和制作。

表面分析仪器正在稳定地发展,更新的仪器和技术能够提供有关生物材料和药物设计的十分有价值的信息,获得的信息能够用于监控污染物,确保表面的再现性。探测生物学系统与生存环境系统相互作用的基本情况,完成一个生物学实验是十分昂贵的。但表面分析对于确保表面是符合预期的、稳定的,其成本是适度的。表面分析同样能用于药物设计的成功与失败的分析。表面分析法在最优化设计,加工和质量控制方面已有许多应用。对于有规则的表面结构,预测其可能发生的生物学反应是表面分析法研究的一个前沿领域。

7.3 生物医用材料表面改性

生物材料的生物相容性主要取决于材料表面的性质,包括材料表面的成分、结构、表面形貌、表面的能量状态、亲疏水性、表面电荷、表面的导电特征等。通过物理、化学和生物等各种技术手段改善材料表面性质,可以在不影响材料本体物理性能的情况下,大幅度改善生物材料与生物体的相容性。常用的表面改性方法有:材料的表面修饰,如在材料表面种植内皮细胞、涂敷白蛋白涂层、聚氧化乙烯表面接枝、磷脂基团表面等;等离子表面改性,包括等离子体表面聚合、等离子表面处理和等离子体表面接枝;离子注入表面改性和表面薄膜合成以及自组装单分子层等。

人们通过改进设计、改进制造工艺使生物材料具有更好的机械性能、耐久性和功能。例如,髋关节(hip joint)要求能够承受高的应力,人造肾脏要求具有很好的渗透性,人造心脏中的心脏瓣膜要求能够伸缩数百万次而不会失效。这些性质都是由材料内部结构控制的。

另一方面,生物医用材料与人体的生物反应主要是由材料的表面化学和结构决定的。生物医用材料表面改性的基本原理是,通过改性材料最外层表面而改善其生物相容性,同时不改变材料的主要物理性能。材料的表面改性主要有生物方法和物理化学方法。生物方法不是本章的主要内容。本章主要介绍生物材料的物理和化学表面改性方法,如图 7.13 所示。其中的 LB(Langmuir-Blodgett)膜既包含生物改性又包含物理化学改性。表 7.8 列出了一些生物材料表面改性的应用。表 7.9 列出了物理和化学表面改性方法以及它们所适用的生物材料。有关表面改性的原理这里不作详细介绍。

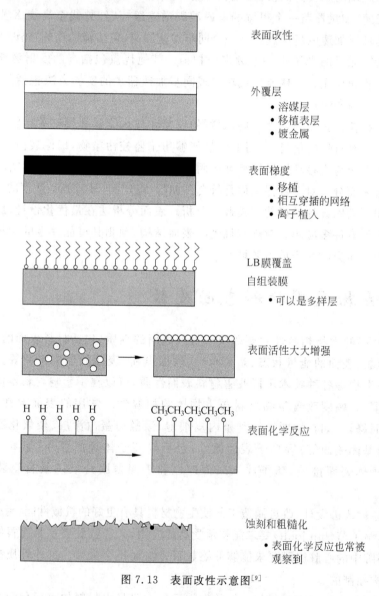

图 7.13 表面改性示意图[9]

表7.8 生物材料表面改性举例

改变血液相容性
  十八烷基团附着到表面(亲和蛋白)
影响细胞附着和生长
  氧化的聚苯乙烯表面
  氨等离子处理表面
  等离子沉积丙酮或甲醇膜
  等离子含氟聚合物沉淀(减少内皮附着IOL)
控制蛋白质吸附
  备用聚乙烯(乙烯乙二醇)的表面(减少吸附)
  处理过的ELISA盘表面(提高吸附强度)
  亲和套色复制颗粒(减少吸附或提高特殊吸附)
  表面交联接触镜头(减少吸附)
改善润滑性
  等离子处理
  辐射移植水凝胶
  相互渗透聚合的网络
改善耐磨性和抗侵蚀能力
  离子植入
  菱形沉淀
  阳极化
改变传输特性
  等离子沉淀(甲烷、含氟聚合物、硅氧烷)
改变电性能
  聚电解质接枝
  钛的磁控溅射
  添加包含硅树脂块共聚物
  等离子含氟聚合物沉淀
  等离子硅氧烷聚合物沉淀
  辐射移植水凝胶
  化学改性的聚苯乙烯用于类肝磷脂的活性

表7.9 生物材料表面物理化学改性方法

项目	聚合物	金属	陶瓷	玻璃
非共价涂层	√	√	√	√
Langmulr-Blodgett沉淀	√	√	√	√
表面活性添加剂*	√	√	√	√
碳和金属[a]蒸气沉淀	√	√	√	√
聚对二甲苯(p-亚二甲苯基)蒸气沉淀	√	√	√	√
共价涂层				
放射线移植(电加速或伽马射线)	√	—	—	—
表面光接枝(UV和可见光源)	√	—	—	—
等离子(气体放电)(RF、微波、声波)	√	√	√	√

续表

项　　目	聚合物	金属	陶瓷	玻璃
气相沉积				
离子束喷射	√	√	√	√
化学气相沉积(CVD)	—	√	√	√
火焰喷射沉积	—	√	√	√
化学移植(如臭氧化√/移植)	√	√	√	√
硅烷化	√	√	√	√
生物改性	√	√	√	√
原始表面的改性				
离子束蚀刻(如氩、氪)	√	√	√	√
离子束植入(如氮)	—	√	√	√
等离子蚀刻(如氮、氩、氧、水蒸气)	√	√	√	√
电晕放电(空气中)	√	√	√	√
离子交换	√**			√
UV 照射	√	√	√	√
化学反应				
非特殊氧化(如臭氧)	√	√	√	√
功能基团改性(氧化、还原)	√	—	—	—
附加反应(乙酰化作用、氯化)	√	—	—	—
转化涂层(磷酸盐化、阳极化)		√		

* 可能会发生一些共价反应
** 离子基团聚合物

7.3.1　生物医用材料表面改性的基本原理

生物医用材料表面改性分为两类：一类是通过物理或化学方法改变表面的原子、分子或化合物(表面处理、蚀刻、化学修饰等)；另一类是在材料表面覆盖上不同成分的涂层(覆层,表面接枝,沉积薄膜等),见图 7.13。这些基本原理为材料的表面改性提供了理论依据。

7.3.1.1　表面薄层改性

在实际应用中需要控制表面改性区域的厚度,材料表面的改性区域要越薄越好。改性的表面层过厚则会改变材料的机械性能与功能,过厚的表面覆层还容易分层。理想情况下,改变最外面的表面分子层 0.3～1 nm 就可以了。而实际中,表面改性时厚度要更厚一些,因为很难确定这么薄的表面处理或覆层是否覆盖了所有的表面。此外,太薄的表面层更容易发生表面逆转变(见后面的讨论)和应力腐蚀。

一些特定的涂层具有特定厚度。例如,LB 膜的厚度就和表面活性剂分子的长度(2.5～5 nm)有关。其他的覆层,如聚乙烯基乙二醇层厚度太小就会丧失其特有的性能,它的最小厚度和分子链的分子量有关。一般而言,表面改性层都应具有满足均匀一致性、耐久性和功能要求的最小厚度。对于不同的体系都需要通过实验来确定最小厚度。同时应防止表面改性层的分层,可以通过共价键将表面层和基体结合在一起以防止表面层脱落。表面层脱落是实际应用中经常碰到的问题。

7.3.1.2 表面重组

由于表面原子或分子的扩散,表面的化学性质和结构都会发生变化。表层原子会迁移到材料内部,而材料内部的原子也可能会扩散到表面。这些现象在金属和其他无机体系和聚合物体系中都普遍存在。人们常用"重构"、"弛豫"、"表面分离"等描述这些表面结构和化学性质的变化。这些表面变化的驱动力就是要减小界面能。为了保持改性表面的性质,通过交联防止表面原子迁移,或在基体材料和改性表面之间"插入"一层不可渗透层,防止表面改性层逆转现象发生。

7.3.1.3 表面分析

表面改性区域的厚度通常很薄,由很少量的材料组成。在改性反应中,很容易引入污染。因此必须对表面进行分析检测。通常的表面分析方法对于表面改性不够灵敏,因此迫切需要特定的表面分析工具。

生物材料研究的最终产品是用于人体的装置和材料。如果表面改性工艺过于复杂,造成产品太贵,不利于产品的商业化。因此最好要简化表面改性的工艺,降低表面改性工艺对反应环境的敏感性。

7.3.2 生物材料表面改性方法

材料表面改性的一般方法见图7.13,表7.9列举了很多表面改性实例。这里将介绍其中的一些应用广泛的改性方法。一些简单的改性方法,如在溶液中的基体表面涂敷聚合物或在材料表面溅射镀金属的方法在这里不作详细介绍。

7.3.2.1 化学反应

有成百上千种化学反应可对材料表面化学改性。试剂与材料表面的原子或分子发生反应时,不会在原来表面上形成覆盖层。化学反应分为非特定和特定两种。非特定反应在材料表面形成了一定分布的多种官能团。例如,聚乙烯表面的铬酸氧化,金属材料在空气中的电晕放电表面改性,在氧、氩、氮、二氧化碳或水蒸气环境中材料的射频辉光放电(RFGD)处理,金属表面氧化生成多种氧化物。特定化学表面反应只改变一种官能团,副产物很少,图7.14显示聚合物的表面改性。

7.3.2.2 辐射接枝和光接枝

辐射接枝和相关方法被广泛用于生物医用材料的表面改性。根据辐射源的不同,辐射接枝分为三类:离子辐射源接枝(常用Co_{60}伽马射线)、紫外线接枝(光接枝)和高能电子束接枝。这些接枝方法的原理都是相似的。辐射打断了材料表面的化学键,形成了自由基、过氧化物或其他的活性粒子。然后将单体与表面的自由基等反应

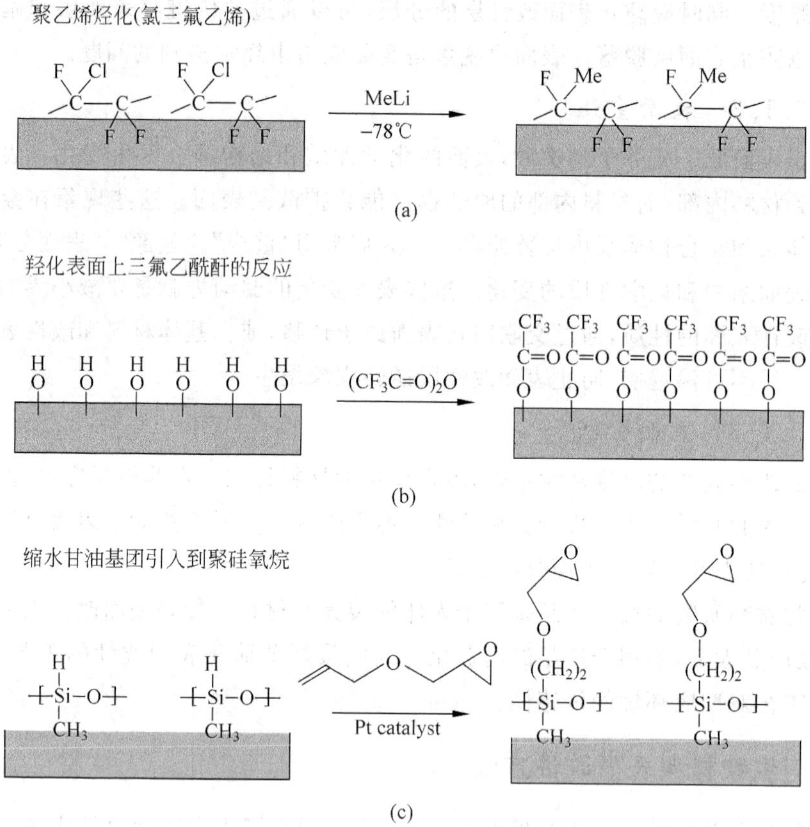

图 7.14 一些特殊的化学反应使聚合物表面改性[9]

形成表面接枝聚合。通常有三种反应模式:①在共同辐射方法中,基体材料浸在单体溶液中,然后暴露于辐射源;②基体材料在惰性环境或低温环境下接受辐射,然后置于单体溶液中发生接枝反应;③在空气或氧气环境下,对材料进行辐射从而使材料表面生成过氧化物基团;然后将其与单体加热反应发生接枝或者用氧化还原剂(如 Fe^{2+})分解过氧化物基团生成自由基而诱发接枝聚合。辐射接枝在表面形成的接枝层通常较厚(大于 1 μm),与基体材料键合紧密。由于可聚合单体很多,可以有很多表面化学方法;将多种单体混合,可以形成接枝共聚物。例如,通过调节接枝混合物中亲水单体与疏水单体的比例可以调节材料表面的亲水性。

光引发接枝(通常指可见光和紫外线)是表面改性的一个分支。有很多方法可以影响光引发接枝。例如,在紫外光照射下,叠氮基苯可转换成高度活性的 Nitrene。Nitrene 能和很多有机基团迅速反应。将含有叠氮基苯基团的聚合物与生物材料同时暴露在紫外线照射下,该聚合物就能固定在基体上。另外一种方法和将苯甲酮分子联结在亲水聚合物上有关。在紫外线的照射下,苯甲酮被活化,可以联结在很多聚合物上。

辐射、电子、光接枝常用于将水凝胶结合在疏水聚合物表面。人们已经对水凝胶接枝表面与蛋白的交互作用、与细胞的交互作用、血液相容性和生物组织反应做了研究。

7.3.2.3 频率辉光放电等离子体沉积(RFGD)和其他等离子气体处理

表面改性用的 RFGD 等离子体都是低压电离气体环境。它们也被称为辉光放电或气体放电沉积或处理。等离子体可以通过表面烧蚀和蚀刻反应对表面进行改性也可以通过沉积模式在表面覆层(图 7.13)。关于等离子体沉积及其在生物材料上的应用有很多好的综述文章[19-21]。表 7.10 列出了一些等离子体改性生物材料的生物医学应用,在此对它进行重点阐述。

表 7.10　光热放电的生物医学应用等离子体诱导改性方法

A. 等离子体处理(蚀刻)	2. 改变细胞和蛋白质反应
1. 清洁	提高生物适应性
2. 杀菌	促进选择性的蛋白质吸收
3. 交联表面分子	提高细胞粘附
B. 等离子体处理(蚀刻)和等离子沉积	促进细胞生长
1. 形成阻隔膜	形成未污染表面
表面涂层	增强光滑度
电绝缘涂层	3. 提供反应场所
降低材料从环境中吸收物质	移植或聚合出聚合体
抑制可滤取物的释放	固定生物分子
控制药物输送速度	

等离子体沉积薄膜和等离子体处理表面用作生物医用材料有以下优点:

(1) 低压气体环境中,物质传输通过分子扩散和对流扩散来控制,非常敏感,因此可以对复杂的几何形状进行处理。

(2) 不会产生空白区和小孔。

(3) 等离子体沉积聚合物薄膜几乎可以沉积在任何固态基体上,包括金属、陶瓷和半导体。而其他的表面接枝或表面改性方法对基体材料的化学性质有很大的依赖。

(4) 与基体联结牢固。等离子体反应环境中的高能气相能够诱发薄膜与基体反应。

(5) 可以形成特定化学性质的薄膜。通常的有机化学方法合成无法得到与等离子体沉积聚合物薄膜的化学性质相同的薄膜。

(6) 生成的薄膜由于其致密、交联且没有针孔,是一个很好的阻挡层。

(7) 由于等离子体沉积层高度交联,薄膜中几乎不含有可能诱发不良生物反应的低分子量成分,同时还可以阻挡基体中的低分子量物质滤出薄膜与组织接触。

(8) 制备简单。按照沉积膜的要求调好设备后,操作非常简单,效率很高。

(9) 技术成熟。微电子工业对于无机等离子体沉积膜的应用已非常广泛。

(10) 虽然等离子体沉积薄膜化学成分复杂,但仍可以通过红外光谱(IR)、核磁共振(NMR)、电子能谱化学分析(ESCA)和二次离子质谱法(SIMS)对其进行分析。

(11) 生物材料经等离子体处理消毒。这对于医用器械的生产比较经济。

等离子体沉积薄膜和等离子体处理表面用作生物医用材料的缺点有:

(1) 表面生成的化合物可能有毒。例如:反应器中有四氟乙烯气体引入时,一种复杂的碳氟化合物分枝会生成,并在薄膜中存留。

(2) 等离子体沉积的设备昂贵。一台实验室用反应器需要花费 10 000～30 000 美元,而生产用的反应器需要花费 100 000 美元,甚至更多。

(3) 在长而窄的孔中难以发生均一反应。

(4) 需要注意防止外来气体或泵油进入反应区域造成污染。

7.3.3 材料表面的等离子体处理

等离子体环境中含有正离子、负离子、自由基、电子、原子、分子和光子。一般的等离子体环境包括 1～10 eV 能量的电子、25～60℃的气体温度、(10^{-9}～10^{-12})/cm^2 的电子密度和 0.025～1.0 torr 的操作压力。在基体表面会发生一系列的反应而引起表面改性或沉积。首先,材料表面同时发生沉积和蚀刻(消融)。当消融比沉积快时,就不会有沉积。由于其高能特性,消融和蚀刻都会使基体产生很大的化学改变和形态改变。对于沉积过程,人们假定了许多机制。有人认为,反应活性的气体环境在基体表面上产生了很多自由基和其他活性粒子,并与基体反应。也有人认为,气相中的活性小分子反应生成的高分子量单元或微粒沉积在基体表面。根据观察到的现象,人们倾向于认为这两种机制在沉积过程中都存在。

7.3.3.1 沉积等离子体环境

与反应条件和基体有关的实验参数会影响等离子体沉积的最终结果。一种典型的诱导耦合无线电频率等离子体反应器主要的子系统包括进气系统(控制气体混合、流速和进气量)、真空系统、功能系统(energizing system)、反应区。等离子体反应器中还常有用于控制气相粒子分子量的质量分光计,控制膜厚的偏振光椭圆率测量仪和振荡石英晶体微量天平等装置。

7.3.3.2 固定分子用 RFGD 等离子体

等离子体常被用来在表面引入有机官能团(如氨基、羟基),基体表面的有机官能团能够联结生物高分子(见 2.11 节)。有些活性气体环境能够将有机分子(如表面活性剂)直接固定在材料表面。例如,聚乙二醇-丙二醇表面活性剂通过丙二醇链段吸附在聚乙烯上,然后将吸附有表面活性剂的聚乙烯暴露在氩等离子体下,聚丙二醇发生交联从而使聚乙二醇链通过共价键联结在表面。

7.3.3.3 高温和高能等离子体处理

这里叙述的等离子体环境是相对低能低温的。因此用它们在聚合物或金属基体上沉积有机层。在高能环境下,等离子体可以影响特定的无机基体的表面改性。例如,火焰溅射沉积(flame-spray deposition)中,将高纯度、精细的(约100目)金属粉注射入高速等离子或火焰中,完全融化或部分融化的金属颗粒撞击在表面而迅速固化。

7.4 常用生物材料表面改性方法

7.4.1 仿生法化学改性

受到生物矿化过程和生物仿生过程的启发,研究人员逐渐意识到,如果能够通过仿生的方法在体外模拟骨组织生物矿化的过程,那么,所得到的磷酸钙盐及其涂层将具有更优异的生物学性能。

1990年,日本的Kokubo等人[22]首先提出仿生制备磷酸钙盐涂层的方法,并且在陶瓷、金属和有机物表面都获得了类似于骨骼中磷灰石成分的涂层。涂层的过程在模拟体液(SBF)中完成。配置SBF时,可将适量的$NaCl$,$NaHCO_3$,KCl,$K_2HPO_4 \cdot 3H_2O$,$MgCl_2$,$\cdot 6H_2O$,$CaCl_2$,和Na_2SO_4溶于去离子水,调整溶液离子浓度、温度和pH值与人体血浆中的相应值基本一致(表7.11)。

表7.11 模拟体液与人体体液的成分对照[22]　　　　mmol/L

离子浓度	Na^+	K^+	Ca^{2+}	Mg^{2+}	Cl^-	HCO_3^-	HPO_4^{2-}	SO_4^{2-}
模拟体液(SBF)	142	5	2.5	1.5	147.8	4.2	1	0.5
人体血浆	142	5	2.5	1.5	103.0	27.0	1	0.5

为了使SBF有缓冲作用,再加入50 mmol/L的Tris-(hydroxymethyl) aminomethane(($CH_2OH)_3CNH_2$)和45 mmol/L的盐酸,使溶液的pH值在36.5℃下保持在7.25。现在称pH=7.4的此种溶液为Kokubo溶液。在涂层沉积过程中,分别将基体浸入SBF和1.5 SBF中各7天,其中1.5 SBF的离子浓度为一般SBF的1.5倍,保持各种离子的相对比例不变。所得膜层厚度约为15 μm。在Kokubo等人的研究基础上,多种其他溶液也被用于磷酸钙盐的沉积,具体溶液配比见表7.12[23]。

在随后的研究中,T. Kokubo[24]等人采用一种简单的方法对Ti基体进行预处理,得到了具有良好生物活性的表面层,并通过体外试验证明,处理过的植入体表面可以诱导骨组织生长。预处理的过程包括碱液腐蚀和热处理。为了测试处理后Ti表面的生物活性,将其浸入SBF中,基体表面形成一层致密、均匀的磷灰石薄膜,且膜层与基体的结合强度比没有经过预处理的高。

表 7.12 其他沉积溶液的离子浓度[23]   mmol/L

项目	Na^+	K^+	Ca^{2+}	Mg^{2+}	HCO_3^-	Cl^-	HPO_4^{2-}	SO_4^{2-}
BP	142	59.0	2.5	1.5	27.0	103.0	1.1	0.5
SBF	142	5.0	2.5	1.5	4.2	147.8	1.0	0.5
HBSS	142	5.81	1.26	0.898	4.17	146	0.779	0.406
FCS	136.8	3.71	3.10	—	—	144.5	1.86	—
ACS	136.8	4.64	3.87	—	—	144.5	2.32	—

Kokubo 等人[24]还研究了涂层的形成过程,在碱液处理过程中,表面的 TiO_2 钝化层部分溶解,表面逐渐形成钛酸钠凝胶层。经过热处理后,凝胶层脱水,成为稳定的非晶或结晶的钛酸钠。浸入模拟体液后,通过 Na^+ 与溶液中 H_3O^+ 的交换,使溶液 pH 值升高,促进了磷酸钙盐在表面的沉积。同时,涂层于基体的界面具有良好成分梯度的结构(图 7.15),能够很好地改善涂层的生物学和力学性质。

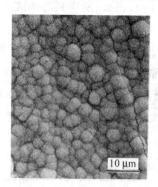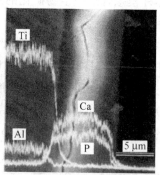

图 7.15 Kokubo 等人试验得到的膜层表面形貌和界面的成分变化[24]

在 Barrere 等人的研究[25]中,他们在模拟体液中分别加入更多 Mg^{2+} 和 HCO_3^-,得到了具有不同成分的磷酸钙盐涂层,其中包括磷酸八钙、缺钙型磷灰石晶体和碳酸根取代的磷灰石膜层。他们的试验证实在骨矿化过程中,Mg^{2+} 和 HCO_3^- 具有抑制晶体生长的作用,从而更容易得到与骨中矿物晶体更接近的涂层。

他们还讨论了 Mg^{2+} 和 HCO_3^- 对涂层的影响。其中,对于只含有 Mg^{2+} 的模拟体液,溶液中会有少量 Mg^{2+} 沉积到膜层上,能够显著影响磷酸钙盐的晶化,但 Mg^{2+} 不会进入磷酸八钙的晶体间隙中。HCO_3^- 对膜层的影响与 Mg^{2+} 有显著不同,碳酸根会在晶体中取代磷酸根的位置,形成碳酸根取代的磷灰石膜层。

另外一种用于化学成膜方法的磷酸钙盐溶液是羟基磷灰石过饱和溶液,或称为 SCS(Supersaturated Calcium Solution)。该方法中,先将羟基磷灰石粉末用盐酸溶解并稀释,制成酸性沉积母液。在使用前,将母液再稀释,使其[Ca^{2+}]为 4 mmol/L,并用碱液调节 pH 值,制成羟基磷灰石过饱和溶液。Feng[26]等用 NaOH 处理钛片,在 SCS 中沉积磷酸钙盐涂层。通过对 NaOH 处理后的钛表面进行 XPS 分析,证实了 NaOH 处理能够有效地在钛表面引入碱性羟基(Ti—OH)。而且,通过对照实验证明,在钛表面引入的碱性羟基(Ti—OH)形成了有利于磷酸钙盐形核的表面官能团,是促进磷酸钙盐形核和析出的主要原因。图 7.16 是 Ti 基体表面成分、结构变化的示意图。Mao C B[27-28]等同样采用 SCS 进行膜层沉积,在钛表面得到了有明显(0001)织构的羟基磷灰石涂层。他们使用 VTS 作为自组装模板,利用其排列规整的羟基和羧基,同时将乙烯基氧化。如此得到的表面可以诱导 HA 定向结晶,其(0001)面平行于基体表面。Wen[29]等用 NaOH,HCl 和 H_2SO_4 等多种溶液处理钛表面,在不同的模拟体液中沉积磷酸钙盐。实验重点分析了沉积的磷酸钙盐的形貌和组成,发现表面沉积的磷酸钙盐以磷酸八钙和磷灰石为主,存在一定的择优取向。

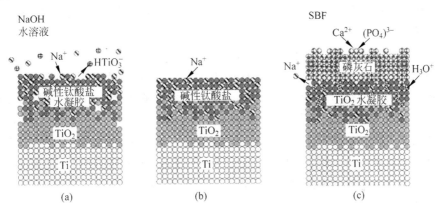

图 7.16 Ti 基体表面成分、结构变化的示意图[6]
(a) 碱处理形成碱性钛酸盐水凝胶;(b) 通过热处理时碱性钛酸盐水凝胶致密化;
(c) 水 SBF 中磷灰石在 TiO_2 水凝胶上生长

在骨组织中,矿物成分占了相当大的比重,但是,其中的有机成分,例如胶原,对骨组织的形成和骨组织的性质也有着相当大的影响。Scharnweber 等人[30]采用预先在钛基体表面附着胶原的方法,得到了胶原和磷酸钙盐的混合膜层。Liu Y 等人[31]使用牛血清蛋白与磷酸钙盐协同沉积,得到了具有较高生物活性的涂层,能够在很长一段时期内有效地从磷酸钙盐膜层中释放具有生物活性的蛋白质。现在,含有有机成分的磷酸钙盐涂层正逐渐引起研究人员的兴趣,比如,膜层中的蛋白质能否保持其生物活性,对蛋白质或生长因子的释放进行有效的控制等。

荷兰的 IsoTis 公司和美国的 Depuy 公司也非常重视植入体仿生涂层上的研究与应用,而且均已经研制开发出各自的生产技术和产品。以荷兰的 IsoTis 公司[32-34]为例,他们所用技术的基本原理是:通过向溶液中通入 CO_2 气体并维持一定的气压,使溶液成为弱酸性(pH 在 6 左右),从而获得高钙离子浓度的模拟体液,其钙离子浓度是一般模拟体液 5 倍。然后,再利用 CO_2 气体从溶液中的缓慢释放,逐渐提高沉积溶液的 pH 值,使其达到过饱和状态,并利用这个过程进行涂层。全部涂层过程分为两步,分别使用配方略有不同的 SBF 沉积溶液。在第一步中,经过 24 h 的沉积,钛基体表面覆盖一层非晶磷酸钙盐层。在第二步中,由于溶液中 Mg^{2+} 和 HCO_3^- 浓度较前一步低,继而形成了具有一定厚度($35\ \mu m$)的磷灰石涂层。在随后的研究中,该小组进一步探讨了所用 SBF 溶液离子强度对涂层的影响。高离子强度将延缓晶体从溶液中的析出,促进磷酸钙盐晶体在钛表面的形核生长,提高涂层性能。

高效的磷酸钙盐涂层方法需具备以下几个条件:

(1) 沉积溶液具有高过饱和度

溶液过饱和度的高低,直接决定晶体形核、生长的速度。要缩短涂层沉积时间,必须要求晶体生长速度快,沉积溶液具有较高的过饱和度。对于磷酸钙盐溶液,影响其过饱和度的因素主要有三个:钙离子和磷酸根离子的浓度以及溶液的 pH 值。

(2) 溶液能够长时间处于过饱和状态

过饱和状态是一种亚稳态,晶体的析出必然导致沉积溶液过饱和度降低,甚至离开过饱和状态。但是,作为高效的沉积溶液,它必须能够产生并维持高过饱和度的状态,减少晶体析出对溶液过饱和度的冲击,有效地延长溶液处于过饱和状态的时间。

在磷酸钙盐沉积溶液中,晶体的析出会消耗钙离子、磷酸根离子和羟基,有时还会消耗磷酸氢根离子,溶液须能够对这些离子的消耗进行补充,我们称之为"缓冲"作用。一种有效沉积溶液必须具有一定的"缓冲"作用,才可能使沉积溶液的过饱和状态维持相对较长的时间。

(3) 涂层方法操作简单,易于实际应用

涂层方法应该能够适应大规模的生产。另外,涂层的制备还应该能直接用于临床,即在手术需要的时候,能够马上制备出来,这就要求涂层的工艺、设备简单,涂层过程短。

基于上述考虑,李帆等在确定沉积溶液配置方法时,考虑了多种选择,进行了大量的探索性实验。采用了由 $CaCl_2$,NaH_2PO_4,$NaHCO_3$ 组成的沉积溶液配方。对于这种新的涂层方法和沉积溶液,研究了它们的有效性和影响因素,并进行总结,找到了最佳的实验参数。设计了一种新型、简单、高效的制备仿生磷酸钙盐涂层的方法。实验证明,采用适当的预处理手段,能够在 24 h 内得到 $30\ \mu m$ 厚的磷酸钙盐涂层。图 7.17 是样品 FDS1 经过 6 h 沉积所得涂层的表面(a)和断面(b)形貌。对该方法沉积的机理进行了分析,认为:① 使用 NaH_2PO_4 能够有效地获得高钙离子浓度的沉积溶液,加速晶体的形核和生长,同时提供磷酸根离子的储备;② 使用 $NaHCO_3$ 可以缓慢、稳定地提高溶液 pH 值,获得了具有高过饱和度的沉积溶液。

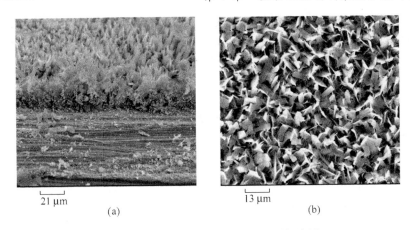

图 7.17 样品 FDS1 经过 6 h 沉积所得涂层
(a) 表面形貌；(b) 断面形貌

7.4.2 硅烷化[5]

一种典型的硅烷表面改性反应如图 7.18 所示。硅烷化反应可以用来羟基化表面或富胺表面。由于玻璃、硅、锗、氧化铝、石英和多种金属氧化物表面都含有很多羟

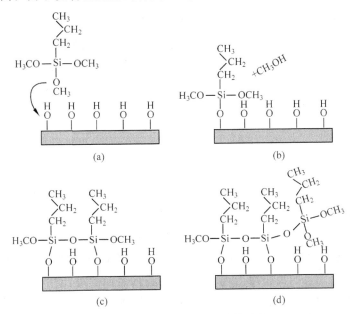

图 7.18 典型的硅烷表面改性反应

(a) 羟基化的表面浸入含有 n-丙基甲氧基硅烷的溶液中(nPTMS)；(b) nPTMS 的一个甲氧基团和一个羟基结合；(c) 另一个 nPTMS 分子的两个甲氧基团发生了反应,一个和羟基,一个和第一个 nPTMS 分子的甲氧基团；(d) 第三个 nPTMS 分子只和甲氧基团发生反应,这个分子被束缚在硅烷膜网络内,但并不直接束缚在表面

基,因此很适合用硅烷对这些材料进行表面改性。改性后材料表面接触角增大。很多不同的硅烷都可以用来表面改性(见表 7.13)。硅烷表面改性的优点是其反应简单且稳定,这是由于硅烷具有交联的结构。但是硅烷和羟基的键合容易水解导致薄膜脱落。

表 7.13　硅烷用于生物材料表面改性

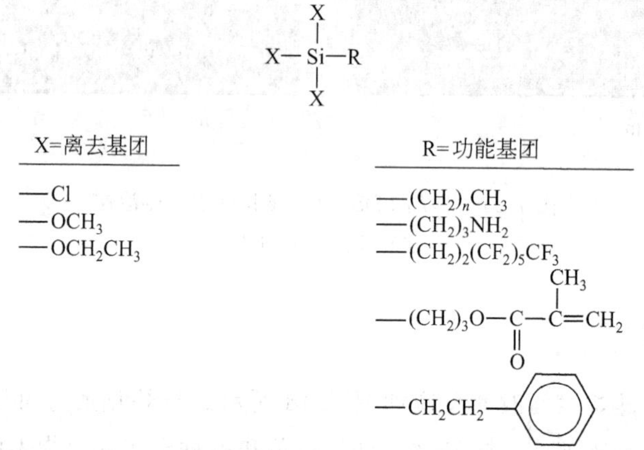

$$X-\underset{\underset{X}{|}}{\overset{\overset{X}{|}}{Si}}-R$$

X=离去基团	R=功能基团
—Cl	—$(CH_2)_nCH_3$
—OCH_3	—$(CH_2)_3NH_2$
—OCH_2CH_3	—$(CH_2)_2(CF_2)_5CF_3$
	—$(CH_2)_3O-\underset{\underset{O}{\|\|}}{C}-\overset{\overset{CH_3}{\|}}{C}=CH_2$
	—$CH_2CH_2-\phenyl$

硅烷能够形成两种表面薄膜结构。如果只有表面反应发生,会形成如图 7.18 所示的结构。如果表面有很多水,在材料表面会形成较厚的硅烷层。硅烷层是由结合表面的 Si—O 基团和硅烷分子组成的三维聚合物网络。反应的第一阶段如图 7.18(d)右边所示,硅烷分子与连接在表面的硅烷反应。随后硅烷分子继续与基体表面的硅烷分子交联从而得到自组装、高度有序的结构。这些自组装单层膜将在本章后面进行详细阐述。

7.4.3　离子注入

离子注入法将具有 $10^1 \sim 10^6$ eV 能量的加速离子注入材料的表面区域以改变表面性质。这种方法主要用于金属和无机材料体系。元素周期表中大部分原子的离子都可以注入,但只有一部分离子的注入能够得到有用的表面改性。运用离子注入能够改善材料表面的硬度、光滑性、刚性、腐蚀性能、传导性和生物反应性能等。

当具有较高能量的离子撞击表面时,离子进入表面的可能性很大。高能量密度的离子在进入表面后,在表面有一定的分布。离子注入过程如图 7.19 所示。对于离子注入引起的表面变化必须有定量的理解,才能对材料表面进行精加工。可用离子注入法对表面改性的生物材料有很多。将铱离子注入 Ti-6Al-4V 合金,可以增强其抗腐蚀性能。将氮注入钛中能够降低磨损。而将硼和碳注入 316 L 不锈钢能够延长其疲劳寿命。

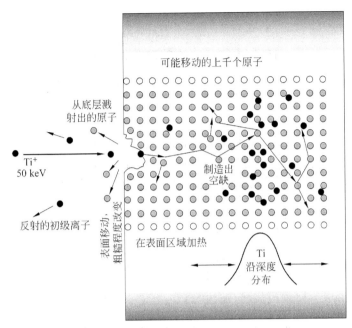

图 7.19　离子注入过程的一些细节[9]

7.4.4　Langmuir-Blodgett(LB)膜沉积

LB 沉积方法使材料表面上覆上一层高度有序层。组装层中每个分子都含有一个极性基团端和无极性区。通过 LB 槽沉积 LB 膜的方法如图 7.20 所示。通过拉动挡板使其沿界面移动,使水-气界面的表面膜一直保持压缩状态,可以得到 LB 膜。图 7.21 给出了一些可用于形成 LB 膜的化合物。LB 膜的最大优点就是高度均匀有序,而且有很多化学物质可用于形成 LB 膜,因此可以得到不同化学性质的表面改性。在 LB 膜形成后,通过交联和聚合可以提高 LB 膜的稳定性。

7.4.5　自组装单层膜(SAM)

自组装单层膜(SAM)是在特定基体上自发生成的具有高度有序结构(二维晶体)表面薄膜。在某些方面 SAM 与 LB 膜类似,但也有很多重要的区别。n-烷基硅烷在羟基化表面(二氧化硅、玻璃、氧化铝),烷烃硫醇[如 $CH_3(CH_2)_nSH$]和烷烃双硫醇在金属表面(金、银、铜),胺和乙醇在铂上,羧酸在铝氧化物和银上都能形成 SAM 膜。绝大部分形成 SAM 膜的分子都有图 7.22 所示的特征。SAM 的形成需要两个条件:在表面强烈的放热吸附和烷烃链之间的范德华力吸引。表面的化学吸收作用为分子填充所有表面位置提供了驱动力,这与 LB 膜形成过程中用挡板进行压缩是类似的。由于表面的每个吸附点都被填充了,分子链紧密接触,范德华力使烷基链结晶。分子的迁移率也是成膜的重要参数。高的迁移率使得分子有足够的时间进入表面基团紧密堆叠中的位置,也使得分子链能够进入准晶中。

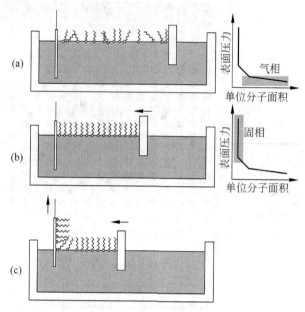

图 7.20 通过 LB 膜法使油膜沉积在玻璃上
(a) 油膜漂浮在水层上；(b) 油膜被可移动的障碍物挤压；
(c) 障碍物持续积压油膜，垂直的玻璃板撤出

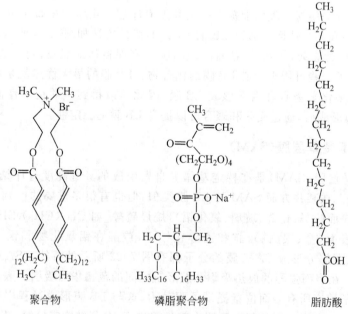

聚合物　　　　磷脂聚合物　　　　脂肪酸

图 7.21 分子形成 LB 膜的化合物

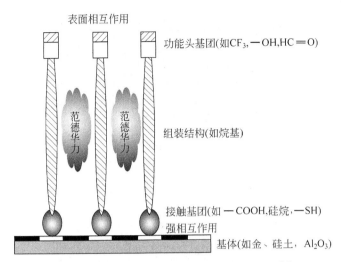

图 7.22 分子形成自组装单层膜的普遍特性[9]

SAM 的优点有：容易生成，化学性质稳定（通常比 LB 膜要稳定），有多种选择可以改变表面基团。虽然 SAM 的发现比较晚，但在生物材料中已有应用。

7.4.6 表面改性添加剂（SMA）

将一些物质以低浓度添加到材料中能够改变和改善材料表面性能。SMA 与生物材料混合后在表面富集，降低表面能。给生物材料添加 SMA 时，必须要考虑以下两个问题：第一，有 SMA 和没有 SMA 时界面能的差别；第二，基体材料分子和添加剂分子在基体材料中的迁移率，它们决定表面 SMA 的比率。另外需要注意的就是 SMA 在材料表面的耐久性和稳定性。

一种改变聚合物材料表面性质的典型 SMA 是较低分子量的共聚物，A 链段可以溶解在聚合物中而 B 链段不溶于基体材料，具有较低的表面能。B 链段通过 A 链段固定在材料表面，如图 7.23 所示。在开始制备阶段，SMA 均匀分布在基体材料中。经过加工或退火后，SMA 会迁移到材料表面。例如，聚亚安酯的一种 SMA 含有较低分子量的聚亚安酯 A 链段和聚二甲基硅氧烷（PDMS）B 链段。A 链段将 SMA 固定在聚亚安酯基体材料中，B 链段则暴露在表面，使表面能降低（注意这里的表面环境是疏水的）。当这个体系置于含水环境中，表面能升高。基体材料聚亚安酯或 SMA 的聚亚安酯 A 链段会迁移到表面。对于很多体系，通过选择合适的基体材料和 A 链段可以防止这种相逆转现象发生。

目前已知很多无机体系的 SMA，例如，添加少量镍可以完全改变硅的（111）表面；铜能够在金合金表面聚集；不锈钢中，铬以氧化物的形式在表面富集，使其具有抗腐蚀性。

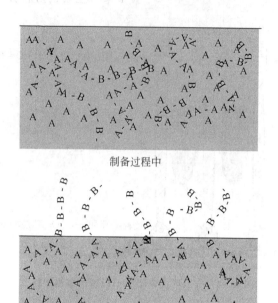

图7.23 以A链段和B链段为添加剂的表面改性共聚物混入到与A链段化学性质相似的基体聚合物中的示意图

(制备过程中,共聚物随机分布在基体聚合物上;加工或退火后,A链段锚定基体的表面添加剂,低能的B链段则迁移到空气与聚合物的分界面)

7.4.7 钝化处理

钝化处理将金属表面改性成致密富氧化物层,使其防腐蚀,增强金属的光滑性。为了获得好的表面性质,人们常把钢磷化或溴化,用铬硫黄酸电解液在铝表面电镀铬。对于钛和钛铝合金也常用阳极电镀法进行表面改性。

对于金属合金基生物材料,表面钝化工艺是最常用的表面改性技术。这些材料一般用于肌肉骨骼承载外科植入物装置。金属和合金材料在盐环境中都容易发生电化学腐蚀。在表面生成少量导电的、惰性氧化物能够使其腐蚀速率降低$10^3 \sim 10^6$倍。对很多金属,将其置于矿物酸(如硝酸)中半个小时,表面即被钝化。大部分钝化表面都是透明或金属色的薄膜$(50 \sim 5000) \times 10^{-8}$ cm,表面钝化前后外观上无明显变化。

7.4.8 帕利灵(聚对二甲苯)涂层

帕利灵(聚对二甲苯)涂层是一种高质量的薄膜涂层,在某些领域广泛应用。涂层的沉积方法很独特。双侧面亚二甲苯基单体在175℃、1 torr下汽化,在700℃、0.5 torr下热分解,最后在25℃、0.1 torr下沉积在基体上。涂层具有优异的电绝缘性和防潮性能,常被用来保护植入电极和电子电路。

7.4.9 激光涂覆

激光能够迅速诱发有机和无机材料表面性质发生改变。用激光改性时,能够精确控制激光频率、能量密度、聚焦程度和反应时间,同时也可以加热或进行特定激发。常用于表面改性的激光发生器包括:红宝石、钕:钇铝石榴石(Nd:YAG)、氩、二氧化碳等。激光处理由脉冲调制(100 ns与1 ps之间),为连续波(CW),反应时间一般小于1 Ms。

激光诱导的表面改性包括退火、蚀刻、沉积和聚合。在设计激光诱导表面改性时,需要考虑激光与材料的耦合、激光的穿透深度、表面反射与散射,以及激光引起的加热效应。

表面改性被用来提高生物材料的生物相容性和其他方面的性能。由于医疗器械已具有适当的性质,如物理性质。表面改性为提高器械的生物相容性提供了一种手段,并不需要对原有医疗器械重新加工设计,也不需要对医疗人员进行实用培训。

7.5 材料表面固定生物分子

生物分子如酶、抗体、亲和蛋白质、细胞受体配位体和各种药物,在诊断、治疗、分离和生物技术等领域广泛应用,这些生物分子通过化学或物理方法固定在生物材料表面而构成生物功能材料。肝素在高分子表面的固定化处理是最早应用的生物功能材料例子之一。活细胞也能与生物材料结合,因而细胞培植、人造器官和组织工程等也是生物功能材料应用的领域。天然材料和合成材料的这种"杂交"式的结合使合成生物材料有了"生物功能性"。本书的许多章节都涉及了这个内容,如在生物材料表面蛋白质的吸附和细胞的粘附、细胞培养、组织工程、人工器官、药物输送等,这一节主要论述生物材料表面的生物分子的物理吸附和化学固定化的方法,尤其是需要保持所固定的生物分子的生物活性的方法。

在能够进行生物改性的不同种类生物材料中,高分子是最引人注目的,因为它们的表面含有合成反应基团,或能很容易通过与生物分子形成共价键的反应得到衍生物质。高分子作为生物分子的基体的另一个好处是高分子易于成形,包括薄膜、隔膜、管道、纤维、纺织物、颗粒、胶囊和多孔结构。而且高分子的成分可以有很大的变化,同时分子结构包括均聚物以及随机共聚物、交替共聚物、嵌段共聚物和接枝共聚物。活性阴离子聚合技术和新发展起来的活性自由基聚合技术,能够很好地控制高分子的分子质量,使得分子质量窄分布。固态高分子的分子形式有非交联链(体内环境不溶解)、交联链、物理混合链和相互交叉网络链。对于金属、无机玻璃或陶瓷的表面,生物功能化还能通过在材料表面化学固定或物理吸附高分子层来获得,或者通过使用如等离子气相沉积技术在表面得到具有功能性基团的高分子化合物。

7.5.1 表面修饰图案

生物材料的表面能均一地或以一定的几何图样进行功能化修饰。修饰的表面有排斥蛋白质的区域,而另一些区域能包含共价连接的细胞配位体或者有物理吸附的细胞粘附蛋白质。生物芯片包含了由固定的 DNA、肽或蛋白质组成的微阵列,而一个巨大的产业也由此发展起来。生物芯片的微阵列大部分使用无机硅片而不是直接使用高分子基板,但可以通过硅烷化学改性或者高分子层的吸附来获得生物功能性。这些方法已经用于修饰生物芯片的生产。

7.5.2 固定化生物分子及应用

许多不同的生物活性分子能用化学方法或物理方法固定在高分子基体上(表 7.14)。如果固体是水溶性的,它们能变成水凝胶,因而生物分子既能固定在凝胶表面也能固定在膨胀的高分子凝胶网内部。表 7.15 中列出了这些固定化生物分子的应用实例。可以看到,这种生物功能系统在医学和生物技术领域都有许多不同的应用(表 7.16)。例如许多固定化酶基和反应系统已经发展用于临床医疗(表 7.17)。

表 7.14 一些能固定在高分子生物材料表面或内部的生物活性分子

蛋白质/肽	药物
酶素	基因抗血栓剂
抗体	抗癌剂
抗原	抗生素
细胞粘附分子	避孕药
"模块"蛋白质	抗药剂
	肽,蛋白质药物
糖类	配位体
单糖	荷尔蒙受体
低聚糖	细胞表面受体(肽,糖类)
多聚糖	抗生素蛋白,维生素
脂类	
脂肪酸	核酸,核苷
磷脂	单束或多束 DNA、RNA(例如,抗低聚核苷酸)
醣脂类	
其他	
以上物质的衍生物或混合	

第7章 生物医用材料表面性质与改性

表 7.15 固定的生物分子和细胞的应用

酶素	生物反应器(工业的或生物医学的)
	生物分离
	生物传感器
	诊断化验
	生物兼容表面
抗体,肽和其他亲和分子	生物传感器
	诊断化验
	亲和力分离
	精确药物输送
	细胞培植
药物	防血栓表面
	药物输送系统
脂类	防血栓表面
	产蛋白表面
核酸衍生物和核苷	DNA探针
	基因治疗
细胞	生物反应器(工业)
	生物人造器官
	生物传感器

表 7.16 生物反应器的基体与设计

"人造细胞"悬浮液
    (微胶囊,血影细胞,脂质体,反胶囊[w/o],微球体)
生物基体
    (胶原膜和胶原管,纤维蛋白±粘多糖)
合成基体
    (多孔或中空纤维,颗粒,平行板)

表 7.17 在治疗用的生物反应器中的固定酶的作用

医学应用	培养基	培养基反应
癌症处理		
天(门)冬酰胺酶	天(门)冬酰胺酶	癌细胞营养液
谷氨酰胺酶	谷氨酰胺酶	癌细胞营养液
精氨酸酶	精氨酸酶	癌细胞营养液
苯基丙氨酸	苯基丙氨酸	毒素
吲哚-3-烷烃 羟化酶	色氨酸	癌细胞营养液
胞核嘧啶脱氨酶	五氟胞核嘧啶	毒素
肝功能衰竭(解毒)		
胆红素氧化酶	胆红素	毒素
二磷酸尿核苷葡萄糖转移酶	酚醛塑料	毒素
其他		
肝素酶	肝磷脂	抗凝血剂
脲酶,尿素酶	尿素	毒素

7.5.3 固定细胞配位体

细胞与材料的相互作用一般通过生物介质来传递,如吸附蛋白质。通过吸附或共价接枝配位体作为生物材料与细胞表面的粘附受体,生物功能材料能更直接与细胞作用。这种设想已经通过肽在培养基随机嫁接实现。在这个过程中,肽以预先成束形式出现。后者有很重要的优点:细胞通常将它们的粘附受体集成作为集中作用点,其优势是粘附强度高和细胞信号方式。除了肽,糖类也被嫁接到高分子表面使其获得生物功能性。

为了控制细胞相互作用,一些特定的生物分子也被固定在材料表面。多肽生长因子的固定就是一个重要的例子。这些分子能被固定,同时保持发送特定信号的生物引导功能,如肝细胞中特定肝功能的支持,神经细胞的神经触突外延感应,血管源的感应,或者骨髓间充质干细胞向成骨细胞的分化。其他在表面参与酶反应的生物分子也能被固定。赖氨酸已经成功被固定,它的 ε-氨基能在凝结时与预吸附组织血浆酶原催化剂(tPA)反应,从而在表面加快纤维蛋白凝结溶解。

以酶为例,固定的生物分子的一些优缺点在表 7.18 中列出。

表 7.18 固定酶的一些优点和缺点

优点	缺点
增强稳定性	杀菌困难
能改变酶的微环境	易被其他生物分子污染
能分离和重新使用酶	集中转变困难(酶反应物进去然后产物出来)
低成本,高纯度	培养基表面有不利生物效果(在活的有机体内或体外)
没有免疫反应	有更大可能产物堆积

7.5.4 材料表面固定分子的方法

主要有三种固定分子的方法(见表 7.19)[35]。从表中可以看到其中两种方法是基于物理的,而第三种方法是基于共价或其他化学连接来固定分子的。因此在提到生物分子在基体表面或内部的固定的时候,很有必要指出,"固定"这个词既可以指短期也可以指长期。在药物输送时,固定药物被设计为从基体中释放,而对于人造器官,固定酶或吸附肽被设计为在整个使用寿命期间都保持粘附或包裹在基体上。无论是物理还是化学固定都能使生物分子长期保持在固体基体的表面或内部,这是利用生物分子的大尺寸来保证的。如果高分子基体是可降解的,那么化学固定生物分子能随着基体的侵蚀或降解而被释放出来。固定的生物分子在活体内对酶解敏感,这是一个有价值的但又较少人关注的问题。

表 7.19 生物分子固定方法[35]

物理吸附法	物理捕获法	共价结合法
范德瓦尔斯力	栅栏系统	可溶高分子衍生物
静电力	水凝胶	固体表面
亲和力	分散粘和	水凝胶
吸附交联力		

为了促进生物分子与可溶性或固体高分子基体的共价键合,发展了各种不同种类的方法。在图 7.24 中给出许多方法的示意性图解。同样的生物分子能被许多不同的方法固定化,图 7.25 给出了一个将生物高分子键合到基体上的例子。

为了在惰性固体高分子表面进行共价键合,高分子的表面必须进行化学改性,从而提供随后的固定化步骤的活性基团(如—OH,—NH$_2$,—COOH,—SH,—CH=CH)。如果高分子基体没有这样的基团,那么就有必要对其进行改性从而保证生物分子与表面的共价固定。大量的固体表面改性技术已经被应用,包括离子辉光放电嫁接共聚、等离子气体放电、光化学嫁接、化学改性、化学萃取等。

化学固定生物分子也能通过隔离基团来附着,有时称为"手臂"或"链接"。其中一个最常用的链接是从不同的活性反应端基提取出来的 PEG,而一些公司也提供了一些有链接功能的化学物质,这些链接物质拥有活性成对端基,如 N 氢氧琥珀酰亚胺(NHS)、顺丁烯二酰亚胺、二硫化吡啶和乙烯砜。这些隔离基团能提供更大的自由空间,从而使高分子获得更多的特殊行为,特别在生物小分子的情况下,隔离链接能够被水解或酶解,因而当它降解的时候能释放固定的生物大分子。

惰性表面,不论是高分子、金属还是陶瓷,都能通过增加高分子层改性来进行功能化。这些物理吸附或化学吸附高分子能通过静电反应、水化反应或者特殊的化学反应固定在表面。金属或陶瓷表面也能通过硅烷化获得功能基团,如使用功能化的氧化三乙基硅烷。等离子气体放电也用于沉积氨基,作为透明质酸和表面的结合介质。

正如之前提到的,水化反应利用吸附在水性序列上配位体也能对表面进行功能化。为了这个目的,人们也制备了有疏水性成分的表面。几年前,人们已经发明了一种有趣的表面活性产品。通过吸水性吸附,这种产品可以把疏水性表面转变成细胞吸附表面,并且它有一个固定在疏水性多肽序列一端的 RGD 细胞粘附肽。

有些时候,多种分子会被固定到相同的支撑上。例如,用来将药物分子运载到目标位置的可溶性高分子,除了药物分子可能通过可降解的连接基团固定到高分子主链外,该可溶性高分子也可能单独连接到该目标基团,如抗体等。再例如,免疫诊断用的阱,经常要通过物理吸附作用先镀一层抗体,再镀一层血清蛋白或酪蛋白以减少化验过程中的非特异性吸附。在有亲和层支持的情况下,亲和基团可以通过共价键连接到固体上。一些情况下,可以添加一些"阻碍性"蛋白例如血清蛋白或酪蛋白用来阻碍支撑物的非特异性吸附。

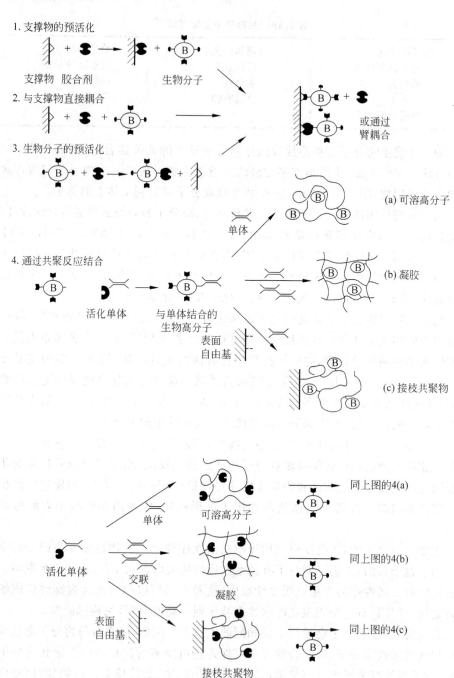

注意：在上面各图中，B 可能通过臂固定在一定的范围之内

图 7.24 生物分子与可溶性或固体高分子基体的共价键合[9]

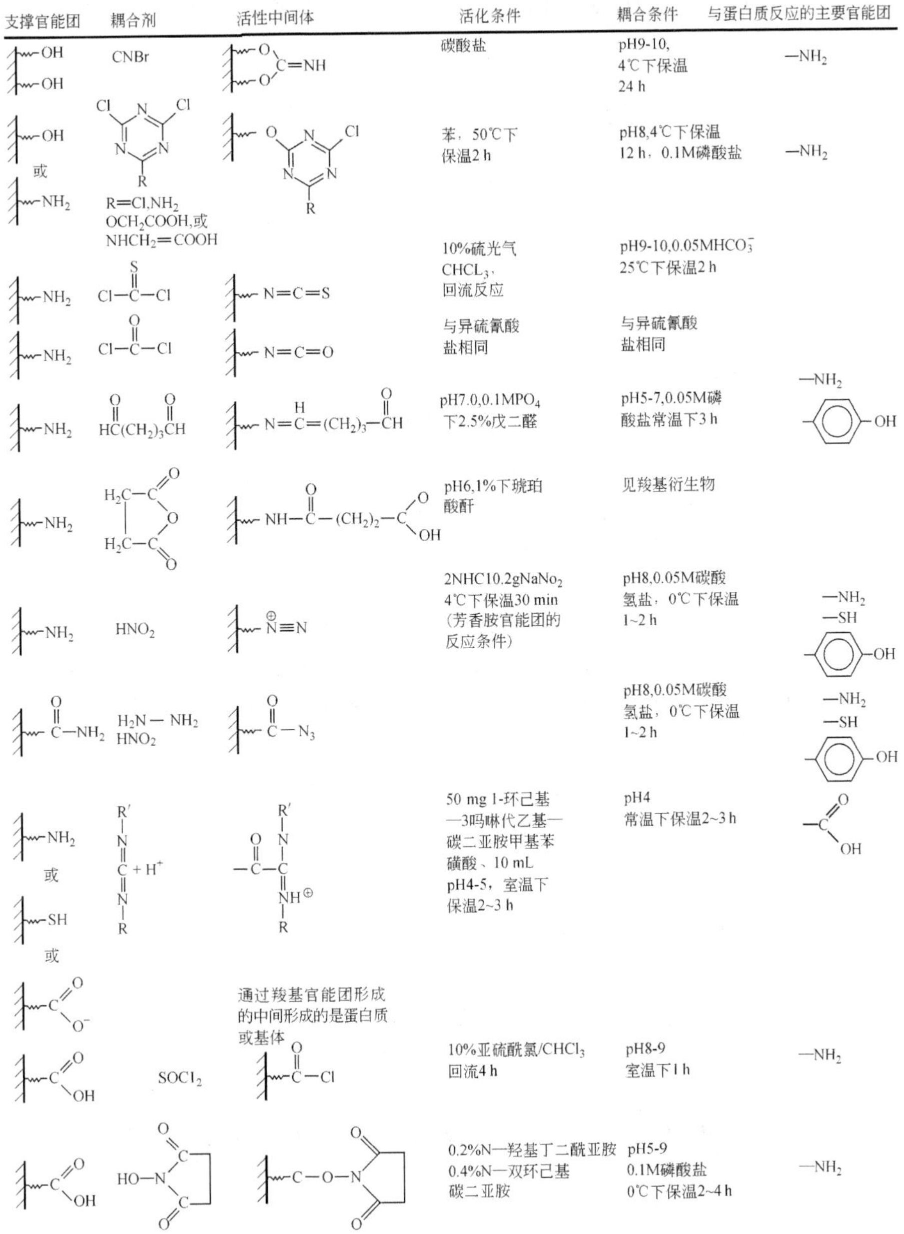

图 7.25 用不同方法将生物高分子键合到活性基体上[9]

已经证实有很多方法可以用来将相同的生物大分子固定到聚合物基体上。肝磷脂和血清蛋白就是已经通过多种不同方法实现固定的两种普通生物大分子,参见图 7.26 和图 7.27。表 7.20 对比了不同固定技术的一些主要特点。成功固定生物大分子的重要分子准则是大部分可用的生物大分子都能被固定,且大部分被固定的生物高分子在经过一段临床的应用之后,其生物活性还应能维持在一个可以接受的水平上。

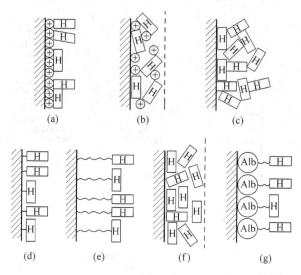

图 7.26　表面肝素化的不同方法

(a) 肝磷脂以离子形式束缚在带正电的表面;(b) 肝素离子络合到一个阳离子聚合物,物理涂布于表层;(c) 肝素物理涂复交联于表面;(d) 肝素键合连接到表面;(e) 肝素通过间隔臂键合固定;(f) 肝素分散到疏水性高分子上;(g) 肝素白蛋白共轭固定于表面[36]

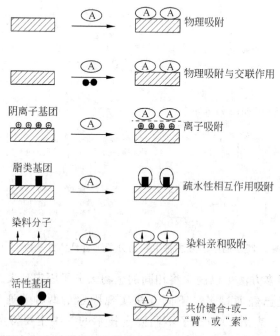

图 7.27　几种生物大分子与聚合物基体间的作用力[9]

表 7.20　固定生物大分子的方法[9]

方　法	物理与静电吸附	交联（物理吸附后）	包　封	化 学 键 合
难易程度	高	适中	适中到低	低
承载水平	低（除非有高的 S/V）	低（除非有高的 S/V）	高*	取决于 S/V 和位密度
损失			低甚至没有	低甚至没有
成本			适中	高

* 药物运输系统除外。

综上所述，我们可以看出有很多方法可以用来将生物大分子与细胞固定在生物基体上。通过与各种各样的可行的生物医学与生物技术应用的结合，表明了生物医学材料表面改性是一个令人振奋的、大有作为的广阔领域。

参考文献

[1] Somorjai G A. Chemistry in Two Dimensions: Surfaces. Ithaca, NY: Cornell Univ Press, 1981

[2] Somorjai G A. Introduction to Surface Chemistry and Catalysis. New York: John Wiley and Sons, 1994

[3] Adamson A W, Gast A. Physical Chemistry of Surfaces, 6th ed. New York: Wiley-Interscience, 1997

[4] Andrade J D. Surface and Interfacial Aspects of Biomedical Polymers, Vol. 1: Surface Chemistry and Physics. New York: Plenum Publishers, 1985

[5] Castner D G, Ratner B D. Biomedical surface science: foundations to frontiers. Surf Sci 2002, 500: 28-60

[6] Tirrell M, Kokkoli E, Biesalski M. The role of surface science in bioengineered materials. Surf Sci, 2000, 500: 61-83

[7] Ratner B D. Surface Characterization of Biomaterials. Amsterdam: Elseviver, 1988

[8] Sander M. A Practical Guide to the Assessment of Surface Texture. Gottingen: Feinpruf Perthen GmbH, 1991

[9] Ratner B D, Hoffman A S, Schoen F J, Lemons J E. Biomaterials Science: An Introduction to Materials in Medicine, Second Edition. Academic Press, 2004

[10] Feldman L C, Mayer J W. Fundamentals of Surface and Thin Film Analysis. New York: North-Holland, 1986

[11] Wickerman J C. Surface Analysis: The Principal Techniques. Chichester, UK: John Wiley and Sons, 1997

[12] Belu A M, Graham D J, Castner D G. Time-of-flight secondary ion mass spectrometry: techniques and applications for the characterization of biomaterial surfaces. Biomaterials, 2003, 24: 3635-3653

[13] Castner D. Macromolecules, 1994, 27: 3053

[14] Wagner M S, Castner D G. Characterization of adsorbed protein films by time-of-flight

secondary ion mass spectrometry with principal component analysis. Langmuir, 2001, 17: 4649-4660

[15] Binnig G, Rohrer H. Scanning tunneling microscopy. IBMJ Res Develop, 1986, 30: 366-369

[16] Avouris P. Atom-resolved surface chemistry using the scanning tunneling microscope. J Phys Chem, 1990, 94: 2246-2256

[17] Shen Y R. Surface properties probed by second-harmonic and sum-frequency generatin. Nature, 1989, 337(6207): 519-525

[18] Chen Z, Ward R, Tian Y *et al*. Interaction of fibrinogen with surfaces of end-group-modified polyurethanes: A surface-specific sum-frequency-generation vibrational spectroscopy study. J Biomed Mater Mater Res, 2002, 62: 254-264

[19] Yasuda H K, Gazicki M. Biomedical applications of plasma polymerization and plasma treatment of polymer surfaces. Biomaterials, 1982, 3: 68-77

[20] Hoffman A S. Biomedical applications of plasma gas discharge processes. J Appl Polym Sci Appl Polym Symp, 1988, 42: 251-267

[21] Ratner B D. ESCA studies of extracted polyurethanes and polyurethane extracts: Biomedical implications. In: Physiochemical Aspests of Polymer Surfaces, Mittal K L ed. New York: Plenum, 1983, 969-983

[22] Abe Y, Kokubo T, Yamamuro T. Apatite coatings on ceramic, metals and polymers utilizing a biological process. J Mater Sci Mater Med, 1990, 1: 233-238

[23] Liu Q, Weng J, J R de Wijn *et al*. In Program and Transactions of Fifth World Biomaterils Congress. 1996, I: 69

[24] Kokubu T, Kim H M, Miyaji M *et al*. Ceramic-metal and ceramic polymer composites prepared by a biomimetic process. Composite, Part A, 1999, 30: 405-409

[25] Barrere F, Layrolle P, van Blitterswijk C A *et al*. Biomimetic calcium phosphate coatings on Ti6Al4V: a crystal growth study of octacalcium phosphate and inhibition by Mg^{2+} and HCO_3^-. Bone, 1999, 25(2): 107S-111S

[26] Feng Q L, Wang H, Cui F Z *et al*. Controlled crystal growth of calcium phosphate on titanium surface by NaOH-treatment. J Crystal Growth, 1999, 200: 550-557

[27] Mao C B, Li H D, Cui F Z *et al*. The fuctionalization of titanium with EDTA to induce biomimetic mineralization of hydroxyapatite. J Mater Chem, 1999, 9: 2573-2582

[28] Mao C B, Li H D, Cui F Z. Biomimetic growth of calcium phosphates with organized hydroxylated surface as template. J Mater Sci Lett, 1998, 17: 1479-1481

[29] Wen H B. Calcium phosphate coatings based on mineralization in natural hard tissue: [PhD Thesis], Leiden University, Netherlands and Tsinghua University, China, 1998

[30] Robler S, Scharnweber D, Worch H. Immobilization of type I collagen on the alloy Ti6Al4V. J Mater Sci Lett, 1999, 18: 572-579

[31] Liu Y, Layrolle P, van Blitterswijk C. Incorporation of proteins into biomimetic hydroxyapatite coatings. In: Bioceramics 13. Key Engineering Materials, 2000, 192(1): 71-74

[32] Pamela Habibovic, Barrere F, Van Blitterswijk C Am *et al*. Biomimetic hydroxyapatite

coating on metal implants. J Am Ceram Soc,2002, 85(3): 517-522

[33] Barrere F, van Blitterswilk C A, de Groot K *et al*. Influence of ionic strength and carbonate on the Ca-P coating formation from SBF×5 solution. Biomaterials, 2002,23: 1921-1930

[34] Du C, Klasens P, Haan R E *et al*. Biomimetic calcium phosphate coatings on Polyactive(R) 1000/70/30. J Biomed Mater Res,2002,59(3): 535-546

[35] Dunlap B R ed. Immobilized Biochemicals and Affinity Chromatography. New York: Plenum, 1974

[36] Kim S W, Feijen J. Methods for immobilization of heparin. In Critical Reviews in Biocompatibility, Williams D ed. Boca Raton, FL: CRC Press, 1985,229-260

第8章 材料的生物相容性

8.1 概述

生物相容性(Biocompatibility)是生物医用材料区别于任何其他材料的最主要特征,是评价一种材料能否在生物医学领域应用的根本依据[1]。为此,生物医用材料及其制品的生物相容性问题在生物材料学科建立之初,即20世纪70年代初开始,就受到各国政府和学术界的广泛重视,并相继进行了深入研究。1986年,美国、加拿大和英国等卫生部门的专家联合制定了《生物材料和医疗器材的生物相容性评价指南》;1989年国际标准化组织(ISO)成立了"194技术委员会",专门负责研究生物材料和医疗器材生物学评价标准;1992年ISO发布了《医用生物材料安全性评价和国际标准》(ISO 10993-1:1992),已被各国政府采纳。我国生物医用材料的安全性评价和评价标准与国际上同步,经历了一个从无到有,并随着整个医学科学的发展逐渐完善、规范和标准化的过程。1997年,我国《生物材料生物相容性国家标准》(GB/T 16886)等同采用了ISO 10993标准,从而保证了我国生物医用材料和医疗器材研究、生产质量和临床使用的安全,促进了生物医用材料研究发展水平的提高,同时也为我国生物医用材料的开发和评价提供了重要依据[2]。

生物医用材料的生物相容性研究是一个多学科交叉的综合性因素,一般是采用细胞生物学、组织免疫学、遗传毒理学、分子生物学和动物生理学,以及一系列体内外物理、化学的试验方法和手段来研究植入材料和器材与生物体之间的相互作用,以此来评价最终产品是否安全、有效。其中,生物相容性来自材料方面的影响有:材料的类型和形态,表面和组成,物理、化学以及力学性质等;生物系统方面的影响有:动物种类,植入部位,受体状况,存留时间和使用环境等。除此以外,材料生物相容性评价还与其使用目的和条件密切相关,在某种应用环境中是生物相容性材料,在另一种应用环境中则不一定生物相容。鉴于此,本章首先介绍了材料生物相容性的概念、原理和分类,然后总结材料与活体系统相互作用的两个方面:一是材料反应,即生物体对植入材料理化性能的影响,包括生物学环境对材料的腐蚀、溶解、磨损和性能退化,甚至破坏;二是宿主反应,即材料对生物体系统的作用,包括局部反应和全身反应,如炎症、细胞毒性、凝血、过敏、致癌、致畸和免疫反应等,其结果可能导致机体的中毒和机体对植入材料的排斥。

8.2 生物相容性概念和分类

生物相容性定义为材料、假体、人工器官或者医用装置在体内某种应用过程中与适当的宿主所发生的反应(The ability of a material, prosthesis, artificial organ, or biomedical device to perform with an appropriate host response in a specific application)[3,4]。

作为细胞、组织或器官再生的支架和模板，生物医用材料在组织工程研究中起着十分重要的作用。支架与模板材料为细胞的增殖提供了赖以附着的物质基础，同时支持和促进细胞与组织的生长，调控和诱导细胞与组织的分化等，并可控制组织工程化组织或器官在宏观上按要求的形状再生。鉴于组织工程用生物医用材料直接与细胞、组织和宿主的生理系统相接触，因此对材料的要求除必须具备物理性能、机械性能、化学稳定性、无毒性和易加工成形性以外，还必须具有生物相容性。正如其定义所指出的，生物相容性在材料应用的不同场合具有不同的要求和内涵。例如，与血液直接接触的材料通常要求其具有良好的血液相容性(haemocompatibility)；而组织工程研究中则更强调的是组织相容性(tissue compatibility)，尤其是细胞相容性(cytocompatibility)。

近年来，随着新一代生物活性材料的不断涌现，生物相容性的概念也发生了较大变化，其对象不仅是非活性材料，而且也涉及活性材料，同时普遍认为生物相容性包含两大原则，一是生物安全性原则；二是生物功能性原则。生物安全性是指消除生物材料对机体器官的毒副作用，如细胞毒性、刺激性、致敏性和致癌性等。生物材料对于宿主是异物，在体内必定会产生某种应答或出现排异现象。生物材料如果要临床使用成功，至少要使发生的反应能被宿主接受，不产生有害作用。而生物功能性是指生物材料在应用过程中能够引起宿主适当的应答，如细胞粘附、铺展、增殖、分化以及生长因子的表达等。因此，材料的生物相容性优劣是生物医用材料研究设计中首先要考虑的重要问题[5]。

既然生物相容性包含材料和组织之间的相互作用，这就说明不仅生物医用材料能影响机体的生物学反应，而且机体的生理环境也能影响材料，这样在一个特定的应用环境中，材料是否生物相容取决于合适的宿主反应和材料反应。各种医疗器材、人工器官以及医用制品等植入材料表面与组织、细胞、血液等短期或长期接触时，它们之间因相互作用而产生的各种反应在图8.1中列出，详细内容在本章8.3节和8.4节中讨论。

按植入材料接触机体部位的不同，一般将生物医用材料的生物相容性分为两类：若材料用于心血管系统与血液直接接触，主要考察与血液的相互作用，称为血液相容性；若与心血管系统以外的组织和器官接触，主要考察与组织的相互作用，称为组织相容性或一般生物相容性。从广义上讲，植入体内的各种医用材料和装置都首先要求具有优良的组织相容性。图8.2列出了生物医用材料生物相容性的分类。

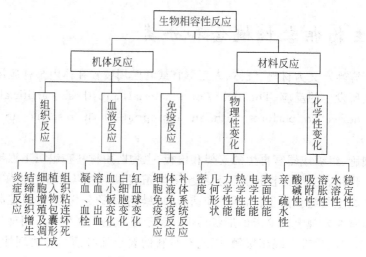

图 8.1 生物医用材料的生物相容性反应[6,7]

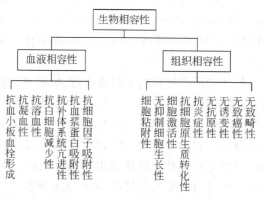

图 8.2 生物相容性分类[2,8]

8.2.1 血液相容性

8.2.1.1 基本概念

如果有一系列可用来进行血液相容性评价的标准,那么血液相容性的本质将会变得比较明了了。仅通过进行这些测试,一种材料就能够被评定为血液相容或血液不相容。遗憾的是,目前还没有能被普遍接受的血液相容性测试标准。考虑到血液-材料相互作用(blood-material interaction,BMI)的复杂性,为了鉴别血液反应测试的真实情况,必须掌握一些基本的概念。

血液相容性可定义为一种材料或装置在与血液接触时不引起负反应的性质。然而,这一简单的定义并不能完全说明血液相容性材料是什么。更多有效的定义变得越来越复杂。这是因为对血液的损害反应可提供许多种机理。一种材料不只会引起一种反应机理,可能还会强烈地引发另一种反应机理。因此,我们还能够从另外一个角度来理解血液相容性,通过把材料看作是非血液相容的,也就是一种形成血栓的材料。当这样一种材料被放在血液中与之接触时将会产生特定的逆反应,如含有各种血液元素的血凝块的形成、板块的形成或脱落、循环血液成分的破坏以及其他免疫路径的活动等[9]。很显然,在设计接触血液的材料或装置时,目的是尽可能减少这些明显的、不期望得到的血液反应。

当生物医用材料与血液直接或间接接触时,会与血液中的血小板、红细胞、白细胞以及血浆蛋白等成分发生作用,相互作用的结果会导致形成血栓、溶血、补体系统激活及血液中的有形成分改变等。通常情况下,生物医用材料表面与血液接触的数秒钟内,首先在材料表面吸附血浆蛋白(如白蛋白、λ-球蛋白、纤维蛋白原等);接着,血小板在材料表面粘附、聚集、变形,同时血液内一系列凝血因子相继被激活,参与材料表面的血栓形成过程,最终形成红血栓。因此,血液相容性评价研究已成为生物医用材料领域的一大热点问题。

8.2.1.2 血液相容性的研究方法

目前,生物医用材料血液相容性的研究方法已形成了一个较为完整的体系,根据测试环境的不同,通常可分为三大类,即体内法、半体内法及体外法。在这三种方法中,体外法具有方便、快捷、敏感的特点,且试验费用远低于体内试验,较为经济,但体外法易受环境的影响,由于测试环境与体内环境有较大差异,因此测试结果的准确性较差,往往用于新材料的初筛;体内法使材料处于真实的生理环境中,其测试结果可信度高,但试验周期较长,手术复杂,费用昂贵,而且,由于试验动物种系不同及个体差异,试验结果也常存在矛盾;半体内试验法则兼顾了体外法方便快捷和体内法与真实环境相接近的优点,因此被许多研究者所采用。表8.1列出了这几种方法的测试目的和测试过程,有关这部分内容将在9.5.3一节中给予详细介绍。

表8.1 血液相容性评价试验方法[10,11]

名　　称	测　试　目　的	测　试　过　程
体外试验	测定材料表面与血浆蛋白、血小板、白细胞、红细胞等的反应程度,搞清材料/血液相互作用的初期状况,达到初筛的目的	让血液与样品接触,观察样品上血浆蛋白、血小板、白细胞、红细胞及凝血因子等血液成分的变化情况
半体内试验	在与使用状态大致相近的条件下,测定材料表面与血液的反应性,尤其是血栓本身的生成情况,搞清数天间材料/血液相互作用的状况,二次筛选	在置于体外的血液分流回路中设置试验腔,观察试验材料表面血浆蛋白、血小板、白细胞、红细胞的数量和形态结构的变化及血栓形成等
体内试验	在接近使用状态的条件下,综合评价材料和机体两方面的变化程度,搞清材料/血液相互作用的长期状况	将材料植入体内,观察材料表面的血栓形成状况、材料的变化以及在体内各部位产生的微小血栓,同时观察机体血小板等血液成分的损伤

8.2.1.3 血液相容性的影响因素

1856年Virchow提出了对血液凝固起作用的三个因素：血液化学、血液接触表面以及流动状态，通常将这三者称为Virchow三因素。目前，这个评价仍然有效，为评估血液-材料相互作用体系而引入重要变量提供了框架。这些变量能深刻影响血液-材料相互作用的测试结果和机理，以及根据测试得出的材料血液相容性的级别。

(1) 影响血液性质的因素

血液的来源和操作方法对血液-材料相互作用有重要影响。从人体和各种动物中获取的血液已用于体外和体内实验中，包括有/无抗凝血剂存在的情况。血液反应也受体外实验中操作时间和范围、体外血液表面和体积的比例，以及血液再循环泵的使用等因素的影响。对此，在下面几段中加以讨论并总结在表8.2中。

表8.2 BMI实验获得物和血液处理的重要因素

献血者的种族
献血者的健康
献血者的血液反应(个体的生理区别)
血液抽取和BMI实验的时间间隔
抽取血液时所用的刺破工具
血液储存和测试的温度
抗凝
血液中的药物和麻醉剂
离子过滤和分离操作造成的血液损伤
BMI实验前接触另类表面造成的血液损伤(注射器、针、血袋、瓶子、管道等)
空气-血液分界面造成的血液损伤
抽吸和再流通造成的血液损伤

每种动物物种的生物化学性质是不同的。特别是，血液可以根据参与凝固、血栓形成和纤维蛋白溶解的细胞和血液蛋白的作用和浓度而发生变化。血液形成元素的尺寸也可能不同。已经发布了人类与通常使用的动物物种在血液化学方面的比较数据[12]。尽管人的血液明显适用于血液-材料相互作用，但在某些实验中使用人体血液经常是不可能的。并且，在实验中使用人体血液要考虑重大的健康问题，所以在体外和体内实验中通常采用动物血液。遗憾的是，大多数研究者使用的是单一的动物物种和血液来源。在任何特别的测试情况下评价材料-血液相互作用中，很少有人体和动物血液反应的比较。在许多例子中，人体与动物血液反应的区别可能很大。必须记住的是，在解释实验结果时，在人体和一些灵长类动物血液中，在材料表面吸附的血小板的量是比较低的，而在狗、鼠、兔子血液中是比较高的[13]。随着血液接触装置的长期植入，在人体和其他动物物种之间比较，装置与周围组织的结合可能有很大的不同，这将在材料-血液相互作用时间上的不同得到反应。并且，尽管动物为材料-血液相互作用实验提供血液时，可以采用在年龄、健康状态、血液反应等相对同一的群体，而接受血液接触装置的人类在这些参数上可能会有很大的不同。因此，要为人

类得出有意义的结果,必须认真分析在任何动物物种中得到的结果。

尽管有这些限制,动物测试在定义材料-血液相互作用的机理及血栓形成中,对血液生物化学路径的相互依赖关系,材料表面的本质和血液流动范围是特别有帮助的。并且,尽管动物实验的结果可能不会定量预测其在人体中的结果,但在许多情况下,这些结果在性质上是相似的。

通常对低等动物物种,如兔子和鼠等的研究可以用来鉴别材料间的区别,这些材料可能是通过将一个抗血栓药物传输系统并入另一个血栓装置中而得到的。其他动物物种,如狗和猪也能够进行研究,为鉴别材料的短期反应和有关治愈现象对材料-血液相互作用影响进行长期评价研究。当材料-血液相互作用的差异比较小,比如说,在表面化学和装置结构有微小变化时,基于低等动物实验得到的材料级别可能与在人体中得到的不相关;而用灵长类动物进行的研究,很可能提供与之相关的结果。然而,人类与灵长类血液相互作用之间的关系在许多模型和应用中还没有很好地建立起来,因此在进行解释时应该注意。

在体外测试中通常需要防止血液的凝固,因其对材料-血液相互作用有很大影响。体内测试和半体内测试通常也采用抗凝固剂。最经常使用的两种抗凝固剂是柠檬酸钠和肝磷脂。柠檬酸钠能够螯合血小板与凝固蛋白质特定反应所需的钙离子;肝磷脂是一种天然的能够破坏蛋白凝血酶凝固作用的多聚糖。它们都能明显地影响材料-血液相互作用。特别是,钙离子的移出能够强烈降低血小板与表面的反应,以及血小板形成聚集体和血栓的能力。因此,在柠檬酸钠抗凝固剂存在与否的情况下,材料-血液相互作用和血栓形成之间的关系是有很大差异的。同样的问题也存在于肝磷脂抗凝固剂中。尽管这种药剂一般不会阻止早期的血小板反应,由于凝血酶活动受到抑制,血小板血栓块的形成也受到削弱。肝磷脂的使用对评价装置是合适的,它的使用需要在体内进行肝素化,如氧合器、透析器。通常,在使用抗凝固剂体系中得到的结果不能用来预测没有抗凝剂存在的行为。

血液是一种易变的物质,在它刚离开身体时就会发生变化。甚至在有效的抗凝固剂存在情况下,血液能够变得非常活跃或不起反应。因此,用仅仅离体几小时的血液进行材料-血液相互作用评价是没有意义的。如果使用净化后的血液成分或细胞(如血小板)进行研究时,必须确保它们的功能是正常的。大多数情况下,血液的体积相对于测试处表面面积应该尽量大一些。同样,非测试表面包括接触空气的界面部分的面积应该尽量减小。血液或测试表面温度的变化,或暴露于强光下,都会产生人为的结果。当血液被抽出时,流动速率应该是降低的,因为仅血液的抽出就能产生血小板和红细胞的破坏、血小板释放反应等。

(2) 血液流动的影响

血液流动控制着细胞和蛋白质在材料表面和血栓块周围的运输速度。Leonard[14]和Turitto[15]对这一主题进行了评论。尽管生理学上遇到的血液剪切力可能不会直接破坏或活化血小板,但这种剪切力能阻止血小板的聚集和形成血栓。

在流动血液中,血小板的扩散和早期血小板在表面上的吸附在红细胞存在下可以增加 50~100 倍,大大促进了血小板的运动。在较高的剪切力作用下,红细胞可能对促进血小板反应的化学因素有贡献[15]。

流动几何学的许多研究结果表明,血小板在材料表面的最初吸附随着血流的增加,或者更具体的说,随着剪切力的增加而增加。在低剪切力条件下,早期血小板吸附可能更依赖于血小板的传输速率,而不是基体表面的性质[16]。在这些条件下,血小板-表面反应速率是受扩散控制的。在高剪切力下,血小板吸附可能既依赖于血小板传输速率,又依赖于表面性质。因此,设计评价表面性质作用的研究最好是在血小板传输受限制的低流速条件下进行。随着血小板的最初吸附,后来的血小板聚集过程和体内血栓的形成过程可以从几分钟到几小时,可能是部分受反应控制的。例如,血小板在大量血栓形成的材料表面(如纤维血管支架)或生物表面(如胶原)的聚集可能是迅速的,并依赖于基体反应和影响血小板有效性的因素,如剪切率、血球容量和血液中血小板浓度[17]。在其他情况下,血小板-表面的反应速率可能完全是受反应控制的。例如,在具有光滑壁的材料表面上,引起小的血小板聚集体连续几天重复栓塞现象,血小板破坏的总速率强烈依赖于材料性质,而不是血流速率,或血小板的数目[18]。

研究表明,在动脉流(高剪切力)作用的情况下,体内形成的血栓大部分由血小板组成("白血栓"),而在静脉流(低剪切力)作用的情况下,形成的血栓大部分是在纤维网中诱导的红细胞("红血栓")。血小板血栓形成过程在标准的抗凝剂量下可能不会受肝磷脂加入的影响,也就是说,动脉血栓可能是肝磷脂抗体,而静脉血栓的形成受肝磷脂的影响。这些观察结果已被错误地解释成为动脉和静脉血栓形成是独立的过程。前者仅依赖于血小板反应,而后者仅依赖于与凝固有关的反应。然而,尽管动脉血栓形成受肝磷脂影响很小,但容易被其他凝血酶抑制剂阻止[19,20],表明肝磷脂通常可以在血小板表面进行催化反应,但在高浓度区局部产生时,阻碍酶作用的能力是有限的。

由于凝血酶对纤维蛋白原的作用,纤维蛋白的形成对血栓的形成和稳定也是重要的,因为:①纤维蛋白溶解酶能够减少血小板血栓的形成;②动脉血栓经常由血小板和纤维蛋白的交替层组成。因此在绝大多数情况下,凝血酶是局部血小板和纤维蛋白在高剪切力和低剪切力条件下聚集在表面的关键促进剂。血栓在外表上看起来可能是不同的,因为在高流速条件下凝血酶和抗凝固剂可被充分的稀释,进而阻止整个相的凝结和红细胞的诱捕。

总之,血栓的形成需要通过血小板流和抗凝固蛋白质向表面的传输,纤维蛋白聚合及局部血小板活动,补充到生长的血栓里,需要促凝血酶转化为凝血酶。凝血酶是一系列被血小板催化的凝固反应的最终产物。血栓的形成可能被各种反馈机制所增强或抑制。血液流动调节着每个反应的步骤,以至在低流速(静脉)条件下纤维蛋白形成是充足丰富的,血栓可能与凝固的、具有许多红细胞的整个血液相似;在高流速(动脉)条件下,由少量纤维蛋白稳定的血小板可能占整个血栓质量的大部分比例。

(3) 生物材料和装置的性质

在各种装置应用中使用许多不同的材料表面与血液接触。用于评价某些材料-血液相互作用而设计的测试已经表明,材料和装置的表面物理化学性质对早期的反应活动,例如对蛋白质吸附和血小板吸附都有重要的影响,然而这些影响与随后的血栓形成之间有何联系还不确定。

当装置与血液接触时,大多数材料表面首先吸附一层血液蛋白质,其成分和质量根据基体表面类型,随时间而发生复杂的变化。这一层蛋白质调节着血小板的吸附,能够促使血小板和血栓生长的其他血液细胞聚集。材料表面性质、蛋白质层与材料和装置聚集为血栓块的倾向之间的关系还不是很清楚,因为:①蛋白质-表面的反应涉及复杂的动态吸收、变性和活化过程;②细胞-表面反应可以改变蛋白质层;③吸收的蛋白质对随后细胞反应的重要性没有被确定;④很少有相关的测试对蛋白质吸收和后续的血栓形成进行评价。在低血液剪切力情况下,带负电表面激发的内在凝固作用力可导致凝血酶的产生,以及接下来血小板的沉积、纤维蛋白凝块的形成。在其他情况下,表面上粘性的血浆蛋白如纤维蛋白原对调控血小板吸附可能是重要的[21]。

使用抗凝固血液,最初的血小板吸附到各种表面可以被限制于一部分的血小板单层,表明表面性质对于早期的血小板吸附可能是无关紧要的[16]。在没有抗凝固剂存在的情况下,最初的血小板吸附可能改变,但是没有显示其对基体表面性质的一般关系。为建立这种关系,有些研究将由各种材料,包括高分子、金属、碳、带电表面和水凝胶等组成的装置植入动物体内,发现血液反应和表面性质,如电负性、亲水性、疏水性、极性和临界表面张力之间的关系[9,12,22]。即使是在理想的测试情况下,这些参数对预测装置的性能还是不够的,反映了所研究现象的复杂性和动物模型的局限性,以及在某些情况下,材料表面性质的不充分表征。

在许多情况下,材料性质受装置具体应用的限制。例如,血管支架和修复的心脏瓣膜的缝合环是由纤维或多孔材料组成的,以治愈和稳固组织。材料必须能够渗透血液溶液和气体,或是有弹性的,材料必然显示出复杂的流体几何学。通常,具有流体几何学的装置在没有肝磷脂抗凝固剂存在时,易于产生局部的凝块。在微观尺度上,表面瑕疵、裂纹和诱导出的空气泡沫可能是最初血栓形成的位置。尽管我们希望材料的表面是光滑的,以减少血栓的形成,但是如果形成的血栓层不是特别厚,以致影响装置的功能,那么许多具有纤维或微孔的表面(如血管支架)的医疗装置实际运行情况良好[9]。

(4) 相互作用时间

在短期或长期的材料-血液相互作用过程中,可能发生不同的现象。在一项测试中,血液接触装置几秒钟或几分钟产生的结果对于已经使用几小时或几天的装置不会有意义。因此,蛋白质吸收的测量方法可能不会预测血小板吸附的水平。单独的血小板吸附不能充分地反映血栓形成,也不能预测对宿主机体有害的局部的,或全身的血栓形成影响的程度。然而,一些研究表明,在装置暴露几小时内可以看到血小板血栓聚集,这足以使装置失效[17]。因此,短期的测试对预测能够产生急性严重血栓反应的装置的临床应用是恰当的。通常,材料-血液相互作用的程度与性质可能在装置接触血液的整个期间里连续发生变化。此规律的一个例外是未被组织覆盖的长期植入物,其可与血液元素在常速,如血小板稳定的消耗速度下发生作用[18]。

8.2.1.4 提高材料血液相容性的方法

许多研究表明,材料血液相容性的优劣主要由材料的表面性能决定,包括表面自由能、表面化学基团的分布、异质性、多孔性和光滑度等,因此提高材料血液相容性的方法主要通过改变材料的表面结构和性能来实现。具体来说,有如下几种途径:

(1) 利用各种物理化学方法对材料的表面进行处理,以提高材料表面的亲水性,使表面自由能降低到接近血管内膜的表面自由能值即可取得抗血栓性能;

(2) 对材料表面进行修饰以形成伪内膜,采用的方法有种植内皮细胞、涂布白蛋白涂层、导入磷脂基团表面和表面接枝改性等,这是材料改性最直接的方法,可改善血液与材料接触状况,防止破坏血液成分;

(3) 利用生物化学手段在材料表面固化某些能干扰血液与表面相互作用的生物活性物质,以改善其血液相容性。常见材料表面肝素化有明显的抗凝血和抗血栓性能,它是通过肝素与血小板第Ⅲ因子(AT_3)共同作用于凝血酶,抑制了纤维蛋白原向纤维蛋白的转化反应;同时材料表面肝素化还能阻止血小板在材料表面的粘附、聚集,达到抗凝血的目的(图8.3和表8.3)。

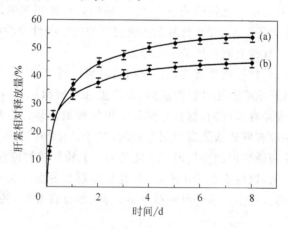

图 8.3 肝素在 PBS 溶液中的相对释放率[23]
(a) 含1%肝素的丝素/胶原基支架;(b) 含2%肝素的丝素/胶原基支架

表 8.3 不同支架材料凝血时间(*TT*)、凝血酶原时间(*PT*)和部分凝血活酶
时间(*APTT*)的比较(F/C:丝素/胶原;F/C/1H:含 1%肝素
的丝素/胶原;F/C/2H:含 2%肝素的丝素/胶原)[23]

	TT/s	*PT*/s	*APTT*/s
F/C	12.5±1.1	12.5±1.5	32.1±2.7
F/C/1H	>60	31.8±9.9	>150
F/C/2H	>60	>50	>150
F/C/1H(PBS 中放置 8 天)	>60	>50	>150
F/C/2H(PBS 中放置 8 天)	>60	>50	>150

8.2.2 组织相容性

组织相容性要求生物医用材料与活体组织及体液接触后,不引起细胞、组织的功能下降,组织不发生炎症、癌变以及排异反应等[2]。当生物医用材料与机体心血管之外的组织相接触时,局部组织对异物产生一种机体防御性应答反应,其结果是植入物周围组织将出现白细胞、淋巴细胞和吞噬细胞的聚集,引发不同程度的急性炎症。当材料毒性物质渗出时,局部炎症不断加剧,严重时导致组织坏死。长期存在植入物时,材料被淋巴细胞、成纤维细胞和胶原纤维所包裹,形成纤维性包膜囊,使正常组织和材料隔开。如果材料无任何毒性,性能比较稳定,组织相容性良好,则在半年、一年或更长时间内包膜囊变薄,囊壁中的淋巴细胞消失,在显微镜下只见到很薄的 1~2 层由成纤维细胞形成的正常包膜囊。如果材料的组织相容性差,材料中残留的小分子毒性物质不断渗出,就会刺激局部组织细胞形成慢性炎症,材料周围的包膜囊不断增厚,淋巴细胞浸润,逐步出现肉芽肿或发生癌变[24]。

在组织相容性研究中,人们最关注的两个问题是炎症和肿瘤。

8.2.2.1 炎症反应

炎症是机体对各种致炎症因素(如病原体侵袭)引起的损伤所发生的以非特异性防御为主的反应,它不特定地消灭某种病原体,但以同样的方式攻击所有入侵的病原体或植入物。通常可依据病程经过将炎症反应分为两大类:急性炎症和慢性炎症。急性炎症起病急骤,持续时间短,仅几天到一个月,以渗出病变为特征,炎症细胞浸润以粒细胞为主。慢性炎症持续时间较长,长达数月到数年,常以增生病变为主,其炎症细胞浸润则以巨噬细胞和淋巴细胞为主。

(1) 急性炎症

组织受损伤后,首先会产生急性炎症,此时血液动力学改变,血管通透性增高,白细胞渗出,从而造成富含蛋白质的渗出液、纤维蛋白及白细胞在损伤部位的血管外间隙积聚,以吞噬并破坏病原体及入侵者。这就是急性炎症病理组织学的主要特征。图 8.4 所示为超高分子量聚乙烯(PE)类材料引起的急性炎症反应。

组织受损后会迅即发生细短动脉收缩,持续几秒钟后血管扩张、血流加速,逐渐

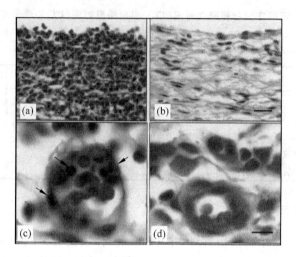

图 8.4　超高分子量聚乙烯(PE)类材料引起的急性炎症反应[25]
(a) PE 植入体；(b) 超氧化物歧化酶改性 PE 植入体；(c) PE 植入体附近血管的横切面
(箭头所指为血细胞渗出过程中的中性粒细胞)；(d) 超氧化物歧化酶改性 PE 植入体附近血管
的横切面,没有中性粒细胞活动；(a)、(b)的尺度为 50 μm,(c)、(d)的尺度为 20 μm

波及细动脉,随后导致更多微血管开放,局部血流量增加,造成局部红热。之后血管通透性升高,富含蛋白质的液体向血管外渗出导致血管内红细胞聚集和粘稠度增加,最后造成血流停滞。随着血流停滞的出现,微血管血液中的白细胞,主要是中性粒细胞与内皮细胞粘附,出现白细胞附壁现象,随后白细胞借阿米巴样运动游出血管进入组织间隙。白细胞的渗出需要粘附分子的作用,粘附分子存在于白细胞和内皮细胞表面上,其表达受炎症介质和化学调节因子的影响。白细胞的渗出同时还受化学趋向性的控制,即细胞向趋化因子所在部位作单向运动。现已证实有大量的外生或内生物质可作趋向因子。位于白细胞膜上的特定趋向因子受体在白细胞的渗出和移动中起着重要的作用。这些受体和其他受体对白细胞的活化也有重要意义。

炎症的不同阶段,游出的白细胞也不同。在急性炎症早期,中性粒细胞首先游出。之后组织内则以单核细胞浸润为主,其原因在于中性粒细胞的寿命短,经 24～48 h 就崩解消失,而单核细胞在组织内存活时间长;中性粒细胞停止游出后,单核细胞仍可持续游出;另外在炎症的不同阶段所激活的趋化因子不同,最先激活的是中性粒细胞的趋化因子。现已证实中性粒细胞能释放单核细胞趋化因子,因此中性粒细胞游出必然引起单核细胞的游出。此外,由于致炎因子不同,渗出的白细胞也不同:常见的葡萄球菌和链球菌感染,以中性粒细胞渗出为主;病毒感染以淋巴细胞为主;在一些过敏反应中以嗜酸性粒细胞渗出为主。

渗出的白细胞可以吞噬和降解细菌、免疫复合物和坏死组织碎片,构成炎症反应的主要防御环节。完成此功能的吞噬细胞主要有两种:中性粒细胞和巨噬细胞。吞噬作用包括三个阶段:识别和粘着、包裹及消化吞噬。考虑到生物材料的特定性质,包裹和吞噬不一定发生。但此时白细胞可通过释放酶、化学介质和毒性自由基等,引起组织损伤并可能延长炎症过程。

当植入的生物材料远远大于细胞时,中性粒细胞和巨噬细胞一般不会吞噬生物材料,但吞噬过程中一些特定反应将会发生。当伤口表面生成一种叫做"助蚀菌素"的天然血清免疫因子时,将会加速白细胞与材料的识别结合。免疫球蛋白 G 和补体活化片段 C3b 是两种主要的助蚀菌素。生物材料吸附这些源于血浆的蛋白,与中性粒细胞和巨噬细胞膜上相应受体结合,同时这些受体进一步启动吞噬细胞与材料的粘附。材料表面和粘附细胞大小的差异可能破坏吞噬作用。这时白细胞难以包裹材料,但仍然会释放一些分泌物,从而引起生物材料的降解。

由此得知,依附有补体和免疫球蛋白的中性粒细胞无表面吞噬作用,但会直接向外释放酶体。释放酶体的数量依赖于聚合物粒子的大小,粒子愈大,释放的愈多。这表明组织发炎时的特定细胞活化方式取决于植入物的大小,同种材料,如果它的形态不同(如粉末、粒状、片状),引发的炎症程度也就不同。

急性炎症反应中的血管扩张、通透性升高和白细胞渗出的发生机制,是炎症发生机制的重要课题。有些致炎因子可直接损伤内皮,引起血管通透性升高,但许多致炎因子并不直接作用于局部组织,而是通过内源性化学因子的作用而导致炎症,故又称为化学介质或炎症介质(inflammatory mediator)。

要想弄清炎症的机理及其与生物材料的相关性,必须清楚下面几点:第一,这些化学调节因子是以结构和功能进行分类的,当不同的调节系统(激肽、补体、凝血系统)起作用时要考虑它们不同的状态和功能;第二,这些因子很快就会失去活性或者消失,因此认为他们仅对局部(植入部位)起作用;第三,通常情况下,溶酶体酶和氧自由基对损伤程度起了重要的作用。这些化学调节因子对生物材料的降解也有重要意义。

(2) 慢性炎症

持续的炎症刺激可导致慢性发炎。它的引发不仅因为材料本身的物理化学性质,亦与植入物在体内的位移有关。慢性炎症通常持续时间长,并且仅发生在植入部位。单核细胞(包括淋巴细胞和浆细胞)的生成属炎症反应,然而异物反应和肉芽的生成被归入正常的伤口愈合反应。

慢性炎症与急性炎症相比,组织学反应均一化程度要小。它的基本特征是生成巨噬细胞、单核细胞和淋巴细胞,并伴有血管和结缔组织的增生。必须注意的是,慢性炎症的过程和组织形貌的改变受很多因素的影响。

淋巴细胞和浆细胞主要作用于免疫反应中,同时也是生成抗体和延迟过敏的重要调节因子。它们在非免疫性损伤和炎症反应中的大部分作用还是未知的,只知道与合成材料引起的体液免疫和细胞免疫有关的一小部分。在免疫反应过程中,巨噬细胞有着重要的作用。巨噬细胞隆起呈现免疫活性细胞的抗原,因此是免疫反应过程中的重要调节因子。

单核细胞和巨噬细胞属单核吞噬系统,也称网状内皮组织系统,该系统包括来源于骨髓、外周血和特殊组织的细胞。表 8.4 列出了属于此系统的细胞。通过不同的组织-材料反应(如腐蚀产物、磨损碎片、降解产物)或者植入的装置(如微胶囊或微粒药物输送系统)释放成分和产物后,这些组织中的特殊细胞即引发器官或组织的整体效应。

表 8.4　单核吞噬系统和网状内皮组织系统的各组织及其所含细胞[26]

组织	细胞	组织	细胞
肝脏	枯否细胞(Kupffer Cells)	腺体腔	胸膜和腹膜巨噬细胞
肺	肺泡巨噬细胞	神经系统	神经胶质细胞
结缔组织	组织细胞	骨	破骨细胞
骨髓	巨噬细胞	皮肤	郎格罕氏细胞(Langerhan's Cells)
脾和淋巴结	固定和自由巨噬细胞	淋巴组织	树突状细胞

因为巨噬细胞可以生成数量众多的生物活性产物,所以它可能是慢性炎症过程中的最重要细胞。巨噬细胞分泌的主要产物包括中性蛋白酶、趋化因子、花生四烯酸代谢物、活性氧代谢物、补体、凝结因子、促生长因子和细胞素等。

生长因子,例如血小板源性生长因子、成纤维细胞生长因子、转移生长因子、表皮生长因子和白细胞介素或者致瘤疽生长因子,对成纤维细胞和血管的生成以及表皮细胞的再生有着重要的作用。细胞释放的生长因子可以进一步刺激更多细胞的生成,引发细胞的迁移、分化和组织的重建,在伤口愈合的不同阶段里都存在这些反应。

8.2.2.2　肿瘤

长期以来,生物医用材料在体内的致癌问题一直是人们所关心的课题。在对材料进行动物致癌试验的研究中发现,周期为两年的植入物在体内诱发的肿瘤常常是纤维肉瘤、骨肉瘤、软骨肉瘤和血管肉瘤等。临床上诱发肿瘤的时间较长,目前的研究表明,75%以上的肿瘤是植入 15 年后才发生的,这说明植入物在体内诱发肿瘤具有较长的潜伏期[2]。因此,对长期在体内应用的生物医用材料要进行慢性毒性、致突变和致癌的生物学试验。

(1) 人或动物体内肿瘤与植入物的关系

细胞的过度和失控增生会形成肿瘤,肿瘤有良性和恶性之分。良性瘤既不会侵袭临近组织,也不会蔓延到远处,它们仅存在于局部,采用外科切除即可治愈许多此类病症。恶性瘤(癌细胞)不但有侵袭临近组织的倾向,还可以进入血管和淋巴管,从而被输送到远处,一部分恶性细胞还会在远处停留、生长,又成为具侵袭性的继发性肿瘤。大多数癌症的引发原因还未确定,致癌作用的一般机制还不清楚。

肿瘤的名称一般来源于原细胞或组织,良性瘤是在原细胞或组织后加一"瘤"(如:腺瘤——来源于内分泌腺;软骨瘤——来源于软骨),恶性瘤的命名与良性瘤相似,只是后缀不同,上皮细胞用癌(如扁平上皮癌或腺癌),而间叶细胞则用肉瘤(如骨或骨源性肉瘤,或软骨肉瘤)。另外造血系统癌变,癌细胞循环流通于血液,称为白血病;淋巴组织的固体肿瘤称为淋巴瘤。

癌细胞与其起源部位的正常细胞有不同程度的相似性,因此,肿瘤的生长不但会引起异常的细胞增生,还会改变相应细胞的结构和功能性质。通常情况下,恶性细胞较正常细胞分化程度要弱一些。癌细胞与原组织的结构相似性使得特异性诊断(原器官和细胞类型)成为可能,并且其相似程度预示了癌的生理性质。因此,分化程度差的肿瘤一般要比分化程度深的肿瘤更具侵犯性(显示出更严重的恶性作用)。肿瘤与正常细胞或组织标本的模拟程度称为分化级,由蔓延范围和其对主体的其他效应决定。

肿瘤的生长无规律,因此肿瘤细胞的增生与组织的生理要求无关,也不受引发肿瘤生长的刺激物的消失的影响。这些性质可将瘤的形成与下列事件区分:①胎儿及其出生后的生长过程中的正常增生;②受伤后的正常伤口愈合;③应生理需要的增生,随刺激物的消失而终止。

所有的肿瘤,不管是良性瘤还是恶性瘤,都有两种基本成分:构成实质的增殖瘤细胞和由结缔组织和血管构成的支撑基质。尽管肿瘤的基本性质由实质来体现,但是它的生长和发育却主要依靠由血管、结缔组织和炎症细胞构成的基质。

长期以来,植入材料的致肿瘤作用一直是外科手术和生物医用材料研究中的重要问题。尽管已有对人或动物体内与植入相关的肿瘤的报道,并且大量植入物的临床应用时间很长,生物医用材料植入部位出现肿瘤还是很少遇到的。

植入的生物医用材料与局部或远端恶化是否有因果关系还有争议。近年来,有人对一组移植了全髋关节和人工乳房的病人进行检测,并未发现植入部位致瘤作用增强。事实上,临床和实验研究表明,硅树脂对乳腺癌有抑制作用。但还有研究表明,移植了人工乳房的病人产生肺癌和阴道癌的几率有轻度提高[26]。

在动物和人体内,由外科移植和实验外物诱导的大量恶性肿瘤包括纤维肉瘤、骨肉瘤、软骨肉瘤、恶性纤维组织细胞瘤和血管肉瘤等,其特征是能够快速迁到局部。癌症报道的很少,它的诱发一般限于移植物位于上皮管道器官的内腔。与移植相关的人体肿瘤病症包括金属外科整形移植物(骨折固定装置和全置换关节)和人造血管附近肉瘤的出现。另外,还有对全膝关节引起的初期肿瘤的远端转移的报道。

考虑植入物与肿瘤形成的关系时要慎重,植入部位附近产生肿瘤并不能证明肿瘤就是由植入物引发的。人或动物体内产生肿瘤很普遍,可在生物医用材料植入部位自发产生。大多数的动物临床病症表明,骨肉瘤和其他整形外科装置植入部位的肿瘤自发率相对较高。自发性人体肌肉与骨骼肿瘤罕见。因为主动脉和其他大动脉很少产生肉瘤,所以初期血管恶性瘤与临床移植聚合物的关联作用比与整形外科装置的关联作用强。尽管整形外科产生肿瘤的诱导因子可能是从植入装置磨损下来的金属颗粒,但仍未有金属颗粒引发组织恶性转化的典型实例报道。

良性的异物反应如果过度也会刺激肿瘤的产生。例如,当注入硅树脂作为软组织硬化剂时,可能会产生像恶性肿瘤的纤维组织细胞瘤。硅树脂引起的异物反应可以从指关节或乳房假体转移到淋巴结,从而引起组织的大片损伤,体格检查发现这对肿瘤有促进作用。

(2) 异物致瘤的病理学

植入物诱导肿瘤的发病机理还不是非常清楚。然而,大多数实验数据表明,对肿瘤的发生起决定作用的是异物的物理性质而非其化学性质。任何种类或组成的材料都可诱导产生肿瘤,包括那些本来是惰性的材料,例如特定玻璃、金或铂,还有其他相对纯净的金属和聚合体。固体材料的表面积越大,致瘤作用越强,此趋势称为Oppenheimer效应。因此,只要材料具有足够的化学惰性,异物致瘤转化作用就只受植入物的物理状态调节,而与它们的组成基本无关。

固态肿瘤的发生依赖于植入物周围纤维包囊的形成。致瘤性与异物组织纤维包囊的范围和化脓直接相关,与活性细胞的发炎程度成反比。因此,持续的炎症反应会抑制肿瘤的形成,主体因子对异物的反应也会影响肿瘤的形成。异物对人体的致瘤作用要小于对实验用啮齿类动物的作用。在啮齿类动物中,肿瘤发生的频率和潜伏期与动物的种类、血统、雌雄和年龄有关。近来的分析研究发现,机械装置中释放的针状颗粒成分可能会诱导异物致瘤,与石棉引起间皮瘤类似。但是,动物实验表明,要产生此效应,颗粒要有很高的长径比(大于100),而整形外科植入体的磨损碎片不可能产生此类颗粒。

化学诱导可形成肿瘤,这一点是值得研究者注意的。植入啮齿类动物体内的铬镍钴以及它们的合成物都具有致癌性。另外,即使是不可生物降解的和惰性的植入物也可能会释放微量残余单体、催化剂、增塑剂和抗氧化剂等物质,但如果将这些物质以相当于植入产生的量注射入实验动物的适当试验部位时,并没有发现致瘤性。

Brand KG 等对肿瘤的形成过程提出了一个假说,异物致瘤主要经历了以下发展阶段:①组织发炎和急性异物反应过程中的细胞增生(此阶段可能出现特异性前成瘤细胞);②植入物周围界限清楚的纤维组织包囊逐渐形成;③组织反应静止(依附在异物上的巨噬细胞静止,失去噬菌活性),但前成瘤细胞的克隆体与异物表面直接接触;④前成瘤细胞最终成熟;⑤肉瘤增生。此理论的基本假设是肿瘤的引发和决定肿瘤特异性的因素并不是细胞和异物间的直接物理化学作用,即异物本身并不能引发肿瘤。尽管在异物反应的初期,主要引发事件就发生了,但肿瘤形成的关键一步却是发生在成瘤细胞粘附在异物表面之后。此后,异常间叶细胞在这相对静止的微环境内成熟并增殖,此过程中无惰性植入物引起的持续炎症。

因此,异物诱导产生肿瘤的主要影响因素有植入物的结构、纤维包囊的形成和允许敏感主体内肿瘤逐渐形成的足够长的潜伏期。异物本身的主要作用好像是促进细胞的成熟和增殖。人体内与异物伴随的肿瘤很少的事实表明,人体内的异物反应很少产生致癌倾向的细胞。

(3) 致癌性测试

植入人体的新材料应先经过致癌性测试。对材料的评估涉及以下内容：

化学结构或功能：如果一种材料在结构上、药理上与一种已知的致癌物相同，它应被进一步研究。已知的致癌物有：芳香胺、多环结构多核芳香碳水化合物、碱性物质（包括尿素类的乙基氨基甲酸）、黄曲霉素、卤化碳水化合物（包括乙烯氯化物单聚体）、氯仿、多氯二苯基和某些杀虫剂、金属镍、铬及钴。

体外测试是将人工培育的细胞放在所需测试的介质中。其用途是预测致癌性与突变性的相关性。在体外测试后，对细胞做基因突变检测、染色体畸变和脱氧核糖核酸损伤和修复实验。其中最著名和广泛采用的是 Ames 测试，即将沙门氏菌株放到所需测试介质上，寻找基因突变。某些哺乳动物的新陈代谢能力是由从鼠肝提取的线粒体的培养物提供的。

体外测试具有快捷和便宜的优点，但并不能对所有诱癌物起反应（如石棉），它也不能反映变化过程的复杂性、器官特定性，以及在动物和人体上发现的反应分布和反应产物。

(4) 动物长期生物检定

由于老鼠价格便宜、寿命短，常被选作动物试验。短寿命可以使人追踪它在整个研究中的生命过程。例如，肿瘤潜伏期只在动物一生中某一特定时刻才开始，寿命短可以使这类实验不致耗时太久。在典型动物生物检定中，通常需做四组动物：一组是不植入对照用，一组用最大忍受剂量，还有两组采用中等剂量。每种剂量、每一性别组最少用 70 只啮齿类动物。最大容许剂量是使动物不产生过分中毒，不产生除癌症外的致死的剂量。两年后对致死动物进行检查，对存活的动物作解剖并作组织病理分析。按剂量组分别统计结果，已经表明，所有在人身上的致癌物也同样在动物身上致癌。动物检定结果表明：癌症与植入固体，如弹片、子弹和修复植入"异体"致癌物有关，这种情况在生物材料领域最为常见。在动物检定中，待检材料被植入动物肋部。除了检查肿瘤外，研究人员还观察植入物周围细胞在致癌前的变化，以获得更多的数据。

8.3 材料反应

生物医用材料在使用过程中，常常需要与生物机体、体液、血液等接触。生物系统中包含有各种无机离子（如 Na^+、K^+、Ca^{2+}、Mg^{2+}、Cl^-、HCO_3^-、PO_4^{3-}、SO_4^{2-}）、小分子无机物（如 O_2、CO_2、H_2O 等），以及大分子有机物（如蛋白质、酶、类脂质等）。在这些物质的作用下，植入材料的理化性质都会发生一定程度的变化。图 8.5 所示为几种植入材料表面在生物环境下发生的常见变化。下面讨论植入材料在生物环境下发生的各种反应。

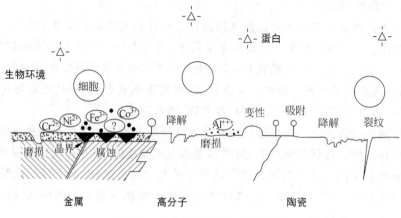

图 8.5 几种常见的植入材料反应

8.3.1 膨胀与浸析[27-31]

植入材料与生物环境之间相互作用的最简单形式是：在不发生反应的条件下，材料通过材料-组织界面转移。如果物质（主要是液体）从组织进入生物材料，那么完全致密的材料就会因体积增加而发生膨胀。即使不存在液体的吸收，生物材料也会从周围的液相中吸附某些成分或溶质。如果液体进入材料内部，或生物材料的某种组分溶解在组织的液相中，人们就把这种产生材料孔隙的过程叫做浸析。虽然这里没有外加机械应力和明显的形状改变，但这两种效应对材料的性能均有深刻的影响。

8.3.1.1 膨胀

造成膨胀的最简单情况是：从固定浓度、完全均匀的混合液体到无限大介质的扩散。这是在任意几何条件下初始吸收阶段的扩散形式，这时候扩散材料与表面极其接近，几何因素的影响可以忽略。在某一指定点上浓度随时间变化的函数关系式为

$$C = C_0 \left(\frac{X}{2(Dt)^{1/2}} \right) \tag{8-1}$$

其中，C_0 是外界浓度；X 是距界面的距离。

$$\mathrm{erf}(\alpha) = \sqrt{\frac{2}{\pi}} \int_\alpha^\infty e^{-y^2} dy \tag{8-2}$$

函数 $\mathrm{erf}(\alpha)$ 是误差函数。由方程(8-1)对于两个不同时刻的位置积分，可以得出穿过界面的物质总量 M_t 满足如下关系：

$$M_t = 2C_0 \left(\frac{Dt}{\pi} \right)^{\frac{1}{2}} \tag{8-3}$$

由方程(8-1)和方程(8-3)可得出如下结论：

(1) 对于任意给定浓度,穿透距离与时间的平方根成正比;

(2) 任意点到达给定浓度所需时间正比于该点到表面距离的平方根,反比于扩散系数;

(3) 通过单位面积界面进入生物材料的物质总量随时间的平方根增长。

当扩散系数取相应的值,且液相混合均匀时,上述结论适用于体扩散或晶界扩散,材料从动脉血中吸收液体或溶质就属于这种情况。如果液相混合不均匀,例如软组织移植区周围组织间的液体,情况就更加复杂了。不均匀液相的最简单情况是:在固相表面存在一个滞流层,滞流层可以看作是阻碍扩散的第三相。通常把液相浓度乘以一个小于1的因子k来体现滞流层的影响。所以,浓度C_0被修正为

$$C'_0 = k \cdot C_0 \tag{8-4}$$

有时所研究的固相材料既能吸收水(或其他溶剂),也能吸收溶质。这种现象造成了表面溶剂层的持续增厚,溶质在该层中比在非溶剂化固相中更容易扩散。这种现象对方程(8-1)和方程(8-3)有影响,会使方程中的幂指数1/2增大至一个更接近1的值(上述结论(1)~(3)也有类似变化),这种过程称为"非费克"型扩散。

8.3.1.2 浸析

导致浸析的最简单情况是,扩散物质以恒定速率离开材料表面,例如由血液流动所造成的冲刷作用基本上就属于这种情况,它非常类似于实验室环境中的表面蒸发。

在大多数真实环境中,还存在一个附加条件。液相虽处于运动之中,但并未充分搅拌,我们必须对输运速率做一些假设。最简单的方法是认为任意时刻输运速率与表面浓度成正比。更具体地说,认为输运速率与表面浓度C_S和体浓度C_0的差呈线性关系,所以边界条件为:

$$-D\frac{\partial C}{\partial x} = \alpha(C_0 - C_S) \quad 在 x = 0 处 \tag{8-5}$$

如果$h = a/D$,由方程(8-5)可得出如下结果:

$$\frac{C - C_S}{C_0 - C_S} = \mathrm{erf}\left(\frac{x}{2\sqrt{D_t}}\right)\left[\mathrm{e}^{-(hx + h^2 D_t)}\right]\mathrm{erfc}\left(\frac{x}{2\sqrt{D_t}} + h\sqrt{D_t}\right) \tag{8-6}$$

由式(8-3)和式(8-5)可以发现,对于特定的h值,M_i与$(D_t)^{1/2}$成正比。其他条件,如依赖于浓度的扩散常数、表面反应和体反应等,也可以影响上述关系。

8.3.1.3 膨胀和浸析对材料的影响

由膨胀和浸析引起的材料较大变形有不少有害的效果。图8.6给出了聚(L-乳酸)支架材料膨胀实验中支架直径随膨胀时间的变化曲线。材料中应力可能超过蠕变应力,这会造成持续的变形和吸收,而达不到溶质浓度的平衡状态。即使上述情况不发生,膨胀也会降低材料的弹性极限,而且会导致一种称为静态疲劳或"裂纹"的失效形式,这一点对脆性材料尤为严重。由微裂纹合并而形成裂纹,最终导致断裂。

作为与膨胀相反的作用,浸析对性能的影响一般不太显著,可能发生的问题是对浸析产物局部和系统整体的生物学反应。过度浸析(例如金属晶间浸析)可以导致断

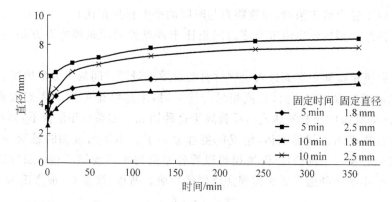

图 8.6　聚(L-乳酸)支架膨胀实验中"支架直径-膨胀时间"曲线[32]

裂强度的降低。浸析造成的缺陷可以聚合成空洞。对刚性材料来说,如果空洞所占的体积分数大到一定值,就会造成弹性模量的降低,其降低的数量与空洞体积分数的二次方成正比。

8.3.2　腐蚀与溶解[33]

生物医用金属材料在机体内的重要反应之一是腐蚀和溶解。金属的一般腐蚀规律已经为人们所了解,特别是其化学过程控制和研究方法已较成熟。有水参与下的反应和溶解腐蚀过程称为水溶液腐蚀。对高分子和陶瓷而言,腐蚀一般不显著,但是也存在着问题。目前,对其中的机理尚不是很清楚。本节重点讨论与生物医用金属材料相关的水溶液腐蚀机理和应用问题。

8.3.2.1　水溶液腐蚀定义和类型

水溶液腐蚀是一种电化学现象,水溶液中发生的所有腐蚀过程都离不开电子的迁移。电子由金属表面上某个区域迁移到另一个区域,或由一种金属迁移到与其邻近的金属,然后再转移给水溶液中能接受电子的物质。因此,发生水溶液腐蚀时金属表面上要有阳极区与阴极区,在电导的电解质中形成电流回路,并同时进行阳极过程与阴极过程。换言之,阳极、阴极和导电的水溶液乃是发生腐蚀的三要素,此外还要有一个电子流动的推动力,即阳极区与阴极区的电位差。

通常,按腐蚀机理和腐蚀破坏特征把水溶液腐蚀分成 8 种类型。

(1) 均匀腐蚀,也叫全面腐蚀。腐蚀分布在整个金属的表面,这是一般发生的腐蚀过程。即使处于电位-pH 图中的纯水区,缓慢的均匀腐蚀也在进行。因此,在生物体内,植入金属含有一定的均匀腐蚀速率。但由于一般使用的生物医用金属腐蚀率极低,故实际应用中,均匀腐蚀问题并不严重。

(2) 电蚀,也称双金属电偶腐蚀。如果两种金属有物理接触,并浸在导电溶液中,如血清、组织液等,就会发生电蚀。通常被腐蚀的是处于电化学电位低的碱金属,以金属离子电离的形式溶解。同时,阳极不受任何腐蚀。有时也说这是受阴极保护。

在实际应用中,只要两种植入金属没有直接的物理接触,电蚀就不会发生。

(3) 缝隙腐蚀。金属表面缝隙处发生强烈的选择性腐蚀。缝隙腐蚀大都是由于氧(或其他氧化剂)在缝隙处补充困难而引起氧浓度差电池作用的结果。对于易钝化金属,狭缝中含氧不足使金属上氧化膜溶解,电位向负方向移动,金属转为活化态。所以,钝化金属对缝隙腐蚀比较敏感。由于腐蚀产物难以从缝隙中排出,它的积累及水解作用提高了缝隙中溶解酸度,增加了介质的腐蚀性。

植入金属组件中接合部位常发生缝隙腐蚀,如果骨折固定装置中的螺钉与夹板之间出现缝隙腐蚀,可能使夹板在循环应力作用下变形,导致医疗失效。

(4) 点蚀。是一种特殊的缝隙腐蚀,通常局限于金属表面上点或孔穴这些小面积上。金属表面上原有保护膜(氧化膜等)在溶液介质中局部破坏是发生点蚀的重要原因,往往是产生裂纹的起点。因而,点蚀通常是缝隙腐蚀的前奏。点蚀是不锈钢在水溶液中常见的一种腐蚀形态。可以通过改变金属的成分和结构以阻止不锈钢的点蚀。例如,增加抗点蚀的合金元素(主要是 Cr、Mo,其次是 Ni),降低含碳量;提高奥氏体不锈钢的组织结构均匀性,消除或减少夹杂物、晶界沉淀、位错等;采用高温淬火和固溶处理减少晶界上的贫铬区。

(5) 晶间腐蚀。金属大多是多晶体,表面上晶粒边界是原子排列较疏松而紊乱的区域,容易对杂质原子产生晶界吸附,也容易发生晶界沉淀。在水溶液中发生晶界比晶粒腐蚀快的现象,这就是晶间腐蚀。由于晶界的选择性破坏,金属材料固有的强度与塑性突然消失,造成严重的断裂事故。许多合金都有晶间倾向,实际使用中不锈钢和铝合金的晶间腐蚀比较突出。

(6) 浸析。上一节曾讨论了浸析现象,这里从腐蚀分类的观点再加以说明。浸析使合金中诸组元之间的结合松弛。在均匀腐蚀中,各组元流失速率也不同,浸析腐蚀中,宏观上看,一种金属组元的流失速率有一周期性的变化。浸析腐蚀是某些合金特有的关系,其发生需两种条件。一是溶液中离子对合金中某种组元择优腐蚀。例如 F^- 从铜铝合金中选择熔融铝是合金中存在多相。合金中诸晶粒成分相同者,称单相合金。如果合金中有两种或更多种明显不同成分的晶粒,则称为多相合金。因为在多相合金中,成分不同的晶粒有不同的电化学电位,因而其腐蚀速率不同,从而引起合金内不均匀浸析腐蚀。第二种情况的消除,可以通过适当热处理以减少晶粒度来实现。在实际植入金属应用中,应尽量避免使用多相合金。当然,如果在多相合金中,每一相都特别耐蚀,也是可以的,如 ASTM F562 这种含 Co,Ni,Cr,Mo 的多相合金。

浸析使金属表面产生类似于点蚀和晶间腐蚀的形貌,其分辨要靠对腐蚀产物和腐蚀表面层的化学分析。浸析情况下,腐蚀产物和表面成分与基体有显著不同的化学成分。

(7) 冲蚀。由冲刷与腐蚀联合作用产生的材料破坏过程。在腐蚀流体冲刷下,金属以溶解离子状态或生成固态腐蚀产物脱离表面。冲刷同时不断产生新的反应表面。有时候,冲蚀作用可以改变电位-pH图中的钝化区为腐蚀区。如果流动溶液方向固定,可以使被冲腐部件腐蚀速度大为增加。

(8) 应力和疲劳腐蚀。由残余或外加应力导致的应变和腐蚀的联合作用称为应力和疲劳腐蚀。拉伸应力可以提高金属的活度,导致腐蚀的增强,持续一定时间后,导致开裂。奥氏体不锈钢在体液条件下有可能以这种形式发生晶间或穿晶断裂。

疲劳腐蚀是指循环应力与腐蚀介质同时作用下导致裂纹产生的现象。不锈钢在海水中的疲劳腐蚀强度比在淡水中降低20%~30%。应力的循环频率愈低,对疲劳腐蚀影响愈大,因为低频增加了金属与腐蚀合金接触的时间。

8.3.2.2 体内植入物的腐蚀

上述8种腐蚀破坏的形式中,哪一种对植入物最为重要呢?一般说来,多元件植入物的腐蚀破坏比单一元件更为普遍。研究指出,多元件的整形外科骨折固定器在治疗结束回收后,都发现了被腐蚀的迹象。这些装置均发生了不同程度的均匀腐蚀破坏。基本的物理证据表明,缝隙腐蚀和点蚀是两种最重要的腐蚀形式。缝隙腐蚀常发生在螺栓—板材装配结构的接合间隙内。腐蚀痕迹大多在板上的孔洞处。缝隙腐蚀偶尔也发生在螺栓与板接合的部位。由于在孔洞处板的截面积减小,所以这些部件存在高度的应力集中。显微分析表明,板材沿螺孔的断裂常常与缝隙腐蚀有关。

在板与螺栓之间也可能发生电化学腐蚀。由于板和螺栓的制造工艺不同,如果热处理不当,它们之间就会有微小的电位差,产生电化学腐蚀的趋势。混用不同厂家提供的螺栓和板也会产生电化学腐蚀,这是因为每个厂家采用的热处理工艺都有差别。当然,使用成分与板材不同的螺栓也会引起腐蚀的问题,这类腐蚀通常是由于手术区域持续疼痛而被发现的,然而腐蚀开始发生时并没有任何明显的感觉。拆除装置的常规手术中经常可以观察到组织变色的现象,据此可以判断是发生了电化学腐蚀。电化学腐蚀常使螺栓与板的接触区域变色,留下像"烧焦"或"熏黑"的痕迹。

应力腐蚀也有可能发生,但是非常少见,在现代整形手术多元件装置的实际应用中,已经看不到晶间腐蚀、浸析腐蚀和冲刷腐蚀。如果板材松动或固定不牢,会发生一种固态冲刷腐蚀。板和螺栓的相对运动导致材料的脱落或磨损,这会破坏钝化膜而加速腐蚀,就像冲刷腐蚀发生时的情况一样,这种现象与简单磨损很难区别,它被称为磨损腐蚀。

对单一元件装置,如颅骨板、骨髓内杆、内部修补物、锁钉和骨折端环扎线等,腐蚀很轻微。正如上文已经指出的,均匀腐蚀仍不可避免。而应力腐蚀,或者更一般地说,应力增高或破裂失效(疲劳腐蚀),大概是最重要的破坏形式。尽管总的说来,人工替代物因为应力腐蚀失效的例子不多,但在用于连接骨折的高应力环扎线中应力腐蚀的出现率并不低。晶间腐蚀偶尔也会出现,并且大都与替代物铸造元件的表面夹杂物或铸造缺陷有关。在不存在循环载荷的情况下,一般不会发生机械断裂。

与血液接触的区域发生的腐蚀极为复杂。过量的氧和连续流动的电解质为各种腐蚀提供了高度的活性。另外,血液中存在的许多有机小分子也会影响腐蚀速率。

胱氨酸等含硫分子可以加速腐蚀，而丙氨酸等中性分子却能阻碍腐蚀，其作用就像工程应用中的阻锈剂。更重要的是，腐蚀会从根本上影响表面性能，进而影响凝血酶原的行为。

腐蚀通常是有害的。然而对有些植入物来说，人们正是应用了腐蚀溶解效应。例如，利用宿主对腐蚀产物局部富集的反应而发挥效能。铜制 IUD（子宫节育器）的避孕性能就取决于腐蚀过程中铜离子的释放。

为了获取合金的某种特殊性能，人们希望它有较高的腐蚀速度。在外科植入手术中，用于大脑颅动脉瘤修复的不锈钢夹子是特意用 301、416 和 420 号合金钢制作的。这些合金的腐蚀速率比在植入物中常用的 316L 不锈钢大得多，但需要制造适于这种特殊用途的弹簧。人体对这些腐蚀产物局部反应的显著特点是纤维增生，因此可以导致更快和更完好的愈合过程，而另一方面，它们又有足够的耐久性。

8.3.2.3 影响腐蚀速率的因素

尽管腐蚀现象在植入物装置中极为普遍，但结构或功能的失效率还是很低的。为什么同一种装置可以在 99 个病人体内正常工作，而在第一百个病人身上出了问题呢？答案并不简单。除了所有关于人类健康和疾病的诸因素外，我们还必须加上至少 4 个"工程因素"：

(1) 植入物的组成成分。具体来说，植入物本身的成分不均匀和植入物之间的成分差异可以在很多方面影响腐蚀的速率，这在上文中已经讨论过了；

(2) 制造因素，包括铸造条件、金属纯度、冷加工量、热处理方式和程度等，对腐蚀速度有根本的影响；

(3) 在运送和植入过程中的操作，也可以影响腐蚀。通常腐蚀产生都与无意间的物理损坏有关；

(4) 解剖学位置及其微小差异也可能有重要影响。植入物的位置会影响它所受的应力，也会影响周围环境。

除了上面讨论过的因素，植入区的生物学环境也会影响腐蚀速率，这可以从以下 4 个方面来考虑它们的作用：

(1) 有机金属络合物的形成。如果在电位-pH 值图任何一点的条件有利于有机金属络合物的形成，那么这些络合物中的金属成分会加速腐蚀。

(2) 腐蚀产物电荷的改变。许多有机分子是强氧化剂，它们在电位-pH 值图所预言的范围之外，还能出现不同的离子价态。例如，在存在血清蛋白的情况下，合金中会析出大量的六价铬，而不是三价铬。

(3) 钝化膜的变化。不论是在钝化区域或是邻近的亚稳区（有较低的钝化膜分解速度），有机物和钝化膜的合成反应都会改变钝化物的性质。这些变化可能会增加或降低膜的稳定性，或者改变它的电导率。Suare 等人指出，虽然丙氨酸对铜的腐蚀速率影响甚微，但在标准渗透压浓度的溶液中，胱氨酸的生理学浓度（17.5 mg/L）可以把腐蚀速率降低两个数量级。另一方面,镍本来通过生成 $NiCO_3$ 表面膜而钝化,但在这种溶液中(在适于钝化的 pH 和一定的氧压下)完全丧失了钝态,腐蚀速率也随之增大了两个数量级。

(4) 磨损条件的改变。虽然血清蛋白通常会提高腐蚀速率,但在体外试验中,它却可以显著降低不锈钢的磨损腐蚀速率。

总之,腐蚀导致所有的金属植入物释放出阳离子,其中有一些,如三价铁离子或亚铁离子,是体内环境的一部分;有一些是具有已知生物功能的微量元素,如三价铬离子;其他的离子在自然界中十分稀少,因此并不清楚它们在代谢过程中的作用,然而这些元素即使在没有非正常腐蚀过程的情况下,也会被释放进入体内,其浓度要比正常人体内的标准高几个数量级。

8.3.3 蛋白质吸附与生物相容性

有关蛋白质吸附内容参见"5.1 蛋白质在生物材料表面的吸附"。

材料植入体内时,体液中的蛋白质分子很快(几乎在 1 s 内)就会吸附在材料表面。在以后数秒钟至几分钟的时间内,材料表面就会吸附满单分子层的蛋白质分子。因此,在细胞到达植入材料表面之前,材料表面已有蛋白吸附层,细胞会同生物材料表面吸附的蛋白质发生特异性反应。由此可见,材料表面对细胞的影响或引起的宿主反应实际上是通过影响蛋白质在材料表面的吸附行为来实现的。生物材料表面所吸附蛋白质的种类、吸附速度、吸附量以及空间构象等都直接影响材料的生物相容性[8]。

机体与生物材料表面间的相互作用通过调控免疫反应和与周围组织的连接强度决定着植入材料的命运,其影响因素主要有表面自由能、表面蛋白质吸附能力、表面亲/疏水性质、表面荷电性能、表面拓扑结构以及表面生物活性等。事实上,上述这些材料性能对生物相容性的影响在微观本质上都是通过影响蛋白质在材料表面的吸附行为来实现的。研究表明,吸附于生物材料表面的蛋白质能否维持其天然空间构象是决定生物材料是否具有良好生物相容性的重要因素[34-40]。当吸附在材料表面的蛋白质能够维持其天然构象或未产生可以引发不良级联反应的构象时,细胞在该材料表面表现出良好的相容性;反之,当吸附的蛋白质发生变性或产生可以引发不良级联反应的构象时,细胞在该材料表面表现出差的相容性。图 8.7 为材料表面性质对水分子取向、蛋白质分子构象以及细胞粘附影响的示意图。

Vogler 认为,蛋白质分子在生物材料表面的吸附直接受水分子在材料表面的聚集态结构所影响[42],因此必须研究水这一"生理溶剂"在生物材料表面的结构特点。在纯水中,水分子相互之间通过氢键可自发形成氢键网络结构,这种行为称为水分子的自组合行为。疏水性的材料表面无法与水分子形成氢键,这使得水分子只能通过自组合而形成一种较为有序的、疏松的排列结构[43-45],这种结构使得疏水性材料表面水的密度要比水本体的密度低一些(图 8.8(b))。而亲水性的表面可以和水分子

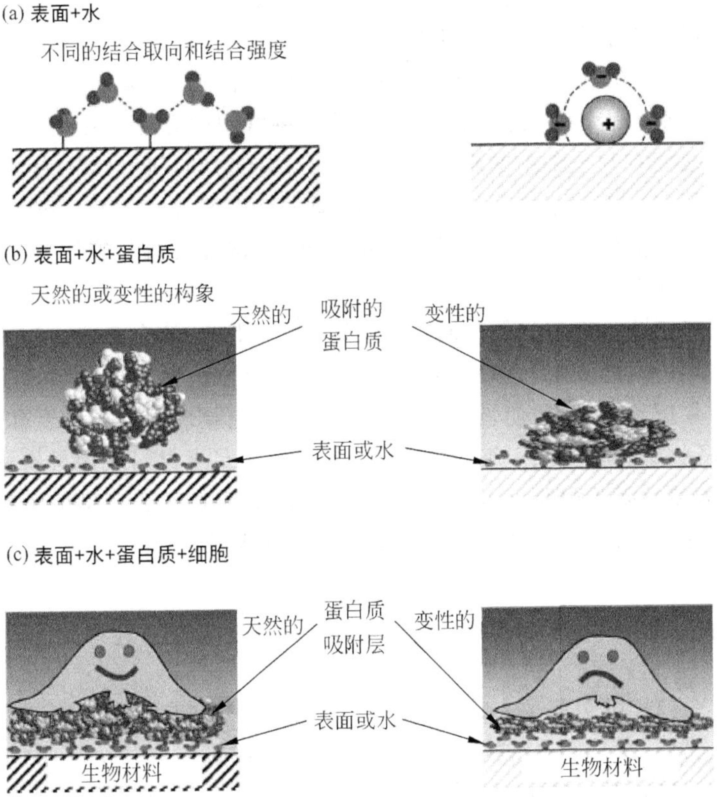

第 8 章 材料的生物相容性

(a) 表面+水

不同的结合取向和结合强度

(b) 表面+水+蛋白质

天然的或变性的构象 — 天然的 — 吸附的蛋白质 — 变性的 — 表面或水

(c) 表面+水+蛋白质+细胞

天然的 — 蛋白质吸附层 — 变性的 — 表面或水 — 生物材料

图 8.7　材料表面性质对水分子取向、蛋白质分子构象以及细胞粘附的影响[41]

形成稳定的氢键,从而与水分子自身之间的氢键形成竞争,结果破坏了水分子的自组合,造成了氢键网络结构的坍塌,结果是水分子在亲水性材料表面采取一种无序的、致密的排列结构,使得亲水性材料表面的水密度比其本体的密度高(图 8.8(a))。已经发现,两个疏水性材料表面之间存在着长程(小于 100 nm)的相互吸引力,又称为疏水作用力;两个亲水性的表面之间却存在着相互排斥的作用力。上述现象的原因虽然还未完全搞清楚,但可以肯定的是由水分子在亲/疏水性材料表面的不同聚集结构所引起的。前者可以用来解释细胞膜以及蛋白质三维结构的稳定性,后者则可以

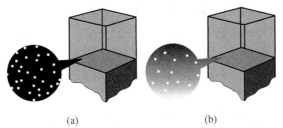

(a)　　　　　(b)

图 8.8　水分子在材料表面的自组合行为[42]

(a) 亲水性材料表面；(b) 疏水性材料表面

解释高度亲水性的表面对蛋白质的排斥作用[46-49]。

生物材料表面的电荷分布和荷电量、亲/疏水性质是影响和调节蛋白质吸附的重要因素,因而与生物相容性有着密切的联系。例如在细胞培养中采用带正电荷的多聚赖氨酸涂层材料表面以促进细胞粘附已是一种常用的方法。另有研究表明带有氨基正电荷的表面有利于细胞的粘附和铺展[50]。大部分的研究结果表明具有适度亲水性的表面最有利于细胞的粘附和铺展,而亲水性太强或疏水性太强的表面均不利于细胞的粘附和铺展[51,52]。对这种现象的解释,大都涉及材料表面所吸附的粘附蛋白数量及其构象[46,53-55]。亲水性很强的表面不利于蛋白质的吸附,因而不利于细胞的粘附。而对于疏水性很强的表面,一方面非粘附蛋白(如白蛋白)在材料表面的吸附阻碍了粘附蛋白的吸附;另一方面,吸附在高度疏水材料表面的粘附蛋白,其分子链的天然构象遭到破坏,致使蛋白质分子链中与细胞膜表面整合素受体相结合的活性位点无法完全暴露,不利于细胞的粘附。因此,只有当材料表面具有适度亲/疏水性能时,才能使粘附蛋白既可以吸附于材料表面,又保持了分子链的天然构象,使活性位点较多的暴露在外面,进而促进细胞的粘附和生长。

8.4 宿主反应

植入材料同样可引起宿主的反应,即生物相容性问题。宿主反应是由植入材料的化学组分、分子及其部分结构在生物环境下被释放进入生物组织所引起的。宿主反应也来源于材料对生物组织的机械、电化学或其他刺激因素的作用。生物材料植入体内以后,首先细胞积极探寻并识别植入物为自体还是异体,如果细胞发现植入物为异体材料时,马上发出信号,调动免疫系统的巨噬细胞、嗜中性粒细胞等对异物进行攻击,从而导致炎症反应。其次,植入材料被蛋白质包裹,在其表面形成一层蛋白质膜,随后此蛋白质膜与细胞表面受体相互作用,诱发病变部位的细胞增殖、分化形成相应组织。如果植入材料与细胞间的非特异性作用被完全抑制,同时具备细胞识别的相应位点,则可实现植入材料与细胞间直接作用,诱发病变部位组织增生。

宿主反应可能会有多种类型。按期程可将宿主反应分为急性反应和慢性反应;按发生部位可分为局部反应和全身反应;按反应类型可分为组织反应、血液反应和免疫反应。宿主反应可能是有害的,其结果是导致组织和机体的毒副作用和机体对材料的排斥作用,即材料是生物不相容的;宿主反应也可能是有益的,如新血管内膜在人工动脉表面生长、组织长入多孔材料的孔隙等,其结果是有利于组织的再生和重建,即材料是生物相容的。一种成功的生物医学材料所引起的宿主反应应保持在生物体可接受的水平。

典型的宿主反应包括组织反应、血液反应、免疫反应和全身反应。其中,组织反应和血液反应已分别在本章8.2.1和8.2.2中给予了介绍,本节重点讨论机体对植入材料的免疫反应和全身反应。

8.4.1 免疫反应

机体的免疫系统是保护屏障,可防御侵害机体健康的物质和引起疾病的感染源以及其他环境因素和肿瘤。主要有两种机制：一是固有性免疫(也称非特异性免疫),如单核巨噬细胞、粒细胞和异体巨噬细胞都属于非特异性防御的炎症细胞;二是获得性免疫(也称特异性免疫),如淋巴细胞、巨噬细胞及其细胞因子产物都属于特异性防御的体系。获得性免疫与固有性免疫相结合就形成了机体的防御系统(表 8.5)。

表 8.5 机体免疫机制

固有性防御机制		获得性防御机制
第一道防线	第二道防线	第三道防线
皮肤	吞噬细胞、NK 细胞	淋巴细胞
粘膜	抗菌蛋白	抗体
皮肤及粘膜分泌物	炎症应答	
固有性免疫是指机体先天的、固有的,是种系发育、进化过程中形成,经遗传获得的。它并不专门针对某一种病原体		获得性免疫可以特异地识别及有选择地清除外来的病原体,它是受病原体感染或接种疫苗而获得的免疫。获得性免疫具有特异性、多样性、记忆性、自我识别四个明显特征

获得性免疫有两种,一种是细胞免疫,是由细胞内的细胞毒素作用引起的;另一种是体液免疫,是由抗体的化学活性引起的。这两种免疫亚类分别来自于 T 细胞和 B 细胞这两种淋巴细胞的活性。

8.4.1.1 免疫性细胞

免疫性细胞来源于骨髓中的干细胞(图 8.9)。尽管这些细胞在形态、功能和表面抗原表达方面都不一样,但它们有一共同的特征就是细胞膜上存在可以帮助识别或消除外物的受体。免疫细胞包括白细胞和淋巴细胞,可根据它们的干细胞来源、形态、抗原表达和功能进行分类。数量最多的免疫细胞是多形核粒细胞(PMNs),它们占了白细胞的 60%～70%,离开骨髓后只能存活一两天。这些细胞含有 C5a、C3b、Fcγ 和 IL-1 及 TNF 的受体,受刺激后(如 C5a 刺激)有高的粘附性,这是缘于细胞上的 CR3(CD11b/CD18)和其他粘附蛋白的高表达。细胞的这种高粘附性使得细胞易与血管内皮粘附从而可以渗出血管迁移到发炎部位。

PMNs 含有多种不同类型的颗粒,这些颗粒里面充满了蛋白酶,如弹性蛋白酶、组织蛋白酶、胶原蛋白酶、溶菌酶、过氧物酶和其他灭菌蛋白。受刺激时 PMNs 还可生成 H_2O_2、O^{2-} 和 OH^- 这些典型细胞毒素。这是预防感染的第一道防线。研究发现,在化学趋向性移动、颗粒要素或氧化代谢能力方面有缺陷的个体,极易发生感染。在血液透析装置中,由于细胞长时间暴露向透析膜,化学趋向性降低,PMNs 和单核

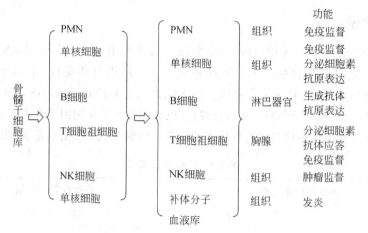

图 8.9 免疫系统的功能单元[26]

细胞中的氧化性新陈代谢作用(生成 H_2O_2 和 O^{2-})减弱,这些机能障碍使得病人的感染率相对较高。

单核细胞来源于骨髓,正常情况下,约占外周血中白细胞的 5%。它们在血液中的平均输运时间大约是 25 h,之后进入组织中,成为巨噬细胞和组织细胞的祖细胞。单核细胞的很多性质与 PMNs 相同。例如,它们都含有 C5a,C3b 和 Fc 受体,并以同样的方式(至少在微晶下)被活化,其中包括化学趋向性移动,噬菌作用(通过 C3b 和 Fcγ 受体),细胞脱颗粒作用和氧化性新陈代谢。然而也有很多不同的地方,它们并不像多形核粒细胞那样是最终分化细胞,而是肺泡和腹膜中的巨噬细胞,肝脏中的枯否细胞(kupfer Cell)和很多组织细胞的祖细胞。根据活化程度,巨噬细胞展现出不同的性质,这些状态由刺激原的类型决定。因而,受它们所处环境的影响,单个单核细胞将成长为具有不同性质的细胞。

单核细胞和巨噬细胞还具有强的分泌功能,可以合成分泌多种分子。其中一些分子的合成可以不受其他条件的影响,如 α-球蛋白、C1q、C2、C4、因子 H 和 I、纤维粘连蛋白和溶菌酶,而更多的则受诱导作用的影响,包括因子 B、C3、胶原酶、IFNs、TNF、IL-1 和多种生长因子。另外,单核细胞还可作为抗原提呈细胞,它可将外来抗原转化为自身的一部分,在主要组织相容性复合蛋白的帮助下将其在细胞表面上再表达出来,最后将其提呈给特异性 T 细胞,从而引发对抗原的免疫应答。C3b 受体基因缺损的个体抗体应答异常,大概就是因为他们的单核细胞和 B 细胞不能互相结合来有效处理抗原。

淋巴细胞约占白细胞的 28%,主要由两种不同类型的细胞构成,它们分别称作 T 细胞和 B 细胞。B 细胞起源于骨髓,约占外周血中淋巴细胞的 17%。B 细胞在抗原、T 细胞和细胞素的刺激下可转化为浆细胞,分泌抗体。成熟的 B 细胞可通过几种方式被活化。这些细胞表面有免疫球蛋白 IgD 和 IgM 的同型体。当这些表面抗体分别与它们的抗原结合后,B 细胞可转化为分泌 IgM 的浆细胞。这是分泌抗体的最直接路径,也解释了为什么对抗原的初始体液应答中大部分抗体是 IgM。旁路途径包括抗原特异性活化 T 细胞的作用,它们可与 B 细胞直接反应或者通过分泌细胞素(IL-4、IL-5 和 IL-6)来刺激 B 细胞,从而促进其增殖、分化和构型转变。

第二种主要的淋巴细胞来源于胸腺,称为 T 细胞。这些细胞约占白细胞的 24%,其中 60% 属辅助性 T 细胞(Th),30% 是细胞毒性 T 细胞。Th 细胞可与 APC 和特异 B 细胞反应,调节免疫应答。这些细胞可被表面抗原 CD4 识别,并促进其与 MHC 类 II-位细胞(如抗原提呈单核细胞和 B 细胞)的反应。APC(单核细胞)通过本身抗原受体与 Th 细胞结合后,分泌 II-1,并且此两信号的结合活化了 Th 细胞,分泌 IL-2 和 IL-2 受体。此活化 T 细胞还可继续增生分泌其他细胞素,参与细胞和体液免疫。

活化 Th 细胞至少有两亚类(Th-1 和 Th-2),可根据它们分泌细胞素的特异方式加以区分。Th-1 细胞分泌 IL-2 和 INF-γ(不包括 IL-4 和 IL-5),对缓期超敏应答、巨噬细胞的活化和细胞调节的细胞毒性有作用。Th-2 细胞分泌 IL-4、IL-5、IL-9(鼠 Th 细胞还有 IL-10),可刺激 B 细胞增殖、分化和构型转变。Th-2 细胞分泌的 IL-4 和 IL-10 可抑制 Th-1 细胞的胞素分泌,因此也抑制了巨噬细胞的活化。反过来,INF-γ 抑制了 Th2 细胞数量的抗原驱策性生长。因而这种数量上的相互抑制使免疫应答趋于平衡。此平衡的破坏可引起对感染的病理应答(HIV)和自身免疫性疾病。

细胞毒性 T 细胞可被表面标记 CD8 识别,并通过本身的 MHC 类 I-位细胞(存在于机体中所有细胞上)抗原受体促进细胞间的反应。这些细胞具有免疫监督功能,能够识别并杀害组织移植体、肿瘤细胞和受到病毒或寄生菌感染的细胞。

8.4.1.2 细胞免疫

T 淋巴细胞受到抗原刺激后,分化、增殖、转化为致敏 T 细胞,当相同抗原再次进入机体,致敏 T 细胞对抗原的直接杀伤作用及致敏 T 细胞所释放的淋巴因子的协同杀伤作用,统称为细胞免疫。T 细胞是细胞免疫的主要细胞,其免疫源一般为:寄生原生动物、真菌、外来的细胞团块。

细胞免疫的作用机制包括两个方面:①致敏 T 细胞的直接杀伤作用。当致敏 T 细胞与带有相应抗原的靶细胞再次接触时,两者发生特异性结合,产生刺激作用,使靶细胞膜通透性发生改变,引起靶细胞内渗透压改变,靶细胞肿胀、溶解以致死亡。致敏 T 细胞在杀伤靶细胞过程中,本身未受伤害,可重新攻击其他靶细胞。参与这种作用的致敏 T 细胞,称为杀伤性 T 细胞;②通过淋巴因子相互配合、协同杀伤靶细胞。如皮肤反应因子可使血管通透性增高,使吞噬细胞易于从血管内游出;巨噬细胞趋化因子可招引相应的免疫细胞向抗原所在部位集中,以利于对抗原进行吞噬、杀伤、清除等。由于各种淋巴因子的协同作用,扩大了免疫效果,达到清除抗原异物的目的。

由 T 细胞介导的免疫应答是一个连续的过程,可分为三个阶段:①T 淋巴细胞特异性识别抗原(初始或记忆 T 细胞膜表面的受体与 APC 表面的抗原肽-MHC 复合物特异性结合的过程);②T 细胞活化、增殖和分化;③效应 T 细胞发挥效应(图 8.10)。

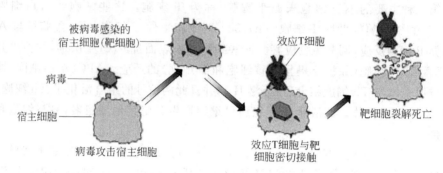

图 8.10　细胞免疫示意图[56]

T 细胞的活化需要双信号的刺激,第一信号来自抗原,提供方式是 APC 表面的抗原肽-MHC 复合物与受体的相互作用和结合,该信号确保免疫应答的特异性;第二个信号是微生物产物或非特异性免疫针对微生物的应答成分,该信号确保免疫应答在需要的条件下才得以发生。当只有第一信号时,T 细胞处于无应答状态。

T 细胞活化引起细胞分裂和分化,使 T 细胞具有分泌细胞因子或细胞杀伤的功能。淋巴因子的分泌是 T 细胞活化的主要表现形式。不同的抗原刺激可使初始 T 细胞分泌不同种类的细胞因子,从而产生不同的效应,而白细胞介素 2 是初始 T 细胞产生的最重要的细胞因子。细胞毒性使 T 细胞具有特异性的杀伤功能,主要是细胞浆内形成了许多膜结合的颗粒,这些颗粒包含成孔蛋白、颗粒酶等多种介质。成孔蛋白可对靶细胞打孔,颗粒酶是一组丝氨酸酯酶,它进入靶细胞胞浆,使靶细胞凋亡。靶细胞凋亡后,暴露抗原,从而被抗体消灭。随着抗原的清除,大多数活化 T 细胞死于细胞凋亡,以维持自身稳定的基础状态。少数 T 细胞分化为长寿命的记忆细胞,在再次抗原刺激时发挥快速的免疫应答作用。

在抗感染免疫中,细胞免疫主要参与对胞内寄生的病原微生物的免疫应答及对肿瘤细胞的免疫应答,参与迟发型变态反应和自身免疫病的形成,参与移植排斥反应及对体液免疫的调节。也可以说,在抗感染免疫中,细胞免疫既是抗感染免疫的主要力量,参与免疫防护,又是导致免疫病理的重要因素。

8.4.1.3　体液免疫

负责体液免疫的细胞是 B 细胞。体液免疫的抗原多为相对分子质量在 10 000 以上的蛋白质和多糖大分子,病毒颗粒和细菌表面都带有不同的抗原,所以都能引起体液免疫。抗原和抗原受体(B Cell Recepter,BCR)的种类都非常多,在体液免疫中 B 淋巴细胞的 BCR 直接与抗原结合。一种 B 淋巴细胞表面只有一种 BCR。一种抗原侵入体内,只有带有与这种抗原互补的 BCR 的 B 淋巴细胞才能与之结合,只有得到选择刺激的 B 淋巴细胞克隆才能得到扩增。

同细胞免疫一样,体液免疫也是一个相当复杂的连续过程,大体上可以分为三个阶段:①感应阶段。抗原进入机体后,除少数可以直接作用于淋巴细胞外,大多数抗原都要经过吞噬细胞的摄取和处理,经过处理的抗原,可将其内部隐蔽的抗原决定簇暴露出来。然后,吞噬细胞将抗原呈递给 T 细胞,再由 T 细胞呈递给 B 细胞;有的抗原可以直接刺激 B 细胞。这种抗原呈递,多数是通过细胞表面的直接相互接触来完成的;②反应阶段。B 细胞接受抗原刺激后,开始进行一系列的增殖、分化,形成效应 B 细胞。在这个过程中,有一小部分 B 细胞成为记忆细胞,该细胞可以在体内抗原消失数月乃至数十年以后,仍保持对抗原的记忆。当同一种抗原再次进入机体时,记忆细胞就会迅速增殖、分化,形成大量的效应 B 细胞,继而产生更强的特异性免疫反应,及时将抗原清除;③效应阶段。在这一阶段,抗原成为被作用的对象,效应 B 细胞产生的抗体可以与相应的抗原特异性结合,发挥免疫效应。例如,抗体可以通过覆盖对抗原有毒物或抗原被破坏的区域使抗原失去活性,从而有效地中和抗原;抗体也可以通过凝集方式,即将大量的有抗原表位的抗原结合在一起,使之不能发挥功能而使抗原失去活性(图 8.11)。

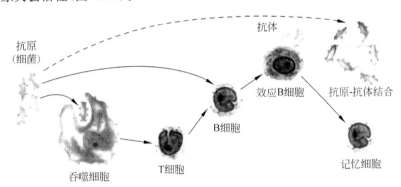

图 8.11 体液免疫示意图[56]

B 细胞对抗原的识别是通过其表面的抗原识别受体来进行的。B 细胞的抗原识别受体能直接识别蛋白质抗原,或识别蛋白质降解而暴露的抗原决定簇,而无需抗原呈递细胞(antigen presenting cell,APC)对抗原的处理和递呈。B 细胞表面的抗原识别受体识别抗原是产生 B 细胞活化的第一信号,有人将结合了抗原的 B 细胞称为致敏 B 细胞,只有这些细胞在接受 T 细胞的辅助时才能够活化来产生抗体。也就是说,B 细胞的活化需要两个信号:抗原信号和活化的 T 细胞信号(并不是递呈抗原,而是通过其他的分子信号提供的),并需要 T 细胞所分泌的细胞因子。在体液免疫中,T 细胞通过提供刺激信号、分泌细胞因子等方式辅助 B 细胞,B 细胞作为 APC 可通过加工、处理、递呈抗原的形式激活 T 细胞,但 B 细胞不能激活初始 T 细胞(由树突状细胞来激活)。B细胞最终分化为浆细胞和记忆性B细胞,浆细胞多在2周内凋亡。需要指出的是,抗原特异性B细胞和T细胞所识别的抗原决定簇是不同的,但二者必须识别同一抗原分子的不同抗原决定簇,才能相互作用。因此,B细胞分化为浆细胞是一个复杂的过程,依赖于树突状细胞、T细胞、B细胞三者之间的复杂相互作用。

8.4.1.4 补体系统

补体系统是一个激活酶的级联反应。补体蛋白质循环在血浆中,可通过两个途径被激活[57]。经典途径是经过抗体-抗原反应激活补体系统。当一个抗体分子与其对应的抗原相结合,抗体中某一确定位点的蛋白质构象发生变化,从而使这个位点可以结合C1分子,激发补体级联反应(图8.12)。旁路途径始于当侵入的微生物膜上大的多糖分子与补体蛋白质B和D结合,形成的复合体激活补体蛋白质C3,使图8.12所示的级联反应过程持续进行[58,59]。旁路途径几乎是在微生物侵入机体的同时被启动,因而C3补体系统被激活是机体抵御微生物侵入的第一道防线的一部分。

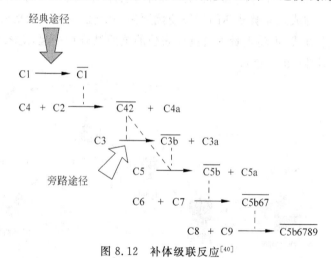

图8.12 补体级联反应[40]

补体系统是一个真正的级联过程,因为每一反应步骤都形成很多的反应产物。这些反应产物起着重要的生理作用。如图8.12所示的终端产物C5b6789被称为膜攻击复合体(MAC),它可以直接溶解细菌或外来细胞的细胞膜。补体系统的反应产物还可以引起外物粒子的凝集(类似于抗体介导的凝集)。C3b通过调理作用增强巨噬细胞和中性粒细胞吞噬外来物的能力。C3a、C4a和C5a可激活肥大细胞和嗜碱细胞,C5a还是中性粒细胞和巨噬细胞的化学引物。C3a、C3b、C4a、C5a的作用可直接将炎症过程和补体系统相联结。而且,凝血过程的副产物-激肽释放酶和纤维蛋白溶酶可通过经典途径和旁路途径激活补体系统(图8.13)。因此,补体系统为创伤愈合过程中的凝血与炎症阶段提供了另外一条联结途径。

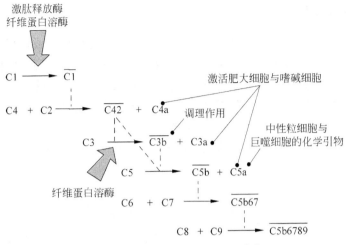

图 8.13　补体级联过程的补充[40]

8.4.1.5　减少材料免疫反应的途径

生物材料引起的免疫应答包括细胞免疫和体液免疫。补体级联的活化有经典和旁路两个途径，都会引起 C4b 和 C3b 蛋白的沉积。这些分子可被粒细胞上的受体识别，从而活化粒细胞使其分泌降解酶和有害氧代谢物。级联反应中其他蛋白识别 C4b 或 C3b 后，可生成酶（C3 和 C5 转化酶）增强应答，并且可分泌潜在的炎症调节因子 C5a。C5a 可结合 PMNs 和单核细胞上的特异受体，从而引起多种应答，包括超粘附性、细胞脱颗粒作用、过氧化物的分泌、化学趋向性移动和 IL 的分泌。体外治疗时细胞全身暴露给 C5a，引起嗜中性白血球减少和有病理后果的心肺现象。C5 的另一部分 C5b，可形成膜攻击复合体，从而引致细胞溶解和心肺旁道的高溶血。

要设计具有更好生物相容性的材料，首先需要弄清这些过程的调节机理。其中，减弱 C3b 的沉积（降低其亲核性）、减少 C5a 暴露点（与带负电取代基结合）和促进因子 H 和 I 的作用是三种有效的方法。将这些方法有效应用于材料的产业化是我们发展真正补体相容性膜面临的一个主要挑战。

可以看出，在过去的一段时间，我们对免疫应答中关于分子和细胞基础的研究有了迅速的发展，特异性细胞素的识别和克隆，它们的受体和 T 细胞亚单元的识别为人们打开了一个全新的研究领域。然而，对医疗器械所用材料引起的免疫应答中这些成分相互反应的研究还处于刚刚起步阶段，血液透析中 IL-1 的分泌和 ESRD 中 T 细胞的功能失常仅是初期研究产生的结果中有兴趣的两个例子。考虑到免疫系统对人体健康和疾病防御的重要性，弄清生物材料是如何减弱和引起一定应答的，将对医疗大有帮助。

8.4.2 全身反应

组织反应、血液反应和免疫反应这三种宿主反应一方面会形成局部的毒性反应,同时也会进一步发展形成全身毒性反应。生物材料在机体内引起的全身反应受多种因素的影响,主要包括:材料的化学毒性;磨损、腐蚀或降解产物的堆积;过度的炎症反应,包括各种含氧基团的生成;补体活化时血管活性素的产生以及免疫系统的作用。另外,进入体内的一些毒性物质也可诱发分子突变,甚至形成癌变。图 8.14 所示为纳米羟基磷灰石/胶原/聚乳酸复合材料(nHAC/PLA)植入体内的组织学观察结果。

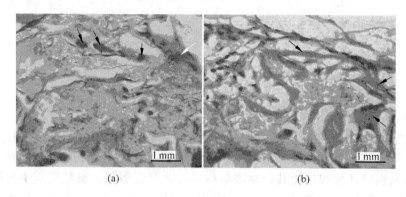

图 8.14　nHAC/PLA 组织学观察结果[60]
(a) 手术后 5 周;(b) 手术后 10 周

8.4.2.1 非免疫性全身反应

广义上讲,全身反应是指离初始刺激部位有一定距离的机体部位的反应。引起全身反应的机制很复杂。生物医用材料引起全身反应,主要是由于材料的降解产物和磨损碎片的堆积、变换和随后发生的主体作用。

全身反应的具体表现依赖于反应发生的部位。大多数的全身反应容易诊断,因为靶器官的损伤会导致明显的征兆和迹象(表 8.6)。然而,也有一些反应难以检测,因为迹象并不明显。另外,单凭磨损和降解产物的堆积实际上并不能引起局部或全身反应,全身反应的引发包括两方面因素的影响:材料的生物相容性和主体对材料的效应。

生物材料被植入体内前,应首先进行体外毒性试验,试验包括对原材料及体内作用时可能产生的降解和磨损产物的研究和评价。可以利用体外试验或动物模型对材料进行相应评价,以预防由生物材料及其降解和磨损产物引起的全身反应。药理学和病理学书籍给出了不同药物的毒性,并有对靶器官损害现象的具体描述。生物材料引起的非免疫性全身反应一般与剂量有关,剂量越大,应答越严重,并且有一阈值,低于此值,材料无毒。

表 8.6　靶器官与局部或全身反应症状[26]

全 身 反 应	症 状
肺	气体交换和呼吸方式的改变
肾脏	排泄尿液的改变、疼痛
肝脏	血液性质的改变
关节	疼痛、肿大、功能丧失
淋巴组织	肿胀、血量改变
消化道	腹泻、便秘
下述为局部反应引起的,但也可引起全身反应	症 状
皮肤	皮疹、肿胀、变色
眼睛	肿胀、痒、易流泪
鼻腔	痒、流鼻涕、打喷嚏
下述为损伤结束时才有明显征兆 　　脑部 　　骨骼系统 　　肌肉	

比较而言,生物材料及其降解和磨损产物引起的免疫性全身反应阈值低,增加剂量不会引起反应恶化,重复暴露会使反应阈值更低或者会诱发更强的毒性。例如,甲醛和戊二醛交联剂在高剂量时可诱发非免疫性细胞毒性,引起灼烧,造成细胞和蛋白的损伤。另外,有些个体对这些化学药物具有明显的超敏感性,在极低剂量时就表现出免疫反应。

8.4.2.2　免疫性全身反应

免疫反应是机体在进化过程中所获得的一种"识别自身、排斥异己"的重要生理功能。在正常情况下,免疫系统通过细胞免疫和体液免疫共同抵抗外界入侵的病原生物,维持自身的生理平衡,消除突变细胞,起到保持机体的作用(见 8.4.1 节)。健康机体有几种防御外物的机制。第一套防御机制是实物屏障,如皮肤和粘膜。一旦此屏障被破坏,如当外科植入生物材料时,就会引发其他主体防御机制。内在防御机制开始于炎症反应(见 8.2.2.1 节),包括噬菌作用,但如果此机制失效,并且存在抗原的情况下,就会诱发特殊的免疫反应。抗原多为相对分子质量在 10 000 以上的蛋白质和多糖大分子,脂质的抗原作用微弱,核酸不是抗原。半抗原小分子与主体细胞或蛋白结合后会变成抗原,此小分子是抗原决定部位(称作抗原决定簇),而主体充当大分子。例如,与主体细胞结合的药物和与主体成分结合的金属盐可刺激产生免疫反应。因此,看似无毒的化学物质也有可能成为抗原,在低剂量时表现出毒性。免疫反应可以识别某一特定物质是否为抗原,但不能区分某异物是否具有危害性,这些异物包括植入的治疗性生物材料。

免疫反应有两条途径:体液免疫受 B 细胞和浆细胞所生成抗体的调节;细胞免

疫受 T 细胞的调节。人们不可能预知某种抗原会刺激哪种途径。大多数抗原首先遇到巨噬细胞并与之发生一定反应,之后被呈递给血液和淋巴组织,如淋巴结和脾中的 T 细胞、B 细胞和小淋巴细胞。B 细胞和 T 细胞形态相同,特异识别分子不同,因此只能根据细胞标记分析来区分这二者。

抗原的识别和呈递刺激了 B 细胞和 T 细胞的生成物与特异抗原的作用。所有抗体分子都具有四链段的基本结构,即两条相同的小链段和两条相同的大链段。与抗原作用的部分称作 Fab 段,大链段的终端部分称为 Fc 段。抗体分子的 Fab 段对刺激它们生成的抗原有特异性。因此,与炎症反应对所有异物的非特异性相比,特异性免疫反应仅能识别某一单个的分子实体。可以利用抗体的敏感特异性来检测某些物质并测定其数量,因此抗体检测成为很多激素浓度和生物材料与蛋白间反应的临床检验基础。抗原抗体间的反应以及它们的应用是广泛的,对生物材料学家有潜在的价值。放射性免疫化验(RIA)、酶联免疫反应(ELISA)以及利用荧光、酶或颗粒示踪的抗体免疫显微检验在生物材料领域中都是很重要的,可用来鉴定生成物和反应物并检测其数量。荧光活化细胞分析器(FACS)可用来识别并聚集具有特异性表面结构的细胞,这些细胞可通过其表面的特异性结构与抗体相结合。

8.4.2.3 超敏反应

在免疫性全身反应中,最值得关注的是超敏反应,这是一种因免疫反应的异常、过度或者是失控而导致机体失调的反应。超敏反应主要源于细胞内部化学物质的释放或者过度的炎症应答。生物材料或其降解和磨损产物引起的免疫反应导致的组织损伤难以预测,因为这受个体遗传信息及产物的性质、剂量和释放部位等多种因素的影响。因此,一些生物材料可能释放大量的磨损和降解产物到全身而并不引起主体反应,而另有一些却会引起剧烈反应。另外,不同个体产生的免疫反应情况不同,并且可能与实验动物的情形有很大差别,因此,动物模型只能揭示一些问题,但并不能解决全部问题。超敏反应分为 4 类,如表 8.7 所示。

表 8.7 超敏反应的分类比较[26]

型别	别名	发生机制	主要相关疾病
Ⅰ型	瞬时型、反应素型、过敏反应	IgG/肥大细胞和嗜碱性粒细胞介导的血管和平滑肌反应	支气管哮喘、药物过敏荨麻疹、过敏性鼻炎、过敏性休克等
Ⅱ型	细胞毒型、细胞结合抗原型	IgG、IgM/补体或粒细胞介导的靶细胞溶解和吞噬等	新生儿溶血症、自身免疫性溶血性贫血、特发性血小板减少性紫癜等
Ⅲ型	免疫复合物型	免疫复合物/补体介导的组织炎症	血清病、皮肤血管炎、系统性红斑狼疮、类风湿性关节炎等
Ⅳ型	迟发型(细胞介导型)超敏反应	Th 细胞介导的浸润性炎症	接触性皮炎、移植排斥反应、结核病等

Ⅰ型反应涉及抗原和抗体 E 之间的反应,IgE 附着在皮肤和其他组织的主体细胞

(肥大细胞、嗜碱性粒细胞、血小板和嗜酸性粒细胞)上。细胞遇到抗原就会释放其内部成分,如组胺、肝素、血管收缩素和其他血管活性物质等。伴随抗原-IgE 之间的反应,表现出一些局部或全身征兆,可延续几分钟到几小时。

此类超敏反应的一个常见例子是枯草热,源于干草花粉与呼吸道中的 IgE 抗体的作用。确定病人是否对枯草属过敏所做的皮肤试验仅是局部反应,而呼吸道内的反应严重时会引起全身效应,包括肺部疾病,如哮喘,并且有可能引起血管变形堵塞和死亡。有关生物材料引起 IgE 应答的报道很少,尽管人们已知 IgE 与生物材料中的某些成分会发生反应,例如与职业性呼吸器官病菌携带者体内镍盐和铬盐的反应,并将其用作其他用途。另外,IgE 与硅树脂的反应还有争议。

Ⅱ类反应和Ⅰ类反应的临床表现相似,但机制不同。此类型反应中的抗体是 IgG 和 IgM,它们作为半抗原附着于血小板上,表现出抗原而非抗体的作用。药物与血小板结合后,刺激了免疫反应,生成药物抗体,抗体与血小板的作用可活化补体并毁坏血小板膜,引起血小板的作用,释放出内部物质,如血管活性素。与此类型反应有关的生物材料方面的报道很少。

Ⅲ类反应属"免疫性综合病症",源于免疫复合物的破坏引起的过度炎症反应。此现象和征兆在抗原与抗体反应后可持续几天到几周。当循环系统中同时含有抗原和抗体时,问题尤为严重,生成的免疫复合物将聚集于血管壁上。在生物材料的应用中不希望发生此类反应,但药物缓释和生物降解系统除外。

Ⅳ类超敏反应不涉及抗体产物,但涉及 T 细胞产物与抗原的反应。这中间涉及 T 细胞、巨噬细胞和可溶性调节因子之间的复杂相互作用。此类反应的常见现象是接触性皮炎,局部接触抗原后 24~48 h 即迅速出现明显的皮疹,也可能出现全身效应。引发Ⅳ类超敏反应的物质有:植物,如有毒的常春藤;工业化工物,如金属盐和摄影洗相化学物品;金属物体,如珠宝和纽扣。已发现金属性或醛基树脂类生物材料可引发接触性皮炎或口腔损害。并且已有因生物材料应用而引起的Ⅳ类超敏反应的深度组织反应报道,这些材料包括金属、硅树脂和醛基树脂等。

8.4.2.4 临床表现

生物材料在体内引起的非免疫性和免疫性全身反应在临床上常表现为以下并发症[24]:

(1) 渗出物反应。由于材料在合成及加工过程中含有低分子量物质,如引发剂、催化剂、残留单体和增塑剂等,所以当这类材料植入人体后,在生理环境中往往会将这些低分子量物质渗出,造成对人体的危害。例如,聚氯乙烯的单体会引起四肢血管的收缩而产生疼痛,并会引起痉挛;聚甲基丙烯酸甲酯的单体进入人体循环系统会引起肺功能障碍。

(2) 感染。这是植入性生物材料在治疗上最常见的主要并发症之一,约 1%~10%的植入患者会发生感染。在美国每年因植入物引起的感染已超过 800 例。

(3) 钙化。由于营养不良性钙化,在植入性生物材料表面会形成钙化而使材料丧失功能,造成植入的人工器官失败。例如,由于钙化而常使生物瓣膜缩短其使用寿命。

(4) 血栓栓塞。在血液系统使用的生物材料都要求具有血液相容性,不产生血栓。机械瓣由于易发生血栓栓塞,而要求患者终生服用抗凝剂。目前直径小于 4 mm 的人工血管一直未能在临床上使用,主要就是解决不了血栓形成的问题。

(5) 肿瘤。生物材料的致癌性一直是一个引人关注的问题。最近的报道说明金属植入性生物材料和合成纤维人工血管周围会发生肉瘤性损伤。如前所述,目前的研究已表明,75%以上肿瘤是植入 15 年后才发生,而且绝大多数有很长的潜伏期。

参考文献

[1] Park J B, Lakes R S. Biomaterials: An Introduction. New York: Plenum Press,1992
[2] 俞耀庭,张兴栋.生物医用材料.天津:天津大学出版社,2000
[3] Williams D F. Definitions in biomaterials, Progress in biomedical engineering. Oxford: Elsevier Science Ltd,1987,4
[4] Anderson J M. Chapter II. 8: Biocompatbility of tissue engineered implants. In: Patrick Jr. C W, Mikos A G and Mcintire L V eds. Frontiers in Tissue Engineering. Oxford: Elsevier Science Ltd, 1998,152-165
[5] 牛旭锋. 聚(D,L-乳酸)基仿生细胞外基质的骨组织工程基质材料研究:[博士学位论文].重庆:重庆大学,2006
[6] 史弘道.医用高分子材料毒理学评价研究及其应用.天津医药科学研究所,1988
[7] 杨子彬.论植入体内医用材料的生物相容性.中国医疗器械信息,2006,12(7):36-39
[8] 高长有,马列. 医用高分子材料.北京:化学工业出版社,2006
[9] Salzman E W, Merril E D. Interaction of blood with artificial surfaces. Hemostasis and Thrombosis, 2nd eds. Coleman R W, Hirsh J, Marder V J, Salzman E W eds. Philadelphia: Lippincott, 1987,555-571
[10] 郭海霞,梁成浩. 生物材料血液相容性研究进展.上海生物医学工程,2001, 22(3): 44-48
[11] 张安兄,吕德龙,钟伟等.生物材料的血液相容性.上海生物医学工程, 2004, 25(3): 53-58
[12] McIntire L V, Addonizio V P, Coleman D L et al. Guidelines for Blood-Material Interactions-Devices and Technology Branch, Division of Heart and Vascular Diseases, National Heart, Lung and Blood Institute. U S Department of Health and Human Services Washington DC. NIH Publication,1985
[13] Grabowski E F, Herther K K, Didisheim P. Human versus dog platelet adhesion to cuprophane under controlled conditions of whole blood flow. J Lab Clin Med, 1976,88: 368-373
[14] Leonard E F. Rheology of thrombosis. In Hemostasis and Thrombosis, 2nd ed. Coleman R W, Hirsh J, Marder V J, Salzman E W eds. Philadelphia: Lippincott, 1987,1111-1122
[15] Turitto V T, Baumgratner H R. Platelet-surface interactions. In Hemostasis and Thrombosis, 2nd ed, Coleman R W, Hirsch J, Marder V J, Salzman E W eds. Lippincott: Philadelphia,1987,

555-571

[16] Friedman L I, Liem H, Grabowski E F, McCord C W. Inconsequentiality of surface properties for initial platelet adhesion. Trans Am Soc Artif Intern Organs, 1970,16: 63-70

[17] Harker L A, Kelly A B, Hanson S R. Experimental arterial thrombosis in non-human primates. Circulation, 1991,83(6 Suppl.): IV41-55

[18] Hanson S R, Harker L A, Ratner B D, Hoffman A S. In vivo evaluation of artificial surfaces using a nonhuman primate model of arterial thrombosis. J Lab Clin Med, 1980,95: 289-304

[19] Hanson S R, Harker L A. Interruption of acute platelet-dependent thrombosis by the synthetic antithrombin D-phenylalanyl-L-prolyl-L-arginyl chloromethylketone. Proc Natl Acad Sci U S A, 1988,85: 3184-3188

[20] Wagner W R, Hubbell J A. Local thrombin synthesis and fibrin formation in an in vitro thrombosis model result in platelet recruitment and thrombus stabilization on collagen in heparinized blood. J Lab Clin Med, 1990,116: 636-650

[21] Horbett T A, Cheng C M, Ratner B D et al. The kinetics of baboon fibrinogen absorption to polymers: in vitro and in vivo studies. J Biomed Mater Res, 1986,20: 739-772

[22] Williams D eds. Blood Compatibility. FL, Boca Raton: CRC Press,1987

[23] 吕强. 丝素蛋白基组织工程支架材料的研究: [博士学位论文]. 北京: 清华大学,2007

[24] 李玉宝. 生物医学材料. 北京: 化学工业出版社,2003

[25] Udipi K, Ornberg R L, Thurmond K B et al. Modification of inflammatory response to implanted biomedical materials in vivo by surface bound superoxide dismutase mimics. J Biom Mater Res, 2000,51: 549-560

[26] 崔福斋,冯庆玲. 生物材料学(第二版). 北京: 清华大学出版社,2004

[27] Ratner B D, et al. Biomaterials Science, Academic Press, 2000

[28] Black J. Biological Performance of Materials. Marcel Dekker Inc, 1992

[29] Silver F H. Biomaterials, medical devices and tissue engineering: an intergrated approach. Champman and Hall,1994

[30] Zhang J Q, Zhang X Z, Guo Z T et al. Comparison of wear resistance of ion implantation surgical Ti_6Al_4V with other alloys. MRS symp Proc, 1986, 55: 229-233

[31] Zhao J, Gsu H Q, Zhang X Z. A surface study of medical silicone rubber by Ion beam bombardment, in: Biomaterials. Elsevier Sci Publisher B V Amsterdam, 1991, 453

[32] 孟波. 可降解支架材料的研究: [博士学位论文]. 北京: 清华大学,2005

[33] 许滨士. 表面工程与维修. 北京: 机械工程出版社,1996

[34] 林思聪. 高分子生物材料分子工程研究进展(上). 高分子通报,1997,1: 1-14

[35] 林思聪. 高分子生物材料分子工程研究进展(下). 高分子通报,1997,2: 76-81

[36] Chinn J A. Chapter 107 Biomaterials: protein-surface interactions. In Pallsson B and Hubbell J A eds, Section XI Tissue Engineering, in Bronzino J D ed, The Biomedical Engineering Handbook. Florida: CRC Press, 1995: 1597-1608

[37] Andrade J D, Hlady V. Protein adsorption and materials biocompatibility: a tutorial review

and suggested hypotheses. In: Advances in Polymer Science 79, Biopolymers/Non-Exclusion HPLC. Berlin: Springer-Verlag, 1986: 1-63

[38] Stryer L. Biochemistry, 3ed. San Francisco: Freeman WH, 1988

[39] Norde W. Chapter 2 Driving forces for protein adsorption at solid surfaces. In: Malmsten M (ed), Biopolymers at Interfaces. Basel: Marcel Dekker Inc, 1998: 27-54

[40] 黄楠. 组织-生物材料相互作用导论. 北京: 化学工业出版社, 2005

[41] Kasemo B. Biological surface science. Surface Science, 2002, 500: 656-677

[42] Vogler E A. Structure and reactivity of water at biomaterial. Advances in Colloid and Interface Science, 1998, 74: 69-117

[43] Scatena L F, Brown M G, Richmond G L. Water at hydrophobic surfaces: weak hydrogen bonding and strong orientation effects. Science, 2001, 292: 908-912

[44] Lynch I. Are there generic mechanisms governing interactions between nanoparticles and cells? Epitope mapping the outer layer of the protein-material interface. Physica A, 2007, 373: 511-520

[45] Lamba N M, Baumgartner J A, Cooper SL. Chapter II. 6 Cell-synthetic surface interactions. In: Patrick Jr. CW, Mikos A G and Mcintire L V (eds), Frontiers in Tissue Engineering. Oxford: Elsevier Science Ltd, 1998: 121-137

[46] 马祖伟. 聚乳酸软骨组织工程支架制备、改性及其细胞相容性研究: [博士学位论文]. 浙江: 浙江大学, 2003

[47] Baier R E. Key events in blood interactions at non-physiologic interfaces-a personal primer. Artificial Organs, 1978, 2(4): 422-426.

[48] Gendreau R M, Jacobsen R J. Fourier transform infrared techniques for studying complex biological system. Applied Spectroscopy, 1978, 32(3): 326-328

[49] Sato H, Kojima J, Nakajima A. Fibrinogen adsorption on artificial surfaces and its effect on platelets. Journal of Dispersion Science and Technology, 1993, 14: 117-128

[50] Lee J H, Jung H W, Kang I K et al. Cell behaviour on polymer surfaces with different functional groups. Biomaterials, 1994, 15(9): 705-711

[51] Brash J L. Protein interactions with solid surfaces following contact with plasma and blood. Macromolecular Chemistry and Macromolecules Symposium, 1988: 441-452

[52] Vroman L, Adams A L. Identification of rapid changes at plasma-solid interfaces. Journal of Biomedical Materials Research, 1969, 3: 43-47

[53] Horbett T A, Schway M B, Ratner B D. Hydrophilic-hydrophobic copolymers as cell substrates: effect on 3T3 cell growth rates. J Coll Interf Sci 1985, 104(1): 28-39

[54] Tziampazis E, Kohn J, Moghe P V. PEG-variant biomaterials as selectively adhesive protein templates: model surfaces for controlled cell adhesion and migration. Biomaterials, 2000, 21(5): 511-520

[55] Vroman L, Adams A L, Klings M et al. Relations of formed elements of blood with plasma proteins at interfaces. Annals of the New York Academy of Sciences, 1977, 283: 65-76

[56] Dee K C, Puleo D A, Bizios R. An introduction to tissue-biomaterial interactions. USA:

John Wiley & Sons, 2002. 109-126

[57] 顾汉卿. 生物医学材料. 天津：天津科技出版社, 1993

[58] Alfred K C, Charles J P, Linder W et al. Activation of the alternative pathway of complement by cellulosic hemodialysis membranes. Kidney Int, 1989, 36(2): 257-265

[59] Clifford J H. Hemodialyzer performance: biological indices. Artif Organs, 1995, 19(11): 1126-1135

[60] 李晓明. 甲壳素纤维增强胶原基骨组织工程框架材料的研究：[博士学位论文]. 北京：清华大学. 2005

第9章 生物材料的检测与评价

9.1 概述

如何评价生物材料是否具有生物相容性以及在体内环境中是否发挥正常的功能？这是生物材料应用过程中必须要解决的问题。本章介绍生物材料的生物学测试过程。不同的生物材料测试手段也不同，在此主要介绍生物材料测试所共有的问题。

有些生物材料在几秒钟内完成它们的功能，有些材料却需要服役十年或数十年，甚至终生。因此，六个月的植入试验对于一种试图插入三分钟的装置或者为终生移植而开发的装置是否适合呢？这并不是一个简单的问题。然而在生物材料测试的方案中必须阐明这些问题并予以仔细考虑。

在体外实验条件下的评价能够迅速且廉价地对生物学反应提供相应的数据。然而必然会提出这样的问题：体外测试是否真实预测了在更加复杂的体内环境中所发生的反应？体外测试试验减少了研究动物的使用，这正是我们千方百计努力要追求的一个目标。然而，必须要清醒地认识到在体外测试中得到的结果可能与移植环境不相适应。

生物材料测试中使用动物来模拟在人体中可能遇到的环境。然而，动物与人在解剖学、生理学和生物化学方面有很大的差距。动物模型能否为人体提供有用的数据？没有人体临床研究的合法有效结果，通常很难从动物的行为反应中得出强有力的结论。设计动物测试程序的第一步是选择一个在生理上和生物化学上与人体状况相当的动物模型，实验设计要减少所需动物的数量，保证文明地对待动物，重要的是要尽量得出更多的相关信息。

这是一本有关生物材料的书，重点在于材料。然而，在动物体内植入一片纤维素与评价同样的一片纤维素用于人工肾脏渗透膜的生物学反应和性能之间有很大的区别。必须权衡材料测试结果相对于设计结构评估的赞同与反对意见。体外试验是易于控制且成本相对较低的程序；体内试验则是一种既昂贵且难以控制，但与实际应用情况相关的程序。

测试常常导致实验性差异，特别是在活体体系中的测试。体系越复杂差异就可能越大。为从昂贵的测试中得出有用的结论，统计分析可以确保在确定的概率范围内得出的结果是有意义的。在生物材料测试中应在两个阶段使用统计数据。在实验之前，统计性的实验设计会给出能够得出有意义结果的样品的最小数目。实验完成后,统计数据将帮助提炼出更多的有用信息。

许多生物材料测试的设计可以借助于国内与国际标准组织,美国材料与测试协会(ASTM)和国际标准化组织(ISO)能够经常提供广泛接受的有关测试程序的详细草案。从政府机构或商业性测试试验室也能得到一些其他的测试方案。

9.2 生物相容性的评价指标和方法

如前所述,生物相容性是生物医用材料区别于任何其他材料的最重要特征[1]。近年来,随着新一代生物活性材料的不断涌现,生物相容性的概念也发生了较大变化,其对象不仅是非活性材料,而且也涉及活性材料,同时普遍认为生物相容性包含两大原则:一是生物安全性原则;二是生物功能性原则[2,3]。生物安全性是指消除生物材料对机体器官的毒副作用,如细胞毒性、刺激性、致敏性和致癌性等。而生物功能性是指生物材料在应用过程中能够引起宿主适当的应答,如细胞粘附、铺展、增殖、分化以及细胞生长因子的表达等。因此,材料的生物相容性是生物医用材料研究设计中首先要考虑的重要问题。

9.2.1 生物安全性原则

生物材料对于宿主是异物,在体内必定会产生某种应答或出现排异现象。生物材料如果要临床使用成功,至少要使发生的反应能被宿主接受,不产生有害作用。因此要对生物材料进行生物安全性评价,即生物学评价。

生物材料生物学评价标准从20世纪70年代后期开展研究以来,经过30多年国际间协同研究,目前形成了从细胞水平到整体动物的较完整的评价框架,国际标准化组织(ISO)以10993编号发布了17个相关标准,同时对生物学评价方法也进行了标准化,如 ISO 10993-3 关于遗传毒性、致癌性和生殖毒性试验,ISO 10993-4 关于血液相容性试验选择,ISO 10993-5 关于细胞毒性试验(体外),ISO 10993-6 关于植入后局部反应试验,ISO 10993-10 关于刺激和致敏试验,ISO 10993-11 关于全身毒性试验[4]。生物学评价方法研究进展迫于现代社会动物保护和减少动物试验的压力,各国专家对体外评价方法进行了大量研究,同时利用现代分子生物学手段来评价生物材料的安全性,使评价方法从整体动物和细胞水平逐步发展到分子水平[5]。

9.2.1.1 体外细胞毒性试验

在 ISO 10993-5 标准中对试验的主要步骤、细胞株和细胞培养基、阴性和阳性对照都作了原则要求,并推荐了琼脂覆盖法和分子扩散法(即滤过法)。近年来细胞毒性试验得到进一步发展,提出了不少新的试验方法,如细胞损伤测定、细胞生长测定和细胞代谢特性测定等,并从定性评价逐渐向定量测定发展。

MTT 法(四甲基偶氮唑盐微量酶反应比色法) 此方法是由 Mosmann[6] 在 1983

年提出,最初应用于免疫学领域,前些年将该法应用于生物材料的细胞毒性评价。该方法的原理是线粒体琥珀酸脱氢酶能催化四甲基偶氮唑盐(MTT)形成蓝色不溶于水的甲臜,形成数目的多寡与活细胞数目和功能状态呈正相关。该法简便、敏感性高,可作定量评价。但是 Clifford 和 Downes[7] 发现,在检测矫形外科材料时,用 MTT 法检测的重现率较差,而且人的骨肿瘤细胞株对 MTT 法有很高的敏感性。目前 MTT 法在细胞毒性试验中已得到广泛验证,但还需要深入研究存在的一些问题。

DNA 合成检测方法 体外未融合状态下的细胞在 DNA 合成(细胞周期 S 期)之前进行有丝分裂。进入对数生长期的细胞能够用标记的核苷酸(比如氚标记的胸苷)封闭其 DNA,目前倾向于使用无放射性的示踪物 BrdU,它的摄入量能够通过测定结合了荧光燃料的抗 BrdU 单克隆抗体而得出。通过这种方法可以知道暴露于材料的细胞的增殖能力是否降低(由带有标记核酸的细胞所占比率得出)。计量方法包括显微镜下直接计数、流式细胞分析,或细胞酶联反应测定(cell-ELA)[8]。

细胞膜完整性测定 生物材料对细胞的毒性作用也反映在细胞膜的变化中,细胞膜结构和功能的完整性对于将细胞与周围环境分离起重要作用。一个很好的完整性测试试验就是将细胞与乙酰乙酸荧光素(FDA)和溴化乙啶(EB)一起培养,FDA 能够被完整的细胞摄取并被细胞内的酯酶转化为荧光素,荧光素保留于胞浆内,在适当的激发波长下发出绿色荧光。EB 不能穿过完整的细胞膜,但如果细胞膜已经被破坏,EB 就能够进入细胞并且与核酸尤其是细胞核内的 DNA 紧密结合,这时看到的是橘红或红色的荧光[9]。

以上这些方法从细胞损伤的不同角度评价生物材料中毒性成分对细胞的作用,但是这些方法之间的相关性以及这些方法的评价结果与其他生物学评价结果的相关性还有待进一步研究。

9.2.1.2 遗传毒性和致癌试验

这是生物材料中最复杂和最麻烦的问题。在体外检测方法中常用 Ames 试验,但是由于 Ames 试验菌种的变异,使试验结果的假阴性率不断增加,已由原来的 10% 增加到 30%~40%,因此一般同时还需要进行体外染色体畸变试验和微核试验,以便相互补充,对遗传毒性作出科学的评价。分子生物学和分子基因学将在遗传毒性和致癌试验的评价中有很大的发展潜力,可以取代某些啮齿类动物试验。这些方法包括特殊的检测核酸(DNA、RNA)技术,这样就可以在基因转录水平和翻译水平研究细胞的调节机制。转录水平主要是将 DNA 序列解释为特定的 mRNA 基因,活性测定主要使用 PCR、Northernblotting(NB)、instihybridization(ISH)等技术。基因翻译水平包括基因产物的测定,通常是蛋白质,可以是结构蛋白,比如与细胞功能相关的受体或酶。生物材料安全性体外试验中还包括原癌基因激活和抑癌基因失活的研究,尤其是 p53 基因,在人类大多数肿瘤中都发现其功能障碍,这为研究生物材料可能存在的破坏性作用提供了依据[10]。

9.2.1.3 血液相容性评价方法

血液相容性评价研究对用于心血管体系的生物材料发展有着非常重要的作用,但由于凝血机理和体内环境的复杂性及多变性,到目前为止还不能建立一套相关的评价标准。在 ISO 10993-4 标准中也只能提出一个评价方向的基本要求,要求通过体外和体内试验从凝血、血小板、血栓形成、免疫学或血液学其他方面对生物材料的作用进行评价,具体评价方法和指标都未统一,更没有标准化。

9.2.2 生物功能性原则

随着对生物材料生物相容性的深入研究,人们发现不仅要对生物材料的毒副作用进行评价,还要进一步评价生物材料对生物功能的影响。例如,植入心血管系统的生物材料对内皮细胞功能的影响,植入骨组织的生物材料对纤维细胞、软骨细胞和成骨细胞功能的影响等。目前主要集中在采用体外方法,研究生物材料对某些特定细胞功能的影响,主要包括如下两方面的内容。

9.2.2.1 对细胞功能的影响

细胞粘附 如果不考虑生物材料的细胞毒性,那么细胞与生物材料间作用最重要的方面就是细胞粘附。对于人工骨或人工关节等需要与宿主组织融为一体的医疗器械,必须首先考虑到促进其细胞粘附功能。一种测定方法是在光学显微和亚显微结构水平使用电脑图像分析系统,在细胞附着于材料表面并发生相互作用之后,按时间绘出一个反应曲线,由此测定细胞粘附功能。另一种方法是分光光度法,在包被材料或材料浸提液的 96 孔板上由 ELISA 读数仪完成[11]。

细胞铺展 细胞铺展这一现象包括复杂的细胞骨架重新分布,是细胞能够粘附于材料表面并且增殖至将表面完全覆盖的功能。对于研究与宿主组织融为一体的材料来讲,它是一个非常重要的参数。这一参数是可以测定的,例如定量扫描电子显微镜可以用来评估表面改良聚合物是否适合于人造血管。

细胞增殖 细胞增殖已被列为材料安全性评价的一个重要参数,同时也是研究与宿主组织融合为一体的材料的中心内容。对体外测试中应用的细胞类型也作了重点要求,比如人类成骨细胞用于研究陶瓷结构材料怎样影响细胞的生长。

细胞生物合成功能 生物材料可通过使血液成分和血液动力学异常而造成内皮细胞功能紊乱,使得对促凝血介质的吞噬清除作用减弱,促凝血介质的产生增多,抗凝血介质的产生减少,导致血栓形成。人们发现镍离子在不影响细胞形态甚至增殖功能的浓度下却能够显著降低其软骨基质的合成;因此,对材料的安全性评价远不仅仅是细胞毒性。最近还发现内皮细胞在金属离子作用下能够释放强有力的炎症介质白三烯 B4。巨噬细胞广泛参与组织对植入材料的炎症反应,Fukuchi 等[12]使用分离的鼠腹腔巨噬细胞观察细胞对于不同形式羟基磷灰石的反应,通过测定乳酸脱氢酶和磷酸酶,表明微晶体羟基磷灰石比烧结羟基磷灰石更能降低巨噬细胞的活性。测定巨噬细胞活性还可以在鼠腹腔巨噬细胞与各种口腔植入材料接触之后,测定其花生四烯酸产物。

9.2.2.2 对细胞功能影响的分子生物学评价

细胞粘附分子(CAM) 生物材料植入机体之后,不管是在血管或软组织、硬组织中,都会与所接触的细胞发生炎症反应,我们仍然对这些领域所知甚少。比如细胞粘附分子(CAM)家族,它是一类表达在细胞表面的分子,能够控制和促进细胞与其他细胞(比如基质中的细胞)的相互作用。

细胞因子和生长因子 除粘附分子之外,第二个关于生物材料植入后生物功能的方面是细胞因子(GF)的合成。细胞因子是能够被多种细胞所分泌的调节免疫反应和炎症反应的重要物质,既能活化也能抑制某些生物过程,在宿主对植入材料的应答反应中起核心的控制作用。

DNA 转录翻译与信号传导 MMPs(matrix metallo proteinases)作为细胞外基质中的非胶原蛋白日益受到人们的高度重视,它是一类在正常组织分化和重塑过程中负责降解细胞外基质如胶原和糖蛋白的重要含锌酶,在组织重塑的各个阶段尤其是新组织合成之前,MMPs 对细胞外基质的降解非常重要。

9.3 生物相容性的体外评估

"细胞毒性"一词的意思是在细胞级别上引起毒效应(死亡、细胞膜渗透性的改变、酶的抑制等)。它与影响细胞粘附的物理因素是截然不同的。本节回顾使用试管中分离的粘附细胞测定细胞毒性来评价生物材料生物相容性的方法。

用细胞培养方法来评价材料的生物相容性已有几十年。目前用于培养的细胞是来自细胞库或生物供应商那里购买的已确定的细胞系。初生的细胞很少使用,因为它们的试验重复性、再生性、效率都较低,在某些情况下可得性也较低。有一些方法已经被证实具有可重复性和再生性,这些方法已经被列入用于新产品商业开发的国内与国际标准。在研究中也有许多方法已用于特殊的应用,并且在科学发展中处于领先地位。随着生物材料科学的发展,其中的一些研究方法可能成为常规。

9.3.1 基本概念

毒性 毒性材料被定义为一种释放大量化学物质,通过阻止主要的新陈代谢路径而直接或间接杀死细胞的材料。受影响细胞的数量表明了化学物质的剂量和效能。尽管许多因素影响着化学物质的毒性(如化合物、温度、测试系统等),最重要的是释放给每个细胞的化学物质的剂量。

吸收与接触剂量 吸收剂量的概念是指被细胞实际吸收的剂量。不同于在整个测试系统中所含的接触剂量的概念。例如,如果一个动物被放在包含有毒物质的大气中(接触剂量),只有一小部分吸入的物质被吸收并传到内部器官和细胞(吸收剂量)。因为不同的细胞对异物的毒性影响具有不同的敏感性,最敏感的细胞就认定为是目标细胞。这两个概念放在一起,就是细胞培养方法:用测试物质的吸收剂量来评价目标细胞的毒性。这就把细胞培养方法与评价接触剂量而不确定目标细胞的测试物质剂量的动物研究区别开来。这种在细胞水平上剂量的不同是敏感性不同的重要原因。为了正确比较细胞培养方法与体内研究的敏感性,应该比较当地毒性模式的数据,如植入期间的刺激、灌输和组织的直接接触等。这些模式减少了由于在接触测试模式系统中所固有的吸收、分布和新陈代谢而引起的吸收剂量的不确定性。

安全因素 寻找一个高度敏感的测试系统对评价生物材料的潜在危险性是最理想的,因为材料的固有特性经常不允许剂量的增加。从一个体系外推到另一个体系具有很大的不确定性,如从动物外推到人类。为此,毒物学者使用了安全因素这个概念来考虑物种内与物种间的变化。这种办法需要在非人类测试体系中能够增加预期的人的剂量。在一个动物的当地毒性模式中,通过分布、分散、新陈代谢及接触细胞的数量变化,有大量的机会减少目标细胞的剂量(由于刺激性反应)。在另一方面,在细胞培养模式中,新陈代谢、分布及吸收的变化减少,每个细胞的剂量达到最大,产生一个高度敏感性的测试系统。

可溶性特征 医疗器械中的主要材料是非水溶性的(如高分子、金属和陶瓷),就是说材料中不到万分之一部分是可溶的,其他成分可以被并入到最终的产品来获得理想的物理的、功能性的、制造性的和无菌的性能。例如,塑料中可以含有增塑剂、润滑剂、抗氧化剂、填充剂、释酶剂或其他添加剂,它们作为配方成分或者作为制造过程中的添加剂。可溶性成分可以从非溶性材料中析出。已有的研究表明[13],化学物质从一个固体塑料到液体溶液中的迁移是通过固体中的扩散电阻、化学浓度、时间、温度、在溶剂边界上的大规模迁移电阻、固-液界面上的流体震荡及溶剂中化学物质的分散系数来控制的。因为这些变量的存在,生物材料溶解过程的条件已经标准化,从而提高数据的重复性。

9.3.2 细胞培养方法

三种主要的细胞培养方法可以用来评价材料的生物相容性:直接接触法、琼脂扩散法和洗提(也称为提取稀释)法。这些是形态学上的分析,就是说分析的结果是通过观察细胞的形态变化而测量的。三种测试方法的不同之处在于细胞放置于测试材料的方式不同。正如命名方法所示,细胞可以直接放在测试材料上,或者从适当的溶液中提取然后放在测试材料上。方法的选择随测试材料的特点、测试的基本原理、评价生物相容性数据的应用而不同。

为了这些方法的标准化并比较这些分析的结果,必须认真控制细胞数目的变量、细胞的生长阶段、细胞的类型、曝光持续时间、测试样品的尺寸(如几何尺寸、密度、形状、厚度)及测试样品的表面积。特别是当有毒提取物的量达到测试临界点时。举例来说，样品尺寸的微小变化就能使结果从无毒变成中等毒性或严重毒性。低于测试临界点，则观察不到这些变量的不同。

通常采用已经开发的用于体外生长的细胞系作为从活器官中获得的主要细胞，因为细胞系能够提高实验的可重复性并降低实验中的变化。即一个细胞系是用于体内研究的近亲繁殖动物体系在体外相对应的部分。细胞系在长时期内保持着它们的遗传与形态特征，这就为建立数据库提供了可以比较的数据。L-929老鼠纤维原细胞已经被广泛用于测试生物材料。最初，选择L-929细胞是因为在培养中它们易于保存，并能产生与动物的生物测试相一致的结果。另外，这些测试特别选择纤维原细胞是因为它是为治愈伤口而早期产生的细胞之一，也经常是医疗装置修复组织的主要细胞。其他组织或物种的细胞系也可以使用。细胞系的选择以实验的类型、研究者的经验、测量的目的及各种其他因素为基础。这项测试没有必要使用人体细胞系是因为，从定义上这些细胞在变成细胞系的过程中已经经历退行性变化并失去受体及新陈代谢路径。

在实验中经常采用阳极和阴极控制来确保测试系统的运行与适应性。选择的阴极控制材料是高密度聚乙烯。一些材料已被建议作为阳极控制材料，例如有机锡稳定的聚氯乙烯、树胶，以及有毒化学物的稀溶液如苯酚和氯苯甲烷氨。所有的阳极控制除了有机锡稳定的聚氯乙烯外都可以从市场得到。

在美国的药典中描述了三种主要的细胞培养方法，美国材料与测试协会(ASTM)、英国标准局(BSI)、国际标准化组织(ISO)对其进行了出版发行。随着标准的发展及参与者个人经验的发展，方法学也在发展，这些出版物中在方法学上也有微小的变动。据预测，ISO方法将代替欧洲单个国家的标准，而ASTM与BSI标准是一直保持一致的。下面给出了美国药典[14]中描述的基本方法学。

直接接触测试 一种L-929单层哺乳动物纤维原细胞是在一直径为35毫米的细胞培养皿中培养的。培养介质被移走后换上0.8毫升新鲜培养介质。将阴极或阳极控制的样品和测试物置于单独制备的培养物上，再置于培养箱中并在37℃恒温培养24 h，然后移走培养介质和样品，并固定染有化学染剂(如苏木精)的细胞。死亡细胞便失去在培养皿上的黏着性而在固定过程中去除，活细胞吸附在培养皿上被化学剂染上色。可根据缺少的细胞数量来评价细胞毒性。

活细胞与死细胞界面上的显微分析能显示一个细胞损坏的中间区域，死细胞将出现反常的形貌。从常态到反常态的形貌变化将随毒性物质而改变，一般表现为液泡增加、在培养皿上的粘附降低、出现锯齿状、体积膨胀等。例如，将要死亡的细胞在分解以前可能会聚集，并与培养皿分离。锯齿状和膨胀经常与胶体的渗透压有关。液泡形成常常伴有基本物质的形成，是由液体和有毒物质中溶菌酶的吸收引起的。确定毒性等级应包含活细胞与死细胞的界面面积。

琼脂扩散测试 一种L-929单层是在一直径为60 mm的圆板上制备的。培养介质被移走后被含有 2%琼脂的培养介质所替换。在琼脂固化后,阴极和阳极控制的样品和测试物被放在同样制备的培养物和圆板上,再置于培养箱中并在 37℃恒温培养 24 h。这种试验在琼脂混合物中经常使用中性红染剂,使得活细胞可以显形。重要的染剂,如中性红被健康的有生存能力的细胞吸收并保留。死亡的或损伤的细胞不吸收中性红而保持无色。可根据缺少的染色细胞来评价细胞毒性。如前所述,评价应包括活细胞与死细胞的界面面积。

在这种实验中所用琼脂的选择仍是一个主要问题。琼脂是源于红藻的一类特殊胶态聚合体。根据分子质量不同及胶体交联程度的不同有不同等级的琼脂,琼脂糖似乎效果最好。琼脂糖是一类具有低胶凝温度,不太可能产生热震动的琼脂的化学衍生物。琼脂的厚度应该是一常数,因为扩散距离影响有毒物质的细胞浓度。从理论上来讲,能够预期不同的化学物质将以不同的速度通过琼脂。从更广义的角度讲也是正确的。因为大多数有毒物质是低分子质量的,扩散速度在 24 h 测试期间不会有很大的差异。

洗提测试 材料洗提液的制备是使用 0.9%的氯化钠和无血清培养介质,提取条件应适于材料的物理特性和应用。也可以在提取温度 37℃下用含有血清的培养介质,提取物的选择对实验定量范围有一上限。就是没有附加的营养,0.9%的氯化钠本身在一较短的培养期内对细胞是有毒性的。把提取液放在 L-929 纤维原细胞单层上,再置于培养箱中并在 37℃恒温培养 48 h 后评价其毒性。如前所述,活细胞或死细胞可通过使用组织化学的重要染色剂来辨别。

结果说明 每个测试是在四个等级上粗略评价受影响的细胞,对应于通常的形态与临床级别(无、轻微、中度和严重 4 个等级)。在直接接触和琼脂扩散测试中有人预期有毒化学物质的浓度梯度,在样品下部出现最大量,然后扩散到大致同心的区域。在直接接触测试中,样本的运动产生的物理损伤可通过正常健康细胞与丢失细胞相点缀的斑点明显看出。这不是琼脂扩散测试所关注的,因为琼脂减少了细胞的物理损伤。洗提测试的解释说明是基于在培养皿中全部细胞所发生的情况,那就是任何有毒试剂被均匀分布在培养皿中,并且毒性的评估是基于全体细胞中受影响细胞的百分数。总体来说,在细胞培养形态学中,需要更多的经验来评价洗提测试。

表 9.1 列出了三种测试分析方法的优缺点。在每种方法中主要关注的是某种化学物质 X 从测试样品到细胞的转移与扩散,这涉及材料中的 X 总量在液相中的溶解极限,材料表面与溶液间 X 的平衡分配,以及 X 从整个材料到材料表面的迁移速率。如果有充分的分析数据来证实在一个给定材料中有且仅有一个可滤出的化学物质,那么在体内或体外的毒性测试就能够以理论分析替代,具体来说,是以具有潜在危险的药物代谢动力学模型为基础的生理学分析来代替试验。通常,有些化学物质从材料中迁移出来,因此,化学物质的生物效应的实验性测试是必要的。

表 9.1　几种细胞培养测试方法的优缺点[3]

	直接接触法	琼脂扩散法	洗提法
优点	除去萃取物标本 无扩散 靶细胞和材料接触 模拟生理环境 测试材料或测试不确定 形态的标准化数量 可通过增加新鲜媒介延 长暴露时间	除去萃取物标本 无扩散 更好的毒物浓度梯度 可以测试材料的一面 独立的材料密度 可用滤纸片测试液体 或滤出物	从测试中分离萃取物 剂量响应效果 延长暴露时间 萃取环境可选择 溶剂可选择
缺点	材料移动造成细胞损伤 高密度材料有细胞损伤 高度溶解的毒物会降低 细胞数量	要求平的表面 琼脂对毒物有溶解性 琼脂重叠有热震动的 危险 有限的暴露时间 有从琼脂中吸水的危险	额外的时间和步骤

直接接触试验可以在流体路径中模拟植入装置的临床应用，如血管。材料直接被放在含有血清的培养介质中，在生理温度下进行提取。血清的存在有助于可滤出物质的溶解，这就是体内血管中非水溶性物质的运输机理。直接接触试验可以用来测试具有一定几何形状的，或形状不规则的样品。这种试验的主要困难是，由于样品的移动而存在对细胞造成物理损伤这种危险。在大多数的直接接触试验中，在有毒性物质的周围会有一个受影响细胞区。然而，如果有毒物是溶于水的，滤出的速度就足可以使在培养皿里的细胞总量降低，而不是只使样品附近的那些细胞量降低。

直接接触试验的缺点能够通过应用琼脂分散试验加以避免。在测试样品与细胞间的琼脂层的功能是作为一个扩散屏障来提高可滤出毒物的浓度梯度，同时也保护细胞免受物理损伤。测试样品本身可以作为标记材料，而且测试样品与琼脂的接触也确保了从材料表面到琼脂和细胞层的扩散。材料与溶液界面上的扩散大于材料与空气界面上的扩散。能吸收水的测试样品，能将水从琼脂层移走而引起细胞脱水，在这种试验中应在测试前使材料与水化合。

洗提试验将提取与生物测试过程分为两个独立的过程。可以开发提取物从材料中释放出全部的化学物质 X。特别是，提取可以在较高温度下进行，在此温度下能提高迁移速率以及化学物质 X 在给定溶液中的溶解极限。然而，当提取物被冷却到室温时，化学物质可能会从溶液中沉淀出来或析出到材料表面。并且，提高提取温度可以促进化学反应和增加可滤出化学物质。例如，在水溶液中聚酰胺和聚亚胺酯的聚合体骨架加热时可能水解。总的来说，这些事实说明对所有样品的溶剂和提取条件要有一个选择标准。

正如任何生物与化学试验一样，这些细胞培养试验偶尔也会受到阻碍，以及假阴性和假阳性的影响。例如，一种固定的化学物质如甲醛或戊二醛会在直接接触，而不是在使用染剂的琼脂扩散试验中给出假阴性。高吸收性材料在琼脂试验中，由于琼脂的水解作用，能够给出假阳性。摩尔渗透压、浓度或 pH 值等的变化也可以影响试验。同样，重要元素如钙的螯合剂，不能向细胞供应，可认为是假阳性的结果。因此，需要通过对测试材料和试验条件进行综合分析来正确评价试验结果。

9.3.3 细胞和组织分析技术

有许多可以在活体状态下直接观测细胞的技术，这在研究单个细胞的功能和结构中是极其有用的。试管中的细胞经常能完成一些与其在体内一样的正常功能。例如，通过对在不同条件下分泌产物变化的测定，体外试验的方法能够用来研究细胞对某种刺激物反应如何。既然试管中的细胞没有体内细胞的正常生理环境，那么就能够看到正常生理功能的变化。

表 9.2 中总结了通常用来研究正常与异常组织结构的技术和每种分析方法的目的。其中，应用最广泛的组织分析技术是在下面叙述的光学显微镜法。

表 9.2 研究细胞和组织的方法[15]

方　　法	目　　的
总测试	全部样本结构；许多疾病和过程可在这个水平上诊断出来
光学显微镜	研究全部显微镜可见的组织体系和细胞结构；可观测到胶原质、粘液素、弹性蛋白、有机体等特殊应变
透射电子显微镜(TEM)	研究亚显微结构（精细结构），识别细胞、细胞器官和环境
扫描电子显微镜(SEM)	研究剖析图和表面结构
酶组织化学	证明酶在总体或显微可见组织部分的存在和位置
免疫组织化学	识别和定位可获得特殊抗体的分子，通常是蛋白质
原位培养	使组织中的 DNA 或 RNA 定点来识别组织或基因产物
微生物培养	诊断易感染有机体的存在
形态特征研究（在总体、LM、TEM 水平）	测定总体数量、构造和特殊结构分布
化学、生物化学和分光镜分析	评定分子或构成要素的集中度
能量色散 X 射线分析(EDXA)	进行表面定点要素分析
放射性照像（在 LM 或 TEM 水平）	局部放射性材料分布定位

光学显微技术　传统的光学显微技术包括获取组织样品、固定样品、埋入石蜡、切片、置于载玻片上、染色和检测。图 9.1 给出了由光学显微镜拍下的传统组织切片的图像。下段归纳了这一过程的主要步骤。

组织样品固定　通过外科切除、活体解剖或实体解剖获取样品。用手术刀切开

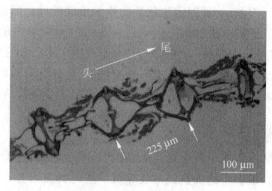

图 9.1 成年斑马鱼脊椎骨冠状面光学切片[16]

组织,避免挤压变形。标本移出后应尽快放在固定剂上。

  为保持细胞间的结构关系,它们在环境和组织中的亚细胞结构,有必要将组织固定。当组织从氧气与营养中分离出来后,固定剂溶液通过凝结蛋白质能防止组织的变化与降解。这就防止了细胞死后释放出的细胞水解酶对组织的降解与破坏作用,从而可进行显微分析。固定过程同时也固定了脂肪与蛋白质,减少或消除了酶和免疫反应,并杀死组织中可能出现的微生物。

  37%甲醛溶液称为福尔马林,因此体积浓度为 10% 的福尔马林大约含 4% 甲醛。这种溶液在光学显微技术病理学中是常规的固定剂。对于透射电子显微镜和扫描电子显微镜观察来说,戊二醛保持元素结构的能力强于福尔马林。用福尔马林和戊二醛适当固定,要求组织样品最大尺寸分别不大于 1.0 cm 和 0.1 cm。为了充分固定,放入组织样品的固定剂的体积通常应该不小于组织块的 5~10 倍。

  脱水与包埋 为了在切片期间支撑样品,样品中的水(大约是组织块的 70%)必须被石蜡或其他包埋物代替。试验可以分为几步进行,首先通过提高酒精浓度使样品脱水。然而因为酒精与石蜡是不混溶的,可以用二甲苯作为调节溶液。脱水之后,样品被浸在融化的石蜡中,并放于比样品大一些的模具中,使最初含水的组织空间里充满石蜡。模具冷却后可容易地拿出含有样品的固体块。

  切片 组织样品是在切片机上进行切片,切屑从水中流走,由玻璃基片拾起。用于光学显微分析的切片必须足够薄,使得能够透光并避免各种组织成分的重叠。典型的切片大约是 5 μm 厚(稍微大于人的毛发直径),但要比大多数细胞的直径小。传统的石蜡技术需要一整夜的固定过程。如果需要更薄的切片,比如说作透射电子显微分析,就需要大约 0.06 μm 厚的超薄切片,要使用更坚硬的支撑物和更锋利的刀具。用于作透射分析的切片是在超薄切片机上进行切割的,冻结切片能用来立即观察。在这一方法中样品本身被冷冻,使得固化的内部水成为支撑媒介,然后在低温保持器中切割切片。尽管冷冻切片对直接的组织检查是极其有用的,但其形貌的质量劣于用传统的固定和包埋方法获得的切片。

染色　为了使组织在光学显微技术下可见,组织必须通过染料的选择吸收而分辨出来。由于大多数染剂是水溶液,染色需要组织切片中的石蜡被水代替。在组织学中常用的染色包括在苏木精与曙红染料中的连续培育。苏木精是碱性染料呈现为蓝紫色,染有苏木精的物质被称为"嗜碱"性的。与此对比,染有曙红染料的物质是酸性的,其组织成分颜色为粉红,被称为是"嗜酸"性的或"嗜曙红"的。

特殊染色　对那些用常规染色方法未能染好的部分,如微生物,或为了揭示特殊组织成分的位置或其化学性质,如胶原、弹性蛋白,还有特殊的染色方法。也有一些特殊的技术来说明组织中某种化合物的具体化学反应。在这种情况下,特殊的酶与组织发生作用,在有酶的地方,有色产物沉积在组织切片上。与此不同的是,免疫组织化学染色利用组织成分的免疫学性质,通过确定抗体结合场所来说明它的位置与性质。特殊组织成分的抗体被吸附到一种染料上,通常通过过氧化酶刺激一种化合物,然后与组织切片作用,即免疫过氧化酶技术。或者是抗体被吸附到由一特定波长光刺激的化合物上,即荧光免疫检验法。尽管一些抗原和酶的活动能用于传统的病理学处理技术,酶的活动和免疫反应却经常被常规的固定与包埋处理所消除。因此,组织化学和免疫组织化学法经常在冻结切片上进行,尽管有可用的特殊的保持与包埋技术,还是需要在精心保护的组织上进行免疫处理方法。

电子显微技术　电子显微镜中的对比依赖于组织成分的相对电子浓度。切片被染有重金属盐(锇、铅和铀),这些盐对不同结构有不同的反应,从而产生反应组织与细胞结构的电子浓度图案。图9.2示意了电子显微照片实例。

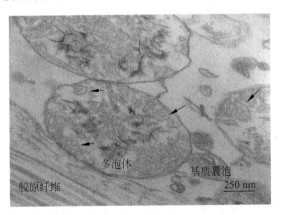

图9.2　斑马鱼脊椎骨胶原基质区的多泡体,箭头所指为多泡体内的泡膜结构[16]

应用各种人工的或计算机辅助方法可以从常规组织切片中得出大量的信息。测量细胞学和立体测量方法学为其他主观测量方法提供一个客观基础[17],是极其有用的。

三维描述　组织切片的描述依赖于从通常薄于单个细胞的组织切片上的二维观测到的三维信息的重建。因此,单个切片可以产生对整体不具有代表性的图像。一个特别的结构能够看起来不同,取决于切片平面。图9.3示意了如何通过检测多切片来正确鉴别一个物体或一个细胞集团的实际结构。

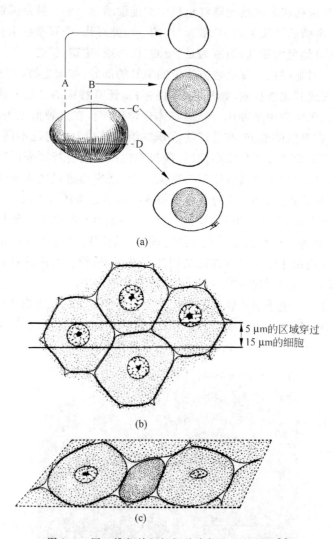

图9.3 用二维相关组织切片来解释三维结构[3]

(a)从不同水平面穿过物体,不同方向会给出这个结构的不同影像,这里用一个硬壳熟鸡蛋来说明;(b)通过相同结构的部分可能被误导,仔细看指示部分,如下方的图所示,说明细胞分为两种,一种没有细胞核,甚至同尺寸的细胞有不同尺寸的核

人为因素 人为因素是由于样品在获取、处理、切片或染色过程中出现错误或技术困难而在组织切片中产生的不需要的或易混淆的特征。人为因素的确认可以避免一些错误的解释。最频繁出现的现象是自体溶解、组织收缩、相邻结构的分离,这可能是由于缓冲不良或固定与染色的退化形成沉淀物、折叠、皱纹、刻痕或样品的粗糙而引起的。

9.3.4 临床应用

体外的细胞毒性试验是医学装置中弹性体、聚合体及其他材料主要的生物相容性筛选试验。在一种材料的细胞毒性确定以后,要进行更多的应用测试来评价材料的生物相容性。例如,一个用于体外受精的产品最初要进行毒性测试,然后对低细胞群浓度的应用测试进行评价。与此类似,在培养细胞中用的一种新材料,最初要进行细胞毒性测试,接着是具体的试验,比较与新材料接触的细胞和当前市场提供的材料接触的细胞的生长速度。

目前的经验表明,一种在体外被判定为有毒的材料,而在体内试验中有可能是无毒性的。这并不一定意味着在体外有毒材料不能用于某一临床应用中。一种材料的临床可接受性依赖于许多不同的因素,目标细胞毒性就是其中的一个。例如,含有戊二醛的猪的瓣膜由于少量的戊二醛残留,在体外测试中产生有害的效应;然而这种材料因其独特的应用具有最大的临床功效。

体外试验经常受到批评,因为它们不使用具有重要新陈代谢活动的细胞,诸如P-450新陈代谢药物酶。也就是说,试验只能评价一个化学物质的先天毒性,而不能测试可能具有或多或少毒性的新陈代谢产物。事实上,可降解化学物质的生物效应在临床上是有重要意义的,因为大多数医疗装置是与具有较低新陈代谢活动的组织相接触的,如皮肤、肌肉、皮下或上皮组织。在移植地点不形成新陈代谢产物,而是需要将可降解化学物质运输到远处的新陈代谢活跃的组织。在这个过程中,化学物质在血液、组织及身体的水分中的浓度将被大大稀释,使其浓度降低到生物能够接受的临界点。

9.3.5 新的研究方向

开发动物测试新方案的兴趣促进了许多体外试验的发展与改进。细胞培养用于筛选抗癌药物和评估生殖毒性已经几十年了。Babich 和 Borenfreund[18]已经修改了洗提试验,与微量滴定板一起用来评价酒精、酚衍生物和氯甲苯的细胞毒性反应与剂量关系。这一体系也已经改变成包括一个微粒活动体系,当评价纯化学物质时允许体外试验。微量滴定方法很可能有越来越多的应用,因为它们提供了可重复的、半自动的、定量的分光光度分析。

主要的障碍是确定用于临床风险评估的恰当基准,以及数据的范围。早期用于体外生物相容性试验的方法中,在定量试验中得到的不同数据,在生物上没有发现什么不同[19]。因此,新的研究方向将主要是为定量性方法学的应用确定标准。

9.4 生物相容性的体内评价

9.4.1 体内评价的必要性

体内评价是材料和医用装置用于人体移植前的重要评价手段。在体外系统中获得的有关某种细胞和分子与生物材料作用的基本信息,并不能代替体内评价。为了解释说明生物材料与医用装置在体内发生的生物学效应,动物模型是很有必要的。

组织与植入物反应的原理可以从生物医学科学中找到,如细胞与分子生物学、生物化学、生理学等。构成组织反应的生物过程受与植入物相关的因素的影响,主要包括:

(1) 由植入物产生的"死亡空地";
(2) 由植入物释放的溶解药剂;
(3) 从植入物中释放出来的不溶性粒子;
(4) 生物分子与植入物表面的化学作用;
(5) 由于植入物与周围组织弹性模量的不匹配而引起的组织中张力的改变,以及由于缺少机械性耦联而引起的植入物相对于临近组织的运动。

与植入物相关的基因对于生物反应的功效属于生物材料科学领域。研究组织与植入物的反应需要一种能够在分子、细胞及组织级别上分析的方法(图9.4)。参与生物反应的分子与细胞的反应时间是一个重要的变量,而且植入物相关基因在不同时间对生物反应起不同的作用,因此,植入物-组织反应的动力学性质要求组织相容性的最终评价考虑时间的因素。

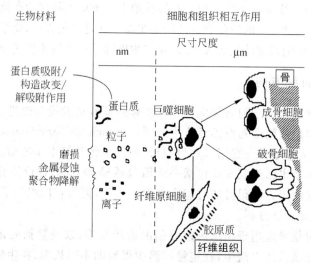

图9.4 一些分子和细胞相互作用构成了组织对生物材料的反应示意图[3]
(细胞(千分尺寸——此例的巨噬细胞)可以直接响应蛋白质同表面释放的材料、粒子、离子(纳米级)相互作用,巨噬细胞可以释放细胞介体[cytokines 和 eicosaniods(箭头)来影响诸如纤维原细胞、成骨细胞、破骨细胞和毫米尺寸的组织;这些反应的时间由植入后的几秒钟开始,可以持续数年[3])

植入物生物相容性的评价要求确定生物材料的组织相容性和医学装置的功效。对植入物的组织反应是[20]:

(1) 由于手术引起的伤口愈合反应；
(2) 接下来的慢性刺激反应；
(3) 适应植入物的周围组织的改造；
(4) 三者累积的生理效应。

生物体内的这种复杂的修复过程在体外是不能模拟的。并且，不同组织的治愈过程和应力产生的适应性改造反应变化很大。应该说明在体内模型中用于某一特殊生物材料和医疗装置的生物相容性评价的具体细节，最终用于人体移植的场所与测试场所的治疗和改造反应应该一致。下面主要介绍移植场所、手术方案、控制及组织与生物材料和医疗装置反应的评价方法。

9.4.2 移植场所

在动物模型中选择植入场所的主要原则是它与医疗装置植入人体中的场所相似。然而，在动物模型中特定组织容纳一定尺寸植入物的能力经常是非常有限的。在任何动物模型中，某一具体组织作为移植场所的适宜性评价，组织的四种基本类型（上皮组织、结缔组织、肌肉组织和神经组织）的治疗与修复特性都应该考虑。在每种组织中实质细胞的特征能够为选择特定组织或器官作为移植场所提供依据。在选择移植场所时必须考虑以下几点：

(1) 血管分布；
(2) 实质细胞的性质及它的有丝分裂和增殖能力，因为这些过程确定了组织的再生能力；
(3) 调节细胞的存在，如巨噬细胞和组织细胞；
(4) 引起细胞外基质变形的机械应力对巨噬细胞行为的影响。

无血管组织中的外伤可能不会治愈，因为周围巨噬细胞向伤口处迁移与增生扩散的能力有限。植入物与周围无血管组织之间的间隙保持不确定。在无血管组织中，巨噬细胞没有有丝分裂能力。无血管组织的移植场所在植入物与周围组织间的空隙中形成伤疤而达到治愈。并且，由于移植手术而死亡的相邻细胞将被纤维原细胞和疤痕组织所代替。

由于植入物的存在，在组织中提供了一个死亡空地，吸引巨噬细胞到植入物-组织界面上[21]。这些巨噬细胞与伤疤处的纤维原细胞一起形成一个围绕植入物的细胞层。组织是类似滑膜[22]状的，这是对植入物的慢性反应。这一过程经常称为"纤维封装"[23,24]。植入物-组织界面上调节细胞的存在，如巨噬细胞，能够强烈影响装置的宿主反应，这些细胞如果受到装置的移动或从生物材料中释放的化学物质的刺激，能够释放刺激性媒质[25]。植入物周围组织的刺激性反应可以与任何发生在滑囊滑膜中的刺激相比较，因此，对植入物的反应也被称为"植入物滑囊炎"[22]。

植入物的存在也能改变细胞外基质中的应力分布，从而改变细胞受到的应力刺激。许多研究已经表明，某些组织的萎缩起源于机械应力的降低。不易弯曲的大腿骨根部周围和髌骨,全髋置换与全膝置换后周围骨组织的损失与应力的降低有关。由于植入物的存在,机械应力增加可观察到周围组织的增生与肥大。

由于在移植场所中组织特点的不同,研究者们已经试图改变植入试验方案,从而为生物材料的生物相容性提供一个更好的评价。值得指出的是,材料在一个移植场所产生可接受的组织相容性,而在另一个场所可能产生相反的结果。

在选择移植场所时必须考虑的一点是,用于动物模型中的装置与用于人体中的装置是不同的。在动物实验中使用的装置的尺寸与形状相对于周围组织可能有一个接触面积,与用于人体中的装置是有很大不同的。这种差异是由动物和人体在解剖学结构的尺寸和形状上的不同引起的。

9.4.3 结缔组织——骨和骨骼肌软组织

用于整形外科材料生物相容性评价而设计的移植方案,理所当然地采用骨作为移植场所。由于骨具有再生能力,应该将植入物放在骨质中。然而,在植入物周围形成的骨的密度依赖于移植场所。皮质骨和松质骨的不同之处在于它们的血管分布和成骨细胞的尺寸。当选择皮质骨和松质骨作为移植场所时,应该考虑骨细胞的来源,在皮质骨中还要考虑骨单位的哈弗氏管和血管管道。

植入的生物材料和医疗装置的机械承载也是组织反应的一个重要的、需要确定的量。植入装置相对于周围骨的运动能够破坏再生骨组织的基质,导致疤痕组织修复。机械因素也影响骨对应于植入物的重建。植入物与周围组织分担的应力载荷程度是一个重要的决定因素。植入物与原骨间弹性模量上的失配程度越大,由于萎缩或增生,骨组织中正常应力分布的改变就越大。机械因素在骨重建中的重要影响已经被接受一百多年了。其他结缔组织可能同样受到机械应力的影响,这一事实最近才被确定。

根据骨与生物材料的机械[26]与化学[27]联结的调查研究,已经制定了一定的场所选择标准。在这些研究中,圆柱形的样品被植入在狗的骨干皮层上所钻的洞中,较小的动物没有足够厚度的皮层,允许通过皮质骨与植入物接触,来得出有用的数据。考虑到大多数整形外科植入物被放在松质骨处,所以更有用的植入场所是大腿骨的近端和远端处,以及狗的胫骨处。在兔子中,只有大腿骨骨节有足够数量的松质骨可以接纳圆柱形样品。

骨骼肌软组织,包括腱、韧带、半月板和关节软骨,也是常用的测试材料的移植场所。在许多方面,我们对骨骼肌软骨对植入物的反应了解很少。在植入材料与装置以消除骨骼肌软组织缺陷的过程中,内部与外部因素的相对分布这一问题仍然存在。在为这些组织对植入物的反应做出评价时,要考虑实质细胞的增生能力和骨骼肌软组织的血管分布。

每一个骨骼肌软组织都有特殊的要求,特别是在准备接受植入治疗时,要使在组织起作用期间所施加的机械应力不会偏离组织相容性评价的要求。在最初的治疗阶段,机械载荷的控制是特别重要的。在人体治疗中,对医疗装置施加的载荷在治疗期间通过适当的活动与固定配合,能够被控制在一定的范围。然而,类似的方法很难在动物模型中使用。

9.4.4 结缔组织——皮下组织

经常选择皮下场所来评价移植材料的生物相容性。这是很容易进入的场所,可以对生物材料的生物反应进行一个总的评价。应用这种方法能很容易地检测到植入材料所释放的刺激物的反应。放在皮下的植入物周围的纤维囊的厚度,已经用来作为生物材料生物相容性的测量尺度达25年之久了[24]。

植入物周围组织的行为由对生物材料释放的刺激物敏感的巨噬细胞进行调节。植入物释放的水溶性和非水溶性药剂刺激细胞的活动,能够导致影响成纤维细胞行为的刺激性物质的产生与释放。这些物质能够增加纤维囊的厚度。巨噬细胞也能够产生刺激纤维的因子,从而导致纤维囊厚度的增加,与植入物在移植场所的相对运动产生的效果相当,因此有可能混淆了组织对材料本身的反应。

真皮已在研究中用作移植场所,使植入材料有利于皮肤真皮成分的再生。在使用这种移植场所时,应重点考虑的是动物模型在治疗期间发生的挛缩。在一些研究中,出现皮肤挛缩的延迟已经被用来作为衡量某种物质在促进再生中的效率性的一个量化尺度[28]。

9.4.5 肌肉

老鼠、兔子和狗的脊柱旁肌肉已经被用作标准的移植场所,来检测由植入物释放的有毒组分。由于植入物与周围肌肉间的相对运动,以及骨骼肌的再生能力有限,植入物周围形成疤痕组织。在生物材料表面也能发现巨噬细胞。正如移植在皮下场所,相对运动能导致纤维囊的加厚。具体的研究已经比较了组织对肌肉中植入物的反应。在肌肉中植入处可见较厚的疤痕囊包围着植入物[29]。

9.4.6 上皮组织

近年来通过研究影响器官上皮细胞层的紊乱,已加强了生物材料对促进上皮组织再生效果的研究。可能用来作为临时涂层而促进皮肤伤口表皮再生的材料已受到广泛关注[30]。实验涉及由化学药剂和组织切除而产生的表皮伤口。这种伤口的治愈主要与治疗期间伤口的脱水程度相关。一种生物涂层材料的有效性在很大程度上归因于它们防脱水的作用,应该是湿的伤口愈合。但是当脱水作用被阻止时,表皮细胞迅速再生,使得评价生物材料在加速皮肤伤口治愈过程中的作用变得困难。表皮细胞不仅来自伤口的周围,而且在毛囊上的表皮细胞也迅速增生到伤口表面[31]。

对于制造人工血管所用的材料,通常要对其进行血液相容性评价,而且要在各种动物模型中试验。在不同的动物模型中人工血管的内皮化有很大的区别,认识到这一点是非常重要的。一个值得重点考虑的问题是,血液的成分如血小板和粘连蛋白能极大地影响内皮细胞向材料表面的迁移。

9.4.7 神经

近年来的研究表明,神经细胞具有再生轴突的能力。虽然神经细胞没有分裂能力,然而轴突的延长使得在缺陷处能够重新建立电生理学的连续性。一些基质促进了这种轴突的延长,因而加速了神经的再生与部分功能的恢复。在神经再生实验中采用的生物材料已经被包在硅酮弹性体中植入到老鼠的周边神经缺陷处。在其他的研究中,在制造神经系统所用的电极时采用的材料已经被植入到脑组织的硬膜下的空间,在这个植入场所纤维封装也已经被发现。

9.4.8 外科手术方案和植入物的选择

评价生物材料和装置的生物相容性所采用的外科手术方案取决于植入物的尺寸、形状及组织特征。移植过程中的手术外伤将引起伤口愈合反应,对接下来的植入物的组织相容性评价有很大的影响。因此应该尽可能采用减少组织损伤的外科技术。组织的损伤越大,形成的疤痕组织就越多。在骨科植入手术中采用的工具,如高速磨、锥、钻孔机和刀片,能够产生很多的热量而使邻近组织受到损伤。因此应该使用带有显示速度和伴有冲洗的仪器来减少这种影响。

当采用外科手术方案评价材料和装置的组织相容性时,需要使用严格的无菌消毒技术。移植手术要严格控制消毒是因为细菌有向移植表面迁移的倾向。要认真防止不该进入的材料进入移植场所,如手术手套上的滑石。

研究表明,在水溶液中的植入物进入体内之前的检查处理是非常重要的。已经发现,吸附在植入物表面的空气能增加分子的活动,因而能影响组织反应。

植入物的尺寸也是非常重要的。以微粒形式存在的物质具有可被吞噬的尺寸,很可能引发刺激性反应,因为噬菌细胞在噬菌过程中释放出刺激性物质。比单核噬菌细胞尺寸大的植入物可能被细胞所覆盖,但不能激发刺激性反应,因为细胞不能够吞噬植入物。巨噬细胞在这些大的植入物表面的活动通常导致细胞的聚变,形成多核的巨细胞。

研究发现,在一种动物模型中植入物引发了不良反应,但是在人体实验中同种类型的植入物没有发现这样的不良反应。例如,移植在老鼠皮下的大尺寸的膜材料能在移植场所产生恶性肿瘤。这一过程与在这种体内模型中植入物的表面有关,但是同种材料在人体实验中没有发现恶性肿瘤的形成[32]。

目前已经采用了多种方法将材料置于体内组织中。通常,进行移植手术时,生物材料直接接触在原组织上。在某些情况下,材料被置入一个干净的铁笼里或凝胶囊里,来检查体内对生物材料的生物反应,而植入物与组织没有能够通过直接接触来影响反应。因为这些方法将第二个异体引入到植入场所中,那么对植入物输送的控制是一个关键问题。材料若以粒子形式或小直径圆棒形式存在,能够通过注射器的针管,那么可以经由皮肤被注射到组织中。经由皮肤路径的好处是外科损伤程度小。这一点非常重要,因为外科损伤引发的体内反应常常混淆材料引发的体内反应。

外科方案的最重要变量之一是生物材料的用量。如果没有对剂量反应的评价,那么对药剂和生物制剂的药理反应的研究就被认为是不完全的。在可溶物质(药物)情况下,剂量通常由重量确定。然而,对生物材料的剂量-反应分析却很少,因为通常生物材料的剂量在几种影响反应的变量中是独立的。这些变量包括材料的重量、表面积、体积、粒子植入物的数量、外形等。这些参数是相关的,混淆了确定剂量反应的实验设计,根据这些参数之一而改变剂量也改变了其他参数值,在一定程度上也改变了组织反应。在对可能从某植入物中释放药剂的生物反应研究中,表面积被认为是控制变量。在分析测试生物分子或细胞与生物材料表面相互作用的研究中,表面积是一个重要的变量。然而,因为表面积是受皱纹强烈影响的,所以试验方法应该对表面积进行精确量化。

9.4.9 组织反应的控制

组织相容性体内研究的控制包括:①要有对侧完整组织作为对照;②控制伪操作,即只有手术切除;③未填充材料的外科移植场所作为空白对照;④材料与装置控制。所用控制的性质将取决于实验的端点,即最终变量。因为外科损伤对伤口治愈及组织对植入物的反应有重要影响,未填充的外科移植场所控制是特别重要的。例如,一个外科场所是没有植入物介入的一种组织,那么在评价测试场所植入物周围的纤维囊时,所形成伤疤的数量就具有重要意义,是一个有价值的对照。控制伪操作是为了能显示变动载荷对受体组织的影响。材料与装置控制必须在它们用于阴极或阳极控制前评价它们的化学、机械性质及形貌。在某些情况下,还要考虑材料的电学特性。

9.4.10 组织反应的评价

用于评价任何生物材料组织反应的方法应考虑材料的应用目的,要根据应用目的来设计实验。植入材料的局部反应可通过几种方法进行定性或定量评价,这取决于实验材料。在体内相容性的评价中系统反应也是重要的,在这部分阐述的评价方法包括组织学、组织化学、免疫组织化学、透射电子显微学(TEM)、扫描电子显微学(SEM)、生物化学和机械测试。

组织学、SEM 和 TEM 是用来在组织、细胞和分子级别上确定植入材料和周围组织形态学特征的工具。细胞和细胞外基质的形态和染色方式为确定组织周围的成分提供了方法,通过 TEM 观察到的细胞器官的情况可知细胞的功能作用,细胞的表型和活动也能通过分析而确定。这些方法使得生物化学与形态学相互关联。考虑移植场所的动力学性质、取样次数、组织的取放并保持形态是关键的。

9.4.11 组织学与组织化学

组织学是评价移植材料组织相容性经常使用的方法。各种细胞类型相对数量的确定,以及植入物周围细胞外基质成分的确定是大多数体内实验方案的基础。用于生物材料组织反应的分级测量标准是植入物周围纤维囊的厚度。图 9.5 是丝素/胶原支架材料植入体内 2 周的一个组织切片图的例子。近年来,计算机图像分析已经促进了组织学的定量分析。

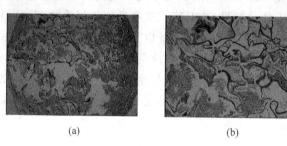

(a)　　　　　　　　　　(b)

图 9.5　丝素/胶原支架材料植入体内 2 周的组织切片图[33]
(a) 40×;(b) 200×

组织化学方法已经用来确定细胞的类型和细胞外基质的成分。根据溶菌酶的位置可以用组织学方法识别巨噬细胞。已经发现,根据抗酒石酸盐磷酸酶(酯)的位置,可以从多核巨细胞中辨别出成骨细胞。其他的组织化学研究包括用一个染色板来揭示细胞外基质的成分。使用各种组织学方法的一个特殊问题是组织的保持和保护。组织的固定和脱水可通过许多方法完成,但是都不同程度地影响组织的形态。研究者必须意识到这些影响,以便正确解释试验结果。另外还要注意保证有益的分子在整个制样过程中不会被滤掉。

集中于植入物-组织界面上的细胞和细胞外基质的研究可能是存在问题的。要求研究者在准备组织学切片时将其中的植入物保留在原位。植入物的移动经常会移动重要的界面细胞,扰乱对于界面影响的评价。植入物与组织间机械性能的差别,以及传统的石蜡嵌入媒质使得超薄切片变得困难。非传统的组织学方法包括将组织嵌入到聚合物媒质中,如甲基丙烯酸乙二醇,甲基丙烯酸甲酯或环氧树脂,已经设计出这些方法用于组织的制备。与聚合物嵌入媒质相联系的问题是许多染剂不能渗入聚合物媒质。用传统的透射光学显微镜观察切片时,相对较厚的切片由于结构重叠,限制了观察切片的详细情况。

组织学方法中,在包含植入物组织的处理中,一个值得关注的问题是脱水剂对植入材料的影响,特别是当它是一个聚合体时。通常用在组织学程序中的溶剂如二甲苯、丙酮和环氧丙烷,能够使某些聚合体生物材料软化或溶解。在这种情况下,研究者必须设计特殊的加工方案来限制移植材料的改变。

仅有组织学评价通常还不能充分确定材料是否具有生物相容性。这种方法受到限制,因为组织学切片的光学显微法不能确定所有的细胞类型。例如,活动的淋巴细胞经常被误认为单核细胞或巨噬细胞。因此,将组织学方法与其他方法结合使用是很有用的。组织学切片的分析能回答关于移植材料周围组织性质的许多问题。

9.4.12 免疫组织化学

免疫组织化学技术是一个新增加的对移植材料的组织反应评价的方案。免疫组织化学的应用能够确定植入物周围具体的细胞类型和细胞外基质的成分。在这种技术中,膜的单克隆或多克隆的抗体,细胞内和细胞外分子被用于组织切片。这种抗体或二次抗体是基质配合的,并且能够通过化学反应在抗原场所产生一个有色的或荧光的沉淀物而确定位置。有色的或荧光的沉淀物可通过光学显微镜观察到,并能进行定量和定性分析。因为单克隆抗体是抗原特效药,可用两个或三个标签在同一组织切片上同时评价两个或多个参数。然而,在使用多标签之前,应该考虑的是如果抗原是非常近似的,那么位阻现象将影响观察结果。

尽管免疫组织化学方法提供了分析的特异性和范围,在评价移植材料组织反应时很少有研究者使用这种技术。部分原因是,除了老鼠和荷兰猪以外,没有很多商业出售的抗原用于其他动物模型中。然而,由于需求的增加,在过去几年里这一情况很快发生了变化。免疫组织化学技术的一个应用是确定巨噬细胞和老鼠中T淋巴细胞和B淋巴细胞的数量。图9.6是采用免疫组化技术观察到的巨噬细胞和血管内皮细胞[33]。研究表明,巨噬细胞是刺激性反应的主要贡献者。亚类的T淋巴细胞以帮助者和抑制者的身份,以很少的数目出现,其数量比巨噬细胞在较早阶段低,表明相对较低的T淋巴细胞-媒介反应在移植后出现在植入材料处[34]。

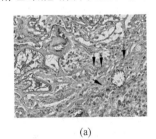 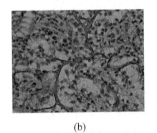

(a) (b)

图 9.6 丝素/胶原支架材料植入体内1周的免疫组织化学结果[33]
(a) 巨噬细胞染色 400×;(b) 血管内皮细胞染色 400×

免疫组织化学检测的样品在制备过程中必须保持组织中分子的抗原性。同样重要的是,在研究中组织里能够发现抗原决定因子。在某些情况下,抗原可能被另一个蛋白质或被包埋组织过程所掩饰。例如,用作包埋媒质的甲基丙烯酸乙二醇,经常掩盖抗原决定因子。为了防止蛋白质掩盖分子,消化酶可能会显现抗原。

许多研究者已经定性地评价了组织化学标示的切片。最近出现的数字显示分析有利于标示元素的定量分析。例如,在鼠的肌肉组织中,纤维囊中的金属植入物附近的 T 淋巴和 B 淋巴数量可以通过这种方法评估出来。

在组织化学中,有一种原位杂化的研究方法。原位杂化通常用来提供依据,通过显示 RNA 信使的存在,证明某些蛋白质正在被细胞合成。这种方法采用标示的具有补充 mRNA 核苷酸序列的 RNA 或 DNA 做探针。因此 mRNA 产物能通过自动 X 光线照相术或酶作用物反应得到显示。并且这种方法也能使蛋白质产物通过计算机图像分析而量化。目前这种方法还没有用于生物材料的体内评价,然而,随着研究者们关注于生物材料的生物反应所涉及的机理,这种方法很可能在将来变得更加重要。

9.4.13 透射电子显微术

TEM 能够观察植入物界面上的超微结构和细胞。然而,准备超薄切片过程中的困难限制了这种技术的使用。近来对离子减薄方法和特殊的超薄切片法的研究已经开始揭示了某些生物材料界面的重要特征。有些蛋白质的免疫定位可以在 TEM 上使用抗体结合到金粒子或酶的基体上完成。

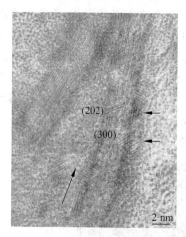

图 9.7 骨中矿化胶原纤维的高分辨透射电镜照片,长箭头指出胶原纤维的长轴方向,两个短箭头指向两个 HA 纳米晶体[35]

受益于 TEM 的一个领域是某种含钙材料的骨结合行为的研究。TEM 研究揭示了生物磷灰石在植入到软组织和骨中的合成磷酸钙材料上的沉积。超薄切片由超薄切片法和离子减薄法制成。TEM 在这些研究中的另一个益处是能够应用选区电子衍射确定结晶相。并且,各种晶体材料在微结构级别上的关系可通过高分辨电子显微镜技术作单个晶格的像而确定。图 9.7 是骨中矿化胶原纤维的高分辨透射电镜照片。

植入物的碎片粒子尺寸可能低于光学显微镜的分辨率。在这类研究中,TEM 可用来确定细胞对碎片粒子的反应。还可用来确定某些反应中单个细胞新陈代谢的情况以及细胞器官的状况。

如果元素分析方法与微观形貌相联系,TEM 能提供更多的好处。采用能量分散 X 射线显微分析(EDX)和电子能量损失光谱(EELS)可对植入物周围的组织进行元素分析。由此可以:①确定粒子物质;②确定哪些元素从组成材料中滤出;③确定细胞或细胞外基质中粒子或元素的位置。

9.4.14 扫描电子显微术

扫描电子显微技术在许多体内模型中已被用来观察植入物周围的组织,特别是植入物-组织的界面。植入物-组织界面的完整性取决于组织的性质和所采用的固定与脱水方案。由于处理引起的组织收缩在确定植入物-组织界面的特征中可能会是有利的,然而,在有些情况下组织收缩可能会破坏植入物-组织界面。

传统的 SEM 使用的二次电子成像技术在确定细胞和细胞外元素时是受限制的,因为这种确认缺乏具体的形态学标准。然而,在某些情况下,在 SEM 中使用能量散射 X 射线显微分析来进行元素分析,能够提供补充的信息,有利于植入物与组织周围某些特征的确定,如矿物沉积和降解的粒子。

最近的研究已经表明了揭示矿化组织和磷酸钙陶瓷植入物的某些特征的背散射电子成像的重要性。在密度上的不同允许人们分辨骨和植入物的差别,并有利于某些类型的植入物周围骨的数字化的定量区域分析。这种方法已经代替了 X 射线显微照相术,可以将骨对植入物的反应成像。

9.4.15 生物化学

植入物周围组织的新陈代谢特征,特别是有关刺激性反应,已经应用生物化学方法进行了有效的评价。某些刺激性媒介物的等级,如在植入物周围组织中的前列腺素 E_2,能够通过使用放射性免疫测定技术确定。然而,这种方法的一个局限是所需要组织的数量比较大。一个补充方法是将细胞从植入物中隔离。这种方法的优点是可提供关于植入物组织中细胞新陈代谢行为的信息。然而,隔离细胞所需要的操作能刺激它们产生并释放比它们在原位中更多的媒介物。

植入物周围组织的生物化学评价可以用来研究组织的生物相容性。它在研究生物材料反应的细胞调节性中是一个有用的工具。然而,需要注意的是,在植入和移出的组织操作过程能够明显改变细胞媒介物的释放量。

9.4.16 机械性能测试

测试材料的某种机械性能是很有必要的,这些测试在确定特定植入物-骨界面的强度和柔韧性,以此来评价一种涂层作为金属植入物表面的功效中是特别有用的。圆柱形的测试材料已经经过皮层植入在动物股骨侧边上。拉伸试验中,用载荷除以植入物与皮质层接触的表面积来计算界面的剪切应力。然而这种方法有一定的局限性。大多数整形外科的植入物存在于松质骨中而不是皮质骨中。松质骨相对于皮质骨具有较低的密度、强度和模量。而且,因为拉伸测试在骨中产生不均匀的剪切应力分布,计算界面剪切应力的方法是存在问题的。可供选择的研究是在狗的近端和远端的松质骨中植入圆柱状试样。这些样品的拉伸测试可在周围骨中产生均匀的应力分布,并且可能更确切地模拟这些植入物的临床应用。应力分析显示,扭转测试在骨周围产生均匀的应力分布,因而是一种可采用的最好方法。

大多数研究是在动物死后几个小时内或在样品被冷冻和解冻后对移植样品进行机械性能测试。任何类型的化学固定方法都会影响生物组织的机械性能,并且在大多数情况下也会影响生物材料的机械性能。

9.4.17 组织反应可接受性的评价标准

组织相容性的体外评价要求使用一定的标准来确定组织反应相对于材料的具体应用的可接受性。应该认为装置仅在用来评价组织反应可接受性的标准上是生物相容的。在这个意义上,涉及组织相容性体外评价的每一项研究应该提供一个生物相容性的有效定义。植入骨中的生物材料和装置能够因骨组织的再生而变成与骨共同存在,因此可以认为与骨是相容的。然而,改变骨在装置周围的重建,伴随骨质量的损失,可能导致材料和装置与正常骨重建不相容这一评价。在改变的骨中植入物被纤维组织环绕,材料表面的巨噬细胞预期对植入物产生的死亡空间发生反应。因此产生类似滑膜的组织可被认为是相对材料化学相容性的可接受反应。单独测量植入物周围的伤疤囊的厚度来评价生物相容性是有问题的,因为伤疤组织的形成可能受到移植场所组织相对于植入物的运动的影响。

组织的细胞和分子组成及这些成分之间的作用是复杂的。因而,用来评价生物材料或装置生物相容性的某种特征的标准应集中在生物反应的具体方面。材料的组织相容性应根据材料或装置对反应的某一个方面的影响而具体评价。

没有组织反应的病理学知识很难评价一个植入物的可接受性。适当的标准样品对比较来说是关键的。已经证实,在宿主里产生最小负反应的样品作为标准样品,可以提供充分的比较。

由动物模型得到的结果推断到人体组织时要非常小心。由于不同物种具有不同的生物学和解剖学特征,动物模型并不总是确切地模拟将在人体中发生的组织反应。

9.5 血液-材料相互作用的测试

有成千上万种由合成或天然材料制成的装置与血液有界面接触。如何才能知道哪种材料最适合于制造血液容器?上一章介绍了血液相容性的定义和影响因素,本节重点列举了评价生物材料和医疗装置血液相容性的一些方法和相关问题。这并不意味着如果组成装置的材料是血液相容的,由这些材料制作的装置就是血液相容的。这一点将在本节说明,在对材料和器件进行评价之前,应首先对凝血过程、凝血途径以及血栓形成过程有所了解。

9.5.1 凝血过程与凝血途径

生物医用材料与血液直接接触时,血液和材料之间将产生一系列生物反应。这些反应表现为：材料表面吸附血浆蛋白,血小板粘附、聚集、变形,凝血系统、纤溶系统被激活,最终形成血栓(图9.8)[36-40]。通常情况下,材料表面在与血液接触的数秒内首先被吸附的是血浆蛋白(白蛋白、γ-球蛋白、纤维蛋白原等),在这个过程中蛋白质吸附层中蛋白质的种类、构象等对后续步骤起着决定性的作用[41]。由图9.8可知,生物材料与血液接触后主要通过三种相互关联、相互影响的途径产生凝血与溶血现象,其中最核心的途径是由蛋白质吸附层的存在导致血小板粘附而出现的凝血[42,43]。

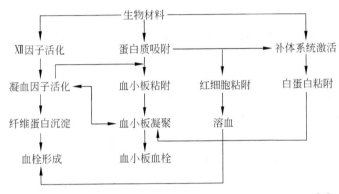

图9.8 生物材料与血液接触后产生凝血与溶血过程示意图[42]

以下将分四个部分分别讨论生物材料与血液接触中的凝血与溶血现象,并通过对其凝血与溶血机理的认识,探讨提高生物材料特别是血液接触材料的血液相容性的途径。

9.5.1.1 凝血因子Ⅻ激活途径

该途径是由生物材料激活凝血因子,启动凝血形成血栓的过程。这种由于血液接触异物而使血液凝固的方式是属于内源性途径;而当机体组织受损而释放组织因子时则按照外源性途径进行[44]。这个复杂的生物化学变化过程大体可分为以下三个步骤。

接触活化 内源性凝血的触发,是从凝血因子Ⅻ激活为Ⅻa开始的。因子Ⅻa可以将激肽释放酶原激活为激肽释放酶,激肽释放酶反过来也可以激活因子Ⅻ。这是一个正反馈,因此产生大量的因子Ⅻa。因子Ⅻa可以将因子Ⅺ激活为因子Ⅺa,并对其进行肽键裂解。许多研究结果认为,诸多因素可以激活Ⅻ因子:胶原纤维和材料表面的负电荷、激肽释放酶、高分子激肽原、二磷酸腺苷(ADP,血小板损伤可以释放)、纤维蛋白溶酶、胰酶等。

磷脂胶粒反应 在因子Ⅺa生成以后,在聚集的血小板磷脂胶粒表面上发生了一系列反应,直至凝血酶的形成,期间大量的凝血因子Ⅸ、Ⅷ、Ⅴ、Ⅹ集中于磷脂胶粒表面,大大加快了反应速度。

血栓形成 血栓中的主要成分是纤维蛋白原。纤维蛋白原是一种糖蛋白,由两个相同的亚基组成,每个亚基包含有α、β、γ三条肽链,肽链及亚基之间靠二硫键相连。纤维蛋白原在凝血酶的作用下,迅速从α链与β链的N端各释放出一段带有很强负电荷的A-肽和B-肽。正是因为A-肽和B-肽带有较强的负电荷,纤维蛋白原分子间静电相斥,所以在血浆中有较高的溶解度。被除去A-肽和B-肽的纤维蛋白单体溶解度剧烈下降,分子间定向聚集成网,在凝血因子的催化下生成稳定的纤维蛋白多聚体。有关材料或装置植入体内引起的血栓形成反应将在本章9.5.2一节中给予详细介绍。

9.5.1.2 血小板粘附、凝聚途径

凝血因子Ⅷ的聚合物作为引起血小板粘附于材料表面的媒介,粘附的血小板与材料表面接触,血小板受到刺激,导致了血小板内效应酶的激活。近年来的研究发现,白细胞通过和血小板交换花生四烯酸代谢产物而相互影响,从而引起血小板的激活;同时纤维蛋白原也参与了血小板激活的作用[45]。

被材料激活的血小板通过其自身表现出的GPⅡb-Ⅲa受体与粘附的纤维蛋白原结合[46-50],引起血小板在吸附球蛋白和纤维蛋白原的材料表面粘附、聚集。血小板被激活后变得具有粘性并发生变形,即从圆形血小板变成长有伪足的多孔状圆形,继而进一步聚集并从内部释放ADP等物质。ADP又使更多的血小板变形、粘附、聚集并再释放出上述物质,进而形成血小板导致凝血。同时,血小板在变形后,释放血小板因子2、4,以及聚集后表面膜的破裂而暴露出来的血小板磷脂-血小板因子3,这些因子一起参与内源性凝固系统的激活,引发凝血[51,52]。

Hayase等认为[53],血小板的吸附仅仅在血液与材料接触过程中,蛋白质吸附达到某个临界厚度时才发生,这个临界厚度是由材料表面性质决定的。但可以肯定的是,由于生物材料表面界面特性不同,对蛋白的吸附量、吸附速度的影响也不同,因此产生吸附的特异性和选择性[54],从而影响其血液相容性的好坏。

有研究者认为,血小板在材料表面的粘附与纤维蛋白原的吸附总量无关,而与纤维蛋白原的构象有关,只有保持一定构象的纤维蛋白原才能与血小板的GPⅡb-Ⅲa受体结合[49]。纤维蛋白原则是通过下列过程被激活的:纤维蛋白原在材料表面接触后,向材料表面转移电子,分解成纤维蛋白单体和纤维蛋白肽,纤维蛋白单体之间可结合成中间聚合物,在XⅢa、Ca^{2+}的作用下形成稳定的纤维蛋白多聚体。延长纤维蛋白原在材料表面的分解时间也是延长凝血事件的一个有效手段。

但是,Barnhart等[55]认为血小板的活动在未粘附到材料前就可能发生,而且血小板的暂时粘附不一定激发血小板引起凝血的一系列反应。Courtney[56]的体外血液灌流实验说明,血流中血小板减少的主要原因是材料诱导血小板聚集而非粘附所致。

9.5.1.3 红细胞粘附途径

虽然红细胞在凝血过程中的作用还不十分清楚,红细胞破坏发生细胞膜破裂,即出现溶血,红细胞释放的红细胞素——凝血促进因子和二磷酸腺苷可以引起血小板

的粘附、变形和聚集,从而导致凝血。

9.5.1.4 补体系统激活途径

人体补体系统是由20多种血浆蛋白组成的,用C_1-C_9来表示9个主要的补体成分。补体成分在血液中通常以非活化的分子形式存在,当血液与适当的外来刺激物相接触后,这些非活化的分子就会裂解成为具有生物活性的蛋白质和多肽。补体系统的激活有两条途径,分别称为经典途径和旁路途径。生物材料对人体补体系统的激活可以沿着这两条途径进行。由于这部分内容在8.4.1.4一节中已给予详细介绍,在此不作过多赘述。

9.5.2 血栓形成

由材料或装置引起的血栓形成反应可被分为两组。其中一组是可能引起各种血液元素聚积的血栓形成装置。心脏血管装置也可能导致血液凝块形成流动区域或淤积区域。这些局部的影响可包括装置的效应,如血液在人工血管中的流动,心脏瓣膜的机械运动,通过氧合器的气体交换,以及代谢产物通过透析膜的排出。这些局部的血液反应也可能在宿主机体的其他部分产生影响,也就是全身反应。因此血栓块可能从表面分离,最终阻塞了相应尺寸大小的血管并在阻塞处减少了血液流动。长期的装置可能对循环的血液元素产生稳定的破坏或"消耗",因此降低了它们在血液中的浓度,同时伴随血浆水平的升高。血液-表面的反应能够影响血液动力学和其他场所的器官功能,从而细胞中也可以产生或释放出炎症反应的调节器,如血小板、白细胞等。因此"血栓形成"在广义上可定义为一种装置,当它的预期结构中使用时,引起上面所列出的不良反应。尽管所有的人工材料表面都与血液接触,可接受的非血栓形成装置定义为对宿主机体的健康状态既不产生局部又不产生全身有害影响的装置。

根据与装置使用有关的结果,"血栓形成"得到一个普遍定义,目的是为具体的应用而设计和使用血液相容性(非血栓形成)材料。从理论上讲,生物材料工程师们应该能够参考手册找出一系列对制造装置有用的材料。遗憾的是,对于什么材料是血液相容的还没有得出一致的结论。正因为如此,还没有可靠的或官方的血液相容材料系列。目前已经发表了很多文献,许多人在致力于研究哪种材料可能适于制作新的血液接触装置。

目前,尽管人们对血液相容性材料进行了不懈的努力,但对特殊装置所用材料的血液相容性评价还没有定论,这是因为:①使用的装置类型繁多,而且正在不断发展变化;②可能的血液反应是众多的、复杂的、动态的,不能够完全解释清楚;③无论是在动物还是在人体试验中,测量装置的血栓形成是困难且费用昂贵的。大多数旨在测量血液相容性的测试实际上是评估特定的血液-材料相互作用。图9.9显示了怎样对血液相容性进行测试,如何对得到的结果作出解释。其概念在图9.10中进一步得到说明。这些可供选择的解释经常使我们在测试中想要得出的结论无效。确切地说,"血液-材料相互作用评价"一词将代替"血液相容性测试"。基于评价方法的特征,生物材料科学工作者必须把观察到的结果与材料或装置的血液相容性联系起来,合理得出这种联系需要对血液-材料相互作用的物理和生物学机理有深入的理解。

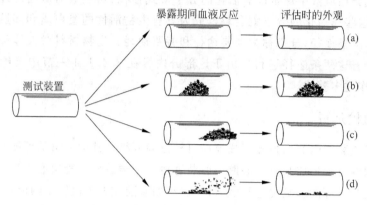

图 9.9　血液相容性测试[3]

(血液-材料相互作用的可能预期,对评估的限制位于特定时间点血栓形成)(a)还未有血栓的装置;(b)大血栓形式并被粘附;(c)大血栓形式但分离了(栓塞);(d)表面和血液强烈反应但沉淀的材料迅速被转移变为微栓子并/或消散

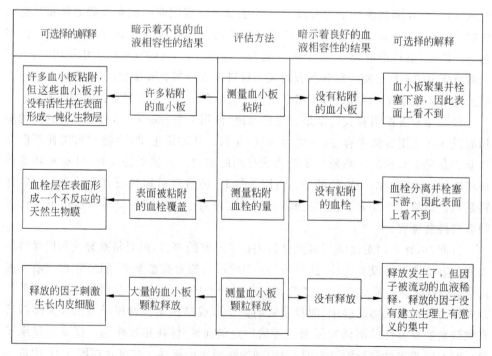

图 9.10　可用于解释血液-材料相互作用分析结果的可选择预期[3]

更具体地说,血液-材料相互作用是在特定条件表面与血液溶解物、蛋白质和细胞之间发生的反应。既然这些变量中的每一变量都影响血液-材料相互作用,我们通常不能:①由一种条件下得到的结果推断另一条件下得出的结果;②使用短期的测试预期长期的结果;③基于材料的血液-材料相互作用测试来预期装置在体内的性能。然而,这样的测试为血栓的形成机理,血液-材料相互作用与血液相容性间的关系提供了重要见解,这些研究也为建造装置提供了一些指导意义,在一定程度上能够预测装置在人体中的性能。

以上考虑表明没有什么材料可以被简单的定义为"血液相容的"或"非血栓形成的",因为这个评价与测试系统的过程细节和使用的设备密切相关。实际上,在低剪切力血液流动下或淤积条件下,大部分的聚合物材料可能与局部的血凝块相关,因此被认为是"形成血栓的"。这是因为合成材料不像血管内皮,通过直接产生和释放障碍物,或通过阻止凝聚物质,而积极地阻止血栓症或血凝块。这一点提示我们,生物材料可以通过效法自然界的策略来提高材料和装置的性能。这些可能性使得一些探索者考虑制备具有内皮细胞、抗血栓形成药物或抗凝固酶的涂层装置。尽管还没有确切的证据表明,这些方法为任何装置解决了生物材料血栓形成问题,但这些方法是有前景的,并且被广泛的探究。对于传统的材料和装置,确立生物学表面和药物传输装置的有效性需要恰当的方法评价它们与血液之间的相互作用。

9.5.3 血液-材料相互作用评价

在这部分我们总结并解释了用于评价血液-材料相互作用而经常使用的体外和体内动物测试程序。需要强调的是,对材料性质的精确表征是解释这些测试的关键。

9.5.3.1 体外测试

体外血液-材料相互作用测试是将血液或血浆放入含有测试材料的容器中,或通过一个流动室使血液循环,在这个流动室里测试材料在模拟生理流体条件下的血液反应。已对许多流体几何学进行了研究,包括试管、平行板、填充床、环形流、旋转探针和涡流盘。这些研究已经被评审[57,58],并得出对蛋白质和血小板传输和与材料表面作用的重要认识。它们也提供了许多有关在细胞水平上血小板-表面和血小板-血小板间相互作用的形态形成[59]。然而正如前面讨论的,这些测试耐久性短,而且强烈地受血源、操作方法和抗凝剂使用的影响。因此,体外测试结果通常不能用来预测长期的血液-材料相互作用和体内出现的反应,或用来指导用于特殊装置的材料选择。然而,体外测试可能在筛选对血液有强烈副作用的材料中是有用的。整个血液凝结时间及其变化的测试包括放置非抗凝固的血液于含测试材料的容器中,测量可见的凝块形成时间。迅速激化内在的凝固作用并使血液在几分钟内凝结的材料,如带负电的玻璃,可能不适于在低剪切血流条件下或在没有抗凝固剂存在下使用。

肝素化的血液通过管状装置和材料循环流动,可能导致血小板沉积在高血栓形成的材料上,在血浆里血小板释放出蛋白质[60]。因此,类似的方法可以用来确定可能引起血小板在体内短时期内迅速聚集的材料,从而不适合某些应用,如小口径的血管支架或血液导管。这种测试和体外凝结试验都被认为可发现并确定能够高度形成血栓的材料。大多数普遍使用的人工材料表面将可能"通过"这些测试。既然在测试结果中,微小的区别对预测材料在实际应用中的性能没有意义,这些测试对于优化和改善材料性能是不适当的,这就需要进行体内测试。

9.5.3.2 体内测试

已有许多研究是将环状、管状或片状的材料插入实验动物的动脉或静脉中,测试材料在体内的短期或长期反应[57,61,62]。但是,这些测试的大部分结果是不能作为生物材料在人体内使用的依据的,其中的原因包括:①测试方法的时间选择和类型选择可能使重要的血液反应未被识别,特别是在某一点,全部血栓形成的测量可能得出局部血栓形成的错误结论,并且不能够提供对血栓形成(如栓塞和血液元素消耗)全身影响的评价;②在普遍采用的动物物种中,血液反应在性质方面可能不同于人体;③模型的血液动力学(血液流体状况)可能不受控制或不能测量;④可能有血管损伤和组织损坏,能够通过血液凝固的非本质路径引起局部血栓形成。因此,在理想的流体几何学下,材料的体内测试在用于人体的材料选择上提供了很少的可供参考的结论。

血液-材料相互作用可在具有连接动静脉(A-V)和连接动脉与动脉(A-A)导管的动物中进行。A-V 分路在许多动物中已经进行了研究,包括狒狒、狗、猪和兔子。图 9.11 说明了一个 A-V 分路系统。一经建立,分路导管将在不使用抗凝固剂下长时期保持通畅。测试材料和装置仅仅是插在分路的进口和出口之间或外围。这些系统具有的优点是:①血流易于控制和测量;②可以使用天然的或抗凝固的血液;③能够评价短期和长期血液-材料相互作用,包括局部的和全身的影响。例如,狒狒在血源上与人类相似,对管状生物材料和血管支架的血液反应已经进行了定量比较,

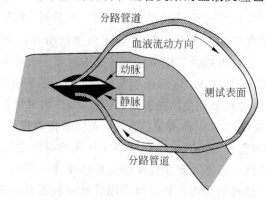

图 9.11 实验动物股动脉和静脉(腿部)间连接动静脉(A-V)的分路,被测试的材料(这里的管状装置)从分路的入口和出口端插入[3]

比较关于：①局部的血栓形成；②循环血小板和纤维蛋白原的消耗；③在血栓形成期间血小板和凝固蛋白质释放出的血浆基因水平；④微型血栓块向下游循环的栓塞形成[63]。这些在灵长类动物中的研究与在通常使用聚合物的人类中的观察结果一致，并且一些血管支架相对来说在体外线路和动脉中是非血栓形成的。因此，在分路模型中的结果，特别是在高级动物物种中，在相对的流体条件下，可预测人体中的血液-材料相互作用。既然体外分路排除了血管细胞和组织损伤的调制作用，由这些模型得出的结果可能与装置的活动，以及通过血管壁与血液相互作用而调节的反应很少相关。

9.5.4 装置的体内实验评价

既然装置的血液反应是复杂的，而且不能在理想结构下通过测试材料而得到很好的预测，装置性能的动物测试及最终的临床测试需要保证安全性和有效性。基于所测试装置的类型，下面给出了装置的体内血液反应和普遍采用的有效性评价，可应用于动物和临床测试。这些反应的方法总结在表 9.3 中[3]。

表 9.3　血液-材料的反应及其评价[3]

系　统	血液反应	评　估*
装置/材料	血栓症	直接可见和组织学评价；非倒像（血管照相术、超声波、放射性同位元素、核磁共振）；装置功能紊乱的证明
	血栓栓塞	栓子探测（超声波、激光）；器官/肢体局部出血，发作的证明
血小板	消耗	放射性同位素标记的细胞移动加快；血液血小板数减少
	功能紊乱**	血小板体外聚集降低；延长出血时间
	活化	血浆血小板因子 4 和 β 凝血球蛋白水平上升；血小板膜改变
红细胞**	破坏	红细胞数减少；血浆血色素增加
白细胞**	消耗/活化	白细胞群数量减少；白细胞血浆酶增加（如嗜中性粒细胞弹性蛋白酶）
凝结因子	消耗**	血浆纤维蛋白原降低；因子Ⅴ，因子Ⅷ
	凝血酶产生	血浆凝血素片段 1，2 和凝血酶水平上升；抗凝血、酶Ⅲ联合体
	纤维蛋白形成	血浆血纤维蛋白肽 A 水平上升
	功能紊乱**	延长血浆凝结时间
溶解纤维蛋白	消耗**	降低血浆酶原水平
	血浆酶产生	血浆酶水平上升；抗血浆酶联合体
	纤维蛋白溶解	血浆纤维蛋白 D-二聚物片段水平上升
补体蛋白**	活化	血浆补体蛋白 C5a 和 C3b 水平上升

* 放射性免疫鉴定(RIA)和免疫测定连接酶(ELISA)对检测非人类蛋白可能没有用。
** 测试可能对长期和/或大表面区域装置特别重要。

具有相对较小的表面积,而且短时间接触血液的装置包括导管、导线、传感器和一些体外线路部件。使用这些装置最主要考虑的是它们能够影响装置功能,堵塞血管,形成血栓并同时发生栓塞现象。短期接触、具有大表面积,以及表面形状复杂的装置可以产生:①循环血液和蛋白质的显著损耗,如血小板和凝固因子;②通过补充蛋白质和白细胞的活化而产生的免疫或刺激性反应;③由血液动力学、血液学和刺激性反应调节的器官功能紊乱。用于长期使用的机械装置,如心脏辅助装置、体外膜氧合器,可能对人体系统产生很大的影响,导致器官功能紊乱,以至于影响它们在人体中的安全使用。其他的长期植入物,如支架、心脏瓣膜,可能通过延长它们的安全运行时间,降低栓塞现象出现的几率,以及抗血栓药物的协同应用而得到进一步改善。

使用长期的或短期的装置,对血栓形成能够进行直接的或间接的评价。重要的间接评价包括在血栓形成中细胞和蛋白质在循环血液中的消耗,以及在血浆中通过血栓形成产生的蛋白质。在许多情况下,血液流动速度、流体几何学和流体通路阻塞程度的直接评价可以采用血管造影术、超声波成像、核磁共振成像等技术。应检查从循环中移走的装置,来判定血栓是否在特定的场所或材料上形成。在流动血液中的血栓可以通过使用超声波和激光技术监测到,尽管这些方法在目前还没有被广泛采用。血栓形成和在放入装置时血小板破坏的速度,能够通过测量血小板的寿命,以及放射性同位素示踪的血液元素而被定量确定[57,64]。

最后要强调的一点是,血栓形成是动态的,血栓块不断经历着形成与溶解的过程,装置失效表示这些过程的不平衡。尽管植入手术装置的最初结果包括组织损伤、由于组织损伤而形成的血栓和异体反应,长期植入物的流动表面可能被一层细胞覆盖,如血管支架上覆盖的平滑肌细胞,或可能被来源于血液的材料(如收缩的纤维蛋白)所覆盖。血液元素的某些反应也可能刺激有治疗功能的反应。最终,长期使用的装置,如小口径的血管支架,可能由于组织过度地向支架内生长而失效。

尽管这里描述的许多装置的应用和评价它们生物学反应的试验和临床方法对生物工程学是新奇的,理解以下几点是重要的:①无论是短期还是长期植入,每个装置可能引起独特的血液反应;②已有间接评价血栓形成的方法和评价宿主机能变化的方法;③局部的血栓形成通常能被直接地定量测量。在任何可能的情况下,应该进行连续的和动态的研究来确定血栓形成和溶解的时间进程。这些测量方法最终将预测装置的性能,并且要考虑合理地减少具有不良血液-装置相互作用的材料。

大多数已知的具有血液相容性的材料是天然的、生物相容的,存在于我们的血管中。这些"材料"通过适当的表面化学、良好的血流特性和活跃的生物化学过程(包括凝血酶的移走及天然抗凝固剂的分泌)的综合作用而效果良好。虽然我们试图模拟天然体系的一些方面,为开发新一代的血液相容性装置提供一个有希望的策略,但是我们合成的材料或装置还不能与天然材料的性能相媲美。尽管如此,性能不及血管壁但尚且令人满意的合成材料目前仍是需要的。这一章我们仅提供了用来评价材料和装置的简要提纲。血液相容性测试这一主题是非常复杂的,在阐明基本机理,以及进行实验之前,需要进行深入的研究。有关详细阐述血液-材料相互作用测试过程中组织复杂性的深入讨论可查阅相关的文献[65,66]。

参考文献

[1] Park J B , Lakes R S. Biomaterials:An Introduction. Plenum Press, New York, 1992

[2] 崔福斋,冯庆玲.生物材料学.科学出版社,1996,119

[3] Ratner B D, Hoffman A S, Schoen F J, Lemons J E. Biomaterials Science:An Introduction to Materials in Medicine, Second Edition. Academic Press, 2004

[4] Guideline of biological evaluation of medical device. ISO Standard,1997

[5] 奚廷斐.医疗器械生物学评价.中国医疗器械信息,1999,5(3)4,(4):9,(5):9

[6] Mosmann T. Rapid colorimetric assay for cellular growth and survival:Application to proliferation and cytotoxicity assays. J Immunol Meth, 1983,65(1-2):55

[7] Clifford CJ, Downes S. A comparative study of the use of colorimetric assays in the assessment of biocompatibility. J Mater Sci-Mater M, 1996;7(10):637 Jauregui H O, Gann K L. Engineering liver therapies for the future. Tissue Eng, 2002,8:725

[8] Clifford C J, Downes S. A comparative study of the use of colorimetric assays in the assessment of biocompatibility. J Mater Sci Master Medicine, 1996,7:637

[9] Dekker A , Panfil C. Quantitative methods for in vitro cytotoxicity testing of biomaterials. Cells and Mater, 1994,4:101

[10] Kirkpatrick C J, Dekker A. Quantitative evaluation of cell interaction with biomaterials in vitro. Adv Biomater,1992,10:31

[11] Purchase IF. Current knowledge of mechanisms of carcinogenicity:genotoxins versus non-genotoxins. Hum Exp Toxicol, 1994,13(1):17

[12] Fukuchi N, Akao M, Sato A. Effect of hydroxyapatite microcrystals on macrophage activity. Biomed Mater Eng, 1995, 5(4):219

[13] Till D E,Reid R C,Schwartz P S et al. Plasticizer migration from polyvinyl chloride film to solvents and foods. Food Chem Toxicol, 1982,20:95-104

[14] U. S. Pharmacopeia. Biological reactivity tests, in-vitro. In U. S. Pharmacopeia 23. United States Pharmacopeial Convention Inc Rockville, MD, 1995,1697-1699

[15] Schoen F J. Interventional and Surgical Cardiovascular Pathology:Clinical Correlations and Basic Principles. Saunders,1989

[16] 张漾.野生型与基因突变斑马鱼骨的生物矿化研究:[博士学位论文].北京:清华大学,2001

[17] Loud A V, Anversa P. Morphometric analysis of biological processes. Lab Invest,50(3):250-261

[18] Babich H, Borenfreund E. Structure-activity relationships (SAR) models established in vitro with the neutral red cytotoxicity assay. Toxicology In Vitro,1987, 1:3-9

[19] Johnson H J, Northup S J, Seagraves P A et al. Biocompatibility test procedures for materials evaluation in vitro. 11. Objective methods of toxicity assessment. J Biomed Mater Res,1985,19: 489-508

[20] Spector M, Cease C, Xia T L. The local tissue response to biomaterials. CRC Crit Rev Biocompat,1989,5: 269-295

[21] Silver I A, The physiology of wound healing. In Wound Healing and Wound Infection, Hunt T K ed. Appleton-century-crofts, New York,1984,11

[22] Spector M, Shortkroff S, Hsu H P et al. Synovium-like tissue from loose joint replacement prosthesis: comparison of human material with a canine model. Semin Arthritis Rheum, 1992,21: 335-344

[23] Coleman D L, King R N, Andrade J D. The foreign body reaction: a chronic inflammatory response. J Biomed Mater Res,1974,8: 199-211

[24] Laing P G, Ferguson A B, Hodge E S. Tissue reaction in rabbit muscle exposed to metallic implants. J Biomed Mater Res,1967,1: 135-149

[25] Anderson J M, Miller K M. Biomaterial biocompatibility and the macrophage. Biomaterials, 1984,5: 5-10

[26] Galante J, Rostoker W, Lueck R, Ray R D. Sintered fiber metal composites as a basis for attachment of implants to bone. J Bone Joint Surf,1971,53A: 101-115

[27] Geesink R G T, de Groot K, Klein C. Chemical implant fixation using hydroxyl-apatite coatings Clin. Orthop Rel Res,1987,255: 147-170

[28] Yannas I V. Regeneration of skin and nerves by use of collagen templates. In Collagen Vol. III: Biotechnology, Nimni M ed. Boca Raton, FL: CRC Press,1989,87-115

[29] Black J. Biological Performance of Materials. New York: Dekker,1981,208-209

[30] Rovee D T. Evolution of wound dressings and their effects on the healing process. Clin Mater,1991,8: 183-188

[31] Winter G D, Scales J T. Biology: Effect of air drying and dressings on the surface of a wound. Nature,1963,91: 2

[32] Behling C A, Spector M. Quantitative characterization of cells at the interface of long-term implants of selected polymers. J Biomed Mater Res,1986,20: 653-666

[33] 吕强. 丝素蛋白基组织工程支架材料的研究:[博士学位论文]. 北京:清华大学,2007

[34] Lalor P A, Revell P A. T-lymphocytes and titanium aluminium vanadium (TiAlV) alloy: evidence for immunological events associated with debris deposition. Clin. Mater, 1993, 12: 57-62

[35] 张伟. 胶原/磷酸钙生物矿化机理研究:[博士学位论文]. 北京:清华大学,2005

[36] 易树,尹光福. 生物材料表面界面特性与其血液相容性的关系. 中国口腔种植学杂志, 2003, 8(2): 83-88

[37] Feijen J. Thrombogenesis caused by blood-foreign surface interaction. In: Kenedi R M, Courtney J M, Gaylor J D S, Gilchrist I, eds. Artificial Organs, London: Macmillan,1977, 235-247

[38] Bruck S D. Properties of biomaterials in the physiological environment. Boca Raton, FL: CRC Press, 1980

[39] Andrade J D, Coleman DL, Didisheim P et al. Blood-materials interactions-20 years of frustration. Trans Am Soc Artif Intern Organs, 1981, 27: 659-662

[40] 张安兄, 吕德龙, 钟伟等. 生物材料的血液相容性. 上海生物医学工程杂志, 2004, 25(3): 53-58

[41] Hoffman A S. Modification of materials surface to affect how they interact with blood. Ann NY Acad Sci, 1971, 516: 96-101

[42] 高长有, 马列. 医用高分子材料. 北京: 化学工业出版社, 2006

[43] Brash J L. Role of plasma protein adsorption in the response of blood to foreign surface. In: Sharma CP, Szycher M, eds. Blood Compatible Materials and Device. Lancaster, PA: Technomic, 1991, 34: 201-207

[44] Basmadjian D, Sefton M V, Baldwin S A. Coagulation on biomaterials in flowing blood: some theoretical considerations. Biomaterials, 1997, 18(23): 1511-1522

[45] Chandra P S, Micheal S. Blood compatible materials and devices. Pennsylvania, USA: Technomic Publishing Company, 1991. 136

[46] Andrade J D, Hlady V. Protein adsorption and materials biocompatibility: a tutorial review and suggested hypotheses. Advances in Polymer Science 79. Berlin Heidelberg: Springer Verlag, 1986

[47] Plow E F, Marguerie G A. Participation of ADP in the binding of fibrinogen to thrombin-stimulated platelets. Blood, 1980, 56: 553-555

[48] Kornechi E, Niewiarowshi S, Morielli T A et al. Effects of chymotrypsin and adenosine diphosphate on the exposure of fibronegen receptors on normal human and Glangmann's thrombasthenic platelets. J Biol Chem, 1981, 256: 5696-5701

[49] Di Minno G, Thiagarajan P, Perussia B, et al. Exposure of platelet fibrinogen-binding sites by collagen, arachidonic acid, and ADP: inhibition by a monoclonal antibody to the glycoprotein Ⅱb-Ⅲa complex. Blood, 1983, 61: 140-148

[50] Yang B R, Lambrecht L K, Albrechl R M et al. Platelet-protein interactions at blood-polymer interfaces in the canine test model. Trans Am Soc Artif Intern Organs, 1983, 29: 442-446

[51] Needleman S W, Hook J C. Platelets and leukocytes. In: Colman R W, Hirsh J, Marder V J, eds. Hemostasis and Thrombosis: Basic principles and clinical practice. Philadelphia: Lippincott, 1982, 716-725

[52] Walsh P N. Platelet-coagulant protein interactions. In: Colman R W, Hirsh J, Marder V J, eds. Hemostasis and Thrombosis: Basic principles and clinical practice. Philadelphia: Lippincott, 1982, 402-420

[53] Hayase K, Hayano S, Tsubota H. Effects of temperature on the distribution of 1-alcohols in aqueous SDS micellar solutions and ISA (Interaction of Surfactant and Additive) coefficients. J Colloid Interface Sci, 1984, 101(2): 336-343

[54] Paul L, Sharma C P. Preferential adsorption of albumin onto a polymer surface: an understanding. J Colloid Interface Sci, 1981,84(2): 546-549

[55] Barnhart M I, Wilkins R M, Lusher J M. Platelet-vessel-wall interactions: experiences with von Willebrand platelets. Annals of the New York Academy of Sciences, 1981,370(1): 154-178

[56] Courtney J M, Sundaran S, Forbes C D. Extracorporeal circulation: biocompatibility of biomaterials. In: Frobes C D, Cushieri A, eds. Management of bleeding disorders in surgical practice. Oxford: Blackwell Scientific,1993,236-273

[57] McIntire L V, Addonizio V P, Coleman D L, et al. Guidelines for Blood-Material Interactions-Devices and Technology Branch, Division of Heart and Vascular Diseases, National Heart, Lung and Blood Institute. NIH Publication No 85-2185,1985,U S Department of Health and Human Services, Washington DC

[58] Turitto V T, Baumgratner H R. Platelet-surface interactions. In Hemostasis and Thrombosis, 2nd ed, Coleman R W, Hirsch J, Marder V J, Salzman E W eds. Philadelphia: Lippincott,1987,555-571

[59] Sakariassen K S, Muggli R, Baumgartner H R. Measurements of platelet interaction with components of the vessel wall in flowing blood. Methods Enzymol,1989,169: 37-70

[60] Kottke-Marchant K, Anderson J M, Rabinowitch A et al. The effect of heparin vs. citrate on the interaction of platelets with vascular graft materials. Thromb Haemost, 1985,54: 842-849

[61] Salzman E W, Merril E D. Interaction of blood with artificial surfaces. Hemostasis and Thrombosis, 2nd ed. Coleman R W, Hirsh J, Marder V. J, Salzman E W eds. Philadelphia: Lippincott,1987,555-571

[62] Williams D eds. Blood Compatibility. Boca Raton, FL: CRC Press,1987

[63] Harker L A, Kelly A B, Hanson S R. Experimental arterial thrombosis in non-human primates. Circulation,1991,83(6 Suppl.): IV41-55

[64] Hason S R, Kotz'e H F, Pieters H, Heyns A D. Analysis of 111-indium platelet kinetics and imaging in patients with aortic aneurysms and abdominal aortic grafts. Arteriosclerosis, 1990,10: 1037-1044

[65] Ratner B D. Evaluation of the blood compatibility of synthetic polymers: consensus and significance, in Contemporary biomaterials: Materials and Host Response, Clinical Applications, New Technology and Legal Aspects. Boretos J W, Eden M eds. Park Ridge: NJ Noyes Publ,1984,193-204

[66] Ratner B D. The blood compatibility catastrophe. J Biomed Mater Res,1993b,27: 283-287

第 10 章 材料在生物环境中的降解

10.1 概述[1]

生物环境是十分严酷的,能导致许多植入材料的迅速或逐步的崩溃。从表面上看,人的机体是由中性的 pH 值、低浓度盐,以及适宜的体温所构成的一个比较温和的环境。但是,材料在生物环境中的降解过程相当复杂,包括一系列的物理、化学、生化因素。首先要考虑的是生物材料受到肌肉和骨骼的持续性或周期性的作用力,包括压力、磨损和弯曲的作用;其次是离子水溶液环境中金属的电化学的活性和聚合物的塑性等;再次是特殊的生物学机理作用,例如金属材料表面吸附的蛋白质会加速金属的腐蚀;细胞分泌的强氧化性物质会直接氧化材料。

为了更好地理解材料的生物降解,需要综合考虑各种因素的作用。例如,由于压力所致的裂纹为降解反应提供了新的作用表面;溶胀和吸水作用会增加降解反应发生的位点;降解产物会改变局部环境的 pH 值,从而加快降解的速率;聚合物的水解会使亲水成分增加,导致聚合物的溶胀和降解物质进入聚合物内部等。

生物降解的发生过程可能是几分钟或数年,甚至是几十年。生物降解可以是在移植手术后就逐步开始自行降解,或者是由于生物环境中未知因素长时间的作用而导致的结果。移植材料随着时间变得可溶、可溃散或者固化。金属、聚合物、陶瓷和复合物在生物体内都有降解发生,而且降解的产物可能对机体有毒,或者也可将降解产物设计成具有缓释功能的药物。因此,生物降解是一个范围很广的概念,近年来,植入材料的生物降解问题引起越来越多的关注。

10.2 聚合物材料在生物环境中的降解

10.2.1 影响聚合物降解的因素[1]

生物降解是通过机体对材料的物理作用和化学作用而导致的材料的物理性能的变化。人们希望聚合物移植物的预期使用寿命是非常可靠的。通过对聚合物的成分、加工工艺的精心选择,以及对植入设备的大量的实验研究,通常能够保证设备的功能和持久性。然而,对于长期置入的设备,要在实验过程中模拟所有的移植条件达几年甚至几十年的使用是不可行的。通常采用加速的老化试验、移植物的动物实验以及数据的统计分析预测等手段,来探索和分析所有的可能导致过早损坏的因素。

目前,没有一种聚合物对体内的化学过程和机械作用是完全不受影响的。总的来说,高分子生物材料的降解是由于机体和生物材料的相互作用导致的,可以是直接的,也可通过其他间接途径,也有可能是外来因素干涉而致。

表 10.1 列出了聚合物受到物理破坏和化学破坏的可能机理,这些机理可能单独起作用,也可能在一个聚合物的不同阶段联合起作用。另外,材料在移植之前的处理,也会影响材料在使用中的表现。移植之前处理生物材料导致生物材料降解的一个很好的例子是对超高分子质量的聚乙烯的 γ 射线消毒,这一过程会在材料内产生自由基,并与氧气相互作用生成不希望产生的氧化物。链式的氧化反应及其分解会在几个月到几年的时间里发生,导致材料的强度降低,加速脆化,从而缩短使用寿命。众所周知,聚丙烯和聚四氟乙烯是在体内化学稳定的聚合物,但通过离子辐射消毒也会导致严重的降解。因此,所有操作要遵守合适的、严格的制备过程和表征手段。

表 10.1 聚合物降解的可能机理[1]

物 理 机 理	化 学 机 理
吸附作用	热分解作用:自由基分离、解聚作用
膨胀作用	氧化作用:化学氧化、热氧化
软化	溶剂分解作用:水解、醇解、氨解等
结晶化	光分解:可见光、紫外光
去结晶化	辐射降解:α射线、X射线、电子束
应力开裂	断裂引起的自由基反应
疲劳断裂	
冲撞挤压断裂	

一种材料或器械被植入体内之后,会有吸附和吸收的过程发生。与体液接触的聚合物表面迅速吸附蛋白质的成分,块状物也开始吸收可溶的成分,如水、离子、蛋白质和脂类,细胞随之吸附到表面,开始化学反应。如果材料具有生物稳定性,这些复杂的因子间相互作用不会导致严重的功能性后果。在液体吸收平衡后,有些聚合物可能增塑化,导致其几何形状和机械性能发生变化。另外,材料表面要能充分承受细胞和许多化学介质,包括氧化剂和酶的强有力的攻击。

材料在生物环境中的降解和吸收受生物环境作用,过程相当复杂,是物理、化学、生化等多种因素共同作用的结果,表 10.2 列出了影响降解速度的因素[2]。

表 10.2 影响聚合物降解的因素[2]

因 素 分 类	具 体 因 素
材料因素	化学结构:水解性、亲水性、离子强度等 构型:光学异构体、立体异构体 形态:结晶型或无定型以及结晶度的大小 分子质量:分子质量的大小、分子质量的多分散性 形状:比表面积的大小 低分子物的存在:自催化作用

续表

因素分类	具 体 因 素
植入部位的环境因素	体液：pH 值、金属离子 酶：种类和浓度 吸附物质的种类
物理因素	外应力的存在、消毒方式、保存历史

10.2.1.1 化学结构

在影响材料降解速度的诸多因素中，起决定作用的是材料本身的化学结构，其中聚合物主链的易水解性和单体的亲水性是主要的因素。已知杂原子（氧、氮、硫）相连的羰基是非常容易水解的键，因而聚酯、聚酰胺、聚碳酸酯、聚原酸酯、聚酸酐、聚氨酯和聚脲都是容易降解的聚合物，此外，在一定的条件下，醚、乙酸醛、腈、磷酸盐（或酯）、磺酸盐（或酯）、磺胺药物，或者含有活泼亚甲基等基团的其他聚合物也会发生水解反应。水解的官能团表现出不同的降解速度，这主要取决于官能团的内在活性，以及分子特征和形态特性。在所有的羰基聚合物中，酐表现出最高的水解率，紧随其后的依次是酯和碳酸盐。按照化学键水解的难易程度的规律，可将不同主链结构的合成高分子在中性水介质中降解的难易程度从大到小排列如下：

聚酸酐＞聚原酸酯＞聚羧酸酯＞聚氨基甲酸酯＞聚碳酸酯＞聚醚＞聚烃类

因此，可以根据聚合物主链的结构预言降解的趋势并进行分子设计，以制备具有不同的降解速度的聚合物。

除了主链结构外，立体效应亦对水解有影响，如羟基乙酸的水解比聚乳酸快就是由于聚乳酸分子上的甲基的立体效应阻碍了与酯键的作用。此外，在水解过程中还有电子效应、邻位效应等，如在酯键的 α 位引入具负电性的取代会使酯键反应性增大。这些化学结构因素都会对水解产生实质性的影响。

在实际应用中，不能仅仅根据化学结构判断材料的降解能力，聚合物的吸水性、形态、组成、分子量、加工工艺、催化剂和助剂的残留、植入物的整体形状等因素都能影响降解的速度。

10.2.1.2 水的摄取量

除主链结构外，降解速度与材料对水的渗透性有极大的关系。聚合物的亲水性与亲脂性是由单体的化学结构和性能决定的，因此单体的亲水性对聚合物的降解有决定性的影响。聚合物摄入的水量越大越有利于反应的进行。聚合物的摄入水量依赖于材料的疏水性，疏水性越强，对水解的摄取就越差，水解就越慢。如聚亚胺基碳酸酯的水解速度与摄水量相关。许多高分子材料都能吸水，所以，这些高分子材料在组织中的持续存在会导致水渗透到它们的分子结构中。当然也有一些医用高聚物吸收很少的水或不吸水，但也有很多能吸收大量的水，例如水凝胶的含水量有时会达到 99%。含水多的高分子材料未必就发生降解，但吸水过程确实使水进入分子结构中。水分的吸收特性和高分子材料的水解特性共同决定了高分子材料在生物环境中的降解行为。根据高分子材料在体内的降解的难易,可以归为以下几类。

(1) 能水解和易吸水的高分子材料在植入后易发生降解。属于这一类的高分子材料范围是很宽的,聚乳酸和聚乙醇酸是这类材料的最好的例子。它们被广泛用于需要迅速降解的情形中,例如在缝合线,药物缓释系统和可降解的组织工程支架材料中。

(2) 能水解但不易吸水的高分子材料通过表面腐蚀的机制降解,此时,暴露在表面的易水解基团或分子是最敏感的。芳香族聚酯和聚酰胺通过表面腐蚀的过程缓慢降解。例如聚氨酯是易降解的,尽管下面将提到生物活性可能起一定的作用,但水解可能还是最主要的机制。在一些情况下,降解过程在表面缓慢地进行,在另外一些情况下,反应是非常迅速而且不均匀的。

(3) 不水解但吸水的高分子材料会发生膨胀和破裂等结构变化,但不一定发生分子降解。许多丙烯酸酯高分子材料会吸收一些水分,但不能降解。

(4) 既不水解又不能抵抗水分渗入的高分子材料应该能在组织环境中存在而不发生降解。这一类材料大部分都是 PTFE 和聚烯烃等均聚物。

10.2.1.3 结晶度与相对分子质量

一般认为,凡是能影响材料的水渗透性的物理形态和结构的因素均能明显影响降解性,其中材料的形态是重要因素。聚合物的形态可分为结晶态和无定形态。结晶态聚合物中分子排列有序,结构致密,最大限度的限制了水分子的渗透,聚合物的结晶度对降解有直接影响。如聚(L-乳酸)具有结晶度,而聚(DL-乳酸)是无定形的,前者的水解要比后者慢得多。碳酰基聚合物如氨甲酸乙酯、酰亚胺、氨基化合物和尿素等,如果它们包含在疏水基骨架内或者具备高结晶的形态结构,那么它们在体内将表现出长期的稳定性。因此,结晶态聚合物比无定形态的降解慢得多。另外,聚合物中液晶区的水解也比较慢。对于半结晶材料,无定形区比结晶区先降解,失重主要是无定形组分的丢失,因而随着材料的结晶度不断增加,降解时间延长。因此,增加比表面积和多孔状结构等有利于水的渗透,因而可加快降解速度。此外,交联结构、规整的分子结构、高度取向的结构等不利于水的渗透等因素,都可使降解程度减小。

聚合物的相对分子质量对降解的影响比较复杂,可能是直接的或者是间接的。相对分子质量的大小虽不影响降解的速度,但相对分子质量越大,达到失重极限的时间就越长,因而对于同一聚合物,相对分子质量越大,有效寿命就越长。相对分子质量的增大使玻璃态的转变温度增大,从而使水解速度减慢,因为玻璃态聚合物的降解比相应的橡胶态慢。分子质量越大,聚合物的链越长,降解成水溶性低聚物或单体所需要的时间越长。

10.2.1.4 加工工艺

加工工艺可以影响材料的致密性，从而影响其降解速度。例如用相溶法制成的微球是致密的，而溶剂挥发法制备的微球是微孔结构的。因而后者的结构的降解速度比前者快得多。加工过程中高温和应力作用，以及灭菌过程的高温作用或辐射作用等外界因素会导致分子质量的下降和降解。加工条件还可以改变聚合物的结晶度，进而改变降解速度。因此，材料在设计成可降解的植入装置时，应考虑到多方面因素对材料降解的影响，加工工艺也是至关重要的。

10.2.1.5 pH 值

pH 值也是聚合物水解最重要的影响因素之一。pH 值的不同可使水解速度相差很多。许多聚合物的降解产物呈酸性会改变水解环境的 pH 值，而环境 pH 值的改变又会影响聚合物的降解速率。聚酯可用来很好地说明 pH 值是如何影响降解的，酸或碱均能催化这类聚合物的水解。聚乳酸以及乳酸-羟基乙酸共聚物的降解产物是乳酸和羟基乙酸，具有很好的水溶性，比它们的聚合物酸性大。随着降解的进行，聚合物材料内部降解产生游离的乳酸和羟基乙酸，会使材料内部不断酸化，并产生自动催化效应，从而使这类材料的内部降解快于表面。一些聚酐也具有相似的现象。pH 值降低可使聚原酸酯降解加快，但碱不能催化降解，因为 OH^- 不能与原酸酯发生作用。在聚原酸酯中加入氢氧化镁可以降低水解速度，而加入羧酸酐则使水解加快。在将酸性或碱性药物或其他物质加入到生物降解性聚合物中时，应考虑它们对降解速度的影响。

10.2.1.6 共聚物组成

共聚物的性质与相应的均聚物有很大的不同。共聚物可以明显地改变结晶度和玻璃化转变温度。如聚(L-乳酸)和聚羟基乙酸具结晶性，而聚(DL-乳酸)和乳酸-羟基乙酸共聚物是无定形的。对乳酸-羟基乙酸共聚物来说，随着聚合中羟基乙酸的含量增大，聚合物的疏水性、结晶性和立体效应都会发生变化，从而改变降解速度。因此，可以根据需要调节乳酸和羟基乙酸比例来控制乳酸-羟基乙酸共聚物的降解速率。在 β-羟基丁酸和 β-羟基戊酸的共聚物中，随 β-羟基戊酸含量增大，聚合物熔点下降，可使加工条件更温和。共聚物中各单体单元的键接方式也对水解速度有影响。如由 A 和 B 两种单体组成的共聚物，键连接方式有 4 种：A—A、B—B、A—B 和 B—A。这些键的水解速度不一定相同。因此，共聚物的降解机理与其相应的均聚物是有差异的。

10.2.1.7 生物环境因素

如果降解仅仅是由于水解造成的，其过程应该是很容易通过简单的模拟实验并断定。但是在体内降解的结果与体外的模拟实验有较大的差异，往往在体内的降解要远远快于体外的模拟试验。那么显然是生理环境通过更有活性的方式使高分子材料分解，这个过程被称为是生物降解。有两个主要因素是应该考虑的：酶和自由基，尽管可能还有其他的还没有搞清楚的因素。

酶作为生物化学反应的催化剂,预期将参与高分子材料在体内的降解。毫无疑问,酶在体外条件下能够影响各种各样的易降解的聚酯、聚酰胺、聚氨基酸和聚氨酯等高分子材料的降解。在体内能加速水解的过程,而该过程不是一种全新的降解机制。除了酶水解外,酶还参与生物降解的另外一个重要形式就是氧化降解。

很显然,高分子材料在体内的降解过程是千差万别的,植入部位、组织类型和时间的不同是导致对材料的组织反应呈现本质上不同的主要原因。

10.2.2 聚合物在生物环境中降解机理的探讨

10.2.2.1 宿主诱导的水解机理[1]

大量的研究表明,可降解高分子材料的降解方式主要是水解,水解过程可被酸、碱和酶催化。但是人体是一个被高度控制的反应媒介,大部分移植物都处在恒温(37℃),酸碱性为中性偏碱(pH=7.4),无菌且具有光保护的、含水的稳态环境中。人体内的体液是流动的,其中含有活化剂、受体、抑制剂等,与细胞的成分之间有复杂的相互作用,能通过粘附、化学作用和参与运输等过程对任何异物产生积极的反应。

在宿主体内,有下面几种水解的情况。

首先,中性水能以显著的速度水解一些聚合物,如聚乙醇酸[3]。但是,这一机理对于在体内长期植入,生物稳定性好的高分子复合物没有意义。

另外,体液中离子催化水解是一种情况,细胞外液包含一定的离子,例如,H^+、OH^-、Cl^-、HCO_3^-、PO_4^{3-}、K^+、Mg^{2+}、Ca^{2+}、SO_4^{2+}、Na^+等。还有有机酸、蛋白质、脂肪、脂蛋白等,这些以游离或胶体成分的形式在体内循环。研究表明,一些离子(如磷酸根)是高效的离子催化剂,能将聚酯的水解速率提高几个数量级[3]。离子催化作用取决于聚酯的亲水性。高疏水性的高分子(饱和水分小于2%)吸收离子的浓度微乎其微。而水凝胶能够吸收大量的水(质量分数大于15%),吸收离子达到很高的浓度,随后通过酸、碱或盐催化使固体水解。在移植物的周围,pH值的变化常常会导致急性炎症反应和感染,能促进离子催化水解反应[3]。有机成分,例如血流中和细胞外液中的脂蛋白,能够运输催化性的无机离子进入高分子块体内,但目前人们对这个过程的机理还缺乏确切的认识。

再次是酶的催化水解,酶具有典型的催化功能,酶改变反应速率(通过离子或电荷转移)既不需要消耗能量,也不存在热动力学平衡。水解酶有蛋白酶、酯酶、脂肪酶、淀粉酶等,是细胞分泌的蛋白质,对亲水性基团有很高的专一性催化作用。

酶含有能够识别生物高分子结构序列的链结构和构象,酶的片断和生物高分子基体的混合物能够加快键的断裂速率。由于中性高分子缺少可识别的结构序列,大多数合成高分子对酶水解有较大的耐受性。然而,比较研究表明,酶对一些聚合物尤其是聚酯和聚胺的水解有促进作用,对可水解的官能团有很高的选择性。例如,在尿素和聚氨酯水解时,用放射性同位素示踪,能够清楚地观察到酶催化的酯基水解,但是醚基水解不明显。但是目前酶促水解的机制还不明确,还需要进一步研究。

10.2.2.2 生物氧化降解机理

氧化反应机理

尽管人们对聚合物的结构和氧化降解的产物有了一定认识,但是氧化降解反应的具体过程还没有得到确切的证明。人们初步探讨了氧化降解的可能机理。聚合物的氧化有均裂和异裂两种机理。过氧化物、碳酰基以及其他的自由基中间体可以从 C、O、H、N 等元素得到电子而稳定存在。根据引发反应的步骤,氧化生物降解可分为宿主直接氧化、装置或外部环境-介质的间接氧化。

宿主的直接氧化

在宿主环境中,宿主产生的一系列分子直接作用于聚合物。一般认为,反应的分子来源于激活的吞噬细胞,吞噬细胞的激活是由于受损伤和聚合物在移植部位的性质所引起的[4]。这些活化的吞噬细胞来源于骨髓,并在循环系统和结缔组织中大量存在。吞噬细胞大致可分为两大类:嗜中性白细胞(polymorphonuclear leukocytes, PMNs)和单核白细胞。后者可以分化为巨噬细胞和异物巨细胞(foreign body giant cell,FBGC)两种细胞类型。

大量的研究表明,吞噬细胞能够氧化生物材料,如在伤口愈合过程中对异物如细菌或寄生虫的氧化。嗜中性白细胞在受伤后的几天内,对损伤部位的化学介质发生反应,产生一个高能且短暂的化学反应[5-6]。易发生化学反应的生物材料在靠近损伤部位可能会被影响。活性巨噬细胞在受伤后的几天后在损伤部位发生增殖,若受到毒素或颗粒的刺激,会持续几个星期。其产物 FBGC 能够在材料表面存在数月至数年,巨噬细胞可以在很长周期内将残留物包裹在细胞内。

目前细胞侵袭氧化生物材料尚无法用试验证明。下面探讨生物体内的各种高能氧化剂对生物材料的氧化作用。嗜中性白细胞和巨噬细胞代谢的氧形成过氧离子(O_2^-),这个中间产物能形成更强的氧化剂,从而引发聚合物均裂反应。过氧化物歧化酶(SOD)是唯一的过氧化物酶,能催化过氧化物生成过氧化氢,在髓过氧酶(MPO)(由 PMNs 衍生而来的)作用下,能使过氧化氢转化为次氯酸(HOCl)。次氯酸盐能将自由的氨基(如蛋白质中的氨基)氧化成氯胺,这一点被认为是氯的氧化剂的持续来源[6]。次氯酸盐能氧化其他含氮的官能团(酰胺、脲、烷基甲酸乙酯等),使这些官能团发生断裂。

下面介绍一下过氧酶和亚铁离子潜在的协同反应(potential cooperative reaction),巨噬细胞基本上不含 MPO,因此巨噬细胞不能将过氧化氢转变成为次氯酸。

Fe^{2+} 在体内正常浓度很低,但是在移植的部位由于均裂反应或其他损伤会释放 Fe^{2+},Fe^{2+} 能通过 Hober-Weiss 循环不断催化形成能高效氧化羟基的自由基(图 10.1)。

$$\text{嗜中性粒细胞或巨噬细胞 } O_2 + e^- \xrightarrow{\text{活化因子}} O_2^-$$

$$2O_2^- + 2H^+ \xrightarrow{SOD} O_2 + H_2O_2$$

$$O_2^- + Fe^{3+} \longrightarrow O_2 + Fe^{2+}$$

$$O_2^- + H^+ \longrightarrow HO_2\cdot$$

$$H_2O_2 + Fe^{2+} \longrightarrow Fe^{3+} + OH\cdot + OH^-$$

$$H_2O_2 + Cl^- + H^+ \xrightarrow{MPO} HOCl + H_2O$$

$$HOCl + R_2NH \Longleftrightarrow R_2NCl + H_2O$$

$$NHO\cdot + O_2^- \longrightarrow ONOO^-$$

图 10.1 吞噬过程产生的潜在的氧化剂[1]

图 10.2 表明,HOCl 的自由基和离子中间体能引起生物材料的氧化。巨噬细胞诱导的氧化过程是由于一般的异体反应产生的氧化剂作用的结果,而不是氧化酶直接的受体-配体型催化。研究人员进行了聚合物直接接触氧化酶从而使聚合物氧化的尝试,但是氧化性降低,效果短且有限。

平衡产物

$$HOCl + Na^+ \underset{pH=7\sim 8}{\Longleftrightarrow} NaClO + H^+ \longrightarrow Na^+ + OCl^-$$

自由基中间体

$$HOCl \longrightarrow HO\cdot + Cl\cdot$$

$$HOCl \xrightarrow{RR'NH} RR'NCl + H_2O \longrightarrow RR'N\cdot + Cl\cdot$$

$$HOCl \Longleftrightarrow Cl_2O + H_2O \longrightarrow ClO\cdot + Cl\cdot$$

离子中间体

$$HOCl + Cl^- + H^+ \Longleftrightarrow Cl_2 + H_2O \Longleftrightarrow Cl^+Cl^-$$

$$HOCl \Longleftrightarrow H^+ + OCl^-$$

$$HOCl \Longleftrightarrow HO^- + Cl^+$$

图 10.2 HOCl 形成自由基和离子中间体[1]

巨噬细胞调节的其他过程,如装置周围的纤维囊的形成,巨噬细胞释放细胞外调节因子,刺激成纤维细胞在移植部位增殖,并产生胶原鞘。所有关于成纤维细胞和纤维囊对聚合物降解的速率和机理的作用认识都还是初步的。

装置或外部环境-介质的间接氧化

(1) 金属离子诱导的氧化降解

迄今为止,在临床上只有关于聚氨的心脏起搏器氧化降解过程的报道。金属离子诱导氧化起始发生在起搏器绝缘体被腐蚀的金属成分内表面。裂缝具有光滑的壁,微观裂纹随机取向,表明金属离子诱导氧化的断裂是脆性断裂。观察裂缝形态、裂纹的构造(图10.3),可发现比应力开裂更严重,进一步说明是脆性断裂,这种现象称为金属离子的诱导氧化法。通过聚氨醚在具有标准氧化电位的金属离子溶液中老化的体外研究,金属离子的诱导氧化法被证实。氧化电位大约在+0.77以上时,化学降解严重。氧化电位在+0.77以下时,可观察到聚合物具有简单塑性变形的特点[7]。这项技术还表明,金属离子诱导氧化与聚氨酯中乙醚的含量成正比[7]。

在体内外对各种金属氧化也进行了研究。不同金属成分的心脏起搏器导体被封在聚醚酯(Dow Pellethane 2363-80A)电极管内,并浸在3%的双氧水中,可在37℃下保持长达6个月[8],或植入兔子体内2年[9]。在一定条件下,这两种技术在30天内能使金属腐蚀和管内腔表面降解。尤其是在体内体液与钴及其合金的相互作用下导致聚合物的氧化裂解。

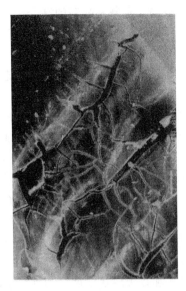

图 10.3 聚氨醚导线绝缘体内腔开裂的特征[1]

金属离子诱导氧化过程显然包括金属离子的腐蚀和随后聚合物的氧化。金属离子可能是通过溶液、电流或电解腐蚀(图10.4),也可能是通过化学或生物氧化形成。金属离子作为强氧化剂,能产生中间体或攻击聚合物引发链式反应(图10.5)。金属离子的氧化作用是装置、聚合物和体液极为复杂的相互作用结果。

$$M° \xrightarrow{电解} M^{+n} + ne^-$$
$$2M° + 2H^+ \xrightarrow{电解} 2M^+ + H_2$$
$$4M° + O_2 + 2H_2O \xrightarrow{电解} 4M^+ + 4OH^-$$
$$M° + HOOH \xrightarrow{电解} M^+ + OH^- + HO·$$
$$M° + HOCl \xrightarrow{电解} M^+ + HO· + Cl^-$$

图 10.4 金属离子的形成[1]

$$M^{+n} + H_2O \longrightarrow M^{+(n-1)} + HO· + H^+$$
$$M^{+n} + -PH- \longrightarrow M^{+(n-1)} + -\dot{P}- + H^+$$
PH=polymer
$$M^{+n} + O_2 \longrightarrow M^{+(n+1)} + O_2·$$
$$M^{+n} + HOCl \longrightarrow M^{+(n+1)} + HO· + Cl^-$$
$$M^{+n} + -PH- \longrightarrow M^{+(n-1)} + -P^+-$$
$$M^{+n} + H_2O_2 \longrightarrow M^{+(n+1)} + OH^- + HO·$$
$$M^{+n} + H_2O_2 \longrightarrow M^{+(n+1)} + HO_2· + H^+$$

图 10.5 金属离子引发氧化的途径[1]

如果植入的装置有金属离子诱导氧化的可能,几种办法都可用来控制这个问题。但是,它们不能普遍适用,只要具有相应的功能与相容性,就可以应用。具有应用前景的技术包括采用耐腐蚀的金属材料;"冲洗"腐蚀性离子使之远离易受影响的聚合物;将金属和聚合物与电解质溶液隔离;加入适当的抗氧化剂;使用抗氧化聚合物等。

最近,聚氨酯弹性体的氧化稳定的研究有了很大的进展。它们是非常规的柔性片段的无醚基和酯基的高分子。例如,包括氢化聚丁二烯、聚二甲基硅酮、聚碳酸酯、二甲基化的肪酸衍生物。在对植入物的检测中发现,应力裂缝的趋势下降,而且在体外有些聚氨酯弹性体对金属离子氧化剂表现出耐受性。

有许多方法可以在原位稳定化处理聚氨酯,包括表面改性大分子[10](SMMs)及表面修饰端部基团[11](SMEs)。SMMs(例如典型氟碳基聚合物)在加工过程中结合聚氨酯原材料,移植前迁移到表面。SMEs(例如典型的聚硅酮)中一半的键连接聚氨酯可用于体内或作为添加剂加入到传统的聚氨酯中。这两种方式都能使聚氨酯移植体在体内稳定性增强。至于体内长远的影响,目前还不清楚。用活性物质如抗氧化剂共价结合修饰的 SMMs,抗降解性得到增强[12]。

上述保护聚氨酯的措施具有一定的效果,至少在短期内可用于保护聚氨酯。对于长期(多层面)的效果,要从动力学、界面的相互作用以及涂层耐久性的角度来分析。聚氨酯的修饰增强了抗降解性,但仍然含有易反应的生物活性成分。例如,已经观察到了聚碳酸氨酯具有优越的抗氧化性能。然而,在水溶液中,在体内外的简单水解和缓慢降解已被检测到。虽然吞噬过程也会产生水解酶,但它们对合成的聚合物具有专一性,且作用有限[13]。聚碳酸氨酯在机械应力和氧化条件下,水解是连续发生的[14]。植入长达 3 年的研究已检测出有水解发生[15]。只有更长期的植入研究(例如 5 年或更长),才能确定聚碳酸氨酯能否长期植入,以及聚合物是否具有潜在的易反应基团。

(2) 外部环境诱导的氧化降解

在限定的环境下,身体能发射电磁辐射,可能影响到聚合物的完整性。譬如说,角膜和玻璃体的眼睛以及皮肤表面层允许通过波长为 320~400 nm 的"紫外光"辐射。吸收紫外线辐射引起电子激发,从而导致光氧化降解。曾有人就聚丙烯人工晶体的破裂提出过这样一个过程[16]。

颌面外部和内部假肢连续受到自然太阳光辐射时,弹性体可能发生颜色和物理性质方面的不良变化。芳香族聚醚或聚氨酯涉及光氧化机制(如图 10.6),而抗氧化剂和紫外线吸收剂对这些材料提供的保护是有限的。

10.2.2.3　生物侵蚀机理[1]

生物侵蚀的物理机制

固态聚合物的植入物在体内转变成水溶性材料的现象称为"生物侵蚀"。固态聚合物植入物的生物侵蚀过程伴随着装置外形的改变,聚合物物理机械性质的改变,溶胀、变性、结构瓦解等物理变化,重量损失,以及最后的功能丧失。

需要注意的是,固态装置的生物侵蚀并不完全归因于聚合物骨架的化学断裂,或交联断裂,或支链的断裂。比如聚合物溶解时 pH 值发生改变,也可能会引起固态装置的侵蚀。

生物侵蚀分为两种模型:一种是整体侵蚀;一种是表面侵蚀。

在整体侵蚀中,如果水渗入材料内部的速率大于聚合物转变为水溶性材料的速

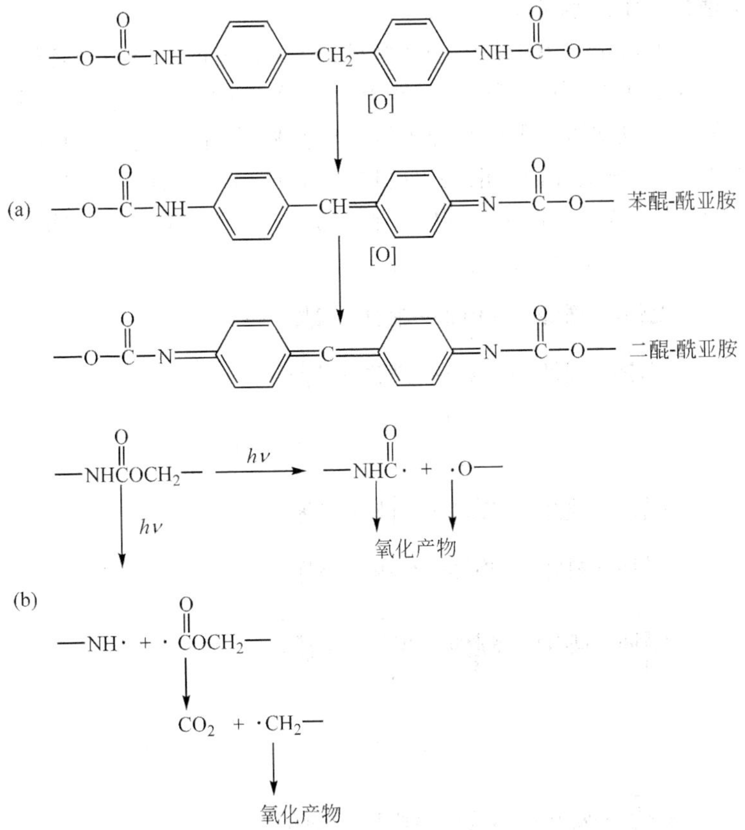

图 10.6 芳香族聚氨的光氧化反应[1]
(a) 芳香族聚氨形成苯醌-酰亚胺；(b) 光解作用的聚氨酯的断裂

率。材料内部渗入水后，整块材料发生侵蚀。由于水快速渗入亲水聚合物基体，很多现有的材料都会发生整体侵蚀。在典型的整体侵蚀中，形成的裂缝遍布整个装置，装置很可能迅速瓦解为碎片。在很多应用中，这种无法控制的迅速瓦解成碎片的趋势是非常不利的。

在表面侵蚀中，如果水渗入材料内部的速率小于聚合物转变为水溶性材料的速率。这样，只有固态材料表面的聚合物会转变为水溶性材料。随着时间增长，装置在保持整体结构不变的情况下逐渐变薄。

为了观察到表面侵蚀，聚合物必须足够疏水才能阻止水迅速吸入装置内部。另外，聚合物转变为水溶性材料的速率也必须足够快。在这种情形下，通过扫描电镜可观察到侵蚀表面和材料内部聚合物之间尖锐的边界。目前，只能有少量分子骨架含有高度水解活性键合的聚合物可以做成表面侵蚀装置。

除了这两种模型之外，还有可能就是酶表面侵蚀。由于酶无法侵入材料内部，在装置表面会发生酶调制表面侵蚀机制。

生物侵蚀的化学降解机制

除了聚合物的溶解能够引发生物侵蚀外,聚合物的化学降解也是固态聚合物装置发生生物侵蚀的重要原因。图10.7给出了几种不同化学降解机制的示意图[42]。化学反应可能会引发水溶性聚合物分子链之间交联的断裂(机制Ⅰ),或引发聚合物原有侧链断裂,而形成极性或带电基团(机制Ⅱ),或引发聚合物骨架断裂(机制Ⅲ)。显然,在一些反应中这些机制可能同时存在。例如,一种交联的聚合物可能先部分交联断裂(机制Ⅰ),然后发生骨架断裂(机制Ⅱ)。

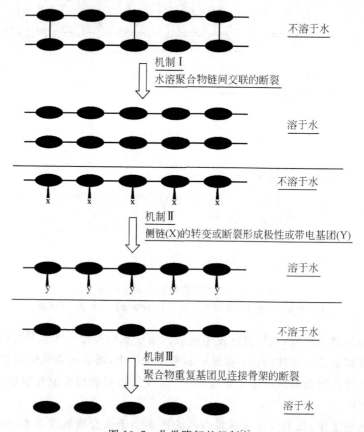

图 10.7 化学降解的机制[1]

(机制Ⅰ包含水溶聚合物链间可降解交联的分裂;机制Ⅱ包含聚合物侧链的分解或化学转变形成带电或极性基团;机制Ⅲ包含聚合物骨架不稳定链接的断裂,随后低分子量片段溶解)

由于化学断裂反应可由水或者酶和微生物等生物试剂调节,因此可以区分水解降解和生物降解的区别。通常认为,在所有的软组织中,水含量是一定的,在不同的病人之间也没有什么变化。而酶的反应活性级别不仅在病人之间,而且在同一病人不同的组织之间相差也很大。因此,比较容易预测水解降解的聚合物在体内的侵蚀速率,而酶降解的聚合物由于难以预测侵蚀速率,一般认为不能用作可降解医用植入物。

10.3 金属材料在生物环境中的降解[17]

金属材料的主要缺点就是腐蚀问题。金属生物医用材料植入人体内后长期处于一个包含多种阴离子、阳离子、有机物质和氧气并含水的恒温环境中,阴离子主要为氯化物、磷酸盐、重碳酸盐的阴离子;阳离子主要为 Na^+、K^+、Ca^{2+}、Mg^{2+} 等离子和一些少量的其他离子,加之蛋白质、酶和细胞的作用,其环境非常复杂,会对金属产生强烈的腐蚀作用,腐蚀的产物可能是离子、氧化物、氯化物等,它们与邻近的组织接触,甚至是渗入正常组织或整个生物系统,对正常的组织产生影响和刺激,因此对金属材料耐腐蚀能的要求在某种意义上是相当重要的。

腐蚀不仅能产生对人体具有刺激作用和毒性的产物,还会降低或破坏金属材料的机械性能,甚至引起断裂而导致植入的失败。作为金属生物材料一方面必须具有良好的钝化性能和合适的成分与结构,另一方面在设计和加工金属植入器械时,注重改善材料的表面质量,如提高洁光度等,避免制品在形状、力学设计及材料匹配上出现不当,造成局部腐蚀的发生。表 10.3 列出了在血浆和细胞外液中的阴离子和阳离子的浓度范围[18]。表明在这种环境中,氯化物的含量很高[19]。溶解的氧浓度也会影响环境的侵蚀性质,氧在静脉的血液中的浓度是其在空气中的四分之一。有机基质包括低分子类和相应的高分子的蛋白质和脂质。表 10.4 给出了不同的有机成分在血浆中的浓度。蛋白质在体液环境中的含量对体液的腐蚀性有很大的影响。尽管受炎症的影响,pH 值会在手术后的短时间内下降到 4~5,但体液的缓冲性良好,pH 值能保持在 7.4 左右[18],温度恒定为约 37℃。通过现有的对材料在不同环境中的稳定性的认识,可以预测,作为普通的材料,金属容易在生物环境中被腐蚀,众所周知,几乎所有的抗腐蚀金属也会在长时间的植入体内后被腐蚀,即使贵金属和钝化得最好的金属(比如通过自身的氧化膜钝化)也会发生一定的腐蚀反应。面对这样的情况,必须考虑如下几个与金属和陶瓷腐蚀及降解相关的问题。

表 10.3 血浆和细胞外流体里的离子浓度[1]

离 子	血浆/(mol/L)	细胞外流体/(mol/L)
Cl^-	96~111	112~120
HCO_3^-	16~31	25.3~29.7
HPO_4^{2-}	1~1.5	102~193
SO_4^{2-}	0.35~1	0.4
$H_2PO_4^-$	2	—
Na^+	131~155	15~141
Mg^{2+}	0.7~1.9	1.3
Ca^{2+}	1.9~3	1.4~1.55
K^+	3.5~5.6	3.5~4

表 10.4　血浆中主要蛋白质和其他有机成分（/gL^{-1}，除列出的单位）[1,18]

成分	含量	成分	含量
白蛋白	30～55	总胆固醇	1.2～2.5
α球蛋白	5～10	脂肪酸	1.9～4.5
β球蛋白	6～12	葡萄糖	0.65～1.1
γ球蛋白	6.6～15	乳酸盐	0.5～2.2 mol/L
α脂蛋白	3.5～4.5	尿素	3～7 mol/L
纤维蛋白原	1.7～4.3		

(1) 材料对腐蚀性和降解性的敏感度的变化，界面反应通过怎样的机制进行？怎样通过这些认识选择材料？

(2) 在这个生物环境中是否存在其他变数来影响腐蚀和降解的过程？

(3) 腐蚀和降解的结果如何？

针对这些问题，掌握下面一些要点对解决这些问题很重要。

(1) 不能单纯根据稳定性选择材料，力学性质和物理性质也是很关键的因素。虽然腐蚀是一个表面现象，但是通过表面改性可以改善防腐蚀性[20]。这就为优化具有良好力学性质和物理性质的材料的防腐蚀性提供了可能性。像金和铂这样的贵金属尽管具有很好的防腐蚀性，但因其力学性质差，很少用于结构生物材料（除了牙科修复材料）。相反，具有钝化膜或者保护膜的金属具有更好的综合性能。

(2) 医疗设备不承受机械应力的状况是少见的。大多数使用的金属或陶瓷材料用于结构负载。众所周知，金属的腐蚀和陶瓷的降解过程在很大程度上受机械应力的影响，所以要综合考虑增强材料的性能及其引发的其他效应。

(3) 不能期望生物环境是恒定的。通过以前对体内性质的讨论，人们知道随着植入时间、植入位置、活动状况、健康状况等变化，含氧的水平、自由基的有效性和细胞活性也存在一定的变动，并且这些因素都会导致环境腐蚀性的一些变化[21]。最重要的是，腐蚀不一定是零级动力学的均一反应。腐蚀过程可以是静止的，但后来变得活跃，或者它们是活跃的但后来被钝化和局部化，条件的瞬间波动对这些变化起着重要的作用。

(4) 腐蚀或降解的作用可能是双重的。在传统的冶金学的理解中，最明显的问题就是它们能导致材料的结构完整性和功能的缺损。这种效应对大多数的长期植入的金属和陶瓷材料是不利的，而在短期应用过程中则希望得到这种效应；例如，陶瓷用于药物运输系统，以及类似陶瓷骨这种需要在降解过程中，材料被组织替换的应用过程。通常生物材料植入到组织后，腐蚀或者降解产物对组织具有控制性的作用。腐蚀过程是决定组织对金属材料的反应的最重要的因素。因此，弄清楚反应产物的性质和降解产物产生的速度显得尤为重要。在这个方面，要认识到，一定浓度的微量金属离子可能比大量的腐蚀或者降解的产物能引发更为严重的负面的生物反应。

10.3.1 金属材料在生物环境中的腐蚀

10.3.1.1 金属腐蚀的基本原理

水溶液腐蚀是金属生物材料的最常见的腐蚀方式。在电解液中,金属表面发生电化学反应时发生水溶液腐蚀。此过程存在两种反应:产生金属离子的阳极反应,比如金属失去电子,氧化变成阳离子(公式10-1):

$$M \longrightarrow M^{n+} + n(电子) \quad (10\text{-}1)$$

还有消耗电子的阴极反应。虽然阴极反应取决于电解液的性质,但是在水环境中最重要的反应是氢的还原反应(公式10-2)和溶解的氧气在酸性溶液中的还原反应(公式10-3):

$$2H^+ + 2e \longrightarrow H_2 \quad (10\text{-}2)$$

$$O_2 + 4H^+ + 4e \longrightarrow 2H_2O \quad (10\text{-}3)$$

或在中性或碱性溶液中的还原反应(公式10-4):

$$O_2 + 2H_2O + 4e \longrightarrow 4OH^- \quad (10\text{-}4)$$

在所有的腐蚀过程中,阳极反应(氧化反应)的速度和阴极反应(还原反应)的速度相同。这是金属的电化学腐蚀的基本原理。这个原理同样能够解释为什么局部环境的变化能够改变阳极或者阴极反应,从而影响整个腐蚀速度。阻止其中任何一个反应可以控制整个腐蚀的过程。

用热力学的观点,首先研究纯金属在其金属盐的水溶液中的阳极分解。金属是由阳离子和包围在阳离子周围的自由电子组成的。当金属置于溶液中时,如果分解反应的吉布斯自由能(ΔG)小于逆反应,将会发生金属离子的净分解。这会使金属带负电荷,因此需要使阳离子不要轻易离开表面,或者加大分解反应的吉布斯自由能。当分解反应的吉布斯自由能和逆反应的吉布斯自由能相同时,将达到动力学平衡,在金属表面上形成电势。电势是金属的特有的性质,可以用标准电极来测量。在25℃的1N溶液中用标准电极来标定的电势定为金属的标准电势(表10.5)。

表 10.5 金属电势[1]

金属	势差/V	金属	势差/V
金	1.43	钴	−0.28
白金	1.20	镉	−0.40
水银	0.80	铁	−0.44
银	0.79	铬	−0.73
铜	0.34	锌	−0.76
氢	0	铝	−1.33
铅	−0.13	钛	−1.63
锡	−0.14	镁	−2.03
钼	−0.20	钠	−2.71
镍	−0.25	锂	−3.05

表中金属的位置不但表明了从其他化合物中置换某种金属的能力,而且有助于了解金属在水溶液中的反应。表上部的重金属是不活泼金属,表下部是活泼金属。虽然电势是防腐蚀的一个依据,但是在实际应用中,电势还是不能完全地解释某些金属在体内的反应。

一个在水溶液中没有金属的系统,其电势可以用能斯特方程来表示:

$$E = E_0 + RT/nF \ln(\alpha_{阳}/\alpha_{阴})$$

E_0 为标准势差,RT/F 为常数,n 为交换的电子数目,α 为阳极和阴极反应物的活度。

浓度较低时,活度接近于浓度。这种情况下,产生净分解和电流。在平衡点,金属的溶解速度和阴极反应速度一样,而且法拉第原理说明反应速度和电流强度成比例。因此:

$$i_{阳极} = i_{阴极} = i_{腐蚀}$$

同时能斯特方程变成:

$$E - E_0 = \pm \beta \ln(i_{腐蚀}/i_0)$$

β 为常数,i_0 为交换电流强度,是在标准电势下的阳极(阴极)电流强度。电流强度的单位为安培。

虽然这种假设为腐蚀的机制提供了一个简易的模型,但在解释金属的腐蚀和降解时几乎不切实际。处在恒定的环境里的均相纯金属,当不再有离子净移动发生时达到平衡。换句话说,虽然腐蚀过程的发生是瞬间的,但只要达到平衡,它就会被有效地停止。实际上植入体内的金属材料,既不可能得到均匀的表面和溶液,也不能将金属完全从环境中隔离,这时平衡就很容易遭到破坏。平衡被打破的时候,金属被极化,必然有电子的转移,腐蚀就会发生。有两个主要因素控制着金属的变化,并决定实际的腐蚀的范围。第一个因素与连续的腐蚀的驱动力相关(也就是平衡被破坏和极化的原因),第二个因素与金属对这种驱动力的反应能力相关。

很显然,如果在周围介质中积聚的金属阳离子和金属中积聚的电子被移动,离子的分解和交换之间的净平衡将遭到破坏。这种现象是蛋白质和金属离子的交互作用的结果,会发生在处于生物环境中的金属材料上。金属离子能跟蛋白质组成配合物,而且这种配合物可以从金属材料表面或界面移出。在界面双电层上的金属离子移出,会使更多的金属离子释放出来,以重新达到平衡。类似地,比如在受力的表面或者循环载荷的植入物上,植入物和组织之间的相对运动会导致在界面上的混合物并会改变电解液的成分和合金的表面,因此电荷平衡遭到破坏,将导致更多的腐蚀以重新建立平衡。当系统重建这种平衡时,结果是持续的分解。电子在金属或者活跃的电解液移动的环境会发生这种情况。

电化学腐蚀的过程可以用来解释上述效应。一种存在于电解液中的纯金属 A,因为电解液的存在,金属自己会产生电势 V_A。假如另一个不同的金属电极 B 也在电解液中而不与 A 相接触,会产生自身的电势 V_B。如果 V_A 不等于 V_B,则各自的剩余的自由电子数量会不同。如果 A 和 B 被分离时不会发生什么,但在有电接触的时候,为了使两个电极电势相等,电子会从高电势的金属中溢出。这会破坏平衡而且会使活跃的金属的腐蚀持续增强(阳极溶解),而保护不活跃的金属不受腐蚀(阴极保护)如图 10.8 所示。

在电解液中的两个不同金属间可以随时见到这种电化学腐蚀现象。比如由钛合金股骨干和钴合金股骨头组成的全髋关节等复杂、多成分的外科植入物中,很容易观察到这种现象。并不一定是电极的成分在宏观上不同而导致这种现象,合金内部的微形貌的不同也会产生这种效应。在实践中,在合金表面上电势的局部变化是大部分表面发生腐蚀的原因。

大多数在外科手术上普遍使用的合金是活性很强的金属,比如钛、铝、铬等。由于具有高的活性,氧化时能在金属表面形成致密的氧化膜。这种氧化膜能起到保护

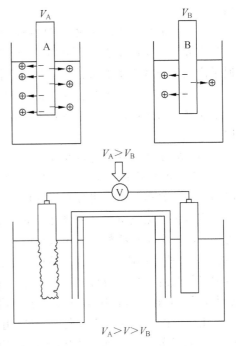

图 10.8 电化学腐蚀过程
(当电极 A 高于电极 B 时,电势平衡被打破,电极 A 发生腐蚀[1])

和钝化金属的作用,可以有效地减少其他形式的腐蚀。植入合金的制造过程中,在植入之前就有钝化处理阶段,以加强氧化膜的作用,例如对 316 L 不锈钢的硝酸处理。根据腐蚀的基本原理可以总结出以下结论:

(1) 理论上,用标准电势可以判断出金属的抗腐蚀能力。这会解释一些金属的高价性和与其他金属的大量反应,但不能预测实际情况下大多数合金系统中腐蚀发生的程度。

(2) 很多金属材料的抗腐蚀能力决定于它们形成具有保护作用的钝化氧化膜的能力,而与标准电势无关。

(3) 材料表面微观结构特征的改变,以及在环境中破坏电荷移动平衡的变化将影响实际情况下的腐蚀过程。

10.3.1.2 生物环境对金属腐蚀的影响

生物大分子的存在并不会产生一个完全新的腐蚀机制。但是它们会以前面讨论过的阳极或阴极反应的方式影响腐蚀的速度。下面讨论发生这种情况的四种方式。

(1) 生物分子会通过消耗一个或多个阳极和阴极反应产物的方式破坏腐蚀的平衡。例如,蛋白质会结合金属离子并将它们从植入物表面移出。这会破坏双电层的平衡,而且允许更多的金属分解。换句话说,生物大分子会降低分解反应的吉布斯自

(2) 氧化层的稳定性取决于电势和溶液的 pH 值。蛋白质和细胞的电活性提高并与界面上产生的电荷进行反应,因此会影响电势[19]。细菌[22]和炎症细胞[19,21]会通过产生能破坏平衡的酸性新陈代谢产物来改变局部环境的 pH 值。

(3) 氧化层的稳定性也会受氧含量的影响。蛋白质和细胞在材料表面上的吸附会限制氧在特定区域表面上的扩散。这会导致缺氧区域的选择性的腐蚀并引发钝化层的破坏。

(4) 阴极反应一般会导致氢的产生。在一个限定的地点,氢的产生会阻止阴极反应,并因此限制腐蚀过程。如果氢被去除,腐蚀将会继续。在植入物附近的细菌可以利用氢在腐蚀过程中发挥重要作用。

有很多证据支持蛋白质和细胞的存在会影响某些金属腐蚀的假设[19-22]。用电化学方法证实了这些相互作用,而且在检测的参数中几乎没有差别(如电势、极化行为、固定电势下的电流)。但是,通过大量的失重分析或电解液的化学分析的研究,说明相对低浓度的蛋白质具有重要效应,在特定情况下,一些金属的电化学腐蚀效应会扩大几倍,而在其他情况下只有轻微的下降。

蛋白质能在金属表面吸附,而且吸附量因金属的排列而变化。简单地说,蛋白质已经被证明会与金属离子结合,而且它们会以蛋白质-金属复合物的形式离开原来的位置并分散在体内。因此蛋白质会影响金属被植入物的腐蚀反应,但现在还没有直接的证据去解释这种相互作用的机制。

10.3.1.3　在生物环境中金属的腐蚀及其控制

确保最小限度的腐蚀已成为选择在体内使用的金属和合金的主要因素。现在主要采用两种方法。

第一种方法是使用贵金属。因为这些金属和它们的合金在电化学特性上显示出良好的抗腐蚀能力。例如金、银和铂金族金属。尽管金及其合金广泛应用于牙科,银有时应用于抗菌,铂金族金属(Pt、Pd、Ir、Rh)用作电极,但因为它们的价格昂贵以及力学性能较差,使它们不能作为主要的结构材料得到应用。

第二种方法是使用钝化的金属。在铝、铬和钛三种强钝化的金属中,铝由于其毒性不能单独在生物医学中应用,但是铝在个别钛合金中有重要作用。铬广泛应用于合金中,特别是不锈钢和钴铬合金,并在后者中普遍认为当质量分数超过 12% 时具有良好的防腐蚀性能,而 18% 的含量具有极好的防腐蚀性能。钛是这个领域里最好的金属,一般以纯金属或以钛为主要成分的合金方式应用。在合金中提高防腐蚀性能的钝化层主要由这些金属的氧化物组成。例如,氧化铬钝化 316 L 型不锈钢和钴铬合金,而氧化钛钝化钛合金。其他合金元素也可能会存在于表面氧化物中,会影响钝化层对这些合金的预处理,可以用来控制这些合金的钝化[20,23]。特别是,生产程序需要严格控制,因为它们对氧化物表面有影响,例如清洗和杀菌程序[24-25]。

虽然这些金属具有防腐蚀性能,但是当它们植入到体内时腐蚀仍然会发生。在这里需要重新强调两点：第一，不管是贵金属或者被钝化的金属，由于微观结构和环境的局部和暂时的变化，所有的金属中表面上的离子都会慢慢移出。虽然这个过程并不一定是连续的，而且随着时间延长，速度会加快或者放慢，但是金属离子会被释放到环境中。这对生物材料非常重要，因为潜在的毒性或刺激性离子会最终释放到环境中。甚至对于钝化良好的金属，在氧化层仍然有离子以很缓慢的速度分散，而且氧化层本身可能会分解。已经知道，有离子从钛植入物中稳定地释放到组织中。第二，一些特定的腐蚀机制可能会叠加到这个基本性质上。在下面的部分中给出一些例子。

点状腐蚀

应用于植入的不锈钢在表面形成氧化铬进行钝化。研究表明，在生理盐水环境中，表面再钝化的驱动力不大[26]。因此，如果钝化层遭到破坏，可能无法再钝化，而且腐蚀现象将会发生。因为氧化层的不完整性，局部腐蚀将会发生，产生一些不受保护的小区域[27]。这些局部点会很快腐蚀，而且在材料的表面上形成凹陷。因为这些活跃的腐蚀的小区域变成阳极，而剩下的整个表面变成阴极，会导致大规模的局部破坏。既然阳极和阴极反应的速度一定要一样，所以小区域的表面会引发大量的金属分解形成大凹坑。

摩擦度和腐蚀

钝化层在机械作用的过程中可能会被破坏[28]。一个不能再钝化的刮痕能形成凹陷，或使任何再形成的钝化层形成一个连续的氧化-移开-氧化的循环过程。这被认为是摩擦腐蚀，而且发现摩擦腐蚀对骨折固定板和骨螺丝之间的腐蚀有贡献。摩擦腐蚀能够影响腐蚀速度有以下三个原因：第一是已经讨论过的氧化膜层的破坏；第二是接触部分的塑性变形，这会使这些区域高应变疲劳并导致疲劳腐蚀；第三是活跃的电解液，它会提高阴极反应的电流密度。

裂缝腐蚀

骨折固定板螺丝头和螺丝孔之间的区域也会受到裂缝情况的影响。多孔涂层植入物中也可能存在裂缝腐蚀[27]。因为氧向裂缝中的扩散，腐蚀过程将会加快。最初，阳极反应和阴极反应在表面上均一地发生，包括在裂缝里。随着裂缝里的氧的减少，金属氧化反应受到限制。表面上的剩余的阴极反应使反应平衡。在氯化钠水溶液中，在裂缝里的金属离子的形成导致氯离子的流入，以形成氯化金属的方式来平衡电荷。在水环境中，氯化物解离成不溶的氢氧化物和酸，环境中pH值的降低会导致更多的金属加速氧化。

晶间腐蚀

就像前面提到的一样，不锈钢依靠氧化铬的形成钝化表面。若晶界处有碳化物形成时，晶界邻近的区域就会缺铬。如果合金的一些区域缺铬，这些区域的表面钝化性能会受到影响，并且将会有选择性的腐蚀发生。虽然通过热处理的方式可以轻松克服这些问题[28]，这可以在取出的植入物中观察到，但是一旦引发腐蚀，就会快速发生，而且可能彻底导致植入物的破裂和大量的腐蚀产物向组织扩散。

电偶腐蚀

如果两个金属在同一个溶液中单独放置时,每个金属都会因为溶液产生自身的电势。如果这两个金属有电子接触,它们之间会产生电势差,电子从阳极金属传到阴极金属,因此平衡被破坏,而且会发生阳极金属的持续性溶解。这种加速的腐蚀称为电偶腐蚀。如果两个不同合金用入一个可植入设备,当较活泼的金属可优先腐蚀时这种现象就更加明显。

无论不锈钢何时与另一个植入合金连接,不锈钢都会受到电偶腐蚀的破坏。如果两个合金是靠钝化区域来连接,则附加的腐蚀可能是最小的。虽然一些整形外科使用钛合金和钴基合金,它们均已经钝化,但是还是有证据表明有腐蚀发生,如假肢骨干出现大面积的腐蚀。电偶腐蚀也可能在负电性差别很大的多相合金的微观尺度中发生。在牙科中,一些汞合金因这种机制可能发生大面积的腐蚀。

应力腐蚀

应力腐蚀开裂是一种非常隐蔽的腐蚀方式,它是受到应力和腐蚀性的环境共同作用的结果,而不是应力或环境单一的作用。通常应力的水平很低,仅仅是一些残余应力,腐蚀就在不能迅速钝化的微观的裂纹端部发生,这样会导致植入物的断裂。将工业上使用的无缝钢管在盐环境中使用,结果易发生应力腐蚀开裂,因此,应力腐蚀开裂是植入物的一个潜在的危险的因素。

10.4 陶瓷材料在生物环境中的降解

作为生物医学通用的陶瓷材料,它与金属材料、聚合物材料相比,在某些方面具有更好的优点。在临床上作为外科手术的假体(如各类关节)、牙科植入物、中耳骨植入物、眼睛角质假体、人工心脏瓣膜、骨头缺损填料等,已经得到了广泛的应用。医用生物材料一般可以分为生物惰性陶瓷、生物活性陶瓷和生物可吸收陶瓷[18]。

陶瓷材料的腐蚀性取决于陶瓷在生物环境中的溶解性。陶瓷材料的键是由部分离子键和部分共价键结合组成,在生物环境中是相当稳定的,比如纯氧化物陶瓷。而某些磷酸钙陶瓷材料在生物环境中,某些键会在水介质中遭到破坏,导致这种材料完全溶解。表 10.6 中列出了典型的陶瓷材料及其成分。

表 10.6 典型的植入陶瓷材料的化学成分

植入陶瓷	成　　分
氧化铝	$-Al_2O_3 + MgO(W(MgO)<0.3\%)$
氧化锆	氧化钇固溶四角氧化锆 $ZrO_2 + Y_2O_3 (\varphi(Y_2O_3)=2\%\sim 3\%)$
磷酸钙	$Ca_3(PO_4)_2$-α- 或 β-磷酸三钙 $Ca_{10}(PO_4)_6(OH)_2$——羟基磷灰石

与金属相比,体内的陶瓷材料降解速度变化范围很大,它们可能是强抗腐蚀性或强溶解性。一般认为陶瓷和玻璃有很高的抗降解性。既然金属中的腐蚀是一个从金属结构到陶瓷结构的过程(比如,金属到金属氧化物、氢氧化物、氯化物等),那么,由于陶瓷结构的能级更低,而且具有较少的驱动力来推动发生进一步的结构降解。在陶瓷中的分子间的键大部分是离子键,部分是共价键。它们具有很强的方向性,而且需要很大的能量才能打破。但是,逆过程通过表面氧化很容易发生。像 Al_2O_3,ZrO_2,TiO_2,SiO_2 和 TiN 等陶瓷,在普通状态下是稳定的[29-30]。临床上的应用已经观测到它们的稳定性,只有有限的证据表明这些陶瓷(例如,多晶的 Al_2O_3 和 ZrO_2)具有老化现象和一些力学性能的降低,但是还不明确。

相反,很多陶瓷结构尽管在空气中是稳定的,但是在水环境中会溶解。NaCl 的陶瓷结构和其在水中的溶解性证明了这个论断。因此,根据化学结构,可以辨别陶瓷会不会在体内分解或降解。

既然任何一个在体内降解的材料会向组织释放其成分,很有必要选择能够安全容易地进入新陈代谢的阴离子和阳离子并利用它们或者排泄出它们,因为这个原因,目前广泛应用的可降解和吸收的生物陶瓷主要是磷酸钙类生物陶瓷,其中生物降解最显著的是 β-磷酸三钙(β-TCP)陶瓷,它具有良好的生物相容性、生物降解性和无毒性,当它植入人体后降解下来的钙、磷能进入循环系统形成新生骨。β-TCP 材料植入骨内,在体液和活细胞的共同作用下,材料生物降解和新骨生成的过程同时进行,是一个相互联系又相互制约的复杂而缓慢的生物转化过程。它与多种因素有关,例如在植入的部位,与骨髓靠近的植入材料会优先与宿主骨发生作用,比其他部位的材料优先降解吸收生成新骨;与植入区的酸碱性有关,局部的酸性环境可以促进和加快材料的溶解和降解;与植入的时间也有关,一般而言,降解和新骨生成的程度随时间而增加;更重要的是与植入的材料的性质有关,如材料的组成、晶体的结构、大孔与微孔性、钙磷比以及微量元素等。国内外的研究人员对磷酸钙陶瓷的降解机理作了广泛的探讨,但是还没有得到一个公认的机理。一般来说,在活的有机体内的这些陶瓷的分解速度可以通过在简单的水溶液中的性质预测出来。但是在体内,一些细节上会有所不同,特别是不同的植入部位的降解速度不同,可能是自由基的释放等细胞活动造成的。

在极端稳定和降解性之间只有一小部分的材料。特别是在一些基于 Ca,Si,Na,P 和 O 的玻璃和玻璃陶瓷中见到。这些材料具有在表面上的选择性分解引发 Ca 和 P 的释放,但是因为在表面上富含 SiO_2 的稳定层的作用,这些反应会中止。

参考文献

[1] Ratner B D, Hoffman A S, Schoen F J, Lemons J E. Biomaterials Science: An Introduction to Materials in Medicine, Second Edition. Academic Press, 2004

[2] 俞耀庭主编. 生物医用材料. 天津:天津大学出版社. 2000,12

[3] Zaikov G E. Quantitative aspects of polymer degradation in the living body. JMS-Rev Macromol chem phys,C25(4):551-597

[4] Zhao Q, Topham N, Anderson J M et al. Foreign-body giant cells and polyurethane biostability: In vivo correlation of cell adhesion and surface cracking. J Biomed Mater Rev, 25:177-183

[5] Northup S. Strategies for biological testing of biomaterials. J Biomater,Appl 2:132-147

[6] Test S, Weiss S. The generation of utilization of chlorinated oxidants by human neutrophils. Adv Free Radical Biol Med,2:91-116

[7] Coury A J, Slaikeu P C, Cahalan P T et al. Medical application of implantable polyurethanes: Current issues Prog Rubber Plastics Tech,3(4):24-37

[9] Stokes K, Urbanski P, Upton J et al. The in vivo autooxidative degradation of polyether ployurethane by metal ions. J Biomater Sci Polymer Edn,1(3):207-230

[8] Stokes K, Coury A, Urbanski P et al. Autooxidative degradation of implanted polyether ployurethane devices. J Biomater Appl,1(Apr.):412-448

[10] Santerre J P,Meek E,Tang Y W et al. Use of fluorinated surface modifying macromolecules to inhibit the degradation of polycarbonate-urethanes by huamn macrophages. Trans 6th World biomaterials Congress,2000,77

[11] Ward R S, Tian Y, White K A et al. Improved polymer biostability via oligomeric end groups incorporated during synthesis. Polymeric Mater Sci Eng,1998,79:526-527

[12] Ernsting M J, Santerre J P, Labow R S et al. Surface modification of a polycarbonate-urethane using a Vitamin e derivatized fiuoroalkyl surface modifier. Trans 28th Annual Meeting Soc Biomater, 2002,April24-27,p.16

[13] Labow R S, Tang Y, McCloskey C B et al. The effect of oxidation on the enzyme-catalyzed hydrolytic degradation of polyurethanes. Can J. Biomater Sci, Polymer Ed, 2002, 13 (6) 651-665

[14] Labow R S, Meek E, Matherson L A et al. Human macrophage-mediated biodegradation of polyurethanes: assessment of candidate enzyme activities. Biomaterials, 2002, 23 (19): 3969-3975

[15] Seifalian A M, Slscinski H J. Tiwari A et al. In vivo biostability of a poly(carbonateurea) urrethane graft. Biomaterials, 2003,24(14):2549-2557

[16] Altman J J,Gornr R A,Craft J et al. The breakdown of polypropylene in human eye: Is it clinically significant. Ann Ophthalmol,1986,18:182-185

[17] 郑玉峰,李莉著.生物医用材料学.哈尔滨:哈尔滨工业大学,2005

[18] Bundy K J. Corrosion and other electrochemical aspects of biomaterials. Crit Rev biomed Eng,1994,22(3):139-251

[19] Hanawa T. Evaluation techniques of metallic biomaterials in vitro. Sci Technol Adv Mater, 2002,3:289-295

[20] Trepanier C, et al. Preliminary investigation of the effects of surface treatments on biological response to shape memory NiTi stents. J Biomed Mater Res(Appl. Biomster),

1999,48: 165-171

[21] Fonseca C, Barbosa M A. Corrosion behaviour of titanium in biofluids containing H_2O_2 studied by electrochemical impedance spectroscopy 2001. Corr Sci,43: 547-559

[22] Laurent F *et al*. Comparison of corrosion behaviour in presence of oral bacteria. Biomaterials,2001,22: 2273-2282

[23] Shih C-C *et al*. In creased corrosion resistance of stent materials by converting current surface film of polycrystalline oxide into amorphous oxide. J. Biomed. Mater. Res,2000,52: 323-332

[24] Aronsson B-O *et al*. Glow discharge plasma treatment for surface cleaning and modification of metallic biomaterials. J Biomed Mater Res, 1997,35: 49-73

[25] Thierry B *et al*. Effects of sterilization processes on NiTi alloy: Surface characterization. J Biomed Mater Res,2000,49: 88-98

[26] Seah K H W *et al*. The influence of pore morphology on corrosion. Corr Sci, 1998,40: 547-556

[27] Rondelli G, Vicentini B. Localized corrosion behaviour in simulated human body fluids of commercial NiTi orthodontic wires. biomaterials,1998,20: 785-792

[28] Okazaki Y. Effect of friction on anodic polarization properties of metallic biomaterials. Biomaterials, 2002,23: 2701-2207

[29] Disegi J A, Eschbach L. Stainless in bone suegery. Injury,2000(suppl)31: 2-6

[30] Marti A. Inter bioceramics (Al_2O_3, ZrO_2) for medical application. Injury, 2000, 31(s-4) 33-36

[31] Pinoci C, Maccauro G. Zirconia as a ceramic biomaterial. Biomaterials, 1999,20: 1-25

第 11 章 组织工程

11.1 组织工程概述

组织工程(Tissue Engineering)是 20 世纪 80 年代产生的一门新兴交叉学科。1987 年美国国家科学基金会按照华人教授 Y. C. Fung 的建议采用"组织工程学"来描述这一新兴领域并确定了这门学科的成立[1]。1993 年,Langer 和 Vacanti 在 Science 上发表了题目为"Tissue Engineering"的文章,对组织工程进行了明确的定义[2]。

组织工程的基本原理和方法是,将体外培养的组织细胞吸附扩增于一种生物相容性良好,并能被人体逐步降解吸收的支架材料上,形成细胞体支架复合物。该支架材料为细胞提供了一个生存的三维空间,有利于细胞获得足够的营养、进行营养物质交换和废物的排出。同时,细胞在支架材料上按照预定的设计在支架材料上生长。然后将细胞体支架复合物植入机体病损部位,生物支架材料开始逐步降解吸收,种植的细胞继续增殖并分泌基质,形成具有与原组织形态、结构和功能相似的组织和器官。这种具有生命力的活组织能对病损组织或器官进行形态、结构和功能的重建,并达到永久性的替代[2]。

临床上器官衰竭与组织缺失的频繁发生和可供移植器官的严重不足之间的矛盾是组织工程概念产生的内在动力。在人类保健方面,器官和组织的缺损或衰竭是发生最为频繁、最具破坏性和花费最昂贵的一个大问题。医生通过个体间器官移植、外科手术再造及诸如肾透析器等机械装置来治疗器官、组织的缺陷。虽然上述疗法曾拯救或延长了不少人的生命,但还有很多不足。关键问题是供体严重缺乏,限制了器官移植的进行。另外,外科再造术会留下后遗症。人的器官具有多种功能,而机械装置不能替代某一器官的所有功能,很难防止病情恶化。组织工程概念的提出和发展,将改变外科传统的"以创伤修复创伤"的治疗模式,迈入无创修复的新阶段。同时,组织工程的发展也将改变传统的医学模式,使得再生医学得以进一步的发展并最终用于疾病的临床治疗[3],为解决众多临床医学的疑难病症带来了希望,对于人类的医疗保健方面的研究具有里程碑的意义,有望发展成为 21 世纪经济一个重要的支柱产业。图 11.1 为组织工程的简单示意图[4]。

近几年来,人们逐渐认识到支架材料在组织工程中占有重要地位。单纯注射细胞悬液,不能保证所有细胞在受体部位均保持其功能,因而组织的再生和修复是有限

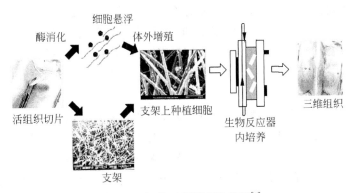

图 11.1　组织工程策略示意图[4]

的;单纯采用诱导因子或生长因子也存在类似问题,在缺少适宜支架的情况下,各种因子或者本身失活,或者效率低下。因此,一般来说,组织工程包含三个关键要素:细胞、基体材料(即支架)、生长因子。

细胞

组织工程的最终目的是让细胞在体外生长分化为功能性的组织器官,采集少量的自体细胞加以培养,在体外大规模地增殖,再用于体内器官的修复上。因此细胞是组织工程策略能否奏效的关键。细胞的类型大致上可分为两种:已分化完全的成熟细胞,以及具有分化成其他细胞能力的干细胞。图 11.2 为间充质干细胞分化为骨细胞的简单示意图。

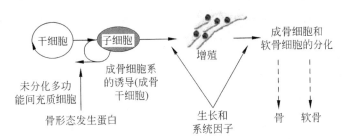

图 11.2　间充质干细胞分化为骨细胞的简单示意图

成熟细胞的来源主要分为:自体细胞和异体细胞,当然,自体细胞是最为理想的细胞来源,不会产生免疫排斥的问题。虽然近几十年来体外培养细胞的技术已有令人瞩目的进展,但仍有许多关键性的难题尚未突破。例如,如何有效地促进成熟细胞在体外的增生能力,以及细胞取得来源受限等问题,将是组织工程发展面临的挑战。

近年来兴起的干细胞研究热潮,为组织工程的前景带来了新的曙光。诱导干细胞分化的研究,可以解决细胞来源不足的问题。干细胞具有在体外无限增殖的特点,可有效解决组织工程的"细胞荒"问题。虽然目前对于干细胞的研究尚未成熟,而且针对胚胎干细胞方面的研究因牵涉到伦理的问题而反对声浪不断。不过,由于许多科学家的加入,再加上干细胞不仅只是存在于胚胎当中,在成熟的人体内依然可发现其踪影,比如骨髓中就含有造血干细胞与间充质干细胞,使得此领域的研究正迅速地发展。相信在不久的将来,会有类似"细胞银行"的机构出现,专门提供各式各样的人体细胞,或者培育客户的干细胞使其分化成为所需细胞,作为组织器官修复的重要组件。

支架

组织工程利用特殊的生物高分子构建出三维立体支架,让植入的细胞可以在其中分化增殖。支架的功能不仅是作为细胞生长的框架结构,而且能控制引导细胞朝特定的方向生长。组织工程中,理想的支架材料应具有以下特性:

(1) 具有三维多孔网络,有利于细胞生长、养分传输和代谢废物的排放;

(2) 良好的生物相容性和相匹配的可降解性能,降解速度和吸收速度可以调控,以适应细胞或组织的生长;

(3) 化学表面适合细胞的粘附、增殖和分化;

(4) 具有与自体组织相似的机械性能。

不过,无论使用何种材料,它们皆具有两个共同的特性。首先是可塑性,可按照不同的组织器官构造,塑造出所需的形态;其次是支架内部的孔隙结构,内部像是一个个的小房间,细胞植入后,如同攀岩一般先贴附在房间的墙壁上,然后慢慢地往房间中央伸展,最后细胞及其制造出的细胞外基质形成组织而占满了整个房间,细胞彼此间穿墙而过,形成联合的整体,长成我们所需要的器官。随着对材料与生物体相互作用机理的不断研究,人们对生物材料的要求,已从包括机械强度、亲水性、可降解性和易加工等理化性能和生物相容性的基本要求,发展到对生物材料的形状、结构进行精密设计和加工,对生物材料的表面改造和修饰,赋予生物材料特定的生物特性和功能。组织工程的发展与材料科学的发展密不可分,组织工程的发展对相关生物材料提出了新的挑战。

生长因子(信号因子)

如果仅有支架和细胞参与,要想完成组织重建的艰巨任务,是比较困难的。唯有加入合适的信号因子,才能诱导细胞在支架材料上正确地分化、迁移及生长,最后才有功能正常的组织器官产生。针对不同的细胞类型,加入相匹配的信号因子,能够激活组织再生的过程。

什么是信号因子呢?它能促进细胞在支架上的贴附、促进细胞正常生长,以及引导干细胞分化为所需的细胞等。然而,刺激组织器官再生的信号因子并不局限于有形的分子,还包括如机械应力或超音波等物理信号,也会对细胞的增生与分化产生正面的作用。

研究各种信号因子对于不同细胞类型的分化、生长、代谢所产生的影响,揭示信号因子的作用机制,成为目前研究的热点课题。这方面的发展必将推动组织工程进一步朝着实用化的方向前进。

组织工程的兴起,是继细胞生物学和分子生物学之后,生命科学发展史上又一新的里程碑,标志着医学将走出器官移植的范畴,步入制造组织和器官的新时代。组织工程的概念一提出,就受到各国学者的广泛关注,美国在1988年就以基金和资助的形式建立了一系列实验室。目前,美国已有相当数量的研究机构和大学都参与了组织工程的研究。同时,我国的许多学者以敏锐的科研意识与思维,不约而同地掀起了一股组织工程热,目前已在软骨、骨、肌腱、血管、皮肤、角膜、周围神经等领域取得了可喜的进展。尤其是在骨组织工程方面,其研究成果更令人兴奋,有些技术已用于骨修复临床实践。其中皮肤和骨组织工程是最早进入临床应用的,最先通过美国食品药品管理局(FDA)批准进入市场的组织工程产品就是人工皮肤Apligraft[5]。像我国这样一个人口众多的发展中国家,组织工程潜在的巨大需求是不言而喻的。随着人们生活水平的不断提高和保健意识的不断增强,组织工程将会成为本世纪极具潜力的高新技术产业,必将产生巨大的社会和经济效益。

11.2 骨组织工程

骨组织缺损后,通常用自体骨移植的方法加以修复。在骨科临床中自体骨移植应用广泛,是开展最多的外科手术之一。然而,自体骨移植仍有不少问题,包括:①骨源有限;②取骨处受到削弱;③增加患者痛苦;④不适宜于少年儿童等[6]。因此,自体骨移植并非为最理想的治疗方法。骨移植除了自体骨移植外还有异体骨移植,异体骨移植所带来的问题除了供受体之间的不匹配之外,还有免疫排斥反应。骨组织工程学的发展可以实现骨的再生,为临床骨缺损的修复提供了新的方法和途径。近几年来,骨组织工程的应用研究已经在骨科、矫形外科、口腔外科及颅面外科等多个领域蓬勃展开。

骨组织工程中骨的重建需要4个因素的协同作用,包括信号分子(骨生长因子、骨诱导因子)、受信号分子影响的宿主细胞、将信号分子释放至特定部位并作为细胞载体的框架材料,以及血管化的本体骨组织。受骨诱导因子影响的宿主细胞是一些在血管周围游走的、未分化的间充质干细胞,其具有多向分化的特性,可分化成肌组织、纤维组织、脂肪组织或骨组织,但在骨诱导因子的作用下,将不可逆地向软骨细胞、骨细胞的方向分化,从而增补成骨细胞,满足修复大范围缺损的需要。骨生长因子则可以刺激成骨细胞的有丝分裂,从而形成大量新骨。这种成骨的方式称为"诱导成骨"。因此,骨组织工程的基本出发点是以"诱导成骨"的方式而不是单纯以"爬行替代"的方式实现骨的修复和再生。组织工程骨有望成为最早实现的组织工程产品。

在基本原理的指导下,构建组织工程骨的方式有3种:①利用体外细胞培养技术获得足够数量的成骨细胞,并与支架材料体外共同培养后植入缺损部位;②支架材料与生长因子在体外组装后植入缺损部位;③支架材料与成骨细胞加生长因子,通过信号分子诱导成骨细胞的分化,进而生成新骨。

组织工程骨的构建又可以分为体内构建和体外构建两种形式,体内构建是将成骨细胞-支架复合物植入体内,修复骨缺损。体外构建则是通过体外组织培养的方法,应用可降解支架材料,接种成骨细胞,构建骨组织。体外构建虽然具有一些在体内构建难以实现的优点,但是在传统的静态培养条件下不能构建出厚度大于0.7 cm的骨组织,有一定的局限性。生物反应器和灌注培养系统的先后出现,改善了细胞、组织在体外培养的条件,有助于模拟体内环境、获得营养、排除代谢产物和物质交换,促进组织工程产品实现商品化。

生长因子通过调节细胞增殖、分化过程并改变细胞产物的合成而作用于成骨过程,因此,在骨组织工程中有广泛的应用前景。常用的生长因子有:成纤维细胞生长因子(FGF)、转化生长因子(TGF)、胰岛素样生长因子(IGF)、血小板衍化生长因子(PDGF)、骨形态发生蛋白(BMP)等。它们不仅可单独作用,相互之间也存在着密切的关系,可复合使用。

骨组织工程支架材料

在过去的十多年中,人们尝试了很多设计和制备骨组织工程支架材料的方法,在很多方面开展了富有开创性的工作。支架材料的骨传导性、生物相容性与生物降解性、孔隙大小与孔隙率、表面拓扑结构等因素对细胞的粘附与生长产生重要影响,并最终决定着骨缺损部位的修复效果。一般认为骨组织工程支架材料所具备的条件有[7-8]:

(1) 具有良好的生物相容性,对周围组织无不良影响;

(2) 具有良好的生物降解性或生物吸收性,且支架材料的降解速率应与骨形成能力相匹配,支架的降解产物无毒;

(3) 具有良好的多孔性能,平均孔径在200~400 μm之间,孔径的尺寸能适合目标细胞的生长;

(4) 可塑性好,临床上容易手术操作,可用于形状不规则的骨缺损部位;

(5) 具有骨传导性或骨诱导性,能促进骨质沉积和骨的生长;

(6) 具有很强的渗透能力;

(7) 具有良好的力学性能,能为细胞提供适宜的微应力环境;

(8) 具有适宜的表面结构以促进细胞的粘附;

(9) 增强细胞的功能以促进细胞分泌细胞外基质的能力,同时可防止软组织向移植物/骨组织界面生长;

(10) 可充当信号分子如生长因子的载体;

(11) 消毒过程不影响支架材料的性能。

目前骨组织工程支架材料主要有两类:一类是人工合成材料,如钙磷陶瓷、生物活性玻璃、聚乳酸、聚羟基乙酸等;另一类是天然生物衍生材料,这些采用不同理化技术制备的天然生物衍生材料,其抗原性较弱,并有良好的组织亲和性和结合力,其天然的孔隙结构大小形状规则,为成骨细胞的粘附、增殖、分化、成骨提供了天然的三维空间结构。这些材料来源丰富,制作简便,并在功能适应性、组织相容性、理化性能、生物降解性、造价等方面优于人工合成材料。目前研究较多的天然生物衍生支架材料有胶原、珊瑚骨及天然骨等。

天然生物衍生材料

脱钙骨基质(DBM)

DBM 呈多孔状结构,并含有骨形态发生蛋白(BMP)。20 世纪 60 年代,Urist 等发现 DBM 具有异位成骨性能[9]。进一步的研究表明 DBM 具有内在的骨传导性与骨诱导性,因此在骨缺损修复、骨不连医治与脊柱融合等方面的研究引起了广泛关注,通过大量相关动物实验与临床实验,证实 DBM 是一种良好的骨修复材料。陶凯等[10]研究证明,DBM 呈多孔状结构,孔隙间贯通良好,用 DBM 复合 MSCs 的异位成骨能力较单纯应用 DBM 效果明显增强,并成功地修复了兔颅骨的极限缺损。Rosenthal PK 等[11]用 DBM 治疗骨缺损,也取得了良好的效果。但 DBM 的制备过程复杂,骨诱导活性不稳定,机械强度下降,不能承受应力,且抗原性较强,限制了其在临床中的应用。

胶原基复合材料

胶原不同程度地存在于一切生物器官中。胶原是皮肤、骨、腱、软骨、血管和牙齿的主要纤维成分,而细胞骨架的重要成分之一也是胶原,它为钙化组织提供必不可少的三维结构,对矿物沉积有诱导作用。胶原是应用较多的骨组织工程支架材料,但由于强度较弱,赋形能力差,用于骨组织工程时有必要对其进行增强处理,以提高支架的力学强度,利于骨重建过程中的应力传递。Yaylaoglu 等[12]的研究表明,用钙盐溶液与磷酸盐溶液交替处理胶原支架,可使羟基磷灰石沉积于其表面,提高支架的力学性能。该支架适合软骨细胞的粘附与生长,能够保持细胞表型达两周。该支架也可作为骨组织工程支架使用。由于自然骨本身就是纳米羟基磷灰石定向沉积于取向胶原纤维中的复合材料,因此人们尝试用很多方法期望从仿生角度制备胶原/羟基磷灰石复合材料。如 Du 等[13]用片状胶原作为羟基磷灰石沉积的模板制备胶原/羟基磷灰石复合支架,构建成骨细胞与支架的三维复合体。细胞在框架材料上分泌和形成矿化组织,同时在组织块与材料的界面上也有新的类骨基质产生,表明该复合支架材料具有良好的生物活性。在仿生思路指导下和以往胶原-钙磷盐复合材料(CPC)的基础上,清华大学生物材料研究小组制备了一类新型的纳米羟基磷灰石/胶原基复合材料(nHAC)用于骨缺损修复。此材料在微结构和成分两方面都与天然骨有相似性:纳米级的羟基磷灰石为主要矿物相,含有碳酸根,结晶度低;矿物与胶原分子自组装成周期排列结构;框架材料的多孔与松质骨相同;分级结构与天然骨相同,组成上以胶原和羟基磷灰石为主。该复合材料与聚乳酸(PLA)的复合材料具有优异的骨传导性,当植入缺损部位后,骨可在这种支架上进行爬行替代生长,达到修复骨缺损的目的。nHAC/PLA 与 BMP 复合后又具有高效的骨诱导性。可以更好地修复大尺寸的骨缺损。

如图 11.3 所示。图(a)图中标出了材料 nHAC/PLA(C)和骨基质 M 的位置,材料仍然保持其多孔的框架结构,多层的新生骨组织从宿主骨中延伸过来;图(b)是过渡区域中典型的长纤维状结构,作为骨组织向材料内部长入的前驱;图(c)是材料部分的放大,可见材料的周围已经被交错的纤维束包裹,沿孔结构长入;图(d)则表示成熟骨组织的连续平行纤维结构网络,前驱的短程交错网络结构经过细胞的重组会过渡到此微观结构。

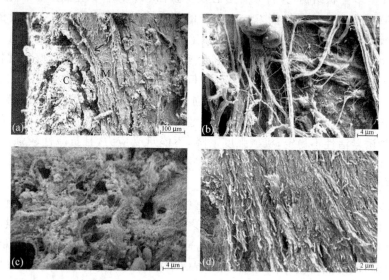

图 11.3 nHAC/PLA(C)与基质(M) 2 周的 SEM 结果[14]
(a) 整体观察植入材料与宿主骨界面;(b) A 图箭头所指区域的高倍观察;
(c) 材料部位的显微观察;(d) 成熟骨组织的显微观察

甲壳素及其衍生物

甲壳素,亦称几丁质或甲壳质,是仅次于纤维素的天然来源聚合物,广泛存在于昆虫、甲壳类动物外壳及真菌细胞壁中。甲壳素的结构如图 11.4 所示。脱乙酰壳多糖是甲壳素脱乙酰化产物,又称壳聚糖,其结构与细胞外基质成分糖胺聚糖(GAGs)相似,具有良好的生物相容性和可调节的生物降解性能,可通过各种途径如相分离、纤维连接、溶液流延等方法制成不同微观形貌与宏观形状、具有一定力学强度以适应不同部位的组织缺损修复要求的三维多孔框架和药物释放系统[31-34]。这类天然多糖具有明显碱性、良好的生物相容性和生物可降解性。壳聚糖在体内溶菌酶、甲壳酶的作用下水解成低聚糖。降解产物为对人体无毒的 N-乙酰氨基葡萄糖和氨基葡萄糖。降解过程中产生的低分子量甲壳素或其寡聚糖在体内不积累,无免疫原性。

Klokkevold 等[15]研究了壳聚糖对体外成骨细胞和骨形成的影响,结果表明壳聚糖具有促进前成骨细胞分化,加速骨形成的作用。另外,壳聚糖虽然可有效增强骨前

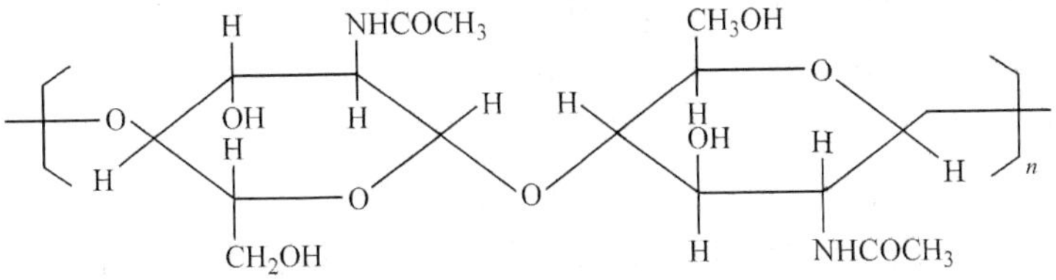

图 11.4 甲壳素的化学结构式

体细胞的分化能力并促进骨形成过程,但壳聚糖支架用于硬组织修复时仍有强度不足的缺陷。Zhang 等[16]将 β 磷酸三钙(β-TCP)与壳聚糖复合制备出 β-TCP 增强壳聚糖支架材料,该复合支架内部形成大孔和互连的小孔,β-TCP 的含量决定了孔的大小、形态及支架的力学性能。在模拟体液中浸泡 4 个星期后复合框架表面可形成低结晶度的磷灰石矿化层,而低结晶度矿化物将对体内硬组织重建产生重要影响。Lee 等[17]在体外用壳聚糖/β-TCP 复合支架培养成骨细胞,证实细胞在框架上呈多层分布,在体外培养的前 28 天保持持续增殖后达到稳态。在整个观察期间成骨细胞表现出很高的碱性磷酸酶(ALP)活性,表明壳聚糖/β-TCP 框架能够提供足够的空间使成骨细胞粘附与扩增,并保持其表型。清华大学生物材料研究组采用冷冻干燥法制备了羟基磷灰石/壳聚糖/明胶网络复合框架,材料组成、混合溶液固含量和预冻温度对复合框架的孔隙结构起到决定性作用。鼠颅骨成骨细胞在该复合框架能很好地表达功能,培养 21 天后大量分泌 I 型胶原和蛋白聚糖等细胞外基质。采用甲壳素纤维作为增强材料,可以制备出一类成分为纳米羟基磷灰石/胶原/聚-L-乳酸/甲壳素纤维(nHAC/PLLA/CF)的新颖甲壳素纤维(CF)增强多孔胶原基骨组织工程框架材料[18-21],经过蛋白交联试剂 N,N'-二环己基碳酰亚胺(DCC)交联能够使甲壳素纤维更有效地增强基体材料(如图 11.5 所示),甲壳素纤维的加入对材料的降解性能不会产生明显的影响,材料的降解率与新生骨组织的生长是相匹配的。纤维在降解过程中不会使材料中的纳米晶

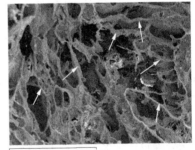

图 11.5 甲壳素纤维(CF)增强多孔胶原基骨组织工程支架材料结构图[18]

无机盐的成分和结构发生变化。经过 DCC 交联、纤维体积含量为 20% 的甲壳素增强材料,在山羊腿 40 mm 骨缺损模型修复中有很好的愈合效果,植入 10 周后缺损区生成连续皮质骨和骨髓腔,15 周后出现成熟骨并且骨缺损完全修复。

珊瑚骨衍生材料

天然生物珊瑚骨为海洋生物珊瑚虫死亡后形成的沉积物,其化学成分 99% 为碳酸钙,还有少量其他元素和有机成分,类似无机骨。特点是含多孔性和高孔隙率,可

生物降解,生物相容性好,无明显免疫原性,可满足支架材料的要求。珊瑚羟基磷灰石是由天然珊瑚通过热置换反应转变而来的羟基磷灰石,其保留了天然珊瑚的多孔结构和好的生物相容性,并具有较大的孔径、较高的孔隙率和孔隙贯通率。大量的研究表明,它是一类较为理想的骨替代材料。在新骨形成过程中,其降解产物及残留的磷酸钙成分可作为新骨组织的原料加以利用。因此,特别适用于骨组织工程的构建材料[22-24]。Okumura 等[25]应用珊瑚羟基磷灰石 Interpore 200 作为骨组织工程的支架材料,发现骨髓基质干细胞附着于材料表面后可向成骨细胞分化,同时成骨细胞分泌基质与材料表面颗粒形成化学键合作用,最后形成骨沉积。天然生物衍生材料的优点是:来源丰富、成本低及有天然网状孔隙结构。缺点是:可塑性差,大规模生产中难以控制其质量,以及性能与结构变化不成比例等。

天然骨材料

目前研究较多的天然骨有烧结骨、同种异体骨或冻干骨、脱蛋白骨等。主要利用天然骨的无机或有机成分所形成的天然网状结构作框架,为成骨细胞粘附、增殖及发挥成骨作用提供良好的微环境。

李裕标等[26]对冻干脱钙骨基质(freeze-dried demineralized bone matrix, FDBM)作为组织工程骨框架的可行性进行了实验研究,结果显示,经系统处理后的 FDBM 呈现不规则的网孔结构,其孔隙直径为 100~400 μm,孔隙率为 70%。体外复合培养 8 h,成骨细胞即开始贴附于 FDBM 网架上;复合培养 7 d,分布于框架材料上的成骨细胞迅速分化增殖,分泌细胞外基质并形成钙结节。实验结果证实 FDBM 是构建组织工程骨的一种较好的框架材料。经实验证实之后,杨志明教授等[27]在 2000 年用组织工程技术构建的肋骨带蒂皮瓣移位,修复一例 25 岁女性患胸壁巨大韧带样纤维瘤切除后,合并软组织所造成的肋骨缺损。治疗结果证实:应用自体骨髓基质干细胞构建的组织工程肋骨在个体化治疗中具有很好的优越性。Tsuang 等[28]将鼠的成骨细胞与天然 Pyrost 骨体外复合培养,结果 Pyrost 骨不仅有利于成骨细胞的附着,而且还适宜成骨细胞增殖。Hofman 等[29]将成骨细胞分别与两种不同理化方法处理过的天然异种骨 Laddec 骨和 Bio-oss 骨体外复合培养后发现,前者周围形成的矿化骨量比后者多 15%,此时 Laddec 骨能为成骨细胞提供更加适宜的成骨环境。

生物衍生骨框架材料可以分为三类:完全脱蛋白骨(CFDB)、部分脱蛋白骨(PDPB)、部分脱钙骨(PDCB)。研究表明:这三种天然异种骨衍生材料具有良好的生物相容性,对骨膜成骨无有害影响,能促进骨膜形成的软骨或类骨组织钙化形成新骨,并具有一定的骨结合能力。

人工合成材料

磷酸钙陶瓷人工骨

近年来,在骨科和口腔领域已经开发研制出多种生物陶瓷,并已应用于临床。磷酸三钙[tricalciumphosphate, $Ca_3(PO_4)_2$, TCP]和羟基磷灰石[hydroxyapatite,

$Ca_{10}(PO_4)_6 \cdot (OH)_2$,HAp,HA]是钙磷陶瓷人工骨的两种主要材料,它们在组成、结构上与天然骨大体一致。有很好的生物相容性、骨传导性和骨结合的能力,加上无毒副作用,被广泛用作硬组织修复材料和骨填充材料。可分为致密型和多孔型两种。致密型内仅有微孔,多孔型内除有微孔外还有许多大孔。研究表明,多孔材料孔径至少大于 100 μm,才能有效促进新骨组织向孔内生长,因此制作多孔陶瓷时孔径一般须在 100~500 μm 之间。多孔型应用较广,可增加与宿主的接触面积,骨引导性较强,但它易碎,抗压及抗弯强度等生物力学性能差,而致密型则相反。TCP 和 HA 生物相容性好,将它们植入机体组织,不产生局部和全身性毒性反应,亦无局部炎症和排斥反应。TCP 植入骨组织或皮下,可降解吸收,但速率很慢,可达 15 个月之久,而 HA 则在体内不能降解。目前大多认为,钙磷陶瓷人工骨在体内不易降解或速率很慢,这可能是以后骨愈合修复的一大障碍。方法之一是寻求与新骨生长相匹配的可降解吸收的载体。理想的载体应能在体内逐步降解,被新骨组织取代。

骨水泥类材料[30]

自体硬化的磷酸钙水泥(Calcium phosphate cement,CPC),与常见的烧结而成的羟基磷灰石过程不同,被认为是骨缺损重建材料的一个突破。通过等摩尔的磷酸四钙(Tetracalcium phosphate,TTCP)和无水磷酸二钙(Dicalcium phosphate anhydrius,DCPA)或二水合磷酸二钙(Dicalcim phosphate dihydrate,DCPD)与水混合,形成单一的固体相羟基磷灰石,pH 呈中性,具有很高的生物相容性及骨传导性。此外还有制备简便、塑型容易和降解缓慢等优点,适合于非负重或低负重部位骨缺损的修复。

CPC 水泥的主要特点:对软、硬组织有良好的生物相容性和生物活性;起始的糊状物可以经预固化成形、注射等多种方式使用;制备过程条件温和、简便;固化产物具有较大的比表面积,可以用于药物的控制释放;能在骨修复的初始阶段提供一个中间层,然后逐渐被降解、吸收,代之以新生骨组织结构,适用于长入式假体或骨折的暂时固定,尤其在不宜使用骨夹板或骨质疏松的情况下。CPC 的缺点是:它需要近 30 min 成形,且在体液中成形前,会由于外部作用力而脱落和移动。目前使用的 CPC,体外凝结时间一般为 15~30 min,温度 37℃,湿度 90%~100%。在体内,因血浆中某些离子(如 Mg^{2+})及大多数有机物均有阻止或延迟 HA 形成的作用,凝结时间相对延长,且易产生脱粒现象。为了克服这些缺点还需研究开发快速凝固型 CPC 及抗溃散型骨水泥。

高分子聚合物类

多聚体是将许多低分子量的单体结构聚合在一起而形成,含有许多重复的单体结构。大多有明确的化学结构和分子量,来源稳定,性能优良。但与天然的高分子相比较,必须严格控制材料中混杂的单体、残余的引发剂或催化剂,以及小分子的副产物等,以避免可能由此产生的生物不相容性问题和不良反应;生产条件苛刻、制备过程较复杂。目前,可用作成骨细胞种植基质材料的聚合物主要有:聚乳酸(poly lactic acid,PLA)、聚乙醇酸(poly glycolic acid,PGA)、聚偶磷氮(polyphophazenes)、聚原酸酯(polyorthoester,POE)、聚己内酯(polycaprolactone,PCL)、聚酯尿烷(polyesterurethane)、聚酸酐亚胺共聚物[poly (anhydride-co-imides)]、聚羟基丁酸酯(polyhydroxyrate,PHB)及其共聚物等。

PLA 有三种异构体(右旋 PDLA、左旋 PLLA、消旋 PDLLA),在体内降解生成乳酸,是糖的代谢产物,但是 PLA 存在细胞亲和力差,降解产物呈酸性,在体内长期存在容易引发炎症反应和肿胀并发症等局限性;PGA 在体内降解为羟基乙酸,易于参加体内代谢。聚合物中酯键易于水解,属非酶性水解,降解较快,易出现崩解,使 PGA 的支架整体坍塌,同时,降解形成的单体羟基乙酸在局部聚集,会造成局部 pH 下降,使细胞中毒乃至死亡。二者共聚物的降解时间可通过改变两者的比例来调控,约为几周到几年。这类聚合物属热塑性塑料,可通过模塑、挤压、溶剂浇铸等技术加工成各种形状。因其降解产物无毒及良好的生物相容性,PLA、PGA 已被美国食品药品管理局(FDA)批准广泛用作医用缝线、暂时性框架和药物控释载体。Vacanti[31]等首先将 PGA、PLA 用作软骨细胞体外培养基质材料,通过组织工程方法获得新生软骨成功。此后,PLA、PGA 及其共聚物被广泛用于组织工程各类组织细胞外的基质材料,如软骨、骨、肌腱、小肠、气管、心瓣膜等,取得了初步成功。PLA、PGA 及其共聚物在组织工程中应用的主要结构形式有纤维框架、多孔泡沫以及管状结构等。这些结构形式在骨组织工程实验研究中都显示出良好的成骨效应。

尽管目前 PLA、PGA 及其共聚物是应用最为广泛的组织工程细胞外基质材料,但在应用过程中发现不少缺点:亲水性差,细胞吸附力较弱;引起无菌性炎症;机械强度不足;聚合物中残留的有机溶剂的细胞毒作用,以及可能引起的纤维化及与周围组织的免疫反应等问题。

聚羟基丁酸酯(PHB)最早从细菌中分离出来,随后在诸多细菌,如巨杆菌属、红螺菌属等的胞浆颗粒中均发现有这种聚合物。PHB 是由 3-羟基丁酸通过酯键链接而成,具有良好的生物相容性、可降解性、成骨性等特性。PHB 最早被美国农业食品组织用作动物饲料,后来人们发现 PHB 具有压电效应,十分适合作为骨折固定材料,但由于单纯 PHB 易碎、热不稳定、降解时间长、可塑性和机械性能差等缺点限制了它的广泛应用。

由以上所述,我们不难看出,很难用单一的一种材料制成理想的骨组织工程框架材料。近年来,越来越多的研究者尝试采用多种天然高分子材料与人工合成物复合作为骨组织工程框架材料。

复合骨替代材料

羟基磷灰石(hydroxyapatite,HA)是人体和动物骨骼、牙齿的主要无机成分,在骨质中,羟基磷灰石大约占 60%,由于其具有良好的生物活性和生物相容性,植入人体后能在短时间内与人体的软硬组织形成紧密结合而成为广泛应用的植骨代用品。自从20世纪50年代以来,人工合成的HA得到了深入的研究,人们不仅合成出纯度很高的HA单晶,还合成出了与人体骨骼极为接近的含碳酸盐HA。而且随着纳米技术的迅速发展,纳米材料呈现出无限广阔的应用前景,由于纳米粒子具有表面效应、小尺寸效应及量子效应等独特的性能,医学界也相继开始了对纳米羟基磷灰石粒子(或称超细HA粉)的研究,并且已发现纳米羟基磷灰石粒子较普通的羟基磷灰石具有更强的生物活性,Wang等[32]发现纳米羟基磷灰石颗粒越小,骨植入体的扭转模量、拉伸模量和拉伸强度就越高,疲劳抗力也相应提高。因此,合成纳米级HA将有利于改善骨植入体的力学性能。

纯的HA是一种脆性材料,只具有骨引导作用。为了提高材料的力学性能以及加快新骨的形成速度,常常引入其他相物质,如此形成多种多样的羟基磷灰石复合材料。根据目前HA复合骨替代材料中复合相的种类不同,大致可分为3类:(1)HA与金属复合;(2)HA与有机生物材料,如合成有机高分子的复合;(3)HA与天然生物材料,如蛋白质(骨形成蛋白、胶原、纤维蛋白粘合剂)、活体材料(红骨髓、成骨细胞)等的复合。

金属/HA骨替代材料

作为医用金属材料,必须满足对人体的适应性、耐腐蚀性、适当的机械强度、表面生物相容性四个最基本的条件。一般金属材料的机械强度高,拉伸性好,但耐腐蚀性、生物相容性差。目前主要用作接骨板、骨螺钉、齿冠等,仅美国每年使用的金属植入物就达200万件以上。由于其表面的生物相容性不理想,常用生物陶瓷HA喷涂或用生物高分子包埋后植于人体中。最常用的喷涂技术是等离子喷涂,将HA在1000℃以上的高温下转变成烟雾,直接喷在金属表面形成覆盖层。

有机合成高分子/HA复合材料

有机合成高分子包括生物惰性聚乙烯、聚甲基丙烯酸甲酯和生物可降解吸收性聚乳酸、聚羟基丁酸等增韧材料。其中生物惰性材料在体内不能降解,降低了HA与骨的结合力,有逐渐被淘汰的趋势。而可降解高分子越来越受到大家的重视。尤其是PLA和PLGA家族的高分子更是研究的焦点。

天然高分子/HA复合材料

研究表明,由胶原提供的骨生长支架,很少产生毒副作用。对HA/胶原复合物的研究结果表明在成骨过程中,胶原对间质细胞具有趋化作用和促分化作用。HA起晶核、支架作用并参与基质钙化、促进新骨生成。胶原是骨组织中的主要有机成分,与HA复合后与天然骨的成分相近,因而与人体组织具有良好的生物相容性。复合物中胶原对HA颗粒有一定的束缚、增韧作用,并对成纤维细胞和成骨细胞起营养、刺激作用,有利于纤维血管、骨组织的长入,是一种有发展前途的生物植入材料,其缺点是机械性能较差。与骨的结构相比,这种复合材料的两相之间没有形成完整一致的复合,也不存在定向的取向关系,这对于材料的性能是至关重要的。目前胶原、HA 复合材料多用于组织填充的外形修复,如萎缩性牙槽嵴的扩增、颏骨的整形、非负重骨缺损填充等。尽管目前大多数应用的此类材料采用 HA 与胶原的机械混合,或者将胶原注射到多孔的磷酸钙陶瓷中,但现今对 HA/Collagen 复合物的研究已经向 nano-HA/Collagen 即 nHAC 材料方向发展。采用仿生的制备方法使得 nHAC 材料具备更好的性能[33]。

11.3 肝组织工程

肝脏是人体最大、最重要的腺器官之一。它几乎参与体内的一切代谢过程,是物质代谢的中枢;它也是人体重要的屏障器官,其解毒和吞噬功能与免疫密切相关;在维持血液纤维蛋白形成系统和纤维蛋白溶解系统的动态平衡中具有极其重要的作用。此外,肝脏还具有多种分泌与排泄功能。然而,肝癌、急性肝衰竭(脂肪肝、肝硬化、肝炎)等疾病导致了每年大量人口的死亡,严重威胁人类的健康。对于这些严重疾病的治疗,现在唯一可行的治疗方法是肝移植。由于肝脏是人体独一无二的器官无法进行自体移植;而异体移植,最令人沮丧的是组织免疫排斥反应,一旦排斥治疗失败,便意味着前功尽弃,并且受到器官供给来源的限制,肝供体严重不足,难以满足临床的需求;寻求一种理想的替代或修复用品是临床医学和材料学的研究者们共同追求的目标。肝脏具有强大的再生与代偿能力,这是任何其他器官无法相比的。动物实验证实:切除肝脏的 2/3,三周后可再生到原来的大小。受损的肝脏中即使仅存 20% 功能正常的肝细胞,仍能通过再生,于数周内恢复正常。目前进行的肝组织工程研究正是以此为物质基础的。

肝脏的这一特点使得它在受到轻度或局部性损伤时往往不会引起肝功能障碍,只有在肝脏严重受损,而且代偿能力又显著减弱的情况下,才能导致较严重的功能障碍,即发生肝功能不全。发生肝功能不全的基本病理变化是:①肝细胞坏死;②再生缺陷;③纤维增生;④血管网减少和异常吻合[34]。一旦发生肝功能不全,仅靠肝脏自身的再生和代偿能力是无法治愈。近年来,国内外多采用换血法、人工肝和肝脏移植术等方法治疗肝功能不全,但这些方法都有其局限性,而且尚无确切的疗效,病人存活的仍然太少。组织工程理念的出现和发展,为肝功能不全的治愈开辟了一条新思路,而且前景光明。肝脏组织工程的研究是从 20 世纪 90 年代开始的,是将生物学和工程学的原理结合而产生的一门新兴学科,其核心就是建立细胞与生物材料的三维空间复合体,即具有生命力的活体组织,用以对病损组织进行形态、结构和功能的重建并达到永久性替代。

同其他组织一样,肝脏的组织工程领域的研究和开发主要集中在三个方面:即可降解支架材料、细胞、生长和分化因子,三者缺一不可,它们是体外组织生长的三要素[35]。做一个形象比喻的话,它们相当于建造摩天大厦的脚手架、建筑原料和建造方法。

11.3.1 肝组织工程支架材料

肝属于软组织,因此肝组织工程对材料的力学性质并没有什么太大的要求,但肝脏系统是一个高度管道化的复杂代谢器官。制备出适合的细胞外基质材料,如何将支架和细胞复合体内的营养物质、代谢物进行转运是肝组织工程的一个关键性问题。所以对材料的性能和结构有着特殊的要求:①支架材料必须具有可生物降解性和生物相容性,降解产物不应有毒和引起炎症反应;②材料具有可加工性以及孔隙的大小和孔隙率可调控,能为预血管化和血管生成创造条件;③由于肝细胞的体积较大,体形较圆,而且极少有分裂行为,所以肝细胞的贴附性不好,它们不会像具有很强贴附能力的内皮细胞那样容易在生物材料上贴附生长,支架材料应有足够的表面积以利于细胞贴附,以及足够的空间有利于细胞扩展,增殖。

所以,采用人工合成的高分子聚合材料如 PLA APP-2008-06-1811,PLGA 等,一般都会在合成材料表面涂上一层能使肝细胞贴附的生物活性分子。研究人员已在动物体上成功地生产出来可用于生长肝细胞的活性分子。在此种材料上贴附的肝细胞可以产生蛋白质及其他肝功能标记物,及时清除胆红素和尿素代谢产物。所用载体是一种多孔碳水化合物衍生基质聚苯乙烯海绵,此种多孔海绵载体可望培养出大量肝细胞。另外,人们研究将聚乳酸和丝素复合的三维多孔支架材料应用于肝组织工程(如图 11.6 所示),在该材料上进行了 HepG2 细胞的培养,并与单独的聚乳酸支架作比较试验,结果显示聚乳酸和丝素复合支架材料具有更加优异的生物相容性(细胞结果图如图 11.7 所示)[36]。

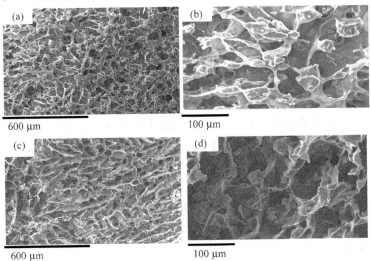

图 11.6 PLA/丝素复合支架材料的电镜图[36]
(a) 表面;(b)、(c)、(d) 截面

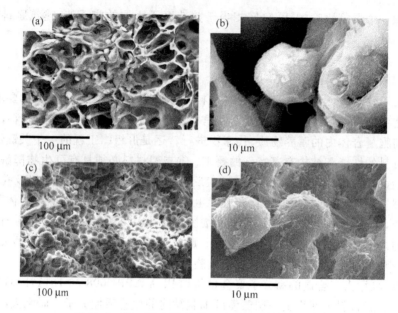

图 11.7　HepG2 细胞培养 9 天后的电镜对比图[36]
(a)、(b) PLA；(c)、(d) PLA/丝素复合材料

选择好支架材料之后，怎样使材料成形为我们所需要的三维支架结构是我们需要解决的另一难题。在材料科学、工程学、医学工作者的共同努力下，已经设计出了一种可以移植进入人体的具有微小血管样管道的三维支架。这种支架可以同时生长血管内皮细胞和肝细胞，内皮细胞生长于管道内部，肝细胞贴附于管道外部。当血管内皮细胞形成毛细血管时，支架材料便降解掉，使移植的肝细胞最终能形成肝小叶。肝小叶可以生长分化为功能肝脏，有望替代病人已经或者将要坏死的肝脏。

11.3.2　肝组织工程的种子细胞

肝脏组织工程的最终目的是让细胞在体外生长、分化为功能器官。因此，充足数量的细胞将是组织工程是否成功的一个保证。如何选择合适的种子细胞主要包括以下几个方面：①是否具备肝细胞分化的多能性或专能性；②种子细胞的供源问题包括供源是否广泛，能否获得自体供源以避免免疫排斥反应和供源获得是否容易；③是否具备自我更新能力，自我更新能力关系到种子细胞在体内外的增殖与自身修复能力；④能否在体外长期维持不分化状态，后者有利于长期培养与扩增，甚至组织的建立[37]。肝脏的细胞类型有：肝细胞(hepatocytes)，胆管上皮细胞(biliary epithelial cells)，窗口内皮细胞(fenestrated cells)，枯否氏细胞(Kupffer cells)，Ito 细胞，肝星型细胞等。肝脏组织工程中所需要的细胞主要有两种细胞：血管内皮细胞和肝细胞。血管内皮细胞现在已经有了成熟的细胞系，可以方便地进行体外的增殖、分化和形成血管，但是其培养条件还需要进一步摸索。相对而言，要得到所需要数量的肝细胞则是目前困扰肝脏组织工程的难题之一。

肝细胞的来源可大致分为成熟细胞和干细胞,成熟细胞又可分为自体和异体两个来源,其中自体细胞来源应该是最理想的。自体来源的细胞增殖所要经过的步骤简单地说包括采集少量的自体细胞原代培养,然后在体外扩大培养规模来达到大量增殖。之后可以用于组织工程或直接用于自体的治疗。在过去的30年中,肝细胞的体外分离与培养取得了令人瞩目的进展,但是肝细胞在体外培养和增殖仍然存在问题和困难,仍然是限制自体来源的障碍。因此,深入地研究各种干细胞的生物特性和分化规律已成为热点。

与其他组织的组织工程相同,肝的干细胞的发现给解决肝脏组织工程所需的细胞提供了希望,干细胞所具有的可以在体外无限增殖的特点,为保证组织工程所需要的细胞在数量上提供了保障。肝的干细胞可分为胚胎干细胞和成体干细胞。胚胎干细胞具有全能性即可以分化成所有种类细胞的能力,通过对其定向诱导,可以得到我们所需要的肝细胞。但由于涉及人类伦理和道德的问题,应用胚胎干细胞作为组织工程细胞来源受到了干扰和阻碍。相对胚胎干细胞而言,成体干细胞就不存在伦理学上的问题。成体肝的干细胞具有多能性,即体外可分化成多种成熟细胞的能力。但是到目前为止,无论是成体干细胞还是胚胎干细胞距离实用仍然很远。

11.3.3 生长和分化因子

要在体外长成组织和器官,除了需要支架和细胞外,还需要有适当的信息分子来诱导细胞的正确生长、迁移、分化并最终形成正常的组织和器官,发挥正常的功能。一些特异性很强的生长因子已经被分离鉴定,例如,已发现了数种促进血管生成的生长因子,这类因子能够刺激血管壁组成细胞的生长迁移和成熟,这些分子通常可以与肝素类物质结合,这类因子主要包括成纤维细胞生长因子(FGF)、血管内皮细胞生长因子(VEGF)、血小板生长因子(PEGF)、肿瘤坏死因子(TNF)。血管的出现在组织再生和器官形成方面至关重要,血管不仅为组织提供了持续的营养,而且把废物不断输送出去。目前,一些促血管生长因子正在临床上试验用于体内血管生成及组织损伤的修复。随着人们对这一方面的重视,新的特异性生长因子将会不断被发现,这将极大地推动器官组织工程的发展。

组织工程和器官再生所要求的信号分子不限于有形的分子,其他形式的信号有时也同样重要。有些化学小分子如 O_2、NO 等对某些细胞的生长与分化也有影响。物理刺激在许多情况下对于细胞的功能与分化有显著的作用,特别是定向分化。有研究显示不同的力场对于肌肉发育和骨的生长及关节的生成都产生影响。

能否寻找到适合的生长和分化因子对所取得的干细胞进行诱导和分化,是制约肝组织工程能否产业化、市场化的关键之一。目前,组织工程研究人员在这方面所取得的进展十分有限,我们仅分离纯化出肝细胞生长因子和肝细胞生长刺激因子,对于如何去诱导肝的干细胞分化为成熟细胞,我们还需要走很长的路。

11.4 组织工程在其他方面的临床实践

11.4.1 皮肤

皮肤是第一个应用于临床的组织工程化的组织。1975 年 Rheinwald 和 Green 首次报道人体上皮细胞体外培养获得成功,开辟了皮肤组织工程的先河。1979 年,Nicholas O'Connor 和 John Mulliken 用人工培养的皮肤治疗了严重烧伤的病人,首先取病人的上皮细胞在培养皿里培养,每个培养皿里的细胞长成上皮,然后将它们与玻璃分离,粘附到薄纱上(见图 11.8)[38]。皮肤细胞的培养主要包括角质细胞的培养和成纤维细胞的培养,最理想的细胞是干细胞,但如何分离出较纯的表皮干细胞一直是一个难题。

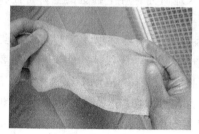

图 11.8 实验室里培养严重烧伤病人上皮细胞获得的人工皮肤[38]

随着皮肤细胞培养技术的发展,细胞皮片移植的应用存在的缺陷也逐渐明显:体外培养的细胞皮片是单纯的上皮细胞,缺乏真皮的皮肤结构和功能,移植手术后的三周内,部分区域与创面分离起泡,愈合的部分也存在脆性大、不耐磨、不抗压、易破损、创面瘢痕增生严重、功能差和挛缩明显,尤其是易发生感染等问题。同时培养周期较长(一般需要 3 周),不能满足临床的需要。因此,需要对角质细胞的培养技术以及能够改善移植效果的基质三维支架进行研究,组织工程皮肤体外构建路线见图 11.9。目前研究的三维支架主要有 3T3 细胞、胶原、透明质酸、6-硫酸软骨素、纤维蛋白胶、脱细胞真皮等天然基质和聚氨基甲酸乙

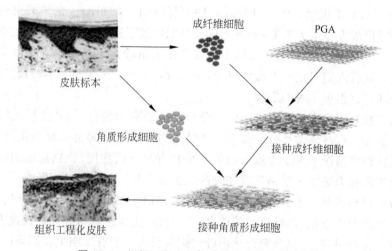

图 11.9 组织工程皮肤体外构建的技术路线[35]

酯、聚四氟乙烯、聚乙烯、聚酯、聚酰胺、聚乙二醇胺、聚乳酸等合成基质。一般认为理想的皮肤替代物应具有的特征是：①良好的贴附性；②水分蒸发量可控；③良好弹性和顺应性；④完整的细菌屏障功能，防腐、止血效果好；⑤无毒无抗原性；⑥操作简单，价格低廉。

目前主要的组织工程化皮肤产品主要有：脱细胞真皮、Integra、Dermagraft、Apligraf 等。20 世纪 90 年代初出现的脱细胞真皮是细胞三维支架研究的一个重大进步。利用新鲜的异体皮肤，通过特定的物理化学处理，将高免疫抗原性的表皮层脱掉，随后对真皮层进一步处理，将真皮内可以引发被宿主识别的成分（如成纤维细胞、血管内皮细胞以及各种皮肤附件细胞成分）去除，可以降低免疫原性，使移植物延长或永久成活。这种方法完整地保留了细胞外基质的形态结构和组成成分以及介于真皮层与表皮层之间的基底膜。真皮层细胞外基质完整的保留，可以诱导成纤维细胞和血管内皮细胞按照应有的组织学方式长入这个"真皮层"移植物内。随后，在这种"脱细胞真皮"再喷洒一层纤维蛋白凝胶和 3T3 滋养细胞，进行角质层细胞培养，取得了较好的效果，这种脱细胞真皮支架已经获得了 FDA 的批准，并以"Alloderm"商品名进入市场。

1981 年美国 Integra Lifescience 公司利用组织工程技术，在酸性条件下用鲨鱼软骨的 6-硫酸软骨素和牛皮胶原共沉淀，然后冻干，高温真空脱水，戊二醛交联，再冻干成可降解的真皮支架，最后在外层复合一层极薄（0.023 cm）的硅橡胶膜构成表皮，制成复合皮肤，用于深度烧伤创面的治疗，获得了较好的效果。这种人工皮肤已经发展成为美国市场上的商品"Integra"。Integra 为临床上提供了一个满意的永久性覆盖物，由于使用薄自体皮片移植，供皮区愈合快，无瘢痕增生。主要应用于深度烧伤创面和瘢痕切除后创面的修复，总体效果较好。但是病程较长，且价格昂贵。

Dermagraft 现已被 FDA 批准用于糖尿病足部的治疗。系采用组织工程技术，用 PGA/PLA 作支架，在其上种植人体成纤维细胞，其表面用一层硅胶膜覆盖以限制水分蒸发。PGA/PLA 与成纤维细胞的复合物可用作细胞培养的支架，结合自体超薄皮片移植或培养上皮移植。由于细胞成分来源于新生儿的包皮，需要经过严格的检测以排除感染某些疾病的可能。另外一种产品称为 Dermagraft—TC，是用尼龙网做支架，在其上种植人体成纤维细胞，其表亦用一层硅胶膜覆盖以限制水分蒸发，作为烧伤等创面的过渡性敷料。Dermagraft 和 Dermagraft—TC 是相对比较成功的皮肤组织工程化产物。

Apligraf 于 1998 年被 FDA 批准用于慢性创面的治疗，能促进慢性溃疡创面的愈合。它是由同种表皮和同种真皮组成，与皮肤类似、有多种功能的双层结构的皮肤。来源于新生儿的包皮纤维母细胞，该细胞经过培养，与牛的 I 型胶原结合，形成真皮；来源于新生儿的角质细胞分化形成表皮。Apligraf 可以在伤后立即应用，它所携带的活细胞能适应伤口的微环境，这种"组织工程治疗法"可在适当的时间内提供基质、细胞因子和其他调节因子。但是在两三个月后，表皮细胞可能会排斥。同样，

Apligraf 也存在感染某些疾病的风险,生产过程中需要进行严格的检验。

皮肤组织工程经过多年的研究,取得了令人鼓舞的成就。但是与理想的人工皮肤还有的很大差距。目前的组织工程化皮肤还存在不具备自动调节的能力;屏障功能差,抗感染的能力弱,对创面的清洁程度要求较高;缺乏血管网络结构,导致缺血时间、再灌注的时间和无营养的时间较长,增加了失败的可能性;移植后的皮肤的色泽的均匀性和稳定性、色泽的柔顺性还需要完善和提高;以及缺乏对皮肤附属结构的研究等一系列问题。

11.4.2 角膜

角膜是覆盖在眼球前表面的一层透明性窗口,是眼睛的主要光学元件,角膜的主要功能是保护眼球的内容物和将光聚到视网膜上,构成屈光系统的一部分。角膜是无血管的,有特异性免疫。理想上,人工角膜的组成材料能支持角膜上皮细胞的粘附和增殖,从而形成完整连续的上皮层;其中央光学部分必须允许光线在视觉范围内穿透,同时还能吸收波长在 300 nm 的紫外光线,以保护视网膜不受紫外光的损害。另外,这些材料应具备合适的角膜张力、液体通透性、透光性、弱光散射和无毒性。

Cardona 是人工角膜研究的先驱,他最初研究的材料不能弯曲、无渗透性、没有角膜细胞的长入和基质蛋白的沉淀。后来他制备了一种复合物来改进人工角膜,该复合物用 PMMA 作为光学核心,微孔氟碳化合物(聚四氟乙烯,PTFE)作为边缘。另外一个研究组用聚 2-羟乙基丙烯酸(PHEMA)作为多孔边缘(不透光海绵,10~30 μm)和光学核心(透光凝胶)进行了研究。PHEMA 在眼内具有很好的耐受性,常用作接触镜片,眼内镜片,内角膜嵌入体。这些材料作为多孔海绵能让细胞进入,能产生胶原,形成血管,无外来物囊体的形成。上述两种器件已经过临床测试。

作为人工角膜材料能否移植成功,其判断标准为:①具有合适的强度和复原力以承受手术操作;②允许细胞的长入和蛋白的嵌入;③在角膜的透明区与边缘多孔区交界处材料不会发生降解而保证完整性;④能长期保持透明性;⑤抗酶降解。[39]

在过去的数年里,人们对角膜的替代材料进行了大量的研究,取得了许多成就,尤其是后来的多孔材料,制备了多个活体内的模型。但是多孔材料内纤维组织增生的问题,还需进一步跟踪研究。

11.4.3 神经系统[35]

神经再生是当前研究的另外一种重要领域,自体神经移植物当作"桥梁"已广泛地应用于神经损伤的治疗,许多实验在动物模型中,由天然高分子(层粘连蛋白、胶原、硫酸软骨素)或合成高分子组成的人工结构能够促进神经再生。另外,这个过程可将施旺(Schwann)细胞种植到高分子膜上。高分子也可以设计成能够缓慢释放生长因子的系统,可能让损伤的神经细胞通过一段时间再生。以生物材料为基础的神经修复方法,对于临床上的较小范围的神经损伤来讲,尤其是 10 mm 以内的神经缺损,具有一定的价值。但是在神经损伤治疗方面,最大的难题是大范围的神经缺损的治疗。为了解决这一难题,研究人员尝试了用组织工程的方法来修复神经损伤。

神经组织工程就是把神经支持细胞、胚胎发育时的一些成分因子,或者神经损伤后局部含量增加的那些因子,加入凝胶支架中,然后再把支架放入中空神经导管内,做成人工神经。目的就是要用组织工程化的神经桥接物,替代自体神经移植,主要用于周围神经缺损的治疗。其中最关键的步骤就是要建立三维培养体系,即体外培养的施旺细胞与生物支架有机结合,形成具有特定三维结构的复合物。施旺细胞、生物支架和细胞外基质是组织工程的基础。

理想化的组织工程化神经应该具备以下条件:①包含三维纵向排列的施旺细胞链;②移植的施旺细胞必须处于诱导神经再生的功能状态;③构造合理,有利于移植细胞的成活、扩增、功能发挥以及移植时的操作;④含有对再生神经轴突趋向诱导成分,保证轴突长入正确的通道;⑤支架材料对细胞应该有很强的亲和力,且对细胞及机体无毒性;⑥支架材料应可吸收、吸收时间可控。

由于神经组织本身结构复杂,损伤后功能恢复的要求条件非常苛刻,目前利用组织工程技术修复神经缺损,在临床上只能用于非常有限的病例,还无法替代自体神经移植的方法。

11.4.4 胰腺[39]

糖尿病(diabetes mellitus)的发病率持续上升,已成为全世界发病率和死亡率最高的5种疾病之一,尤其以发展中国家增加最为显著。糖尿病可分为Ⅰ型,即胰岛素依赖性糖尿病(insulin-dependent diabetes mellitus,IDDM)和Ⅱ型,即非胰岛素依赖性糖尿病(non-insulin-dependent diabetes mellitus,NIDDM)两类糖尿病。在数量急剧增加的糖尿病患者中,NIDDM占患者的90%以上。糖尿病的特征是胰岛的破坏导致对葡萄糖的控制丧失。组织工程的治疗方法主要是移植功能性胰岛,常用微球以避免免疫反应。严格地讲,现有的人工胰脏仅仅是随时间测知糖尿病患者血糖值,并据之释放胰岛素的一种装置,它可以替代胰脏丧失的β细胞功能,并能控制血糖的浓度达到近似生理状态。现在已有三种方法进行了动物检测。首先,用管状膜来包裹胰岛,膜连接在聚合物移植物上,依次连接设备和血管。膜有50 KDa的相对分子质量,因此能让葡萄糖和胰岛素自由扩散,但是能阻止抗体和淋巴细胞等大物质通过。用这种设备治疗胰腺切除的狗,血糖正常维持超过150天。第二种方法,中空纤维包含鼠胰岛固定在海藻酸多糖中,当设备放入有糖尿病的老鼠的腹膜中,血糖水平降低超过60天,同时观察到了良好的生物相容性。最后,胰岛包裹在海藻酸或聚丙烯酸的微囊中,这种方法比其他生物混合设备有许多优势,包括更大的表面/体积比和易成形。所有这种移植方法要求大量的、可靠的胰岛捐赠来源。目前,猪胰岛已用于许多研究,基因工程细胞生产胰岛素也在研究当中。

11.4.5 血管

心血管疾病在大多数发达国家是一个日益严重的健康和社会经济负担问题。血管的外科手术已经成为十分普遍的治疗手段,血管供体的选择先后经历了从自体静脉移植到异抗原或同种异体抗原血管移植,再到人工合成血管移植,最终发展到组织工程血管的过程。组织工程血管不仅解决了血管供体来源的问题,而且提高了移植后血管的通畅率,使临床疗效大大提高。

组织工程血管的理想方法是将所有的血管细胞接种到一个三维的细胞外基质和多聚体支架上,移植后,血管细胞增殖产生细胞外基质,同时支架降解,完全被新形成的自体组织所取代,形成一个新的通道,具有再塑能力,以适应周围的环境,维护所有细胞的功能,保证血流通畅(图 11.10)。通过组织工程技术可以完全得到生物血管,事实上,已经有典型的相关报告:Niklason 等在动物模型中,利用流动的生物反应器,将血管细胞种在生物可降解聚合物上,有可能产生任意长度的功能性血管,血管具有细胞外基质、药物收缩反应和高的生理爆裂压力耐受性[40-41]。类似的体外实验,将人类血管源性细胞种植在 PGA/PHA 共聚物上,结果表明,它可用于人体小口径血管移植,并对在体外环境的"生物仿生"组织的成熟发挥了重要作用。

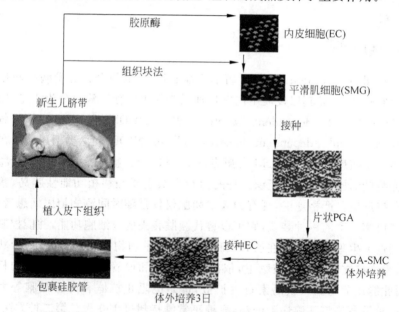

图 11.10 组织工程血管体外构建的技术路线[35]

1986 年,Weinberg 和 Bell 率先使用天然的、去细胞化的基质在组织工程血管移植物上使用,最早制作完全生物的血管假体,他们采用动物胶原为支架,直接培养内皮细胞、平滑肌细胞和成纤维细胞获得完全生物的血管,该血管与正常的血管相比,缺少弹性蛋白层且机械强度不够。最近报道了在去细胞基质基础上,成功将内皮前体细胞用在组织工程血管移植上[42]。1998年，L'Heureax利用外源性细胞基质成分，在体外培养平滑肌细胞形成细胞垫，然后将细胞垫绑在一个管状支持物上，形成血管"中层"，随后用同样的方法培养成纤维细胞形成血管"外膜"结构，待成熟后将支架物除去，再将内皮细胞接种到其内表面，形成新的血管结构，与自然血管结构相似，可承受2000 mmHg的压力[43]。

新生血管对组织生长，修复及伤口愈合是必不可少的。因此，许多组织工程学理念涉及新组织的新生血管的生成。遗憾的是，到目前为止还无法达到血管的厚度，这对复杂的组织，尤其是那些大器官，如肝脏、肾脏或心脏的血管研究进展受阻。为了克服这些局限性，对几个途径进行了探讨。Vacanti及其合作者利用碱性成纤维细胞生长因子(bFGF)在肝组织工程聚合物装置定位释放，来增加血管成形。在另一项研究中，沿用了定位释放，用血管内皮生长因子(VEGF)结合移植人体微型血管内皮细胞用于制造新血管网。Kaihara等利用微细加工技术，使硅酮结合内皮细胞在体外生成枝状三维血管网[44]。另外，关于人类首次儿科应用组织工程大径血管移植术的也有报道。从材料的角度选择、设计和制作血管支架材料是今后的研究方向，使其不仅具有血液相容性，而且能够促进受损血管迅速修复和生长，伴随着血管的形成，支架逐步从体内降解消除。

11.4.6 心脏瓣膜[39]

心脏瓣膜的病变是心脏中最常见的一种。心瓣膜病的治疗，目前使用的是瓣膜修补术和人工心脏瓣膜置换术。传统上将人工心脏瓣膜分为机械瓣膜和生物瓣膜。所有类型的瓣膜基本上由无活性的外体材料组成，在儿科心脏瓣膜病变治疗时，需要具有生长潜力，因而会呈现特殊的问题。随着组织工程技术的发展，组织工程心脏瓣膜成为组织工程的一个研究热点。

目前用于组织工程心脏瓣膜结构的基本观点是移植自体细胞到可降解支架上成长，在体外使种子细胞在支架上生长，最后将类似组织的复合体植入到病人身上。心脏瓣膜支架可基于生物或合成材料。心脏瓣膜或去除细胞抗原的动物源性瓣膜可以作为支架材料。去除细胞成分后，物质组成本质上就是基质蛋白，可以作为内在模板让细胞附着。一般来说，在狗和羊体内，非固定细胞化瓣膜表现出重新细胞化。不过，首次临床应用在儿童身上，由于严重的排异反应导致了心瓣快速失效，死亡率达75%。另一种做法是，选用特殊的生物基质成分作为支架材料。胶原蛋白就是这类材料，具有生物降解性。还可以用涂层、凝胶和板材，甚至是纤维支架，不过后者很难从病人体内获得。因此，大多数胶原支架来源于动物。另一种生物材料纤维蛋白显示了良好的可控降解性，纤维蛋白胶作为自体支架能从病人的血液中生产获得，没有有毒的降解产物或炎症反应的发生。

合成材料的支架在心血管组织工程的应用，最初是试图建立基于人工支架的单独心脏瓣膜，如polyglactin,PGA[聚乙醇酸] PLA[聚乳酸]，或PLGA(PGA和PLA

共聚物)。PHA 基材料(polyhudroxalkanoates)已被用来创建复杂的三叶瓣膜。这些材料是热塑性的,能够很容易地塑造成任何预期的三维形状。最近出现合成聚合物支架组成的非织造 PHA 和 P4HB (Poly 4-hydroxybutyrate),它们在体内的实验结果已显示出了很好的应用前景。

大多数心血管组织工程,细胞来源是取自捐赠组织,如从周边动脉,混合型血管细胞群包括成纤维细胞和血管内皮细胞。这些细胞系可轻易地被细胞分类器分离,随后种到可降解材料上。在两个步骤中,首先是成肌纤维细胞的体外种植和生长,第二是血管内皮细胞种在新组织之上,形成类天然的组织学结构。考虑到临床应用,研究人员对多种细胞来源进行了研究。最近,细胞的骨髓或脐带血已成功地被用来产生心脏瓣膜及导管。对比血管细胞,这些细胞在临床上可以在没有手术干预下,较容易获得细胞来源。由于其良好的增殖和传代的能力,这些细胞在替代心血管组织工程中的应用有很大的吸引力。

参考文献

[1] Nerem R M. The challenge of limiting nature. Chapter2, Page: 9-15, Principle of Tissue Engineering, 2nd edition, Lanza R P, Langer R, and Vacanti J P. San Diego Academic Press, 2000
[2] Langer R, Vacanti J P. Tissue engineering. Science, 1993, 260: 920-926
[3] 曹谊林. 组织工程学的建立与发展. 组织工程与重建外科杂志, 2005, 1(1): 5-8
[4] Temenoff J S, Mikos A G. Review: Tissue engineering for regeneration of articular cartilage. Biomaterials, 2000, 21, 431-440
[5] Chapekar M S. Tissue engineering: Challenges and opportunities. J Biomed Mater Res Part B, 2000, 53: 617-620
[6] 金大地, 区伯平, 邵振海等. 骨基质明胶的制备及其临床应用 38 例报告. 中华外科杂志, 1991, 29: 312-316
[7] Agrawal C M, Ray R B. Biodegradable polymeric scaffolds for musculoskeletal tissue engineering. J Biomed Mater Res, 2001, 55: 141-150
[8] Burg K J L, Porter S, Kellam J F. Biomaterial developments for bone tissue engineering. Biomaterials, 2000, 21: 2347-2359
[9] Urist M R. Bone: Formation by autoinduction. Science, 1965, 150: 893-899
[10] 陶凯, 毛天球, 杨维东等. 松质骨基质-骨髓基质干细胞复合物的异位成骨作用. 实用口腔医学杂志, 1999, 15(5): 383-385
[11] Rosenthal P K, Folkman J, Glowacki J. Demineralized bone implants for nonunion fracture, bonecysts and fibrouslesions. Clinical Orthopaedics and Related Research, 1999, 364: 61-69
[12] Yaylaoglu M B, Yildiz C, Korkusuz F et al. A novel osteochondral implant. Biomaterials, 1999, 20: 1513-1520
[13] Du C, Cui F Z, Zhu X D et al. Three-dimensional nano-HAp/collagen matrix loading with

osteogenic cells in organ culture. J Biomed Mater Res,1999, 44: 407-415

[14] 廖素三. 矿化胶原基组织工程骨材料的研究:[博士学位论文]. 北京: 清华大学. 2003, 84-85.

[15] Klokkevold P R, Vandemark L, Kenny F B et al. Osteogenesis enhanced by chitosan (poly-N-acetyl glucosaminoglycan) in vitro. J periodontology,1996,67: 1170-1175

[16] Zhang Y, Zhang M Q. Microstructural and mechanical characterization of chitosan scaffolds reinforced by calcium phosphates. J Non-crystalline Solids,2001,282: 159-164

[17] Lee Y M, Park Y J, Lee S J et al. Tissue engineered bone formation using chitosan/tricalcium phosphate sponges. J Periodontology,2000,71: 410-417

[18] Li X M, Feng Q L, Jiao Y F, Cui F Z. Collagen-based scaffolds reinforced by chitosan fibres for bone tissue engineering. Polymer International,2005,54(7): 1034-1040

[19] Li X M, Feng Q L. Porous poly-L-lactic acid scaffold reinforced by chitin fibers. Polymer Bulletin, 2005,54: 47-55.

[20] Li X M, Feng Q L. Dynamic rheological behaviors of the bone scaffold reinforced by chitin fibres. Materials Science Forum,2005,475-479: 2387-2390

[21] Feng Q L, Li X M. Nano-HA/ Collagen/ PLA bone scaffold reinforced by chitosan fibres. Transactions of the Materials Research Society of Japan,2004,29(6): 2881-2884

[22] 韩亮,毛天球,戴毅敏等. 珊瑚转化多孔羟基磷灰石复合 rhBMP-2 人工骨的动物实验研究. 实用口腔医学杂志,1999,15: 286-288

[23] 吴凡,杨维东,雷德林等. 成骨细胞接种于珊瑚-羟基磷灰石构建骨组织的研究. 解放军医学杂志,2001,26: 246-248

[24] 史培良,顾晓明,陈富林等. 以珊瑚转化羟基磷灰石为支架材料构建组织工程骨的实验研究. 中国修复重建外科杂志. 2001, 15: 373-375

[25] Okomura M, Ohgushi H, Dohi Y et al. Osteoblastic phenotype expression on the surface of hychoxyapatite ceramics. J Biomed Mater Res,1997, 37: 122-129

[26] 李裕标,杨志明,李秀群. 成骨细胞与生物衍生物材料联合培养的实验研究. 中国修复重建外科杂志,2002,16: 57-60

[27] 杨志明,赵雍凡,解慧琪等. 组织工程肋骨移植修复胸壁巨大缺损. 中国修复重建外科志, 2000,14: 365-368

[28] Tsuang Y H, Lin F H, Sun J S et al. In vitro cell behavior of osteoblasts on pyrost bone substitute. Anatomical Record, 1997,247: 164-169

[29] Hofman S, Sidqui M, Abensur D et al. Effects of landdec on the formation of calcified bone matrix in rat calvariae cells culture. Biomaterials,1999,20: 1155-1162

[30] 俞耀庭主编. 生物医用材料.天津: 天津大学出版社,2000,123-124

[31] Vacanti C A, Upton J. Tissue-engineered morphogenesis of cartilage and bone by means of cell transplantation using synthetic biodegradable polymer matrices. Clinics Plastic Surgery, 1994,21(3): 445-462

[32] Wang X J, Li Y B, Wei J. Development of biomimetic nano-hydroxyapatite/ poly (hexamethylene adipamide) composites. Biomaterials, 2002,23(24): 4787-4791

[33] Du C, Cui F Z, Feng Q L et al. Tissue response to nano-hydroxyapatite/collagen composite

implants in marrow cavity. J Biomed Mater Res,1998,42：540-548
[34] 黄志强等.肝脏外科.北京：人民卫生出版社,1981：1-49
[35] 曹谊林主编.组织工程学理论与实践.上海：上海科学技术出版社.2004：264
[36] 吕强.丝素蛋白基组织工程支架材料的研究：[博士学位论文].北京：清华大学材料系,2006
[37] 何劲松,阎军,陈积圣.肝细胞移植的新型种子细胞.中国病理生理杂志,2003,19(3)：415-417
[38] Sylvia S Mader. Understanding Human Anatomy and Physiology/人体解剖生理学（第四版）：[影印本].北京：高等教育出版社,2002,12：71
[39] Biomaterials science：An Introduction to materials in medicine,2th Edition /(美)拉特纳：[影印本].北京：清华大学出版社.2006,714-722
[40] Niklason L E, Abbott W M, Gao J et al. Morphologic and mechanical charactertics of engineered bovine arteries. J vasc surg,2001：33：628-638
[41] Niklason L E, Gao J, Abbott W M et al. Functional arteries grown in vitro. science,1999,284：289-293
[42] Kaushal S, Amiel G E, Guleserian K J et al. Funcational samll-diameter neovessels created using endothelial progenitor cells expended ex vivo. Nat med,2001,7：1035-1040
[43] L'Heureax N. Paquet S, Labbe R et al. A completely biological tissue-engineered human blood vessel. FASEB J,1998,12：47-58
[44] Kaihara S, Borenstein J, Koka R et al. Silicon micromachining to tissue engineer branched vascular channels for liver fabrication. Tissue Eng,2000,6：105-117

第 12 章 仿生制备生物材料

与人工合成生物材料相比,自然界广泛存在的天然生物材料常常具有人工材料无可比拟的优越性能。例如:迄今为止再高明的材料学家也做不出具有高强度和高韧性的动物牙釉质,海洋生物能长出色彩斑斓、坚固又不被海水腐蚀的贝壳等。事实上,漫长的生命演化过程可以看作是一个分子进化、分子自组装进化的过程,以及作为动植物机体的基石——天然生物材料的长期选择、更新和自我优化的过程。因此,许多天然生物材料其内部结构之精细,其有机和无机分子间相互组装所形成的多级结构之巧妙,它们能在无机和有机两种组分的性质有极大差别的情况下组建出具有特定功能又非常可靠的界面,如此等等,都是对当今材料科学与工程的挑战。

生物是最好的材料设计师,是最好的材料加工厂。生物采用最普通的原料(C,H,O,Ca,P 等),在室温下,以自下而上(bottom-up)的自组装方式把一个个分子组成了多级别的超分子结构。不论在结构上或制备方式上或是使用性能上都是非常完善的,其间的奥秘远远没有被人类揭示。

生物有机体自身制造的材料在某些性质上已远远超过了当今的工程材料[1-2]。其原因主要是这些生物材料从分子尺度到纳米、微米乃至宏观尺度上,都具有高度有序的层次结构。同时,这些材料还是"智能化"的、动态的、复杂的、能够自我修复的,而且是多功能的,它们具有独特的声、光、电、磁和机械性质。它们这些固有的结构就产生于我们周围的环境中,而且往往是在水溶液的条件下产生的;其中,有机大分子起到了重要的作用,它们不但采集并传输原始物质,还能够将这些物质自组装成为短程和长程有序的结构,从而形成了生物有机体中多种多样的生物组织,从微生物到人体,都是如此。天然生物材料的研究主要包括无机晶体的微观形貌和晶型、有机基质的组成、材料的分级结构、结构-功能关系、矿化原理等。生物矿化理论是对于天然生物材料进行模仿的基础的理论构架,它在生物层面上涉及细胞、蛋白质、基因,在材料层面上涉及晶格、晶型、取向,在化学层面上涉及溶液化学、界面化学、弱相互作用,因此属于多学科交叉的一门理论。揭示生物矿化的控制机理,可以为材料科学中相似的控制问题提供思路,并为设计与合成具有特殊形态、结构和功能的人工材料提供新的理论指导和设计依据。

随着人们对生物体认识的深化,研究发现细胞可以分泌出特有的细胞外基质,构建成含蛋白质和糖胺聚糖的物理、化学交联网络。细胞同细胞外基质组成一个物质、能量和信息传递的开放体系,构成要素间存在多重相互作用,具有对环境刺激的高度非线形响应。深入了解生物大分子的协同相互作用,模仿其协同作用来构思生物医用材料,可使材料具有所期望的宿主反应,实现材料仿生到智能化是 21 世纪材料科学与生命科学交叉的体现,也是生物医用材料研究和开发面临的挑战。

12.1 仿生制备的基本原理

著名的生物矿化和仿生纳米材料学家,英国 Bristol 大学 Steve Mann 教授在 2002 年美国 Gordon 会议上有一个题为《基质诱导成核:一个矿化过程的介观现象?》精彩报告。生物矿物通常在有机的模板如大分子框架、脂膜或细胞壁表面合成。因此,第一,需要理解生物源的矿物生长和形态发生,例如,磷酸钙、碳酸钙和氧化硅如何在有机分子和有机表面存在时发生沉积的过程。第二,利用生物结构和系统,在实验室内模拟矿化过程,从而在有机组分如病毒和细胞内合成无机材料,这将是仿生材料合成最主要的推动力。第三,生物矿物的力学性质的研究,为具有高的断裂韧性和强度的人工骨等人工合成材料的制备提供方法。

生物矿化的研究在有机-无机界面的材料化学方面给了人们很大的启发,可以广泛应用到有机-无机复合材料、纳米材料、功能材料和界面、定向晶体、复杂微观形貌材料、自组装、分级结构材料等各个方面。

仿生材料从应用上可以分为医用材料、工程材料、功能器件等,从材料学方面分类主要有下面三种[3-4]形式。

12.1.1 成分和结构仿生

骨植入材料是医用材料中应用需求非常大的一类材料,模仿骨的成分制备的羟基磷灰石[5]表面涂层或者是骨修复材料,由于成分与自然骨相近,在生物相容性方面表现良好,不会引起免疫反应;模仿骨的分级结构中最基本的胶原-HA 结构制备的纳米骨[6],可以促进骨缺损的自我修复,并获得了临床应用。模仿贝壳的结构制备层状的有机-无机复合材料或者金属-陶瓷复合材料[7-8],这样的材料同时具有高强度、硬度和较好的韧性。模仿竹子的结构[9],在块体材料中加入纤维,增加强度,在层状材料中使层间纤维升序排列,增强冲击韧性。

12.1.2 过程和加工仿生

主要是模仿生物体对于有机质的组装和对于矿物材料的调制机理,通过界面在纳米尺度上控制材料的结构和形貌。譬如:通过分子识别效应,利用酶来控制体外的蛋白质、多肽、低聚核糖核酸的人工合成;利用超分子和共价键合力,使用模板,控制材料的自组装,制备具有特定形貌的纳米材料或介孔材料。Sellinger 等人[10]模仿珍珠层的微组装过程,使用硅酸溶液、表面活性剂和有机单体,通过预组装的有机微泡先驱体,自组装形成了具有类似珍珠层结构的有机-无机复合纳米片涂层。Tang 等人[11]也是通过模仿珍珠层的微组装,利用自组装方法制备出了高岭石-聚合电解质纳米涂层,其结构类似于珍珠层的砖墙结构。

12.1.3 功能和性能仿生

例如:模仿生物体的自感知、自诊断、自适应、自修复功能制造出的具有特别功能和性能的仿生智能材料(压电材料、磁致伸缩材料、形状记忆材料、磁性材料、超导材料、导电材料、半导体材料等);模仿生物的感觉器官制造出的生物传感器(电子鼻、电子眼等)。

12.2 生物矿化材料的自组装分级结构

由于很多生物材料的形成都受控于特殊的生物过程和特殊的生物环境,所以通过分级组装和排列,这些生物材料都具有复杂的分级结构特征,具有极高的选择性和方向性,因而所生成的材料表现出特殊的性能,如具有极高的强度,良好的断裂韧性,较好的减震性能以及其他特殊的功能等。生物矿化材料更是这其中的典型代表。生物矿物大多是由无机矿物与生物大分子按一定规则排列所组成的复合材料,其形成过程是一个高度控制过程,受生物机体内在机制调制,可以实现从分子水平到介观水平上对晶体形状、大小、结构、位向和排列的精确控制和组装,从而形成复杂的分级结构[12]。例如方解石、文石、球文石,它们可以形成不同的形状,从而在生物活动中起着不同的作用。同样是以碳酸钙为主要成分的蛋壳和贝壳以及海胆和海绵,它们的外观和价值却相距甚远。又如海胆骨针由方解石单晶组成,但又不像方解石单晶那样极易沿解理面裂开。

生物矿化材料是由生物系统参与合成的天然生物陶瓷和生物高分子复合材料。研究表明,这些以碳酸钙、磷酸钙、氧化硅和氧化铁为主要无机成分,经有机基质和细胞调控形成的材料大多具有分级结构的特征。其分级结构特征应与不可溶的结构蛋白有密切的关系。

自组装一般分为热力学自组装和编码自组装。热力学自组装是在其过程中呈现出能量稳定性最大的形式,如雨滴的形成。一片树叶上的雨滴自动地呈现一定的形状,是因为热力学定律要求这种形状,以使不稳定的表面最小而稳定性最高。这种自组装形式称为热力学自组装,只用于构成最简单的结构。同样是自组装,生命有机体却是最复杂的,细胞的每一次分裂都复制自身。生命中包含的自组装类型叫编码自组装,编码自组装是由生命体所体现的,用一套已建立的指令设计材料以使它们能模仿生命的复杂性。其中"自动"是指亚单元接受编码指令序列,其中包含一个特定超分子结构的无错装配所需的信息。在这里应当说明的是,实际上,将自组装分为热力学自组装及编码自组装是不严格的。不同层次的相互作用构成了组装过程的编码,系统设计的指令是隐含在相互作用及其组件中。也就是说,即使是热力学自组装也是有一定程度的编码的。反之,通常的编码自组装只不过编码更复杂些,其每一步也都是热力学自组装的。可以认为编码自组装是很多热力学自组装的集成。

12.2.1 珍珠的自组装分级结构

图 12.1 是珍珠的三级分级结构[13]。其一级结构为近六方状的文石板片,每个板片的尺度在 20~180 nm 之间,垂直板片的方向为文石晶体的(001)方向,六方形的边为文石的(110)方向。与无机合成的文石形态不同,珍珠中的文石并未沿着(001)方向发育为针状,而是在有机基质的调控下形成板片状。这样的文石板片在一定的空间中,晶向上趋于一致的彼此排列,构成珍珠分级结构中的二级结构,厚度在 200~700 nm 之间,宽度在 1~5 μm 的文石板片,对外显示出近于单晶的性质。这样的结构单元以 c 轴平行的方式在三维方向上砖墙式堆垛成层状文石碳酸钙,构成珍珠的一级结构。

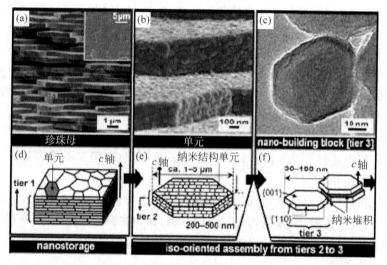

图 12.1 珍珠的三级分级结构[13]

12.2.2 斑马鱼脊椎骨的自组装分级结构

张漾、王秀梅博士对斑马鱼脊椎骨的微结构进行了细致研究,并发现相对简单的鱼脊椎骨也存在类似的分级特征[14],因此斑马鱼可以作为研究人类骨组装微结构及骨疾病的简单而有效的模型。如图 12.2 所示,在斑马鱼体系中,骨材料的 1 级结构为其构成的主要成分,有机部分为胶原纤维,无机部分为羟基磷灰石晶体。两者经过矿化过程的结合,形成了 2 级结构,即组成斑马鱼骨的基本单元,矿化的胶原纤维。矿化胶原纤维通常沿着长轴方向彼此平行排列,形成了其 3 级结构——矿化胶原束。

4级结构为矿化纤维素的组装,这些矿化胶原束通常按照两种方式组装在一起:平行排列方式和类胶合板式排列方式,后者中相邻层矿化胶原束以一定的角度排列。在更高级别的组装方式上,初始沉积的骨组织经过内部重塑,形成环形的多层板结构,环绕中心的脊索以及向背部和腹部方向伸展的神经弓和血管弓(第5级)。第6级和第7级分别为脊椎骨节和整个脊椎骨。

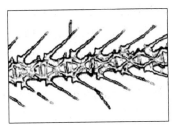
(a) 第7级:脊椎骨

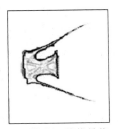
(b) 第6级:脊椎骨节

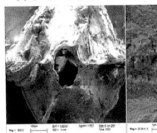
(c) 第5级:板层骨结构

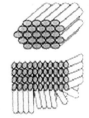
(d) 第4级:纤维排列方式

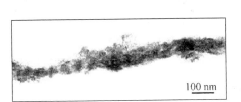
(f) 第2级:矿化胶原纤维

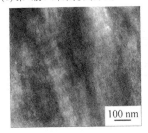
(e) 第3级:矿化胶原束

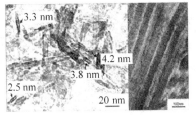
(g) 第1级:主要成分(h)

图 12.2　斑马鱼脊椎骨 7 级自组装结构[14]

12.2.3 象牙的自组装分级结构

象牙是一种典型的具有高度复杂分级结构的矿化材料[15],其基本有机框架由 I 型胶原分子构成。胶原分子自身先经过自组装形成一套严格的分级有序结构。胶原蛋白的逐级分级结构为原胶原蛋白分子→胶原微纤维→胶原纤维→矿化基质的三维网状结构[16]。如图 12.3 所示,象牙 1 级结构为胶原的三股螺旋结构(图 12.3(f)),单股胶原微纤维是由若干原胶原蛋白分子平行排列而组装成的,原胶原分子以阵列规则排列构成胶原微纤维,并形成了周期性结构,周期大约为 67 nm,胶原纤维直径约 60~200 nm(图 12.3(e))。这种胶原纤维提供了矿物沉积的模板,矿物在孔区择优形核。结合在胶原纤维孔区的非胶原蛋白提供了矿物形核的位点并规范矿物的取向,还可起到桥接矿物与胶原的作用。胶原微纤维进一步组装形成基质的三维空间结构,这样的胶原纤维簇成为了矿化的模板(图 12.3(d))。

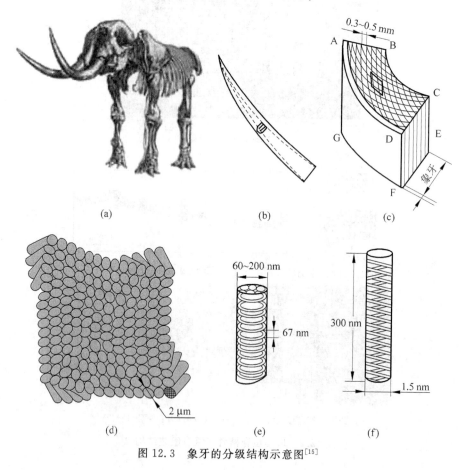

图 12.3 象牙的分级结构示意图[15]

12.2.4 人牙釉的自组装分级结构

牙釉质是人体内矿化程度最高的组织,具有很高的硬度和耐磨性能,而这些都与其特殊的微结构密切相关。目前普遍认可的对牙釉质微结构的描述为:牙釉质由细长的釉柱构成。釉柱起于牙本质釉质界,在釉质内层 2/3 组成取向相互交叉的釉柱层,而在表层 1/3 范围内,它们相互平行,呈放射状排列,并垂直于表面[16](图 12.4)。釉柱由纳米纤维状 HA 晶体按照一定排列规律构成,在显微范围内,这些晶体纤维沿其长轴方向互相平行排列并可能形成团聚,进而构成釉柱和釉柱间质[17]。

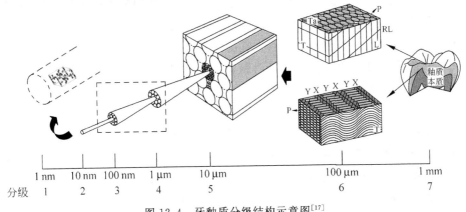

图 12.4 牙釉质分级结构示意图[17]

这个分级结构的最低一级是牙釉质的主要成分:六方羟基磷灰石晶体。HRTEM 和 SAD 分析结果表明,这些晶体具有 c 轴平行于纤维长轴的择优取向。羟基磷灰石晶体首先形成了矿化的纳米级纤维。纳米纤维的平均直径为 30.6 ± 4.7 nm,这是釉质的第 2 级分级结构。纳米纤维相互平行排列,进而大约每 10 到 20 根纳米纤维聚集组成直径为 101 ± 12 nm 的微纤维,形成第 3 级分级结构。因为由长轴方向互相平行的纳米纤维组成,所以微纤维也是沿长轴相互平行排列,并进一步组装构成更粗的纤维束,平均直径为 $(8.0\pm1.5)\times10^2$ nm。在显微范围内,纤维束也是沿长轴方向平行排列的。这是釉柱的第 4 级分级结构。釉柱的第 5 级分级结构是釉柱和釉柱间质,这是釉质的主要承力结构。釉柱和釉柱间质是由纤维束沿两种不同的取向通过平行排列组装而成。在釉质表面 1/3 层内,釉柱以放射状方式排列,在内 2/3 层则以交叉方式排列。釉柱的这些排列方式就是第 6 级分级结构。釉柱以不同排列方式最终构成的覆盖在整个牙冠表面的釉质层是第 7 级结构[17]。

12.2.5 鱼耳石的自组装分级结构

耳石是存在于硬骨鱼类内耳(innerear)膜迷路(membrane labyrinth)内的硬骨组织,主要由碳酸钙构成,起平衡和听觉作用。内耳的椭圆囊(utriculus)、球囊(Sacculus)和听壶(lagena)中分别具有微耳石(lapillus)、矢耳石(sagittae)和星耳石(asteriscus)各一对。鱼耳石是鱼体内的一种重要的、以碳酸钙晶体为主要无机成分的、高度矿化的生物矿物。以鱼耳石为代表的碳酸钙基生物矿化组织是目前正在被广泛研究的天然生物材料。鱼耳石具有独特的晶型构成和分级结构。研究显示,星耳石由球文石构成,微耳石及矢耳石由文石构成,这为我们研究碳酸钙的晶型转换提供了很好的样本。尽管组成鱼耳石的无机矿物是很普遍的碳酸钙盐,但天然生物矿物很少采用纯的无机矿物构建而成,几乎所有的优异生物矿化材料都采取了以基质蛋白为主的有机分子调控无机相生长的策略。包括鱼耳石在内的碳酸钙基矿化生物材料的形成过程均是典型的蛋白调控下的碳酸钙各种晶型的生物矿化过程,包含了基因控制蛋白表达、组装、控制矿化等过程,并最终形成了复杂的分级组装结构。

鱼耳石可能记载着鱼类生活史中所经历的不同环境状况。鱼耳石的生长几乎伴随鱼的整个生命过程,并发育出明显的年轮、季轮和日轮,为每年、每季和每天鱼类个体自然生长和年龄的记录。耳石的孵化痕、初始摄食轮、稚轮、次生核还记录着鱼类早期生活史阶段的转化。与骨骼等生命矿物的载体不同,耳石的各种内外属性一旦形成,便不再参与机体的生理代谢过程,不会被改变、吸收和重组。因此,鱼耳石被认为是环境信息的良好载体,这一点越来越引起研究者的注意。现在,随着测试技术的发展,借助电子微探针或质谱仪等仪器,能获得耳石元素指纹。通过耳石元素分析,可将鱼类与其生存的环境联系起来,重建其生活史中各个阶段的环境状况。下面以鲤鱼微耳石为例做一个简单的说明。

微耳石的第 1 级分级结构:基本组成成分

研究证明微耳石是由文石晶体构成,根据高分辨透射电镜(HRTEM)及选区电子衍射(SAED)结构可以看出,微耳石的基本矿物单元是文石的纳米晶,其中(111)和(002)取向已经标注(图 12.5)。

微耳石的第 2 级分级结构:纳米纤维

图 12.5 显示文石晶体具有 c 轴方向的择优取向,纳米晶体按照 c 轴择优相互平行的方式排列,进而形成了直径约 60 nm、长度约 1.5 μm 的纳米纤维,微耳石中的这种文石晶体的生长方式与无机成因的文石相同,但在有机基质的作用下,文石晶体长度被控制,没有生长成为针状。图 12.6 中黑色箭头指示了纳米纤维的长轴方向。从图中可以看出,每根纳米纤维都由一些蛋白包裹。

第 12 章 仿生制备生物材料

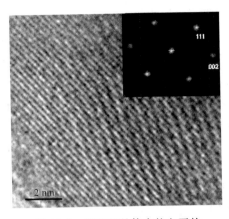

图 12.5 微耳石晶体中的文石的
HRTEM 和 SAED 结果

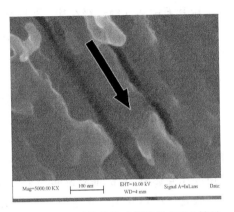

图 12.6 文石晶体纳米纤维的 SEM 结果

微耳石的第 3 级分级结构：纤维排列

由文石晶体纳米纤维经过聚集组装而成的有特殊结构的排列是微耳石分级结构的第 3 级。SEM 的观察结果如图 12.7 所示。其中从(b)图，我们可以看出文石纳米纤维在二维方向上彼此紧密的平行排列，形成了纤维层结构。从(a)图可以看出，每一层都按照图中黑色箭头方向延伸，在纤维层的垂直方向，不同的层彼此堆积，层与层之间的纳米纤维依然保持互相平行，不存在类胶合板式排列方式。

微耳石的第 4 级分级结构：文石棒

文石层沿着图 12.7 黑色箭头方向延伸至数微米，在垂直与文石层面的方向堆积至 2~3 μm，形成了三维的棒状聚集体。棒的长轴方向平行于文石层面的延伸方向，如图 12.8 所示，我们可以发现相邻的文石棒内的文石纤维方向彼此平行，不同的文石棒之间应该是由棒与棒之间的蛋白质所分割开的。有机基质在文石纤维长轴方向的吸附阻止了文石纤维继续生长，从而控制了文石棒的直径。相邻的文石棒之间不存在取向的差异。

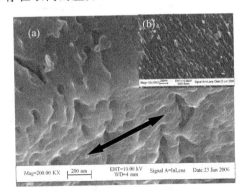

图 12.7 纳米纤维排列的 SEM 结果

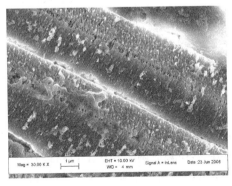

图 12.8 微耳石第 4 级分级结构文石棒的 SEM 照片

微耳石的第 5 级分级结构：取向畴

我们发现在图 12.9 黑色圆圈区域内的文石棒的长轴方向互相平行，方向如图中黑色箭头所示，这些彼此平行的文石棒在一定的区域内形成了有一定取向的畴结构。各个畴的大小不完全相同，大致为数十个微米。

这样的取向畴结构并非仅在耳石中存在，冯庆玲等[18]在贝壳珍珠层的结构中首先发现了取向畴结构，并用贝壳生长的矿物桥理论进行了阐释。

由此可以推测，耳石中的晶体虽然被有机基质所包裹，但无机物彼此之间并不是独立的，他们的取向信息在一定范围内可以相互传递，甚至可以通过无机晶体与有机基质的相互影响，有机基质也起到了传递无机晶体的取向信息的作用。

微耳石的第 6 级分级结构：畴结构的排列

微耳石的第 6 级分级结构是第 5 级分级结构在微耳石日轮层内的排列，如图 12.10 所示，相邻的晶体取向畴之间具有相似的取向，黑色箭头为各个不同取向畴中的晶体排列方向，经过多个视场中取向畴夹角的测量，相邻取向畴之间的夹角不超过 20°。构成畴结构的文石棒的方向并不在耳石日轮层内，而是与日轮环的表面方向有一定的夹角。

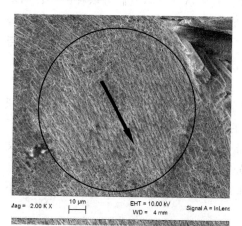

图 12.9 微耳石第 5 级分级结构取向畴结构的 SEM 照片

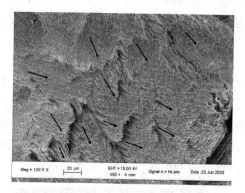

图 12.10 微耳石第 6 级分级结构取向畴结构排列的 SEM 照片

微耳石的第 7 级分级结构：微耳石的日轮

图 12.11 即为鲤鱼微耳石的日轮结构，将微耳石制成光片后在 BX60F5 数控偏反光显微镜下观察其显微形貌。可以看到，耳石中心为椭圆状核，核的中心是耳石原基，原基外为许多排列有序、明暗间隔的环状条纹，即为日轮。大多数耳石只有一个中心核，少数有两个到三个，耳石的中心核由无定型碳酸钙组成[112]。一个日轮是由一条透明的增长带和一条暗色间歇带组成，两个带交替分布。图中浅色的亮区为碳酸钙区，暗场区域为蛋白区。图中每个亮区加上暗区的宽度约为 1~2 μm，标志着鲤

鱼生长了一天。作为总结,图 12.12 给出了鲤鱼耳石的分级结构示意图。

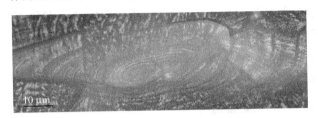

图 12.11 微耳石第 7 级分级结构日轮结构的光学显微镜照片

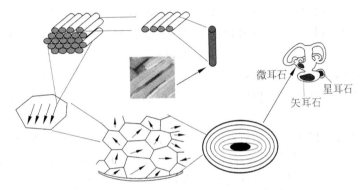

图 12.12 鲤鱼耳石的分级结构示意图

自组装分级结构是一种普遍存在于生命体系中的现象,是生命本质的内容之一。一旦开始运行,自组装过程就将按照它自己内部的计划进行,可能朝着一个更为稳定的状态,或者向着某个系统,其形式和功能已经在它的部件中编码。更确切地说,自组装是一种无外来因素条件下形成超分子结构的过程。大量复杂的、具有生物学功能的分级结构是通过分子自组装形成的。

12.3 合成碳酸钙晶体的晶型及形貌控制

体外矿化模拟是研究生物矿化机理的一种较为简便、直接的方法,研究生物矿化的机理可以为仿生制备新材料提供理论依据和合成手段。碳酸钙是生物矿化的主要无机体系之一。近年来碳酸钙的体外矿化模拟使用了生物提取及人工合成的添加剂和模板进行研究。因为生物体中的矿物合成过程几乎都是在有机基质参与下进行的,一般来说其过程与水溶液中的反应不同,有机基质可以定义为由有机成分组成的局域化表面和界面,是生物系统矿化的媒介,同时也决定了矿物颗粒的空间取向和结构。有机基质界面的活性位点从组成、结构、形态各方面决定着矿化过程按有序组织成核,在每个成核位置,分子之间的相互作用具有多方面的高度互适性。

碳酸钙由于生物相容性良好,在医用植入材料方面具有广泛的应用,例如有制备具有多孔形貌或者具有包覆作用的碳酸钙微颗粒,应用于植入材料的报道[19-20]。此外,方解石由于其良好的取向性和晶体外形,成为有机-无机界面相互作用研究中采用的主要无机体系,用来分析在水溶液中使用各种生物、非生物的添加剂和模板时,对晶粒的形貌、大小、分布、晶型的影响。

根据添加剂和模板的不同,对于碳酸钙调控机理的研究可以分为以下几个部分。

12.3.1　Mg 离子作为添加剂

海水中含有 0.13% 质量分数的镁,镁钙含量比约 3∶1,很早之前研究者们就在对海洋生物矿化的研究中发现了镁离子对碳酸钙晶体沉积的影响。

镁离子可以替换方解石中的钙离子位置形成含镁方解石,从而导致方解石结晶形貌的变化,但是镁离子却无法进入文石晶体的晶格[21]。当溶液中镁离子含量较高时,这种作用可以抑制方解石晶核的形成而促使文石的晶核得以长大,达到调控晶型的目的。因此在一些模拟生物体调控文石晶型的实验中,也会采用镁离子来诱导文石的生成[22]。

镁离子还可以稳定无定型碳酸钙。Raz 等人[23]研究了海胆幼体骨针中无定形碳酸钙过渡相,发现在没有镁离子时只有方解石相,而其中的蛋白质大分子不能诱导出无定型相,这就说明镁离子在对无定型相的稳定中起着重要作用,而含镁量很高的方解石是通过含镁无定型相的晶型转变形成的。Meldrum 等人[24]也发现了镁离子结合在无定型碳酸钙中很大程度延缓了其向晶体相的转变,这一影响随结合在无定形碳酸钙中的镁离子含量增加而增大。在生物体系中,镁与有机基质的共同作用对稳定无定型碳酸钙起到了重要的作用,含镁的无定型碳酸钙在长时间内是稳定的,可以在结晶之前准备组装出理想的结构和形态[25]。

Richard A. Dawe 等人[26]研究了镁离子对方解石沉积动力学和晶体形貌的影响,研究表明镁离子降低了方解石的生长速度,镁离子吸附在方解石晶体表面形成新的晶面,同时导致方解石晶体形貌发生改变。S. L. Tracy 等人[27]在含有镁离子和硫酸根离子的溶液中沉积了球形碳酸钙,研究揭示了当溶液中钙离子、碳酸根离子、镁离子和硫酸根离子浓度为某一最佳值时,可全部生成球形的方解石晶体。A. Ripamonti 等人[28]研究了在镁离子和高分子电解质共同存在下的碳酸钙结晶情况,发现溶液中钙镁离子摩尔比和高分子电解质种类对碳酸钙结晶都有很大影响,但它们对晶体生长的抑制机理尚不是很清楚。S. Weiner 等人[29]研究了含镁方解石的形成,得出含镁量很高的方解石是通过先形成的无定型相形成的;另外他们还研究了蛋白质和镁离子对海胆幼体骨针中无定形碳酸钙过渡相形成和稳定的作用,发现在没有镁离子时只有方解石相形成,得出在其实用的浓度下仅有蛋白质大分子不能诱导出无定型相,但镁离子在稳定无定型相中的确切作用仍然难以解释清楚。J. Aizenberg 等人[30]首次以含羧酸官能团的自组装薄膜为模板,使用镁离子作为生长调节剂合成了具有均匀形核平面、均匀形貌和尺寸的方解石晶体。A. sugawara 等人[31]在壳聚糖基体上通过壳聚糖、天冬氨酸和镁离子的共同作用沉积出碳酸钙文石薄膜。在没有镁离子存在下沉积出呈环形的均匀薄膜,结构为方解石、文石和球文石混合相;加入镁离子后沉积出表面更为光滑的均匀薄膜,文石相晶体占95%以上,没有球文石相。F. C. Meldrum等人[32]研究了镁离子在稳定无定型碳酸钙和控制方解石形貌中的作用。实验表明,镁离子结合在无定型碳酸钙中很大程度延缓了其向晶体相的转变,这一影响随结合在无定型碳酸钙中的镁离子含量增加而增大。在生物体系中,镁特别是它与特殊有机添加剂结合使用时对稳定无定型碳酸钙的作用是极其重要的,含镁的无定形碳酸钙在长时间内是稳定的,可以在结晶之前模造出理想的结构和形态。另外,他们还研究了镁和有机添加剂共同存在时对方解石沉积的形态影响,与有机添加剂单独作用相比,实验中得到含镁方解石,随镁离子浓度的改变展现出一系列的形貌,其作用机理可能是镁离子吸附在晶体表面以及通过改变方解石形核与生长过程从而影响晶体的形貌。

焦云峰等研究了镁离子与胶原蛋白对碳酸钙晶型转变的作用[25],结果表明,在胶原蛋白与镁离子共同作用下,碳酸钙晶体的生长受到更为强烈的抑制,更趋向于生成文石晶体。其中镁离子对碳酸钙的晶型转变起了决定性的作用。在未加胶原蛋白只有镁离子作用的实验中,只有当钙镁离子质量浓度比大于4时才有文石相生成,在低于这个比例下只有方解石或含镁方解石生成。胶原蛋白的加入使得在较低的镁钙比例(钙镁比为2)下便获得了文石晶体,这表明胶原蛋白不仅能够抑制方解石的生长,而且对镁离子控制碳酸钙晶体的晶型也有一定的促进作用。胶原蛋白与镁离子结合作用强烈抑制了方解石晶体的生长而有利于文石晶体的形成。其中镁离子对碳酸钙的晶型转变起了决定性的作用。

12.3.2 有机小分子作为添加剂

本节主要介绍使用简单氨基酸、表面活性剂作为添加剂对碳酸钙的沉积结果进行分析的研究现状。

氨基酸按照R基所带电荷的负电性可分为酸性、中性和碱性三种。中性和碱性的氨基酸由于负电性偏正,与Ca^{2+}离子间的交互作用很小,对碳酸钙结晶的晶型和形貌影响很小;而酸性氨基酸由于带负电,可以与游离或者晶体表面的Ca^{2+}离子吸引,从而改变碳酸钙的结晶过程[33]。Tong等人[34]使用左旋天冬氨酸调制出了多孔的球文石晶体,分析认为天冬氨酸与碳酸钙表面有着强烈的吸附作用,这种吸附作用抑止了方解石的形成,导致球文石晶相;同时,限制了球文石晶粒的尺寸,分散的颗粒团聚后形成多孔的结构。Manoli等人[35]研究了谷氨酸对碳酸钙结晶的影响,认为其稳定了球文石晶型。

表面活性剂的种类非常多,广泛应用于自组装领域的研究中,它是一种双亲分子,其分子链一端亲水、一端亲油,这种性质使其很容易聚集在固液、气液界面处,改变表面能,影响沉积过程,与氨基酸的表面吸附作用具有一定程度的类似。使用阴离子表面活性剂作为溶液添加剂研究碳酸钙沉积的工作近年来刚刚展开[36-38]。

Li 等人[37]制得了活性剂稳定的无定型碳酸钙纳米颗粒,如图 12.13,这些几十纳米的颗粒在水溶液中可以转变为球文石的粒状或棒状颗粒,而晶粒的外形可以通过调节钙离子浓度、活性剂的浓度而达到。Donners 等人[38]使用了另一种表面活性剂,制得了稳定的无定型碳酸钙,并在几天后外部转变为方解石晶体。由于表面活性剂自组装形态的多样化,利用其控制碳酸钙的晶型和形貌也具有多样化的特点,具有广泛的研究前景。

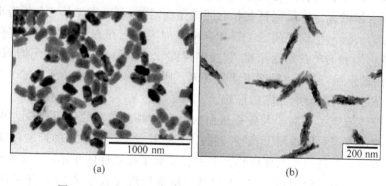

图 12.13 活性剂导致的粒状、棒状球文石纳米颗粒[37]

12.3.3 生物大分子作为添加剂

使用人工合成或者生物体内的大分子对于碳酸钙晶体进行调控的主要手段是作为模板,其中最主要的是使用贝壳中的提取蛋白质,而使用人工合成大分子进行晶型和形貌控制的实验也主要是受生物启发的研究。

沈方宏等[32]研究了 I 型胶原蛋白存在时,生成的方解石形貌,发现方解石的表面台阶形貌随着胶原浓度的升高有着增多的趋势,因此推测胶原在台阶边缘的吸附会抑制台阶的推移。焦云峰研究了胶原蛋白对碳酸钙晶体形貌的影响[18]。没有蛋白质存在的情况下,方解石晶体呈现规则的菱形形貌。溶液中加入胶原蛋白后,碳酸钙晶体的形貌发生显著的变化。在胶原蛋白作用下方解石晶体的生长受到抑制,生成了具有多层形貌的方解石晶体(图 12.14(b)),内部为层片状生长结构。当溶液中有少量镁离子存在时,仍能看到方解石表面的层状生长结构。

方解石晶体的数量和大小随着胶原蛋白浓度的改变而改变,胶原蛋白的浓度增加,晶体数量增加,晶体尺寸变小。在胶原蛋白浓度较低时得到的晶体尺寸大并且分布不均匀,局部区域存在晶体的聚集;当胶原浓度增加到很高时,能够得到尺寸分布均匀,分散较好的球形形貌的文石晶体。在图 12.15(a)中我们可以看到晶粒尺寸较小,分布很均匀的文石晶体。

Zhang 等人[40]使用壳聚糖作为模板,没有添加剂时不具有表面诱导作用,但用聚丙烯酸作为添加剂时,则诱导出了方解石和球文石晶体。分析认为吸附后的聚丙

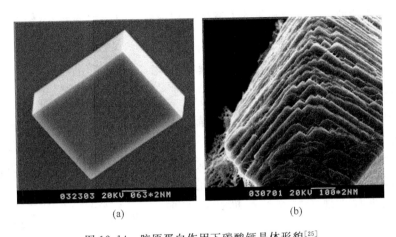

图 12.14　胶原蛋白作用下碳酸钙晶体形貌[25]

(a) 胶原浓度为 0.1 g/L 时形成的方解石晶体形貌；(b) 胶原浓度为 1 g/L 时形成的方解石晶体形貌

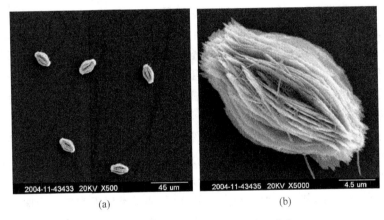

图 12.15　纺锤体形貌的文石晶体[25]

(a) 分布均匀的纺锤体形貌的文石晶体；(b) 单个纺锤体文石晶体的内部形貌

烯酸侧链羧基具有 5 Å* 的周期结构，与方解石中的钙离子间距相同，这种结构诱导了钙离子的聚集和形核。Gower 等人[41]使用聚天冬氨酸沉积出了表面具有螺旋状坑洞的方解石，以及中空螺旋状形貌的球文石，在更高的聚天冬氨酸浓度下还可以在玻璃基底上形成晶体膜层。分析认为这种形貌是由于晶核在溶液中沿着聚天冬氨酸表面形成并长大导致的[42]。Falini[43,44]使用了含有聚天冬氨酸和聚谷氨酸的凝胶作为模板，通过改变凝胶中聚合物的含量，分别诱导出了具有一定取向的方解石、文石和球文石晶型，证明了微环境对决定晶体的晶型有着重要的作用。Kato 等人[45]使用几丁质作为基底，类似酸性大分子的聚丙烯酸作为添加剂，也得到了文石薄膜。此

---

* 1 Å＝0.1 nm.

外还有许多实验使用非生物相关的人造聚合物进行界面诱导的研究,例如聚丁二炔膜[46],水凝胶[47]等。

12.3.4 贝壳中提取蛋白质的体外模拟矿化

贝壳的结构复杂,晶型多样,图 12.16 所示即为红鲍鱼壳层结构。生物体的基因、细胞到底是怎样通过蛋白质达到调控晶型和形貌的目的的,是研究者最为关注的问题。为了揭示这种复杂的生物矿化的微观机理,在体外环境中模拟贝类的体内微环境进行碳酸钙的沉积实验,可以更深入地了解这种有机-无机界面作用。

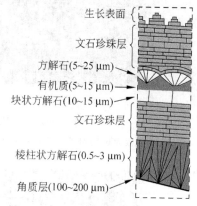

图 12.16 红鲍鱼壳层的七层结构[48]

冯庆玲等的一些工作曾经发现[49],SM 主要起着调控晶型的作用,在珍珠层 SM 存在的条件下,沉积出的碳酸钙晶体中可以含有少量的文石晶体,而棱柱层的 SM 却没有这种效果。Falini 等人[50]仿照珍珠层有机质的成分,使用枪乌贼中提取的 β 几丁质和蚕茧中的丝蛋白,用甲醇处理将溶解丝蛋白结合在 β 几丁质表面,形成类似珍珠层中 IM 的结构;同时从双壳类的棱柱层和珍珠层中分别提取 SM。使用此 SM 和人工合成的 IM 进行碳酸钙的沉积,使用棱柱层 SM 时得到了方解石晶体,使用珍珠层 SM 时得到了文石晶体。Belcher 等人[51]通过提取鲍鱼壳中的酸性大分子,也发现了其对于方解石和文石的晶型选择具有决定性的作用。在文石层提取的酸性大分子存在时,还生成了具有硬币堆垛形貌的文石片,并且 c 轴都垂直于晶片面,非常类似于鲍鱼中珍珠层的生长前沿。另外一些研究者通过 SDS-Page 凝胶电泳分离珍珠层中的蛋白[52-54],分离出了不同分子质量的 SM,并且通过沉积实验发现某些 SM 可以特异性的诱导出文石晶体。Thompson 等人[55]通过原子力显微镜观察到了在珍珠层蛋白存在时方解石的{104}面上会生长出(001)的文石晶体。

这些结果都证明了酸性大分子在决定碳酸钙晶体的晶型和取向上具有重要作用,而且其原因在于酸性大分子中具有很多的 Asp 和 Glu 序列,其二级结构为反 β 折叠片,这样在酸性大分子的面内,就会分布着一些由 Asp 和 Glu 贡献的酸性侧链—COO—。由于负电荷可以吸引钙离子,这种周期性的结构便会导致晶体的生成。

Marxen 等人[56]通过钙同位素在淡水蜗牛壳 SM 和 IM 表面的吸附发现,弱碱性条件下钙离子的吸附强于弱酸性条件,在使用类似外套膜溶液的环境下,钙离子在 SM 表面发生了强烈的吸附作用。Zhang 等人[57]通过克隆分析珍珠牡蛎的一种特定相对分子质量的 SM,发现其具有类似表面活性剂的特征,如图 12.17 所示,中部为甘氨酸富集区,一端为亲水段,另一端为中性端,这样自组装以后就可以形成周期性的结构诱导无机晶体的生成。

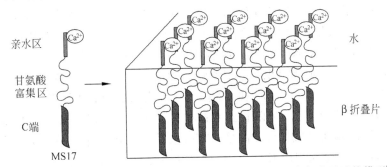

图 12.17 由氨基酸序列推断的 MSI7 可溶性蛋白结构以及结合钙离子形核模型[57]

碳酸钙的晶型调控以及晶型转变一直是研究者比较关心的问题,其中最为普遍的是贝壳的"方解石-文石"问题。在体外建立一种简单的调控碳酸钙晶型的实验方法,分析其中的影响因素,可以为理论计算提供实验依据,使得这种调控手段从定性向定量发展。

使用扩散方法,通过添加 Gly、改变溶液量、改变基底收集方式,可以获得近乎纯净的无定型碳酸钙、方解石、球文石、文石的微米级颗粒(图 12.18)。

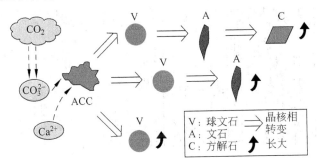

图 12.18 晶核相转变示意图(在不同阶段长大会得到不同晶型的晶粒[58])

使用珍珠层提取 IM 膜作为基底时,所得到的 SEM 图像都有一个共同的特征,就是在膜层边缘晶体的密度要远远大于膜层的中部区域,参见图 12.19(d),这说明了膜层边缘具有诱导形核的作用,产生了很多原位形核长大的晶体;而中部的诱导作用则没有或者很弱,这些晶体可能是诱导形成的,也可能是溶液中形成后落在膜表面的。

无添加剂时,合成的碳酸钙晶体仍然保持正常的菱状形貌,如图 12.19(a)中小图所示,有少部分的晶体被翻转了过来(使用镊子取出和固定 IM 膜时,不可避免地会与膜表面发生剐擦,这是最可能的原因),这样就观察到了晶体和膜层之间的部分,其界面类似锯齿状,非常不规则,也表明了此晶体不是在溶液中生成后才落在膜层表面的,而是在膜层表面生长出来的。在 Gly 存在时,膜层边缘的晶体形貌与硅片上的结果对比相差很大,见图12.19(b),晶粒呈现"菠萝"状外观,表面的小突起都为三个正方向棱组成的小三棱锥,即晶体的 c 轴方向向外;然而整个晶粒并不是一个单晶,因为从表面小三棱锥可以看出,虽然他们的 c 轴方向类似,但是 a、b 轴方向不完全相同,具有这种形貌的晶体可以大量观察到。同样也可以发现少量的被翻转晶体,如图12.19(c),其界面形貌呈现中心对称特征和放射状特征,中心和边缘部分较高,之间的区域则凹下去一些。需要说明的是,图中列出的翻转晶体均不是个别现象,如果在SEM观察时仔细寻找,可以看到有这样的翻转晶粒。对于其形貌的描述也是建立在多个类似晶粒的观察上,因而是具有代表性的。在Asp存在时,除了"菠萝"状形貌以外,也有更加无规的形貌,如图12.19(d)所示。在以上所有的实验中,几乎所有的碳酸钙晶体都为方解石晶型,小图中列出了样品的XRD衍射图作为代表。珍珠层去钙化后得到的IM膜具有边缘诱导碳酸钙晶体的作用,这点可以通过晶体密度分布和翻转晶体的形貌得到证实。通过对翻转晶体的标定可以确定界面诱导具有[001]定向的特征。在Gly存在条件下,晶体具有"菠萝"状外形,翻转晶体界面具有中心和边缘部分高、之间区域低的放射状形貌,这些形貌可以通过建立的膜层-晶体 c 轴定向诱导模型得到完全的解释。棱柱层去钙化后得到的IM膜不具有诱导晶体形核的作用。

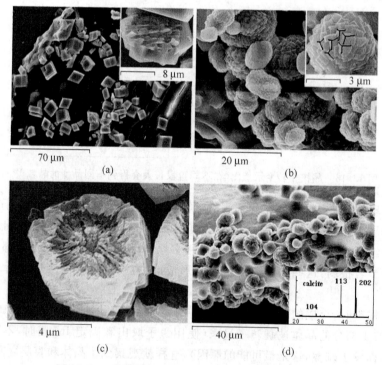

图12.19 珍珠层IM膜基底上生成的方解石晶体[58]

12.3.5 耳石中提取蛋白质的体外模拟矿化[59]

因为在天然生物材料中极少存在有球文石生物矿物,在对碳酸钙进行的体外矿化模拟实验中,较为常见的是有机基质对方解石和文石的晶型调控及相互转化,对于球文石的研究相对较少,尤其是利用鲤鱼耳石的提取蛋白进行生物矿化模拟的研究更少。

清华大学生物材料研究组进行了碳酸钙的体外矿化模拟实验。一是在鲤鱼的微耳石及星耳石上原位晶型体外矿化模拟实验,二是分别用鲤鱼的微耳石提取的水可溶、酸可溶、酸不可溶,以及星耳石中提取的水可溶、酸可溶五种蛋白溶液,利用滴定法进行碳酸钙的体外矿化模拟实验。利用不同晶型生物矿物中提取的不同成分蛋白分别对碳酸钙进行体外矿化模拟实验,探讨不同蛋白在控制碳酸钙晶型方面的作用。结果体现了有机基质是矿物形貌、尺度及结构控制的重要因素。

12.3.5.1 耳石基底上形成的碳酸钙

利用扩散法在鲤鱼的星耳石及微耳石的断面上进行体外矿化模拟。矿化结果显示基于微耳石断面的原位生长碳酸钙晶型及形貌未因溶液中是否添加蛋白而发生影响,这说明微耳石表面蛋白对矿化的影响大于溶液中蛋白对矿化的影响。星耳石断面上生长的碳酸钙形貌和聚集状态发生了较大的变化。矿化均在耳石的表面发生,耳石表面的蛋白在体系中是控制矿化的主要原因。

微耳石浸入矿化液中 10 min,表面已经覆盖了一层形貌单一且具有相同取向的针状晶体,晶体长度约 1 μm。与已知的碳酸钙多晶型的形貌进行比较分析,实验中所得到针状晶体为文石晶体。将矿化后的样品做微区 XRD 分析,结果与未矿化前相同,未发现非文石的其他峰的出现。

在同样的矿化液、同样矿化时间、同一密闭容器中,星耳石表面的矿化结果显然大不相同,在星耳石表面形成的碳酸钙为碟状晶体。从碳酸钙形貌学分析,晶体为球文石,晶体尺寸较小,为 300~400 nm。未矿化的部位为星耳石表面。将矿化后的样品做微区 XRD 分析,结果与未矿化前相同,未发现非球文石峰的出现。

体外矿化模拟实验结果显示球文石晶体呈现层状生长。随着时间的增长,球文石体积略有增加,相邻球文石晶粒相接触,形成了球文石层。在水溶蛋白的存在下,蛋白从溶液中被吸附在球文石层表面而形成了蛋白质层,这样的蛋白质层在接下来的矿化过程中可以继续调控球文石的形核与生长,从而形成了多层的有机/无机复合结构。在方解石表面进行氨基酸的吸附并调控方解石晶体的体外矿化模拟工作[60]显示氨基酸液可以调控方解石形成多层有机/无机复合结构,由此可见,大分子蛋白及氨基酸均可以在与无机晶体形成过程中通过相互作用而形成复合的结构。

在以文石为矿物成分的微耳石表面,碳酸钙生长成为良好的针状文石晶体,且具有一致的取向;以球文石为矿物成分的星耳石表面,碳酸钙生长成为良好的碟状球文石晶体。与文献中报道耳石断面得到的碳酸钙多种晶型共存的结果不同[61],实验在微耳石表面得到了单一的文石晶体,并且第一次在星耳石表面得到单一的球文石晶体,两者中均未发现有方解石晶体的掺杂,而且单位面积的晶粒数目也有大量的增加。

实验采取了在矿化液中加入蛋白溶液,目的是接近天然状态下耳石的生长过程,但因为此方法无法引入微耳石中的酸不可溶蛋白,所以矿化过程缺乏结构蛋白成分,体外矿化结果调制出了文石晶体,但未模拟出微耳石中的文石结构。另外星耳石表面在微米尺度上均为单一形貌,体外矿化的结果中,球文石晶体为多个碟状球文石的聚集形貌。与文石晶体矿化结果类似,球文石在生长的过程中也出现了取向上的一致;与文石不同的是,因为球文石本身结构相对单一且不含有酸不可溶蛋白,所以星耳石蛋白调控下球文石的生长过程还体现了结构上的调控作用。

12.3.5.2 微耳石蛋白诱导碳酸钙生长

(1) 水可溶蛋白吸附的基底上的矿化

将表面氨基化及羧基化的硅片浸入 20 μg/mL 的蛋白水溶液中 10 h,使得蛋白能够充分地在硅片表面吸附。采用扩散法进行体外矿化模拟,$CaCl_2$ 溶液浓度为 0.01 mol/L。为了了解矿化在各个时期的情况,在矿化进行 5 min 后,取出硅片,进行矿化初期的研究。矿化结果显示,水可溶蛋白在矿化初期可调制无定型碳酸钙的生成,如图 12.20 所示。从碳酸钙的形貌学来看,这样的形貌不属于任何碳酸钙的晶体形貌。能谱结果显示,其成分为碳酸钙。

XRD 结果显示矿化初期形成的矿物为无定型碳酸钙,如图 12.21 所示。与碳酸钙晶体不同,无定型碳酸钙没有特定的形貌,本文中的无定型碳酸钙生长为树枝状。很快无定型碳酸钙便向文石晶体开始转化,这说明在体外矿化模拟过程中无

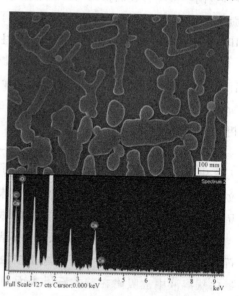

图 12.20 水溶蛋白调控下碳酸钙矿化初期 SEM 及能谱结果

定型碳酸钙是文石的前驱相。在耳石中,研究表明中心核区的碳酸钙稳定的以无定型碳酸钙的形式存在,这与某些低等海洋生物如海胆刺中碳酸钙晶型相同,目前对于

其成因还没有明确的解释。

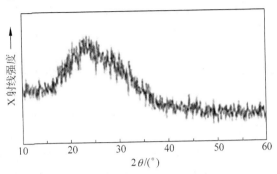

图 12.21　树枝状无定型碳酸钙 XRD 结果

在矿化进行 15 min 后,无定型碳酸钙已经全部转变为文石晶体,因为晶型的转变极为微观和迅速,所以实验中只观察到了初始的无定型碳酸钙及后来的文石晶体。调制生成的文石"长径比"较小,水溶蛋白的加入,抑制了文石晶体延 c 轴方向的生长,文石晶体未发育成为针状,而是成为了扁片状。其宽度 300～500 nm,长度 1.5～2 μm,这与图 12.22 中观察到的微耳石中的文石晶体棒较为相近。

体外矿化模拟得到的晶体从晶型、形貌、尺寸上均与天然微耳石相似,所不同的是,微耳石中的晶体有一定的结构和取向,而模拟得到的文石结构上是杂乱的。

(2) 酸可溶蛋白吸附的基底上的矿化

将吸附有酸可溶蛋白的硅片浸入 0.01 mol/L $CaCl_2$ 溶液中,在 CO_2 扩散条件下进行体外矿化模拟实验,实验中未得到无定型碳酸钙,15 min 后取出的样品

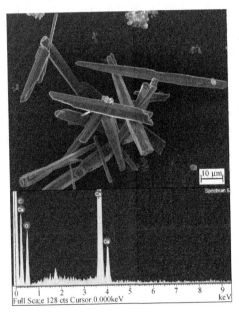

图 12.22　酸可溶蛋白调控下碳酸钙矿化 SEM 结果

SEM 结果显示,在酸可溶蛋白的调控下,碳酸钙以针状文石形态存在,这说明酸可溶蛋白有控制文石晶型的作用,但酸可溶蛋白不再具有调控文石晶体尺度的作用。与水溶蛋白调制的文石晶体比较,酸溶蛋白调制的文石晶体生长的更为完整,从形貌上更接近微耳石的 4 级结构——文石棒。所以微耳石结构的形成,是多种蛋白共同作用的结果。

由上述结果可以看出,在扩散法体外矿化模拟实验中,接枝了羟基及氨基的硅片表面只有方解石生成,这是因为微耳石中的水可溶蛋白与酸可溶蛋白均起到了调控

文石晶型的作用,其中水可溶蛋白还控制了文石晶体的尺寸,结果与微耳石的二级结构文石纤维相同。通常情况下,蛋白质的浓度会影响晶体的形貌,尤其是对方解石形貌的影响尤为突出,原因是体系中蛋白浓度的增加产生了更多的—$COOH^-$与Ca^{2+}的作用,产生了更多的形核位点,更有利于小晶粒的形成,而小晶粒的表面能较高,为了减小表面能,小晶粒在生长过程中发生了聚集,因此可以生长出形态各异的碳酸钙晶体[58]。

通过体外模拟的研究,我们可以发现,羧基在生物矿化的过程中具有看似矛盾的两种作用:诱导晶体形核和阻碍晶体表面生长。实际上,这两种作用可以归结为羧基与钙离子的吸附作用,而诱导形核和阻碍生长是这种作用的两种表现形式。当羧基存在于周期性的结构中时,其吸引的钙离子会排布成类似方解石或文石的(001)晶面的结构,这时钙再吸引溶液中的碳酸根离子进一步堆垛,就会形成碳酸钙的籽晶,因此羧基起到了诱导形核的作用;当羧基存在于溶液中时,会吸附在晶体表面裸露的钙离子附近,阻止或抑制溶液中碳酸根基团的进一步堆垛,因而蛋白中的酸性基团起到了阻碍已有晶体的表面生长的作用。

在碳酸钙矿化的初期发现了无定型碳酸钙的生成,无定型碳酸钙是碳酸钙诸晶型中最不稳定的一种,溶解度最大,极其容易向碳酸钙的其他晶型转变,在自然界中极少存在,在体外矿化模拟过程中也极少发现。Hasse等人[62]与Weiss等人[63]通过对不同种类的幼生贝壳的研究发现,不论是棱柱层还是珍珠层当中都含有较多无定型相,而无定型相在成年贝壳中含量很少,因此认为贝壳中的方解石或者文石相都是由无定型碳酸钙转变得到的。无定型碳酸钙在生物矿化过程中所起的作用,可能会比界面作用更为重要。Nassif等人[64]通过TEM高分辨相观察,发现贝壳珍珠层的文石板片边缘部分都存在着无定型相,很可能是在发生无定型-文石相转变过程后残留下来的,这为上述观点提供了新的实验依据。本实验在体外矿化过程中发现了无定型相的生成,证明了它是文石晶体的前驱相并在几分钟之内发生了相转变,这种现象只在水可溶蛋白体外矿化模拟过程中发生,酸可溶蛋白中发现有无定型相的存在,这说明富含酸性分子的分子量较小的水可溶蛋白更能诱发无定型碳酸钙的生成及延缓相转变的发生。

12.3.5.3 星耳石蛋白质溶液中碳酸钙的矿化

水可溶蛋白矿化结果

对水溶蛋白溶液法制备的碳酸钙粉末进行SEM及XRD分析可知,星耳石水溶蛋白在溶液中有较强的调控碳酸钙晶型的作用。SEM结果显示,晶体几乎均为球文石,偶尔有少量方解石晶体的出现,为了控制过饱和度及提供一个更接近自然状态的温和条件,反应物过饱和度控制的较低(在无蛋白质添加状态下,混合无机反应物,24 h以上无沉淀出现),而反应时间尽量拖长(矿物在生物条件下的生长通常是极其缓慢的过程),因而在水溶液条件下,产生了部分球文石向方解石晶型的转变。图12.23(d)的XRD结果证明了矿化的晶型组成。从(a)图纳米尺度上看,球文石不足 100 nm,均为小球晶粒,其形貌及排列方式与同尺度星耳石表面较为相似。从(b)图微米尺度上看,球文石纳米晶粒聚集态呈现出六边形形貌,中间鼓,边缘薄。这是由于在水溶蛋白的存在下,大量蛋白优先吸附在了球文石的 a 面及 b 面(参见图 12.25),从而抑制了球文石的生长,使得球文石小晶粒体现出"小胞"状形貌[65],也因此晶粒在 a、b 方向的生长速度逐步降低而在球文石晶粒(001)方向的堆积速度未发生明显变化,因而球文石以碟状的聚集态出现。

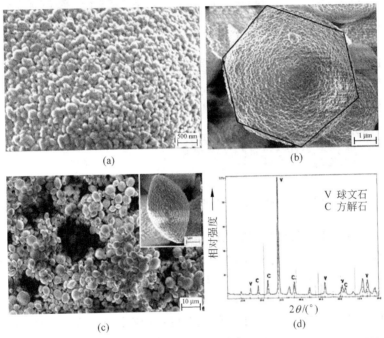

图 12.23 各尺度下观察的水可溶蛋白调制的球文石晶体 SEM 及 XRD 结果

酸可溶蛋白矿化结果

对酸可溶蛋白溶液法制备的碳酸钙粉末进行 SEM 及 XRD 分析可知,星耳石酸可溶蛋白在溶液中也可以调控球文石的生成,结果如图 12.24 所示。方解石数量与水溶蛋白矿化结果相比有所增加。在纳米尺度上,两种可溶蛋白调控下的晶粒尺寸及形貌几乎没有区别。在微米尺度上,球文石纳米晶粒呈现表面较平的六边形形貌,这说明酸可溶蛋白在晶体上吸附的结果使得 a、b 面的生长速度与 c 轴方向晶粒的堆积速度相当,球文石聚集体的尺寸 4~5 μm。从(c)图可以看到,当球文石与方解石晶粒在生长过程中相遇时,相互之间并没有发生晶粒的联合,而是各自按照原来的晶型继续生长,因而出现了球文石生长进方解石内部的情形出现。

星耳石的水溶蛋白与酸溶蛋白均有调控球文石核生长的作用,因其中氨基酸成分和序列的不同,两者对球文石矿化的形貌略有影响。相同之处在于球文石微晶均表现为"小胞"形式,且微晶尺寸均约为 80 nm,微晶的聚集体均为六方外观,但形

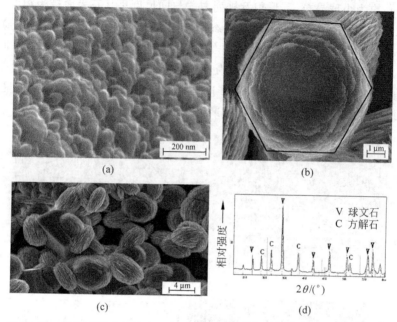

图 12.24　各尺度下观察的酸可溶蛋白调制的球文石晶体 SEM 及 XRD 结果

貌有所不同。晶体的形貌归根到底是由晶体在各个方向的相对生长速率决定。可溶性蛋白质或其他添加剂可选择性地吸附在生长晶体的特定晶面上,改变了不同晶面的相对生长速率,从而达到控制晶体形貌的目的。研究表明,血清蛋白等酸性蛋白优先吸附在八面体碳酸钙的(100)晶面上,可以减慢垂直于这个晶面方向上的晶体生长速率[66];由于方解石晶体表面的不同位点对胶原的吸附力不同,造成胶原对方解石不同位点的生长抑制程度存在差异,这种差异导致了方解石晶体的形貌发生改变[67]。

实验结果显示,同一种矿物中提取的不同分子量的蛋白在选择吸附到无机晶体表面的能力差别也可是导致晶体形貌的改变的原因。星耳石中两种蛋白调控下球文石形貌主要是由于蛋白质调控下,晶粒在二维聚集速度及三维堆垛速度之间的差别实现的。

图 12.25(a)、(c)中,a 方向及垂直纸面方向为球文石晶粒沿二维聚集方向,c 方向为球文石堆垛方向。在水溶蛋白存在下,因为酸性大分子中带负电荷的羧基产生的电场有利于其与球文石带正电荷的(001)和(100)晶面发生相互作用[56],使得鲤鱼星耳石水溶蛋白优先吸附在这两个晶面,但除了正负电场吸附能力的强弱,晶体生长的形貌还由结构、立体化学、动力学相关产生的尺寸和分子形状匹配等因素决定,因此蛋白在不同面的吸附能力存在差别也是导致晶体形貌不同的原因。水溶蛋白在球文石(001)面的强吸附使晶粒在 c 轴方向扩展速度被大大减弱,这样就可以导致(a)图中观察到的"飞碟"状晶体;而酸可溶蛋白在(100)与(001)面的吸附量大抵相当,导致球文石在两个方向上生长速度没有明显区别,因而产生了扁圆柱状晶体。

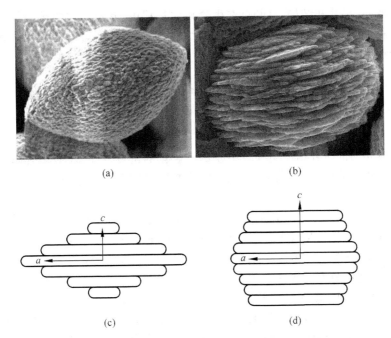

图 12.25　球文石在不同蛋白作用下聚集形貌示意图
(a)、(c) 水可溶蛋白矿化结果；
(b)、(d) 酸可溶蛋白矿化结果

在以往的工作中,科学家们用很多小分子添加剂如 L-Asp[68]等调控出球文石晶体,本组之前也用在体系中加入 Glu 来调控球文石的生成[58]。合成中相同的是,均用到了负电荷浓度较大的酸性氨基酸分子来稳定球文石。而图 12.23～图 12.25 是利用大分子蛋白质调控得到球文石。

鲤鱼微耳石可溶蛋白可以接枝在表面改性的硅片表面,水可溶蛋白不但可以调控文石晶体生成,对文石的尺度与形貌也有调控作用,得到的文石晶体与微耳石的二级结构单元十分类似。在水溶蛋白调控矿化初期,发现了无定型碳酸钙的生成,证明了无定型碳酸钙是文石的前驱相。酸可溶蛋白也可以调控文石晶体,但生成物形貌更接近无机文石,可见酸可溶蛋白调控能力减弱。

星耳石提取蛋白可以在溶液法中调控纳米球文石晶体生成。通过对大量的球文石颗粒进行观察,发现了部分晶粒具有六次对称特征和层状生长特征,因此认为这些晶粒是通过 c 轴定向的层状堆垛生长方式形成的。星耳石蛋白在控制球文石晶粒的生长及聚集状态过程中发挥了作用。快速搅拌可以稳定球文石的存在,因此在溶液法合成碳酸钙时应注意控制搅拌速度。

在碳酸钙体外矿化模拟过程中,可以发现球文石向方解石以及文石向方解石的转变,但是没有发现球文石向文石晶体的转变过程。

生物体中碳酸钙的矿化过程是有机基质指导下的成核、定向及生长的过程。有机大分子经自组装后对 $CaCO_3$ 的沉积起模板作用,使形成的矿化物具有特定的晶相、形貌、取向、尺寸和结构。同时，在生物矿化过程中，有机基质与碳酸钙晶体之间存在着多种复杂的相互作用和多种形式的结合，使得基质大分子的微观结构发生改变，这更有利于形成高度有序的生物矿物。

12.4 微印法(micro-printing)实现结晶位点控制[69,70]

前几节介绍的研究内容主要集中在诱导矿化的机理方面，而使用胶印法控制固体表面的碳酸钙形成的位点、大小、取向的研究则更倾向于工艺，这正是本节要介绍的主要内容。

Aizenberg等人[71-74]所使用的胶印是使用具有微米图案结构的橡胶印，使用特制的"墨水"例如$HS(CH_2)_nX(X=COOH, SO_3H, OH)$，在基底上进行微接触印制以后，含硫的一端会连接在基底上，露出X基团，而未接触的部分需要用$HS(CH_2)_nCH_3$清洗而露出甲基基团，这样的表面倒置于碳酸钙过饱和溶液中时，由于X基团对于钙离子的吸附、形核诱导作用，刻印过的部分会长出结晶而其他部分没有。

如图12.26所示，实验中如果选用不同的基底和墨水，可以得到取向不同的方解石晶体；使用不同的图案的橡胶印也可以得到不同的结晶图案；使用不同的钙离子浓度，则可以控制晶粒的数量和大小。

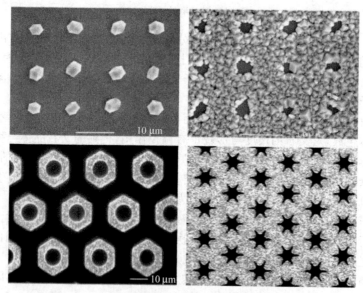

图12.26　使用花样橡胶模板印出的方解石晶体图案[73]

D'Souza等人[75]使用的是另一种制印方法，首先在方解石或者文石的模板晶体表面通过自组装形成膜层，然后使用交联剂将膜固定在聚合物上，通过酸溶除去模板晶体就得到了刻印面，刻印面置于碳酸钙过饱和溶液时就会在表面发生形核并长大为晶体。形成晶体的位置、大小等在很大程度上与模板晶类似,这种方法对于文石的结果不是很好。

12.5 采用过程仿生方法制备磷酸钙涂层

在新材料的合成过程中,人们感兴趣的一些天然生物材料系统,比如生物硬组织(包括骨、牙齿和贝壳结构)和软组织(包括蜘蛛丝、胶和生物膜),为研究人员提供了丰富的资源,开拓了崭新的设计思路。仿生学是理学(材料科学、物理、化学)和生物学(微生物学、生物化学和遗传学)组成的交叉学科,它最终的目的是基于生物体的结构与功能,合成新型的工程材料。

人工合成材料,特别是在分子和纳米尺度上结构可控,并且具有重要物理性质的合成材料,在近些年的研究中正受到越来越多的重视。这些材料包括膜仿生的无机颗粒(形成于囊泡、胶束和单/双层膜中)、自组装多层有机-无机结构,在有序聚合物内部或表面形成的无机材料,以及能够产生介孔结构的水-表面活性剂-陶瓷前驱体系统。一般来讲,这些系统都与有机"模板"、溶液中的室温合成、微结构的控制、长程有序相关,而且还与矿化过程中的生物系统状态相似。这些合成系统通常都与生物矿化和生物自组装相关,然而,其中的具体机理还不甚清楚。

目前,仿生材料的研究主要有两个方面:其一,通过遗传法和生物化学的手段对表面专一的大分子进行操作;具有无机界面活性的多糖、DNA 和蛋白质能够组装成为多种不同的几何构象,从而作为指导材料形核、生长和组装的模板。其二,研究室温条件下,pH 在 4~10 范围内,水溶液中无机(例如陶瓷)材料(薄膜、小颗粒、多孔结构和涂层)的合成以及加工路线(图 12.27)[76]。

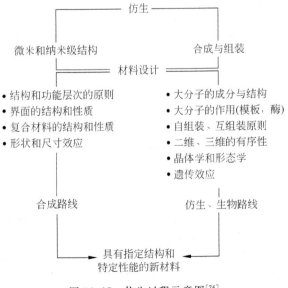

图 12.27 仿生过程示意图[76]

参考文献

[1] Simkiss K, Wilbur K M. Biomineralization. New York: Academic Press, 1989

[2] Lowenstam H, Weiner S. On Biomineralization. New York: Oxford U Press, 1989

[3] 崔福斋, 郑传林. 仿生材料. 化学工业出版社, 2004

[4] Sarikaya M. An introduction to biomimetics: A structural viewpoint. Microsc Res Tech, 1994, 27(5): 360-375

[5] Suchanek W, Yoshimura M. Processing and properties of hydroxyapatite-based biomaterials for use as hard tissue replacement implants. J Mater Res, 1998, 13(1): 94-117

[6] Liao S S, Cui F Z. In vitro and in vivo degradation of mineralized collagen-based composite scaffold: Nanohydroxyapatite/collagen/ poly(L-lactide). Tissue Eng, 2004, 10(1-2): 73-80

[7] Kaplan D L. Mollusc shell structures: novel design strategies for synthetic materials. Curr Opin Solid State Mat Sci, 1998, 3(3): 232-236

[8] Mayer G, Sarikaya M. Rigid biological composite materials: structural examples for biomimetic design. Exp Mech, 2002, 42(4): 395-403

[9] Amada S, Ichikawa Y, Munekata T et al. Fiber texture and mechanical graded structure of bamboo. Compos Pt B-Eng, 1997, 28(1-2): 13-20

[10] Sellinger A, Weiss P M, Nguyen A et al. Continuous self-assembly of organic inorganic nanocomposite coatings that mimic nacre. Nature, 1998, 394: 256-260

[11] Tang Z Y, Kotov N A, Magonov S, Ozturk B. Nanostructured artificial nacre. Nat Mater, 2003, 2: 413-418

[12] Addadi L and Weiner S. Biomineralization - crystals, asymmetry and life. Nature, 2001, 411: 753-755

[13] Yuya Oaki, Hiroaki Imai, The Hierarchical Architecture of Nacre and Its Mimetic Material. Angew Chem, 2005, 117: 6729-6733

[14] Wang X M, Cui F Z, Ge J, et al. Hierarchical structural comparisons of bones from *wild-type* and *liliput*^{dtc232} gene-mutated zebrafish. J Struct Biol, 2004, 145: 236-245

[15] Zhang H B, Cui F Z, Wang S, Li H D. Characterizing hierarchial structure of natural ivory. Mater Res Soc Symp Proc, 1991, 151: 255-258

[16] Popowics T E, Rensberger J M, and Herring S W. Enamel microstructure and microstrain in the fracture of human and pig molar cusps. Arch Oral Biol, 2004, 49: 595-605

[17] 葛俊. 牙釉质和骨的分级结构和纳米力学性能研究: [博士学位论文]. 北京: 清华大学材料系, 2005

[18] Feng Q L, Li H B, Cui F Z, Kim T N. Crystal orientation domains found in the single lamina in nacre of *Mytilus edulis* shell. J Mater Sci Lett, 1999, 18: 1574-1579

[19] Lemos A F, Ferreira J M F. Porous bioactive calcium carbonate implants processed by starch consolidation. Mater Sci Eng C, 2000, 11: 35-40

[20] Sukhorukov G B, Volodkin D V, Gunther A M et al. Porous calcium carbonate microparticles as templates for encapsulation of bioactive compounds. J Mater Chem, 2004, 14: 2073-2081

[21] Mann S Eds. Biomineralization: principles and concepts in bioinorganic materials chemistry. New York: Oxford University Press Inc, 2001

[22] Sugawara A, Kato T. Aragonite $CaCO_3$ thin-film formation by cooperation of Mg^{2+} and organic polymer matrices. Chem Commun, 2000, 6: 487-488

[23] Raz S, Weiner S, Addadi L. The transient phase of amorphous calcium carbonate in sea urchin larval spicules: the involvement of proteins and magnesium ions in its formation and stabilization. Adv Func Mater, 2003, 13: 480-486

[24] Meldrum F C. Morphological influence of magnesium and organic additives on the precipitation of calcite. J Cryst Growth, 2001, 231: 544-558

[25] 焦云峰. 胶原蛋白/镁离子体系中碳酸钙生物矿化过程研究: [硕士学位论文]. 北京: 清华大学材料系, 2005

[26] Zhang Y P, Richard A Dawe. Influence of Mg^{2+} on the kinetics of calcite precipitation and calcite crystal morphology. Chemical Geology, 2000, 163: 129-138

[27] Tracy S L, Williams D A, Jennings H M. The growth of calcite spherulites from solution II. Kinetics of formation. Journal of Crystal Growth, 1998, 193: 382-388

[28] Falini G, Gazzano M, Ripamonti A. Crystallization of calcium carbonate in presence of magnesium and polyelectrolytes. Journal of Crystal Growth, 1994, 137: 577-584

[29] Raz S, Weiner S, Addadi L. The transient phase of amorphous calcium carbonate in sea urchin larval spicules: the involvement of proteins and magnesium ions in its formation and stabilization. Advanced functional materials, 2003, 13: 480-486

[30] Han Y J, Aizenberg J. Effect of Magnesium Ions on Oriented Growth of Calcite on Carboxylic Acid Functionalized Self-Assembled Monolayer. J AM CHEM SOC, 2003, 125: 4032-4033

[31] Sugawara A, Kato T. Aragonite $CaCO_3$ thin-film formation by cooperation of Mg^{2+} and organic polymer matrices Chem Commun, 2000, 487

[32] Meldrum F C. Morphological influence of magnesium and organic additives on the precipitation of calcite. J Cryst Growth, 2001, 231: 544-558

[33] 王静梅, 姚松年. 壳聚糖-氨基酸体系中碳酸钙模拟生物矿化的研究. 无机化学学报, 2002, 18(3), 249-254

[34] Tong H, Ma W T, Wang L L et al. Control over the crystal phase, shape, size and aggregation of calcium carbonate via a L-aspartic acid inducing process. Biomaterials, 2004, 25: 3923-3929

[35] Manoli F, Dalas E. Calcium carbonate crystallization in the presence of glutamic acid. J Cryst Growth, 2001, 222: 293-297

[36] Wei H, Shen Q, Zhao Y et al. On the crystallization of calcium carbonate modulated by anionic surfactants. J Cryst Growth, 2005, 279: 439-446

[37] Li M, Mann S. Emergent nanostructures: Water-induced mesoscale transformation of surfactant-stabilized amorphous calcium carbonate nanoparticles in reverse microemulsions. Adv Func Mater 2002, 12(11-12): 773-779

[38] Donners J J J M, Heywood B R, Meijer E W et al. Control over calcium carbonate phase formation by dendrimer/surfactant templates. Chem Eur J, 2002, 8(11): 2561-2567

[39] Shen F H, Feng Q L, Wang C M. The modulation of collagen on crystal morphology of calcium carbonate. J Cryst Growth, 2002, 242: 239-244

[40] Zhang S, Gonsalves K E. Synthesis of calcium carbonate-chitosan composites via biomimetic processing. J Appl Polym Sci, 1995, 56: 687-695

[41] Gower L A, Tirrell D A. Calcium carbonate films and helices grown in solutions of poly (aspartate). J Cryst Growth, 1998, 191: 153-160

[42] Sethmann I, Putnis A, Grassmann O, Lobmann P. Observation of nano-clustered calcite growth via a transient phase mediated by organic polyanions: a close match for biomineralization. Am Miner, 2005, 90 (7): 1213-1217

[43] Falini G. Crystallization of calcium carbonates in biologically inspired collagenous matrices. Int J Inorg Mater, 2000, 2(5): 455-461

[44] Falini G, Fermani S, Gazzano M, Ripamonti A. Oriented crystallization of vaterite in collagenous matrices. Chem Eur J, 1998, 4(6): 1048-1052

[45] Kato T. Polymer/calcium carbonate layered thin-film composites. Adv Mater, 2000, 12(20): 1543-1546

[46] Berman A, Ahn D J, Lio A et al. Total alignment of calcite at acidic polydiacetylene films: cooperativity at the organic-inorganic interface. Science, 1995, 269: 515-518

[47] Grassmann O, Muller G, Lobmann P. Organic-inorganic hybrid structure of calcite crystalline assemblies grown in a gelatin hydrogel matrix: relevance to biomineralization. Chem Mater, 2002, 14(11): 4530-4535

[48] Zaremba C M, Belcher A M, Fritz M et al. Critical transitions in the biofabrication of abalone shells and flat pearls. Chem Mater, 1996, 8: 679-690

[49] Feng Q L, Pu G, Pei Y et al. Polymorph and morphology of calcium carbonate crystals induced by proteins extracted from mollusk shell. J Cryst Growth, 2000, 216: 459-465

[50] Falini G, Albeck S, Weiner S, Addadi L. Control of aragonite or calcite polymorphism by mollusk shell macromolecules. Science, 1996, 271: 67-69

[51] Belcher A M, Wu X H, Chriestensen R J et al. Control of crystal phase switching and orientation by soluble mollusk-shell proteins. Nature, 1996, 381: 56-58

[52] Renwrantz L, Schmalmack W, Steenbuck M. Molecular size of native proteins of Mytilus serum which contains a dominant fraction with heavy metal-binding properties. Comp Biochem Physiol A, 1998, 121: 175-180

[53] Samata T, Hayashi N, Kono M et al. A new matrix protein family related to the nacreous layer formation of Pinctada fucata. FEBS Lett, 1999, 462: 225-229

[54] Fu G, Valiyaveettil S, Wopenka B, Morse D E. $CaCO_3$ biomineralization: acidic 8-kDa proteins isolated from aragonitic abalone shell nacre can specifically modify calcite crystal morphology. Biomacromolecules, 2005, 6(3): 1289-1298

[55] Thompson J B, Paloczi G T, Kindt J H et al. Direct observation of the transition from calcite to aragonite growth as induced by abalone shell proteins. Biophys J, 2000, 79(6): 3307-3312

[56] Marxen J C, Becker W. Calcium binding constituents of the organic shell matrix from the freshwater snail Biomphalaria glabrata. Comp. Biochem Physiol B, 2000, 127: 235-242

[57] Zhang Y, Xie L P, Meng Q X et al. A novel matrix protein participating in the nacre

framework formation of pearl oyster, Pinctada fucata. Comp Biochem Physiol B,2003,135：565-573

[58] 侯文涛.基于贻贝中生物矿化机理的碳酸钙晶型与形貌研究：[博士学位论文].北京：清华大学材料系,2006

[59] 李卓.鲤鱼耳石分级结构及其蛋白调控碳酸钙生物矿化机制的研究：[博士学位论文].北京：清华大学材料系,2008

[60] Qiao L, Feng Q L, Li Z, Lu S S. The Alternate Deposition of Oriented Calcite and Amino Acid Layer：submmit to J Phys Chem B,2009

[61] Falini G, Fermani S, Vanzo S, *et al*. Influence on the Formation of Aragonite or Vaterite by Otolith Macromolecules. Eur J Inorg Chem, 2005, 2005：162-169

[62] Hasse B, Ehrenberg H, Marxen JC, *et al*., Calcium carbonate modifications in the mineralized shell of the freshwater snail Biomphalaria glabrata. Chem Eur J,2000, 6：3679-3685

[63] Weiss I M, Tuross N, Addadi L, Weiner S. Mollusc larval shell formation：amorphous calcium carbonate is a precursor phase for aragonite. J Exp Zool, 2002, 293：478-491

[64] Nassif N, Pinna N, Gehrke N, *et al*. Amorphous layer around aragonite platelets in nacre. Proc Natl Acad Sci, 2005, 102：12653-12655

[65] Moore M. Variations in a growth form of synthetic vaterite. Mineral Mag, 1986, 50：332-336

[66] 谢安建,沈玉华.生理盐水中牛血清蛋白与碳酸钙的相互作用研究.无机化学学报,2001,17：603-607

[67] 沈方宏.胶原蛋白调制碳酸钙晶体生长的生物矿化研究：[硕士学位论文].北京：清华大学材料系,2002

[68] Martinez-Rubi Y, Retuert J, Azdani-Pedram M, Nucleation and selective growth of polymorphs of calcium carbonate on organic-inorganic hybrid films. J Chil Chem Soc, 2008, 53：1353-1357

[69] Addadi L, Weiner S. Micro-printing with crystal inks. Nature,1999, 398：461-462

[70] Lee I, Han S W, Lee S J *et al*. Formation of patterned continuous calcium carbonate films on self-assembled monolayers via nanoparticle-directed crystallization. Adv Mater,2002,14(22)：1640-1643

[71] Aizenberg J, Black A J, Whitesides G M. Control of crystal nucleation by patterned self-assembled monolayers. Nature,1999,398：495-498

[72] Aizenberg J. Patterned crystallization of calcite in vivo and in vitro. J Cryst Growth, 2000, 211：143-148

[73] Aizenberg J, Muller D A, Grazul J L, Hamann D R. Direct Fabrication of large micropatterned single crystals. Science, 2003,299(5610)：1205-1208

[74] Aizenberg J. Crystallization in patterns：a bio-inspired approach. Adv Mater,2004,16(15)：1295-1302

[75] D'Souza S M, Alexander C, Carr S W *et al*. Directed nucleation of calcite at a crystal-imprinted polymer surface. Nature,1999,398：312-316

[76] Sarikaya M, Fong H, French D W *et al*. Biomimetic Assembly of Nanostructured Materials. Materials Science Forum,1999,293：83-98